Textbook of Surgery for Nursing

ナースの外科学

改訂8版

編著

岡住慎一
JCHO千葉病院院長/千葉大学臨床教授/東邦大学名誉教授

中外医学社

執筆者一覧 （執筆順）

田邉亜純	千葉大学医学部附属病院看護部	
葛城建史	北里大学看護学部看護学科講師	
剣持 敬	藤田医科大学病院臓器移植科教授	
伊藤泰平	藤田医科大学病院臓器移植科教授	
大谷俊介	千葉中央メディカルセンター救急科部長	
新藤芳太郎	山口大学大学院消化器・腫瘍外科学助教	
永野浩昭	山口大学大学院消化器・腫瘍外科学教授	
田熊清継	川崎市立井田病院副院長・救急センター長	
相川直樹	慶應義塾大学名誉教授	
相馬孝博	千葉大学医学部附属病院医療安全管理部部長・特任教授	
金塚浩子	千葉県がんセンター看護局/NST	
鍋谷圭宏	千葉県がんセンター副病院長（食道・胃腸外科 /NST）	
小川健治	東京女子医科大学名誉教授	
吉松和彦	川崎医科大学消化器外科学特任教授	
藤里正視	前千葉県がんセンター病院長	
倉持英和	東京女子医科大学病院化学療法・緩和ケア科准教授	
中別府多美得	東京女子医科大学病院看護部	
大垣吉平	九州中央病院消化器外科部長	
梶山 潔	九州中央病院一般外科部長・副院長	
前原喜彦	九州中央病院病院長	
大平 学	千葉大学大学院医学研究院先端応用外科診療准教授	
松原久裕	千葉大学大学院医学研究院先端応用外科教授	
立石順久	千葉市立海浜病院集中治療科統括部長	
渡邉 学	東邦大学医療センター大橋病院外科教授・病院長	
萩原令彦	東邦大学医療センター大橋病院外科・救急診療科講師	
山田香織	千葉大学医学部附属病院看護部	
恩田健志	羽生総合病院歯科口腔外科部長	
牛尾宗貴	東邦大学医療センター佐倉病院耳鼻咽喉科教授	
佐野 厚	東邦大学医療センター佐倉病院呼吸器外科教授	

徳田 裕	聖隷横浜病院乳腺科部長・乳腺センター長
梶原直央	東京医科大学八王子医療センター呼吸器外科教授
河手典彦	早稲田大学人間科学学術院名誉教授
池田徳彦	東京医科大学病院呼吸器外科主任教授
茂木健司	船橋市立医療センター院長
髙原善治	元船橋市立医療センター院長
矢島俊樹	香川大学医学部呼吸器・乳腺内分泌外科学教授
豊住武司	千葉大学食道・胃腸外科診療講師
和田則仁	神戸大学大学院医学研究科医療創成工学専攻特命准教授
北川雄光	慶應義塾大学医学部外科学教授
板橋道朗	埼玉県済生会加須病院院長
亀岡信悟	牛久愛知総合病院名誉院長
幸田圭史	帝京大学ちば総合医療センター外科教授
竜 崇正	浦安ふじみクリニック院長
加藤 厚	千葉県がんセンター 病院長
花田聡子	元千葉県がんセンター看護部
高野英行	千葉県がんセンター診療部長
伊丹真紀子	千葉県がんセンター臨床病理部長
中郡聡夫	白井聖仁会病院副院長・東海大学客員教授
三浦文彦	帝京大学医学部附属溝口病院外科教授
浅野武秀	中野江古田病院顧問
岡住慎一	独立行政法人地域医療機能推進機構 JCHO 千葉病院院長
酒井彩乃	富山大学学術研究部医学系消化器・腫瘍・総合外科
藤井 努	富山大学学術研究部医学系消化器・腫瘍・総合外科教授・診療科長
内海孝信	東邦大学医療センター佐倉病院泌尿器科准教授
鈴木啓悦	東邦大学医療センター佐倉病院泌尿器科教授・病院長
佐藤美和	東邦大学医療センター佐倉病院看護部
武之内史子	千葉大学大学院医学研究院小児外科学講師
甲田賢一郎	東邦大学医療センター佐倉病院麻酔科准教授

8 版の序

　1994 年の初版から，30 年が経過し本書も第 8 版を出版する運びとなりました．

　この 30 年は，外科診療にとってまさにパラダイムシフトの期間でありました．外科学の基本的課題である低侵襲性の追求は，内視鏡外科の発展からロボット手術へと展開し，今や多くの術式に応用されるようになりました．それとともに，クリニカルパスと術前からの patient flow management による治療効果促進と早期回復プログラムの方向性が定着し，新時代のスピード感が生じています．一方，複雑な病態に対しての集学的治療も多方面に進歩発展し，がん治療に関していえば，外科診療においても，放射線療法，化学療法，免疫療法の併施が通常となってきました．難治性の病態への取り組みによる成績向上や，緩和治療，支持療法の進歩による療養生活の向上も目覚ましい進歩を遂げています．これらの流れとともに，看護学も重層化・高度化の中にあり，基本的知識を押さえつつ新しく更新・追加していくことが望まれています．本書は，このような要望に応えることを第一の目的としました．また，外科学会では専門医制度として，一般外科，救急，消化器外科，呼吸器外科，心臓血管外科，乳腺外科，内分泌外科を包括した研修体制を敷いており，すなわち，基本的かつ最新の全身管理に関する知識の修得を重要視しています．外科医師と同じ臨床の場に直面する看護師のために本書も同様の視点で計画され，細分化する外科分野の各方面にわたる最前線の専門家に執筆を依頼しました．本書が，臨床現場（救急，病棟，手術室）で必要な最新の知識を網羅的に習得し，日常の看護業務の理解を深め，さらに安全で効率的な業務環境を構築する手助けとなることを期待します．

2025 年 1 月

東邦大学名誉教授
JCHO 千葉病院院長
千葉大学臨床教授

岡 住 慎 一

初版の序

　現代医療は高度に進み，これに従っての知識・技術を身につけるためには，かなりの時間と労力が必要である．

　外科学の書は実際の診療に当たって，速く役立つものでなければならない．従って，単なる知識としてのつめ込みのものではなく，実際の診療に直面して，術前，術中，術後の症状を把握して，これらに対処出来る実践書でなければならない．本書はこの点に於いても十分応用出来るものと思われる．従って，看護学としては多少複雑過ぎる点もあるが，自ずから取捨選択し，その時点での知識を身につけていただきたい．そして，卒前卒後を通じ，実際の職場にあって繰り返し反復しての履修が必要であり，働く合間に，少しの休み時間に，不確実な事柄を確かめ，古い知識を整理し，新しい知識を身につける必要がある．

　このような意味から，教科書以外の参考書として，又，実践の合間に紐解く書として，最も見やすく，短時間で頭の中が整理出来る見出しや図表が役立つものと思われ，このような点をも十分配慮して各執筆者に御依頼したものである．

　現代医療は医師と看護婦などの comedical の人達との強い協調性が必要であり，そのためにもナースの人達も医師に負けない正しい知識を身につけ，対等の立場で discuss し，治療に携わる必要が，明日のよりよい医療を支えるものと思っている．このように看護学は今や極めて幅広く高度なものに成長している．

　又，最近増加傾向にある看護婦の学会，研究会などでの活躍の資料となることも必要である．このような意味からも今回の執筆者は，実際の医療現場で活躍し，又，医学会に於いても特に第一線の先生方に御依頼申し上げ，編者が意図する点を十分に汲んでいただき，ほぼ満足出来る書として日の目をみることが出来たことは望外の喜びであり，筆者各位と中外医学社に謝意を表するものである．

　とはいえ，本書が更なる改訂を重ね，日進月歩する医学に追従し，読者の方々の御意見を入れて，更により優れた書になることを切望するものである．

1994 年 3 月

編　者

目　次

1.　総　論

1　外科における看護の役割 〈田邉亜耶〉

A　手術療法を受ける患者の特徴と看護⋯⋯⋯⋯2
1　術前の看護⋯⋯⋯⋯⋯⋯⋯⋯⋯⋯⋯2
2　術中の看護⋯⋯⋯⋯⋯⋯⋯⋯⋯⋯⋯5
3　術後の看護⋯⋯⋯⋯⋯⋯⋯⋯⋯⋯⋯7
B　外来看護の役割⋯⋯⋯⋯⋯⋯⋯⋯⋯9

2　滅菌法および消毒法 〈葛城建史〉

A　滅菌法⋯⋯⋯⋯⋯⋯⋯⋯⋯⋯⋯⋯12
1　高圧蒸気滅菌法⋯⋯⋯⋯⋯⋯⋯⋯12
2　過酸化水素低温ガスプラズマ滅菌法⋯⋯13
3　酸化エチレンガス滅菌法⋯⋯⋯⋯⋯13
4　滅菌保証⋯⋯⋯⋯⋯⋯⋯⋯⋯⋯⋯14
B　消毒法⋯⋯⋯⋯⋯⋯⋯⋯⋯⋯⋯⋯15
1　物理的消毒法⋯⋯⋯⋯⋯⋯⋯⋯⋯15
2　化学的消毒法⋯⋯⋯⋯⋯⋯⋯⋯⋯15
3　消毒方法⋯⋯⋯⋯⋯⋯⋯⋯⋯⋯⋯17

3　手術室 ― 器械用具と業務 〈剣持　敬　伊藤泰平〉

A　手術器械と器具⋯⋯⋯⋯⋯⋯⋯⋯18
1　手術器械⋯⋯⋯⋯⋯⋯⋯⋯⋯⋯⋯18
2　手術器具⋯⋯⋯⋯⋯⋯⋯⋯⋯⋯⋯42
B　手術前手洗い法⋯⋯⋯⋯⋯⋯⋯⋯45
1　手術前手洗い法に関係した消毒法の歴史⋯⋯45
2　手術前手洗いの目的⋯⋯⋯⋯⋯⋯46
3　手術前手洗い用消毒として望ましい性質⋯⋯46
4　手術前手洗い順序⋯⋯⋯⋯⋯⋯⋯47
5　手術前手洗い時の消毒剤の
　　副作用⋯⋯⋯⋯⋯⋯⋯⋯⋯⋯⋯⋯47
C　手術介助業務⋯⋯⋯⋯⋯⋯⋯⋯⋯48
1　直接介助業務（器械出し）⋯⋯⋯⋯48
2　間接介助看護師の業務⋯⋯⋯⋯⋯49

4　手術侵襲と生体の反応 〈大谷俊介〉

A　侵襲に対する生体反応の機序⋯⋯⋯52
B　神経 ― 内分泌系反応⋯⋯⋯⋯⋯⋯52
1　視床下部－下垂体－副腎皮質
　　（HPA）系⋯⋯⋯⋯⋯⋯⋯⋯⋯⋯53
2　交感神経－副腎髄質系⋯⋯⋯⋯⋯54
3　ストレスホルモンの推移⋯⋯⋯⋯55
4　神経－内分泌系反応の病態への関与⋯⋯55
C　免疫 ― 炎症反応⋯⋯⋯⋯⋯⋯⋯⋯56
1　サイトカインの特徴⋯⋯⋯⋯⋯⋯56
2　免疫－炎症反応の機序⋯⋯⋯⋯⋯56
3　全身性炎症反応症候群（SIRS）⋯⋯57
4　代償性抗炎症反応症候群（CARS）⋯⋯58
5　SIRSへの対策⋯⋯⋯⋯⋯⋯⋯⋯⋯59
D　凝固 ― 線溶系反応⋯⋯⋯⋯⋯⋯⋯60

1 凝固－線溶系反応の機序……………60	1 水分・電解質の変化……………61
2 免疫－炎症反応と凝固－線溶系反応の 連関……………60	2 エネルギー代謝の変化……………61
	3 侵襲時の代謝・栄養管理……………62
E 神経 ─ 内分泌系反応と免疫 ─ 炎症反応の 連関……………60	4 血糖値の変化……………62
F 侵襲による代謝系の変動……………61	G 手術侵襲後代謝変動の時間的推移……………63

5 外科と免疫・遺伝子

〈新藤芳太郎　永野浩昭〉

A 免疫系臓器……………64	E 外科領域における免疫とのかかわり……………69
B 免疫担当細胞……………65	1 感染免疫……………69
C サイトカイン……………66	2 腫瘍免疫……………69
D 免疫応答……………66	3 移植免疫……………69
1 自然免疫応答と適応免疫応答……………66	4 アレルギーと自己免疫疾患……………70
2 抗原認識……………67	5 侵襲と免疫反応……………70
3 抗体産生（液性免疫）……………67	F 遺伝子……………70
4 細胞性免疫……………68	1 遺伝子診断の臨床応用……………71
5 免疫反応の調節機構……………68	2 遺伝子診断の社会的・倫理的問題点……………74
6 免疫チェックポイント分子……………68	3 遺伝子治療……………74

6 外科感染症と抗菌化学療法

〈田熊清継　相川直樹〉

A host（宿主）─ parasite（病原菌）─ drug （薬剤）relationship……………76	3 抗菌薬の予防的投与と治療的投与……………88
B 病原菌……………77	4 外傷・熱傷・術後の感染症発生時における 抗菌薬選択の実際……………89
1 外科感染症起因菌の分類……………77	E 手術に関連した感染症： 術野以外に発生した 感染症……………90
2 各起因菌の性質と常在部位……………77	F 物理的侵襲に関連しない感染症……………91
3 各起因菌の毒素と症状……………79	1 蜂巣炎（蜂窩織炎）……………91
4 感染防止上の要点……………79	2 膿瘍……………92
C 宿主……………81	3 壊死性筋膜炎……………92
D 薬剤（抗菌薬）……………81	4 ガス壊疽……………93
1 抗菌薬の分類……………81	5 破傷風……………94
2 抗菌薬選択の原則……………87	

7 リスクマネジメント（医療安全）

〈相馬孝博〉

A はじめに……………95	C Patient Journey 各段階……………102
B リスクマネジメントの階層性……………95	1 術前のリスクマネジメント……………102
1 個人レベルのリスクマネジメント……………96	2 術中のリスクマネジメント……………104
2 チームレベルのリスクマネジメント……………98	3 術後のリスクマネジメント……………105
3 組織レベルのリスクマネジメント……………100	D おわりに……………105

8　栄養・輸液

〈金塚浩子　鍋谷圭宏〉

A　栄養法の基礎‥‥‥‥‥‥‥‥‥‥‥106
- 1　各種栄養成分の生理作用と代謝‥‥‥‥106
- 2　栄養管理法の種類‥‥‥‥‥‥‥‥‥‥107

B　経腸栄養法‥‥‥‥‥‥‥‥‥‥‥‥109
- 1　経腸栄養の特徴‥‥‥‥‥‥‥‥‥‥‥109
- 2　適応と禁忌‥‥‥‥‥‥‥‥‥‥‥‥‥109
- 3　経腸栄養剤の種類と特性‥‥‥‥‥‥‥109
- 4　経腸栄養の実際‥‥‥‥‥‥‥‥‥‥‥111

C　静脈栄養法‥‥‥‥‥‥‥‥‥‥‥‥114
- 1　末梢静脈輸液と末梢静脈栄養（PPN）‥‥114
- 2　中心静脈栄養（TPN）と補完的
　中心静脈栄養（SPN）‥‥‥‥‥‥‥‥115

D　経口摂取のすすめ方‥‥‥‥‥‥‥‥121
- 1　静脈栄養から経口摂取への移行
　（消化器外科術後など）‥‥‥‥‥‥‥121
- 2　静脈栄養 → 経腸栄養 → 経口摂取‥‥‥121

E　在宅栄養療法‥‥‥‥‥‥‥‥‥‥‥122

9　悪性腫瘍・がん悪液質

〈小川健治　吉松和彦〉

Ⅰ　悪性腫瘍　　124

A　特　性‥‥‥‥‥‥‥‥‥‥‥‥‥‥124
- 1　腫瘍の発育・増殖形態‥‥‥‥‥‥‥‥124
- 2　悪性腫瘍の特徴‥‥‥‥‥‥‥‥‥‥‥125

B　疫　学‥‥‥‥‥‥‥‥‥‥‥‥‥‥126
- 1　がん死亡とがん罹患‥‥‥‥‥‥‥‥‥126
- 2　がんの発生要因‥‥‥‥‥‥‥‥‥‥‥127
- 3　がんの予防‥‥‥‥‥‥‥‥‥‥‥‥‥128

C　診　断‥‥‥‥‥‥‥‥‥‥‥‥‥‥128
- 1　腫瘍マーカー‥‥‥‥‥‥‥‥‥‥‥‥129
- 2　画像診断‥‥‥‥‥‥‥‥‥‥‥‥‥‥129

D　治　療‥‥‥‥‥‥‥‥‥‥‥‥‥‥131
- 1　外科治療‥‥‥‥‥‥‥‥‥‥‥‥‥‥131
- 2　放射線治療‥‥‥‥‥‥‥‥‥‥‥‥‥132
- 3　化学療法‥‥‥‥‥‥‥‥‥‥‥‥‥‥133

- 4　免疫療法‥‥‥‥‥‥‥‥‥‥‥‥‥‥134
- 5　ホルモン療法（内分泌療法）‥‥‥‥‥135

E　告　知‥‥‥‥‥‥‥‥‥‥‥‥‥‥136
- 1　告知の実際‥‥‥‥‥‥‥‥‥‥‥‥‥136
- 2　告知の精神的影響‥‥‥‥‥‥‥‥‥‥136
- 3　告知のメリット‥‥‥‥‥‥‥‥‥‥‥137

F　インフォームド コンセント（IC）‥‥137
- 1　インフォームド コンセントの必要性‥‥137
- 2　インフォームド コンセントの変遷‥‥‥138
- 3　インフォームド コンセントにおける
　ポイント‥‥‥‥‥‥‥‥‥‥‥‥‥‥138

Ⅱ　がん悪液質　　139

A　悪液質とは‥‥‥‥‥‥‥‥‥‥‥‥139
B　定　義‥‥‥‥‥‥‥‥‥‥‥‥‥‥139
C　診断・治療‥‥‥‥‥‥‥‥‥‥‥‥139

10　緩和ケア

〈藤里正視〉

A　緩和ケアとは‥‥‥‥‥‥‥‥‥‥‥141
- 1　緩和ケアの定義‥‥‥‥‥‥‥‥‥‥‥141
- 2　全人的苦痛（トータルペイン）‥‥‥‥141
- 3　患者・家族の「支え」‥‥‥‥‥‥‥‥142
- 4　チーム医療‥‥‥‥‥‥‥‥‥‥‥‥‥142
- 5　緩和ケア提供の時期‥‥‥‥‥‥‥‥‥143

B　がん疼痛の治療‥‥‥‥‥‥‥‥‥‥143
- 1　がん疼痛の原因‥‥‥‥‥‥‥‥‥‥‥144
- 2　痛みの性質と分類‥‥‥‥‥‥‥‥‥‥144
- 3　がん疼痛のアセスメント‥‥‥‥‥‥‥145

- 4　痛みの強さの評価‥‥‥‥‥‥‥‥‥‥145
- 5　痛みのパターンの評価‥‥‥‥‥‥‥‥146
- 6　生活への影響の評価‥‥‥‥‥‥‥‥‥146
- 7　痛みの治療の考えかた‥‥‥‥‥‥‥‥147
- 8　非オピオイド鎮痛薬‥‥‥‥‥‥‥‥‥148
- 9　オピオイド鎮痛薬‥‥‥‥‥‥‥‥‥‥148
- 10　鎮痛補助薬‥‥‥‥‥‥‥‥‥‥‥‥151
- 11　鎮痛剤以外による痛みの治療法‥‥‥151
- 12　痛みの非薬物的療法やケア‥‥‥‥‥151

11 抗がん剤

〈倉持英和　中別府多美得〉

A **がん薬物療法**･････････････････154
B **抗がん剤治療の対象**･･････････154
C **抗がん剤投与の目的**･･････････155
D **抗がん剤の種類**･･･････････････155
  1 殺細胞性抗がん剤･･････････････156
  2 分子標的薬剤･･･････････････････156
  3 免疫チェックポイント阻害薬･･156
E **看護師によるがん薬物療法時の投与管理**･･157
  1 投与前･･･････････････････････････157
  2 投与中･･･････････････････････････158
  3 投与後･･･････････････････････････159

F **抗がん剤の有害事象**･･････････159
  1 骨髄抑制･････････････････････････159
  2 消化器症状･･････････････････････160
  3 心機能障害･･････････････････････161
  4 肺障害･･･････････････････････････161
  5 肝障害･･･････････････････････････161
  6 腎障害･･･････････････････････････162
  7 皮膚障害･････････････････････････162
  8 神経障害･････････････････････････163
  9 脱　毛･･･････････････････････････163
G **おわりに**･･･････････････････････163

12 外科治療上注意すべき合併疾患

〈大垣吉平　梶山　潔　前原喜彦〉

A **高血圧，心疾患**･･･････････････165
  1 病　態･･･････････････････････････165
  2 術前評価と管理･････････････････166
  3 術後管理･････････････････････････167
B **呼吸器疾患**･･･････････････････167
  1 病　態･･･････････････････････････167
  2 術前評価･････････････････････････168
  3 術前管理･････････････････････････168
  4 術後管理･････････････････････････169
C **肝硬変**･･･････････････････････170
  1 病　態･･･････････････････････････170
  2 肝硬変の診断および肝予備能の評価･･170
  3 肝硬変患者の術前管理･･･････････171
  4 肝硬変患者の術後管理･･･････････172
D **慢性腎不全**･･･････････････････172

  1 病　態･･･････････････････････････172
  2 腎不全状態の評価･･････････････173
  3 腎不全患者の術前管理･･･････････173
  4 腎不全患者の術後管理･･･････････173
E **糖尿病**･･･････････････････････174
  1 病　態･･･････････････････････････174
  2 糖尿病の診断および術前評価･･････174
  3 糖尿病患者の術前管理･･･････････175
  4 糖尿病患者の術後管理･･･････････176
  5 糖尿病患者の看護における留意点･･176
F **肥　満**･･･････････････････････177
  1 病　態･･･････････････････････････177
  2 肥満者に特有な合併症･･･････････177
G **精神障害**･･･････････････････････178
  　 術後の特殊病態･････････････････178

13 鏡視下手術

〈剣持　敬　伊藤泰平〉

A **鏡視下手術の基本手技**･･････････179
B **周術期管理**･･･････････････････181
  1 術前管理・処置･････････････････181
  2 術中管理･････････････････････････181
  3 術後処置･････････････････････････182
  4 クリティカルパスの導入･････････183
C **適応疾患と術式**･･･････････････183
  1 消化器外科領域･････････････････183
  2 呼吸器外科領域･････････････････189

  3 小児外科領域･･･････････････････190
  4 産婦人科領域･･･････････････････190
  5 泌尿器科領域･･･････････････････190
  6 その他･･･････････････････････････191
D **鏡視下手術の問題点と今後の展望**･･191
  1 手技の訓練･･････････････････････191
  2 コスト･･･････････････････････････191
  3 悪性疾患に対する鏡視下手術の適応･･191

14 臓器移植

〈剣持　敬　伊藤泰平〉

A わが国の臓器移植の歴史················192
B 臓器移植の種類·······················192
C 拒絶反応と免疫抑制療法···············193
  1 拒絶反応の機序と種類···············193
  2 免疫抑制療法······················194
D 感染症·····························196
  1 ウイルス感染症····················196
  2 細菌感染症·······················198
  3 真菌感染症·······················198

E 倫理的諸問題·························199
F 各臓器移植··························200
  1 腎臓移植·························200
  2 肝臓移植·························200
  3 心臓移植·························202
  4 膵臓移植·························202
  5 肺移植··························203
G 移植看護····························204

15 術前術後管理

〈大平　学　松原久裕〉

A 術前管理·························206
  1 視　診··························206
  2 医療面接（問診）··················206
  3 一般的観察事項····················208
  4 検査成績·························208
  5 輸液・栄養・輸血··················208
  6 術前処置·························211

B 術後管理·························212
  1 手術室··························212
  2 帰室時··························212
  3 術当日··························214
  4 術後 1〜3 日·····················214
  5 術後 4〜7 日·····················218
  6 7 日目以降·······················218

16 術後合併症と ICU 管理

〈立石順久〉

A 主な術後合併症とその管理···········219
  1 中枢神経系·······················219
  2 心・循環器系·····················220
  3 呼吸器系·························221
  4 腎····························223
  5 消化器系·························223
  6 血液凝固系·······················225

B 術後感染症·························227
  1 手術部位感染·····················227
  2 敗血症/敗血症性ショック···········227
C 多臓器不全·························228
  1 多臓器障害·······················228
  2 腹部コンパートメント症候群··········229
D 術後患者の ICU 管理·················230

17 腹部救急

〈渡邉　学　萩原令彦〉

腹部救急疾患の診断···················232
  1 病歴聴取·························233
  2 身体診察·························234

  3 一般検査·························236
  4 画像検査·························237

18 救急看護

〈山田香織〉

A 感染予防対策······239
B 基本となる観察······239
C 緊急を要する病態······240
 1 ショック······240
 2 心肺停止······241
 3 急性腹症······241
 4 外傷······242

D 小児への対応······245
 小児患者との関わりには
 Preparation が重要······245
E 高齢者への対応······245
F 妊産婦への対応······246
G 倫理的な意思決定支援と心理的ケア······246

2. 各 論

1 顔面の疾患（口腔）

〈恩田健志〉

A 解 剖······248
 1 口腔顎顔面の骨······248
 2 口腔顎顔面の筋······249
 3 口腔顎顔面の脈管系······251
 4 口腔顎顔面の神経系······252
B 検査，診断······253
 1 理学的所見······253
 2 血液生化学検査······254
 3 診 断······254

C 疾 患······255
 1 外 傷······255
 2 炎 症······260
 3 口腔粘膜疾患······263
 4 囊 胞······265
 5 腫 瘍······268
 6 神経疾患······273
 7 先天異常······274

2 頭頸部の疾患

〈牛尾宗貴〉

A 耳······277
 1 耳の解剖と機能······277
 2 耳の症状······278
 3 耳の検査······279
 4 耳の疾患······280
B 鼻副鼻腔······282
 1 鼻と副鼻腔の解剖と機能······282
 2 鼻副鼻腔の症状······283
 3 鼻副鼻腔の検査······284
 4 鼻の疾患······284
C 口腔，咽頭······285
 1 口腔，咽頭の解剖と機能······285
 2 口腔，咽頭の症状······285

 3 口腔，咽頭の検査······286
 4 口腔，咽頭の疾患······287
D 喉 頭······288
 1 喉頭の解剖と機能······288
 2 喉頭の症状······288
 3 喉頭の検査······289
 4 喉頭の疾患······289
E 唾液腺，甲状腺······290
 1 唾液腺，甲状腺の解剖と機能······290
 2 唾液腺，甲状腺の症状······290
 3 唾液腺，甲状腺の検査······291
 4 唾液腺，甲状腺の各論······291
F その他頸部疾患······293

3 胸壁，胸膜の疾患

〈佐野 厚-

A 解剖，生理·······294
  1 胸壁，骨の解剖，生理·······294
  2 胸腔，胸膜の解剖，生理·······295
B 検査，治療·······295
  1 胸腔穿刺·······295
  2 胸腔ドレナージ·······296
C 胸壁，胸膜の先天性疾患·······297
  漏斗胸·······297
D 胸部外傷·······299
  1 肋骨骨折·······299
  2 胸骨骨折·······300

  3 外傷性気胸·······300
  4 外傷性血胸·······300
  5 心臓，大血管損傷·······301
  6 その他の臓器損傷·······301
E 胸壁，胸膜の非腫瘍性疾患·······301
  気 胸·······301
F 胸壁，胸膜の腫瘍性疾患·······305
  1 胸壁腫瘍·······305
  2 胸膜腫瘍·······307
G 手掌多汗症の手術·······308

---

4 乳腺の疾患

〈徳田 裕〉

A 概 要·······309
B 解剖，生理·······309
C 検査，診断·······310
  1 診 察·······310
  2 検 査·······311

D 乳腺の疾患·······314
  1 発育・発達異常·······314
  2 炎症性疾患·······315
  3 良性腫瘍·······316
  4 悪性腫瘍·······317

---

5 呼吸器の疾患

〈梶原直央　河手典彦　池田徳彦〉

A 解剖，生理·······329
  1 解 剖·······329
  2 生 理·······330
B 検査，診断·······331
  1 検 査·······331
  2 画 像·······332
  3 確定診断法·······335
C 手術（概論）·······338
D 損傷，異物·······341
E 炎症性疾患·······342
  1 肺結核·······342

  2 非定型抗酸菌症（AM 症）·······342
  3 肺化膿症·······342
  4 肺真菌症·······342
  5 膿 胸·······343
F 囊胞性肺疾患·······343
  1 ブレブ，ブラ·······343
  2 巨大気腫性肺囊胞症·······344
G 肺良性腫瘍·······344
H 肺悪性腫瘍·······345
  1 肺 癌·······345
  2 転移性肺腫瘍·······350

---

6 循環器の疾患（心，血管）

〈茂木健司　髙原善治〉

Ⅰ 心 臓   352
A 解剖，生理·······352
  1 解 剖·······352
  2 生 理·······352

B 検査，診断·······354
  1 医療面接（問診），視診，聴診，触診····354
  2 心電図·······354
  3 胸部 X 線検査·······355

4 心臓超音波検査（心エコー検査）·········355	**1** 心タンポナーデ·············367
5 X線CT検査·············356	**2** 収縮性心膜炎·············367
6 MR検査·············356	**I** **腫　瘍**·············367
7 心臓カテーテル検査·············356	**1** 粘液腫·············367
8 心筋シンチグラム·············356	**2** 他の心臓腫瘍·············367
C **体外循環と補助循環**·············356	**J** **不整脈**·············367
1 体外循環·············356	**1** 徐　脈·············367
2 大動脈内バルーンパンピング（IABP）····357	**2** WPW症候群·············367
3 経皮的心肺補助装置（PCPS）·············357	**3** 心室性頻脈·············368
4 インペラ（IMPELLA）: 補助循環用ポンプ	**4** 心房細動·············368
カテーテル・経皮的補助人工心臓·······357	**K** **心移植**·············368
5 植込み型補助人工心臓（VAD）·············357	**Ⅱ** **血　管** 369
D **術後管理（ICU管理）**·············357	**A** **検　査**·············369
E **先天性心疾患**·············358	**B** **大動脈瘤**·············369
1 非チアノーゼ性心疾患·············358	**1** 真性大動脈瘤·············369
2 チアノーゼ性心疾患·············361	**2** 解離性大動脈瘤·············369
F **弁膜症**·············362	**3** 仮性大動脈瘤·············370
1 大動脈弁狭窄症（AS）·············362	**C** **四肢の閉塞性動脈疾患**·············371
2 大動脈弁閉鎖不全症（AR）·············363	**1** 原疾患·············371
3 僧帽弁狭窄症（MS）·············363	**2** 下肢の動脈·············371
4 僧帽弁閉鎖不全症（MR）·············364	**3** 症　状·············372
5 感染性心内膜炎（IE）·············364	**4** 手術適応と術式·············372
G **虚血性心疾患**·············364	**D** **静脈疾患**·············373
1 冠動脈血行再建術·············365	**1** 下肢静脈瘤·············373
2 心筋梗塞合併症に対する手術·············365	**2** 深部静脈血栓症·············373
H **心臓疾患**·············367	

7　縦隔，横隔膜の疾患

〈矢島俊樹〉

A **解　剖**·············374	**D** **縦隔の疾患**·············379
B **検査，診断**·············375	**1** 縦隔炎·············379
1 診　察·············375	**2** 縦隔腫瘍·············380
2 血液一般，生化学検査·············375	**3** 重症筋無力症·············382
3 診　断·············375	**E** **横隔膜の疾患**·············383
C **縦隔に対する外科的生検および**	**1** 横隔膜ヘルニア·············383
手術のアプローチ法·············378	**2** その他の疾患·············384

8　消化器の疾患

A．消化管の疾患　386

① 食道の疾患　〈豊住武司　松原久裕〉386

A　解剖，生理‥‥‥‥‥‥‥‥386
B　食道の疾患の総論‥‥‥‥‥387
C　食道の疾患の各論‥‥‥‥‥388
1　食道損傷‥‥‥‥‥‥‥‥388
2　食道異物‥‥‥‥‥‥‥‥389
3　機能ならびに機構異常‥‥389
4　炎　症‥‥‥‥‥‥‥‥‥392
5　良性腫瘍‥‥‥‥‥‥‥‥395
6　悪性腫瘍‥‥‥‥‥‥‥‥395
7　食道静脈瘤‥‥‥‥‥‥‥400

② 胃，十二指腸の疾患　〈和田則仁　北川雄光〉403

A　解剖，生理‥‥‥‥‥‥‥‥403
1　解　剖‥‥‥‥‥‥‥‥‥403
2　生　理‥‥‥‥‥‥‥‥‥405
B　検査，診断‥‥‥‥‥‥‥‥406
1　理学的所見‥‥‥‥‥‥‥406
2　血液一般・生化学検査‥‥407
3　診断的検査‥‥‥‥‥‥‥407
C　胃，十二指腸の手術‥‥‥‥408
1　術前管理‥‥‥‥‥‥‥‥408
2　手　術‥‥‥‥‥‥‥‥‥408
D　術後の合併症‥‥‥‥‥‥‥410
1　術後早期の合併症‥‥‥‥410
2　術後晩期の合併症（後遺症）‥412
E　胃，十二指腸の疾患‥‥‥‥414
1　損傷，異物‥‥‥‥‥‥‥414
2　機能性ディスペプシア‥‥414
3　胃　炎‥‥‥‥‥‥‥‥‥415
4　消化性潰瘍‥‥‥‥‥‥‥415
5　腫　瘍‥‥‥‥‥‥‥‥‥416
6　マロリーワイス症候群‥‥421
7　その他の疾患‥‥‥‥‥‥422

③ 小腸，結腸の疾患　〈板橋道朗　亀岡信悟〉423

A　解剖，生理‥‥‥‥‥‥‥‥423
1　解　剖‥‥‥‥‥‥‥‥‥423
2　生　理‥‥‥‥‥‥‥‥‥423
B　検査，診断‥‥‥‥‥‥‥‥424
1　理学的検査‥‥‥‥‥‥‥424
2　血液一般，生化学検査‥‥424
3　診　断‥‥‥‥‥‥‥‥‥425

C　術前・術後管理‥‥‥‥‥‥427
1　術前管理‥‥‥‥‥‥‥‥427
2　術後管理‥‥‥‥‥‥‥‥427
3　クリニカルパスおよび術後回復強化‥‥427
D　手　術‥‥‥‥‥‥‥‥‥‥430
1　吻合法‥‥‥‥‥‥‥‥‥430
2　術　式‥‥‥‥‥‥‥‥‥431
E　術後合併症‥‥‥‥‥‥‥‥431
F　損　傷‥‥‥‥‥‥‥‥‥‥432
G　憩室，異物‥‥‥‥‥‥‥‥432
1　メッケル憩室‥‥‥‥‥‥432
2　大腸憩室‥‥‥‥‥‥‥‥432
3　異　物‥‥‥‥‥‥‥‥‥433
H　炎症性腸疾患‥‥‥‥‥‥‥434
1　潰瘍性大腸炎‥‥‥‥‥‥434
2　クローン病‥‥‥‥‥‥‥435
3　腸結核‥‥‥‥‥‥‥‥‥436
I　虚血性疾患‥‥‥‥‥‥‥‥436
1　急性腸間膜血管閉塞症‥‥436
2　虚血性腸炎‥‥‥‥‥‥‥436
J　虫垂炎‥‥‥‥‥‥‥‥‥‥436
K　腸　瘻‥‥‥‥‥‥‥‥‥‥437
L　小腸の腫瘍‥‥‥‥‥‥‥‥437
1　良性腫瘍‥‥‥‥‥‥‥‥437
2　悪性腫瘍‥‥‥‥‥‥‥‥437
M　結腸の腫瘍‥‥‥‥‥‥‥‥437
1　ポリープ‥‥‥‥‥‥‥‥438
2　結腸癌‥‥‥‥‥‥‥‥‥438
N　腸閉塞症（イレウス）‥‥‥‥440
O　その他の疾患‥‥‥‥‥‥‥441
1　腸重積症‥‥‥‥‥‥‥‥441
2　短腸症候群‥‥‥‥‥‥‥442
3　盲係蹄症候群‥‥‥‥‥‥442
4　総腸間膜症‥‥‥‥‥‥‥442
5　移動性盲腸‥‥‥‥‥‥‥442
P　先天性疾患‥‥‥‥‥‥‥‥442
1　ヒルシュスプルング病
　（先天性巨大結腸症）‥‥‥442
2　腸回転異常‥‥‥‥‥‥‥443
3　先天性小腸閉鎖症‥‥‥‥443

④ 直腸，肛門の疾患　〈幸田圭史〉444

A　直腸肛門近傍の重要な解剖と機能‥‥444
1　正常の排便における直腸肛門の

　　　　平滑筋および横紋筋の協調運動・・・・・・・・・444
　　2 直腸肛門近傍の重要な神経と生理反応・・・・445
　　3 直腸肛門への血流・・・・・・・・・・・・・・・・445
　B **肛門に関係する疾患**・・・・・・・・・・・・・・・・446
　　1 痔　　核・・・・・・・・・・・・・・・・・・・・・・446
　　2 裂　　肛・・・・・・・・・・・・・・・・・・・・・・446
　　3 痔　　瘻・・・・・・・・・・・・・・・・・・・・・・447
　　4 肛門の悪性腫瘍・・・・・・・・・・・・・・・・・・448
　　5 外科に関係するその他の肛門疾患・・・・・・・449
　C **直腸に関係する疾患**・・・・・・・・・・・・・・・・450
　　　　直腸癌・・・・・・・・・・・・・・・・・・・・・・450
　D **神経内分泌腫瘍**・・・・・・・・・・・・・・・・・・455
　E **その他の直腸腫瘍**・・・・・・・・・・・・・・・・455

B．実質臓器の疾患　　457

① 肝臓の疾患　　〈竜　崇正　加藤　厚
花田聡子　高野英行　伊丹真紀子〉457

　A **解剖，機能**・・・・・・・・・・・・・・・・・・・・457
　　1 肝臓の解剖・・・・・・・・・・・・・・・・・・・・457
　　2 肝臓の機能・・・・・・・・・・・・・・・・・・・・460
　B **検査，診断**・・・・・・・・・・・・・・・・・・・・460
　C **手　術**・・・・・・・・・・・・・・・・・・・・・・462
　D **術前・術後管理**・・・・・・・・・・・・・・・・・・464
　　　　肝切除術のクリニカルパス・・・・・・・・・・464
　E **肝切除の合併症と対策**・・・・・・・・・・・・・・465
　F **各種肝疾患**・・・・・・・・・・・・・・・・・・・・467
　　1 良性肝病変・・・・・・・・・・・・・・・・・・・・467
　　2 悪性腫瘍・・・・・・・・・・・・・・・・・・・・・467

② 胆嚢，胆管の疾患　　〈中郡聡夫〉475

　A **解剖，生理**・・・・・・・・・・・・・・・・・・・・475
　　1 胆道の解剖・・・・・・・・・・・・・・・・・・・・475
　　2 胆道の生理・・・・・・・・・・・・・・・・・・・・476
　B **診断と検査法**・・・・・・・・・・・・・・・・・・・477
　　1 症　状・・・・・・・・・・・・・・・・・・・・・・477
　　2 血液検査・・・・・・・・・・・・・・・・・・・・・477

　　3 診断法・・・・・・・・・・・・・・・・・・・・・・477
　　4 減黄処置・・・・・・・・・・・・・・・・・・・・・479
　C **治療法**・・・・・・・・・・・・・・・・・・・・・・480
　　1 胆道癌の治療・・・・・・・・・・・・・・・・・・481
　　2 胆嚢癌・・・・・・・・・・・・・・・・・・・・・・482
　　3 胆管癌・・・・・・・・・・・・・・・・・・・・・・482
　　4 乳頭部癌・・・・・・・・・・・・・・・・・・・・・483
　　5 胆石症，胆嚢炎，胆管炎・・・・・・・・・・・・484
　　6 その他の胆嚢・胆管疾患の治療・・・・・・・・486
　D **手術術式と術前・術後ケアのポイント**・・・・・488
　　1 肝外胆管切除を伴う拡大右肝切除術・・・・・・488
　　2 膵頭十二指腸切除術・・・・・・・・・・・・・・490
　　3 腹腔鏡下胆嚢摘出術・・・・・・・・・・・・・・492

③ 膵臓の疾患　　〈三浦文彦　浅野武秀〉494

　A **解剖，生理**・・・・・・・・・・・・・・・・・・・・494
　　1 解　剖・・・・・・・・・・・・・・・・・・・・・・494
　　2 生　理・・・・・・・・・・・・・・・・・・・・・・495
　B **検　査**・・・・・・・・・・・・・・・・・・・・・・496
　　1 血液・尿検査・・・・・・・・・・・・・・・・・・496
　　2 膵機能検査・・・・・・・・・・・・・・・・・・・496
　　3 画像検査・・・・・・・・・・・・・・・・・・・・496
　C **膵疾患に対する手術**・・・・・・・・・・・・・・・498
　　1 膵切除術・・・・・・・・・・・・・・・・・・・・・498
　　2 バイパス手術・・・・・・・・・・・・・・・・・・500
　　3 慢性膵炎に対する減圧手術・・・・・・・・・・・500
　　4 囊胞消化管吻合術・・・・・・・・・・・・・・・・500
　D **術後合併症**・・・・・・・・・・・・・・・・・・・・501
　E **周術期管理と看護**・・・・・・・・・・・・・・・・501
　　1 ドレーン管理・・・・・・・・・・・・・・・・・・501
　　2 血糖管理・・・・・・・・・・・・・・・・・・・・・501
　F **膵疾患**・・・・・・・・・・・・・・・・・・・・・・502
　　1 膵損傷・・・・・・・・・・・・・・・・・・・・・・502
　　2 膵　炎・・・・・・・・・・・・・・・・・・・・・・503
　　3 腫　瘍・・・・・・・・・・・・・・・・・・・・・・506
　　4 膵の先天性疾患・・・・・・・・・・・・・・・・・510

目 次

9 腹壁・臍，腹膜・大網，後腹膜の疾患 〈岡住慎一〉

I 腹壁・臍	511
A 解剖，生理	511
B 損 傷	511
C 炎 症	512
D ヘルニア	512
E 腫 瘍	514
F 先天性疾患	514
G その他	514
II 腹膜・大網	514
A 解剖，生理	514

B 炎 症	515
C ヘルニア	516
D 腫 瘍	516
III 後腹膜	517
A 解剖，生理	517
B 損 傷	517
C 炎 症	513
D 腫 瘍	513

10 脾臓の疾患 〈酒井彩乃　藤井　琴〉

A 解剖，生理	519
B 検査，診断	520
1 理学的検査	520
2 検査成績	521
3 診 断	521
C 手 術	523

D 術後合併症	525
E 脾臓の疾患	526
1 脾臓原発の疾患	526
2 脾腫をきたす血液疾患	527
3 脾摘術の適応となるその他の疾患	528

11 副腎の疾患 〈内海孝信　鈴木啓悟〉

A 解剖，生理	529
B 検査，診断	530
C 画像診断法	530
D 遺伝学的検査法	533
E 手術・生検	533

F 代表的な副腎疾患	534
1 副腎偶発腫瘍	534
2 内分泌活性副腎皮質疾患	535
3 褐色細胞腫・パラガングリオーマ	539
4 その他の副腎疾患	541

12 老人外科（看護） 〈佐藤美和〉

A 老人の概念	542
B 老人の身体機能	542
加齢に伴う主な身体機能の変化	542
C 老人に対する手術療法	545
D 手術前の看護	546
1 病状説明や手術の説明	546
2 手術前検査	547

3 手術前オリエンテーション	547
E 手術後の看護	548
1 術後の疼痛緩和	549
2 肺合併症予防	549
3 早期離床	550
4 術後せん妄の予防	550

xi

13 小児外科

〈武之内史子〉

A 小児外科の特徴……………554
- 1 小児は発育途上にある……………554
- 2 対象疾患・臓器の範囲が広い……………554
- 3 緊急手術が多い……………555
- 4 患児のみならず，養育者への支援が重要である……………555

B 小児の画像検査法……………555
- 1 超音波検査……………555

- 2 X線検査……………556
- 3 MRI……………556
- 4 RI検査……………559
- 5 内視鏡検査……………559

C 主な疾患……………560
- 1 新生児疾患……………560
- 2 乳幼児疾患……………566
- 3 学童疾患……………570

14 麻酔学

〈甲田賢一郎〉

A 麻酔の定義と種類……………573

B 全身麻酔……………573
- 1 全身麻酔薬……………573
- 2 鎮痛薬……………574
- 3 筋弛緩薬……………576

C 局所麻酔……………576
- 1 脊髄くも膜下麻酔……………576
- 2 硬膜外麻酔……………577
- 3 末梢神経ブロック……………578

D 全身麻酔の流れ……………578
- 1 術前評価・準備……………578
- 2 モニター……………579

- 3 気道確保……………580
- 4 麻酔器……………580
- 5 人工呼吸……………581
- 6 抜管……………581

E 周術期の問題点……………581
- 1 術後悪心・嘔吐……………582
- 2 アナフィラキシー……………582
- 3 異常体温……………582
- 4 気道確保困難……………583
- 5 術後痛……………583
- 6 術後せん妄……………584
- 7 体位に伴う末梢神経障害……………584

和文索引……………585
欧文索引……………588

1. 総 論

総論

1 外科における看護の役割

　健康が障害されて治療を受ける患者は，さまざまな不安をもっている．疾患の治療方法には，薬物療法，放射線療法，手術療法などがあるが，いずれの場合にも患者は疾患に対する不安や恐怖の他に，治療に伴う不安・恐怖を感じることが多い．特に手術療法は身体に損傷を加える治療を行うため，手術をして病気を克服できるという期待をもつ一方，治療そのものに対する不安が強いことにも配慮しなければならない．患者のみならず，手術を受ける患者の家族も，手術からの順調な回復を願い，また不安をもっていることも忘れてはならない．手術を受ける患者の家族も看護の対象であり，患者を支える家族にも支援をする必要がある．

　患者への身体的侵襲が少ない内視鏡手術や腹腔鏡下手術，ロボット支援下手術，日帰り手術は，各専門外科領域において広く行われているが，開腹術・開胸術・開心術など，身体的侵襲の大きい手術が必要な患者も多い．また，医療技術の進歩に伴い，高齢者や合併症をもった患者でも手術療法を受けることができるようになった．このように高度侵襲の手術を受ける患者や，高齢者・合併症をもち手術を受ける患者は，特に手術前の栄養状態や呼吸・循環の状態がより良好に保たれているかが，手術後の回復に大きな影響を与える．

　外科看護では，手術前・中・後の全過程において，患者の心身の状態を適切にアセスメントし，不安の軽減に努めるとともに身体の状況を整えることが重要である．以下，外科領域における看護の役割について述べる．

A 手術療法を受ける患者の特徴と看護

1 術前の看護

　外来を受診し，手術療法を必要とするような病名を告げられた患者は，まさか自分が，という戸惑いや生命が脅かされるのではないかという恐怖，予後に対する不安，経済的不安など，これまでに体験したことのないような感情にさらされる．医師からは，検査や治療方法，入院の必要性などが説明されるが，病名を告げられ衝撃を受けている患者が，医師からの説明をすぐに理解することは，非常に難しいことである．

　看護師は，このような**患者の不安や恐怖などの心理的状況を理解し，患者が十分な情報を得て，納得するまで話を聞く機会を作り，自らの治療方法を決定できるよう支援する**役割がある．患者が納得して自ら手術という治療方法を選択したことで，手術に向けて心身の準備を整えることができるようになる．

▶（1）周術期管理センターの役割

　周術期とは，術前から術後の期間を指す．多くの施設で周術期管理センターが設けられている．診療科医師，麻酔科医師，看護師，薬剤師，院内関連部門等と連携し，チームアプローチによる

系統的かつ効率的な周術期管理を行うことで，患者の理解を促し不安軽減だけでなく質の高い医療の実践を目指している．術前から術後，退院まで，これら専門職が，患者が手術を安全に受けられ，術後の合併症を予防し早期に回復できるようチームとなり患者を支えている．**看護師は，患者とチームの調整役となり，患者に継続して多職種が支援する体制を整える役割がある．**

▶ (2) インフォームド・コンセント

インフォームド・コンセントとは，十分な説明を受けたうえで，患者自身が自らの意思で選択し同意することである．多くの患者は，病気や治療方法についての知識が少なく，説明をされても内容を医療者と同様に理解することは困難である．そのため，説明された内容をよく理解しないまま，治療方法を選択してしまうことも考えられる．

医師，歯科医師，薬剤師，看護師その他の医療の担い手は，医療を提供するにあたり，適切な説明を行い，医療を受ける者の理解を得るよう努めなければならない（医療法第1条の4第2項）．医師からの説明にあたり，看護師は，患者が知りたい情報を十分理解できるまで聞くことができ，患者の知る権利や自己決定の権利を守るために同席するということを説明する．また，面談室を用意するなど，ゆっくり落ち着いて説明が聞けるような環境を作ることも大切である．患者・家族のそばで一緒に話を聞き，患者・家族の表情や言動から，医師の説明を理解しているかを確認する．医療用語などわかりにくい言葉は，理解しやすい言葉に置きかえるなど，患者・家族の理解を助ける．説明の後は，説明の内容をどのように理解したか，疑問や不安なこと，聞きたいことはないかを確認する．その時理解したつもりでも，後から聞きたいことがでてくることもあるため，いつでも話を聞くことができることを約束する．**患者が医師からの説明を理解し，自らの意思で治療方法や療養環境を選択できるよう支援する**ことが必要である．

▶ (3) 共有意思決定（Shared Decision Making）

共有意思決定とは，患者と医療やケア専門職の2名以上の人が協力し意思決定を行うプロセスのことを指す．共有意思決定は，患者と医療者の間で情報の共有と決定までの過程を共有することを重視し，両者が意思決定の当事者となる．

インフォームド・コンセントと共有意思決定の違いとして，インフォームド・コンセントでは，医療者が最良と考える方法を提示し，最終的にはそれに対する患者の「同意する・しない」が到達点となる．一方，共有意思決定は，患者と医療者が解決策を協力して見つけ出そうとすることであり，インフォームド・コンセントと異なる．病名や病状，治療方法について医師から説明を受けた後，患者が治療方法を決定するまでには，さまざまな意思決定が求められる．手術を受ける，受けないだけでなく，集学的治療は行うのか，病気の進行や年齢によっては，根治を目指した侵襲の大きい手術ではなく，QOLの向上を目指した手術を行うなど，治療の選択肢は多岐にわたる．このように，いくつかの選択肢があって，どの選択をしていくかを検討する時に共有意思決定が重要となる．

▶ (4) 意思決定支援

治療の選択だけでなく，手術を受けた後の身体機能の変化と，それに伴う社会生活や生活様式の変化を余儀なくされることもある．患者が，病状や治療方針，術後の身体機能の変化をどのように認識しているかを確認するだけでなく，患者の今までの生活や大切にしていること，価値観などを知り，患者が主体的に自分の治療について決定できるよう支援をしなければならない．また，

患者が十分な意思表示ができない場合もある．その際には，重要他者（血縁関係，婚姻関係に関係なく，患者の側にたって患者を支える人であり，患者が指名する）が代理意思決定をしていくことになる．看護師は重要他者が代理意思決定をするにあたって落ち着いて検討できるように，患者の価値観を推測・反映して治療を決定していけるようにサポートしていくことも重要となる．患者または重要他者が意思決定するまでのプロセスに寄り添い，どのような決定をした場合でも，患者・重要他者のその時の決定を尊重することが大切である．

▶ (5) 身体面の準備

患者が術後早期に回復するためには，全身状態をできるだけ良好に整えることが重要である．呼吸，循環，代謝をはじめとする全身状態についてアセスメントを行い，これらの改善や後合併症を予防する術前訓練を実施する．

呼吸器合併症の予防のための呼吸訓練，禁煙指導，創傷治癒遅延のための栄養指導，不眠や不安の軽減に努めるためにも周術期管理センターによる介入で準備を進めていく必要がある．

▶ (6) 精神面の準備

手術を受ける患者は，疾患そのものに対する不安や身体的苦痛，治療方法の選択，治療をしないという選択，社会的役割を果たせなくなるかもしれないという苦痛，経済的な不安など，さまざまな不安や苦痛を抱えている．看護師は，患者の日常生活を支援し，一番身近にいる存在として，患者の不安や苦痛を理解し，患者とともに考え，患者にとって最適な選択ができるよう支援する役割がある．患者が不安や苦痛を表現できるためには，看護師は患者にとって安心できる存在でなければならない．常に患者の言葉に耳を傾け，患者の気持ちに共感することが大切である．そうすることで，患者は自分の不安や苦痛を受け止めてもらっていると感じられ，それだけでも，不安や苦痛が軽減することもある．また，つらい思いを受け止めてもらえたと感じる看護師への信頼もよせられ，自らの思いを話しやすくなり，術前の不安や苦痛を少しでも軽減し，手術に臨むことができるようになる．

▶ (7) 術前オリエンテーション

患者・家族の多くは，手術という未知の経験を，説明だけで理解したり想像したりすることは難しい．そのため，医師の説明内容の理解を確認しながら，患者が術後自分自身の身体に起こる変化を理解し，術前から術後，退院までの経過をイメージできるよう説明することが必要である．手術までに準備する物品，呼吸訓練，疼痛コントロール，早期離床など，これらの必要性と方法を患者自身が理解しておくことで，回復を助ける行動を自らとることができ，術後の早期回復を促すことにつながる．これらの説明は，在院日数の短縮化により，入院日や入院翌日に手術となる場合には外来で行うこともある．

手術室看護師による術前訪問では，手術看護に必要な患者の情報を得るとともに，患者に手術室入室から手術が終了するまでの経過や，手術室の様子を事前に説明する．また，患者自身の不安や希望を直接手術に立ち会う看護師に伝えることができ，患者の不安を軽減するために非常に有効である．

1 外科における看護の役割

2 術中の看護

　手術室という日常からかけ離れた空間で，たくさんの医療器材に囲まれ，手術という身体的侵襲の大きい治療を行う患者は強い緊張状態にある．

　看護師は，手術を受ける患者が安心して手術に臨めるよう，落ち着いた温かな対応や細やかな説明を行い，患者の緊張や不安を少しでも軽減させるようなかかわりが必要である．麻酔をかけられ意識のなくなった患者は，自らの意思で身体を動かすことができなくなり，完全に医療者の手に身をゆだねなければならなくなる．患者の安全確保やプライバシーの保護には特に注意をはらわなければならない．手術に伴う合併症予防のための観察やケアの提供も必要である．

▶（1）不安の軽減

　多くの患者にとって手術は未知の経験であり，緊張も強く，不安も大きい．看護師は，このような患者の心理的状況を理解し，落ち着いた温かな対応で接することが必要である．気持ちを和らげるような言葉をかけながら，これから行われる処置について，わかりやすい言葉で説明する．また，説明しすぎて患者を不安にさせていないか，常に患者の反応を確認することが必要である．

▶（2）安全の確保

　全身麻酔をかけ意識のない患者は，自らの意思で危険を回避することができない．**手術中の患者の安全を守ることは，手術にかかわるすべての医療者の責務**である．

A）患者誤認の防止

　患者誤認を防止するため，院内のルールに従って患者確認を行う．また，患者自身にも本人確認，手術部位の確認の際は協力をしてもらう．

【病棟】

　患者本人に氏名，生年月日，血液型を名乗ってもらい，ネームバンドの装着の確認と本人確認をする．

- 手術室に持参する書類はすべて本人のものであることを確認する．
- 病棟から手術室への搬送は1人で複数名の患者の搬送を行わない．

【手術室】

- ネームバンドの装着の確認と患者本人に氏名，生年月日，血液型を名乗ってもらい，本人確認をする．
- 引き継ぎ時に，持参した書類と患者を別々にしない．
- 病棟看護師と手術室看護師は，持参した書類や物品が本人のものであることを確認する．

B）手術部位誤認の防止

　左右に存在する臓器を手術する場合，手術室入室前に，患者本人，医師，看護師等の複数人で手術部位を確認する．病棟，手術室それぞれで申し送り書に記載されている手術部位に相違がないか確認する．

C）体温管理

　手術中は，全身麻酔の影響，大量の輸液，手術部位の洗浄，手術室の室温などになり，体温の低下をきたしやすい．患者の体温の変化や末梢冷感の有無を観察し，温かい輸液の投与，温風式加温装置による加温や室温，掛物の調整を行い，保温に努める．

A 手術療法を受ける患者の特徴と看護

D）器械・ガーゼ遺残の予防

術中のガーゼ，縫合針，器械が体内に遺残したまま手術を終了してしまうということはあってはならない．使用したガーゼ・器械類の遺残を防ぐために以下に注意する．

- 使用するガーゼ・器械は，手術前・中・後にダブルチェックでカウントを行い，準備した数と使用した数の一致を確認する．
- 手術の途中で医師や看護師が交代する場合は，ガーゼ・器械類の数を正確に申し送る．
- カウント数が一致しない場合は，不明になった物品の行方を追及する．床，手術台の下など，考えうるあらゆる箇所を確認する．最終的には手術室内でレントゲン撮影を行い，器械やガーゼが体内に残されていないかを確認する．
- 手術に使用したすべての物品は，手術終了を確認するまで廃棄しない．

E）無菌操作

手術に使用する器械，材料は無菌操作を遵守する．器械，材料は，滅菌の有効期限，包装されている袋に破損はないかを確認し，滅菌状態が保たれていることを確認する．緊急時にも速やかに物品の準備ができるよう，日ごろから整理整頓を心がける．

F）職員の感染予防

手術中に使用した器械，血液，体液に曝露することで，職員への感染の危険がある．特に縫合針，メスなどによる針刺し・切創は起こしやすい．器械や体液，血液の取り扱いについては，受け渡しの際にお互いで声をかけ合うなど医療者間でルールを作り徹底する．

このような事故を起こさないようにすることが大前提だが，万が一体液曝露，針刺し，切創を起こしてしまった場合は，流水で洗い流し，施設のマニュアルに沿って対処する．

▶（3）術中の合併症予防

術中の合併症にはさまざまなものがあるが，ここでは特に注意したい合併症についてあげる．

A）神経損傷の予防

術野を確保し，患者が安全に手術を受けるために，術式に応じた適切な体位を取らせる必要がある．患者は長時間の同一体位を余儀なくされるため，局所の圧迫による神経損傷を起こす恐れがある．看護師は神経の走行，関節可動域などの解剖生理を理解し，体位に応じた良肢位を保持するとともに，術者の協力を得ながら，定期的に局所の圧迫を解除するためのケアを行うなど，神経損傷の予防に努める．

B）皮膚損傷の予防

長時間の同一体位のため，局所の循環障害をきたしやすい．その他にも，局所の循環障害をきたしやすい因子としては，貧血，栄養状態の低下，骨突出，皮膚の湿潤，カテーテルやチューブ・抑制帯などの圧迫，シーツのしわなどがある．看護師は，これらを理解したうえで，あらかじめドレッシング材を貼付したり，術者の協力を得ながら定期的に除圧や圧迫を避ける工夫を行うなど，皮膚損傷を予防するためのケアを行う必要がある．

C）深部静脈血栓症の予防

深部静脈血栓症は重大な合併症の一つであり，予防することは重要な看護ケアであり，術前からの血栓リスク評価や医師の指示のもと，弾性ストッキングの着用，間欠的空気圧迫法などの予防策をとることが必要である．

D）水分出納管理

　周術期では，術前からの脱水や手術侵襲・出血・体液の喪失・炎症・麻酔などにより循環動態が変動する．そのため，バイタルサイン・尿量などを観察し，適切な輸液管理ができるよう医師へ報告していく．術前日の水分摂取についても，麻酔科の医師によって経口補水液で脱水予防を図っていることも多いため，術前からの水分バランスをアセスメントしていく必要がある．

▶（4）プライバシーの保護

　全身麻酔をかけ意識のない患者でも，処置に関係のない部位をバスタオルで覆うなど，不必要な露出を避け患者の尊厳を守る．

3 術後の看護

　手術直後の患者は，手術中・手術後の出血，麻酔の影響など，身体に大きな侵襲を受けている．術後合併症は，手術侵襲からの回復を遅らせるだけでなく，生命の危機に直結する恐れもある．術後急性期に予測される合併症を理解し，呼吸，循環，代謝などについて綿密な観察を行い，適切なケアを行うことで，術後合併症の早期発見・予防を行うことが重要である．その他にも，手術に伴う疼痛やせん妄の発症も，回復を遅らせる要因となる．患者の状態を観察し，適切な疼痛コントロールや患者が安心して療養できる環境を整える必要がある．

　手術後は，身体への侵襲からの回復をはかりつつ，退院に向け準備を整えていく時期でもある．術後の身体機能の変化を理解し，身体機能の変化と向き合いながら，セルフケアを確立し社会生活へ復帰できるよう，手術前から退院後のセルフケア獲得に向けた指導を行う必要がある．

▶（1）疼痛緩和

　術後は，創部痛，ドレーン挿入に伴う刺入部痛，自力体動が困難なことによる腰背部痛など，さまざまな疼痛が出現する．体動や咳嗽で疼痛が増強すると，疼痛を少しでも感じないために，早期離床や喀痰喀出を妨げてしまう．疼痛は，身体的苦痛を生じるのみならず，疼痛により喀痰喀出を困難にし呼吸器合併症を起こすリスクの増加，早期離床を妨げる，せん妄の誘発因子となるなど術後の回復に大きな影響を与える．術後の疼痛緩和をはかることは，術後の回復を促進させるため非常に重要である．安静時痛が術後せん妄のリスクとなり，術後せん妄は早期離床を妨げ，在院日数を延長させること，術後痛が早期離床の妨げや術後合併症の発症率を増加させ在院日数の延長につながることから，2022年の診療報酬改定の際に多職種で関わる「術後疼痛管理チーム加算」が新設された．術後の疼痛管理は大変重要であり，疼痛の部位・程度，増強因子・軽減因子をアセスメントし，鎮痛薬を適切に使用する必要がある．また，術前から，鎮痛薬を使用して疼痛を緩和するための方法やメリットを説明し，患者自身が術後の疼痛コントロールの必要性を理解する必要がある．

▶（2）術後合併症と予防

A）術後出血

　術後早期に起こりやすい合併症に術後出血がある．創部やドレーンからの浸出液の有無，量や性状を観察する．また，創部，ドレーン周囲の腫脹・疼痛なども，出血の兆候であることもあるため，あわせて観察を行う．輸液量，尿量・出血量などの水分出納バランス，血圧，脈拍などバ

イタルサインの変化，皮膚の冷感，湿潤などにも注意し，異常の早期発見に努める．

B）呼吸器合併症

術後は，麻酔による呼吸抑制や気道内分泌物の増加，術後疼痛による喀痰喀出困難や呼吸が浅表性となり，低換気状態に陥りやすい．十分な換気と有効な喀痰が得られず，気道のクリアランスが低下する．そのため，無気肺や肺炎などの呼吸器合併症を起こしやすい．呼吸数，リズム，深さの観察，呼吸困難感の有無，喀痰の量や性状，肺音の聴取など，呼吸状態の観察を行う．ファーラー位やセミファーラー位など，呼吸のしやすい体位をとらせ，深呼吸を促す．疼痛により喀痰が困難な時は，鎮痛薬を使用し疼痛を緩和し，有効な咳嗽ができるようにする．

C）創部感染

術後は，創部，ドレーンからの細菌感染を起こすことがある．発熱の有無，創部の発赤・腫脹・疼痛・硬結の有無・浸出液の性状，ドレーン排液の性状の観察を行う．包帯交換やドレーン排液時の清潔操作は医療従事者の手指を介した感染を防ぐために非常に重要である．また，ドレーンからの逆行性感染を予防するため，適切に排出されるよう，ドレーンの屈曲・閉塞・逸脱などがないか観察を行う．

▶（3）術後せん妄

術後は一過性にせん妄を発症することがある．せん妄とは，幻覚，幻聴などの知覚障害，見当識障害，興奮状態などを呈する意識障害である．術後せん妄を発症する要因は，全身麻酔による身体侵襲，出血，低酸素血症，電解質異常や，不眠，疼痛，不安や恐怖，高齢であることなどが関連しているといわれている．これらの要因の有無を確認し，できる限り排除することが必要である．つじつまの合わない言動や，落ち着きのない態度をとっても，患者を否定せず，穏やかに現状が認識できるような声掛けを行う．不眠に対しては，患者の睡眠を阻害している要因をアセスメントし，できるだけ除去することが大切である．さらに日中，患者が心地よく過ごせるようなケアの提供や，夜間の不眠で疲労感のある際は，日中でも適度な午睡を促すなど環境の調整を行う．このようなケアの提供により，昼夜のリズムをつけ，必要に応じて適切な薬剤を投与し，夜間の睡眠を確保する．疼痛は鎮痛薬を使用し，できる限り緩和することが必要である．せん妄を発症した患者は，現状の認識ができず，手術をしたことを忘れ，患者にとって不快なものである点滴やドレーンを抜去しようとすることがある．また，転倒転落の危険も忘れてはならない．不必要な点滴やドレーンがないか医師と検討する，点滴やドレーンは患者の視界に入らないようにする，ベッドの高さを調整する，はさみなど危険なものを患者の周りから取り除くなど，環境を整える必要がある．患者にとって不快な症状を緩和し，落ち着いて安心して過ごせる環境を作ることが大切である．

▶（4）早期離床

術後合併症予防，創傷治癒を促進するため，早期離床は重要である．全身状態やバイタルサイン，疼痛の程度を確認しながら，ベッド上座位，端座位，立位，歩行など徐々に動静を拡大していく．術後数日は，体動に伴う疼痛の増強により，動静拡大に消極的になりがちである．離床させる前は，前もって鎮痛薬を使うなど，体動に伴う疼痛の増強をできるだけ緩和するようにする．理学療法士と協働し，患者の疼痛や苦痛を増強させないような体位や動き方の方法を相談することも有効である．また，早期離床の重要性を術前から説明し，患者の理解を得ておくことも必要

ある.

▶(5) 日常生活支援

術後，疼痛や倦怠感，多くの点滴・ドレーンの留置，安静指示などにより，日常生活動作の一部，またはすべてを看護師に委ねなければならない．清拭や歯磨き，更衣などの清潔ケア，排泄ケア，食事などを，患者の身体状況に合わせ，適切に介助し日常生活を整えることが必要である．患者が安楽で安全な方法でケアを実施することで，術後の不快な症状を少しでも緩和させることにつながり，徐々に患者自身で行ってもらうことを増やすことで患者自身が回復を実感していくことができる．清潔ケアや排泄ケアは羞恥心を伴うケアであるため，プライバシーの保護には十分注意するとともに，患者が安心してケアを委ねられるような温かな声掛けが大切である．

▶(6) 社会復帰への支援

手術を受けた後の身体機能の変化は，退院後の生活に支障をきたさないものもあれば，生活を再構築しなければならないものもある．患者が身体機能の変化と向き合いながら，セルフケアを確立し，社会生活へ復帰するための支援は手術前から始めていなければならない．しかし，目前に迫った手術に関心が集中している時期であり，手術前に退院後の生活にまで目を向けられない患者は多い．手術後に身体機能の変化を自覚し，初めてセルフケア確立に必要性を感じることもある．セルフケア確立に向けて，どのような身体機能の変化が生じたのか，それによりどのようなセルフケアが必要なのか，生活を再構築しなければいけないことは何かを患者とともに考えていく必要がある．患者が身体機能の変化を理解し，退院後の生活を具体的にイメージできるよう患者のそれまでの生活や得られるサポートを考慮したうえで，社会資源の調整や指導計画を立てる必要がある．しかし，入院中にすべてのセルフケアが確立するとは限らない．継続する課題や問題をソーシャルワーカーや外来看護師と共有するなど，退院後も継続して支援が受けられるよう調整する必要がある．

▶(7) 家族への支援

手術を受ける患者の家族は，患者本人と同様にさまざまな不安を抱えている．家庭や社会での役割を担いながら，患者に付き添い患者の思いを受けとめながら病気と向き合っている患者を支えている．患者の病状を心配しながら，日々病院に通うということは，身体的・精神的な疲労が大きい．看護師は，面会に訪れたり患者に付き添っている家族に労いの声をかけ，家族の感じているさまざまな思いをいつでも聴く準備があることを伝える必要がある．家族の存在は患者にとって闘病の大きな支えとなる．患者を支える家族も看護の対象であり，家族が患者とともに手術を乗り越えていけるよう支援する姿勢が大切である．

B 外来看護の役割

在院日数の短縮に伴い，手術療法を受ける患者の検査はほとんどが外来で行われており，手術前日に入院することも少なくない．病名を告げられ，検査や治療方法，入院の必要性などが説明され，意思決定をしなければならない場面もある．このような中で，外科領域における外来看護の果たす役割は非常に重要である．

外来を受診した短時間の間に，手術前に必要な情報収集やアセスメント，術前指導を始める

病名を告げられ戸惑っている患者・家族に寄り添い，思いを傾聴し必要な情報を提供し，意思決定の支援をする役割もある．そして，これらの情報は，病棟に引き継がれ，病棟での情報と合わせ，看護計画が立案される．退院後は，継続する問題が引き継がれ，退院後の身体機能の回復状況の観察やセルフケアの確立状況，継続している問題についてのかかわりをする．必要があれば，外来・病棟看護師間でのカンファレンスを行い，患者の情報を共有することもある．このように，**外来と病棟看護の継続**が効果的に行われるようにすることが重要である．特に高齢者では，治療を受ける患者・家族が住み慣れた地域で自分らしい暮らしを人生の最期まで続けることができるよう，地域とも連携していく必要がある．このように，地域も含めた包括的支援・サービスが提供できるよう外来・病棟・地域で連携・調整していくことが重要である．

- 術後疼痛管理チーム加算: 中央社会保険医療協議会 総会（第504回）議事次第議事次第（mhlw.go.jp）
- 周術期管理チームプロジェクト編: 周術期管理チームテキスト，第2版，兵庫，日本麻酔科学会，2011
- 中村美知子，坂本文子: 周術期看護，第2版，東京，インターメディカ，2022
- 厚生労働省HP: 地域包括ケアシステム｜厚生労働省（mhlw.go.jp）
- 厚生科学研究費補助金（がん克服戦略研究事業）（niph.go.jp）シェアード・ディシジョンメイキング（Shared Decision Making: SDM）の意義と可能性の検討

〈田邉亜純〉

総論

2 | 滅菌法および消毒法

　患者にはさまざまな医療器材が使用され，治療やケアにおいて直接患者の体内に挿入されたり，粘膜，創傷に触れたりする器材がある．それらの器材が微生物に汚染されていると，患者に感染し，感染症を発症することになる．

　医療器材は，単回使用器材と再使用器材とに分けられている．単回使用器材は，ディスポーザブル製品であり再使用しないのが前提である．再使用器材は，いかに精度の高い処理がなされて提供されているかが重要である．医療従事者は，患者の使用する器材に関する感染のリスクを最小限に抑えるように管理するために，消毒・滅菌について理解し，業務にあたることが必要である．

　滅菌とは，「すべての微生物を殺滅または除去すること」であり，消毒とは，「多くの病原微生物を感染症を惹起しえない水準まで殺滅または減少させること」である．

　すべての器材を滅菌できれば最も感染のリスクは低くなるが，滅菌法の適応となる対象は限られており，多くは消毒という方法に頼らなくてはならない．逆に，滅菌できる物はすべて滅菌するというわけではなく，必要ない物もある．その器材に消毒・滅菌のどれを行うのか判断することが必要である．

　その判断基準として用いられているのがスポルディングの分類 表2-1 である．スポルディングの分類は，患者に使用する医療器材を微生物や感染症別に処理するのではなく，それぞれの使用目的に応じて選択する合理的な考え方である．

　この表に示されているのは使用した器材を再使用するために必要な最終処理を示したものである．処理するまでの前段階として，使用後医療器材は十分に洗浄しなければならない．使用した医療器材は無機物や有機物によって汚染される．無機物や有機物が残存していると滅菌剤の吸着

表2-1 **スポルディングの分類**（大久保 憲, 他, 編. 2020 年版 消毒と滅菌のガイドライン. 東京: へるす出版; 2020[1]より改変）

分類	対象	処理方法	器材（例）
クリティカル	無菌の組織や血管系に挿入するもの	滅菌 高水準消毒薬に長時間接触*	手術用器材，針，インプラント器材など
セミクリティカル	粘膜または創のある皮膚と接触するもの	高水準消毒 中水準消毒	内視鏡，麻酔関連器材など 体温計，吸飲みなど
ノンクリティカル	健常な皮膚と接触するもの	低水準消毒	聴診器，血圧計マンシェット，ベッド柵，便器など

*高水準消毒薬であるグルタラールと過酢酸は，芽胞に対しても殺滅できるため化学滅菌剤（chemical sterilants）ともよばれている．ただし，グルタラールが多数の芽胞を殺滅するためには長時間（3〜10 時間）が必要であり，通常の使用では高水準消毒を達成するにすぎない．

JCOPY 498-07599

や消毒薬との化学反応を起こしてしまうために、適切な消毒、滅菌が行えない.

血液・体液が付着したものは感染性がある。病棟や外来など、各部署で洗浄を行うことは、作業者に対する危険性ならびに周辺環境汚染の危険性があるため、使用後は現場で洗浄せずに中央材料室など専用の洗浄室で処理することが推奨されている.

A 滅菌法

無菌とは、すべての微生物が存在しないことである。滅菌とは、無菌性を達成するために「すべての微生物を殺滅または除去すること」である。微生物は熱や薬剤などで処理を行っても、一挙に死滅してしまうのではなく、ある一定の時間をかけて死滅する。つまり、初発菌量が多いほど滅菌には時間がかかり、時間を一定にすれば初発菌量が多いほど生残菌数が多くなる。滅菌処理前に洗浄などを十分に行い、付着菌の数をできるだけ少なくしておくことにより確実な滅菌効果が得られる。滅菌するので多少の汚染は大丈夫であると考えることは危険である。滅菌の概念は確率的なものであり、あらかじめ設定された無菌性保証レベル（sterility assurance level: SAL）に達した状態を維持してはじめて滅菌が完了する。一般的な無菌性保証レベルとして 10^{-6} レベルが採用されている。これは、滅菌後の医療器材に 1 個の微生物が生存している確率が 100 万分の 1 となるという意味である。無菌の体組織または体液に接触する医療機器はクリティカル医療器材と判断される。これらの器材は使用時には必ず滅菌しなければならない.

無菌状態の確保のためには、実務にかかわる人が滅菌方法の原理や特徴を十分に理解することが求められる。滅菌前の洗浄や包装材料の選択、滅菌後の保管・搬送にも細かく配慮し、それぞれの工程でチェック機構を確立し、実施していくことが必要となる.

臨床現場における既滅菌物の保管管理としては、①埃の多いところ、湿気の帯びる可能性のある場所を避ける、②使用前に化学的インジケーター（後述）の変色や包装の異常の有無、有効期限を確認する、③包装を破損しないようゆとりをもって保管する、④滅菌物を取り扱う際は、手指衛生を行うことなどが重要である.

主な滅菌法の種類には、①加熱法、②照射法、③ガス法、④濾過法があり、多く用いられている方法として、高圧蒸気滅菌法、過酸化水素低温ガスプラズマ滅菌法、酸化エチレンガス（EOG）滅菌法などがある.

1 高圧蒸気滅菌法

▶（1）原 理
高圧蒸気滅菌装置（オートクレーブ）の容器内に蒸気を送り込み加圧すると、高温の飽和水蒸気が蛋白凝固を促進して微生物を死滅させる方法である.

▶（2）特 徴
蒸気なので温度上昇が速やかで、一般的には 121℃では 15 分間、134℃では 3 分間の滅菌工程であり、比較的短時間での滅菌が可能である。残留毒性がなく安全であり、経済的でもある。芽胞に対しても効果が確実である.

▶（3）適　応

　主としてガラス製品，磁製，金属製，ゴム製，紙製の物品などで，高温高圧水蒸気に耐えるものに用いる．浸透性に富むため，繊維製品の深部まで確実に滅菌できる．

　手術中に器具を落下した場合や希少な医療器材の再利用などの緊急時には，物品を包まずに132℃・3分間で滅菌するフラッシュ式という方法が用いられることがある．

2 過酸化水素低温ガスプラズマ滅菌法

▶（1）原　理

　過酸化水素ガスに高真空下で高周波やマイクロ波などのエネルギーを付与すると，完全に電離した過酸化水素ガスプラズマ状態となる．このプラズマ化によって生成した反応性の高いラジカルが微生物を死滅させる方法である．

▶（2）特　徴

　全工程が低温条件下（45〜55℃）で滅菌ができ，装置によるが20〜70分前後と処理時間が短い．また，滅菌後の残留物は水と酸素であり，残留毒性がない．芽胞を含むすべての微生物を死滅できる．近年，クロイツフェルト・ヤコブ病のプリオン蛋白に対する不活性化効果も認められている．

▶（3）適　応

　金属製品，プラスチック製品などが滅菌の対象となる．セルロース類は過酸化水素が吸着するため滅菌できない．過酸化水素ガスには浸透性がないため，長狭の管腔構造物を滅菌しにくい．内腔が密閉される機器は真空工程で破損する危険があり適用できない．

3 酸化エチレンガス滅菌法

▶（1）原　理

　酸化エチレンガス（EOG）が，微生物を構成する蛋白質に化学反応を起こして死滅させる方法である．

▶（2）特　徴

　滅菌条件は37〜63℃と比較的低温で滅菌できるが，滅菌に必要な時間は1時間以上と長い．酸化エチレンは残留毒性の高いガスであることからエアレーション（空気置換）が必要であり，エアレーター（高温や陰圧で強制換気を行う）を用いると50℃で12時間，60℃で8時間，また，室温に放置した場合には7日間を要する．高い浸透性があり，包装してもそのまま滅菌できる．

　酸化エチレンは，皮膚に触れると薬傷を生じ，皮膚や粘膜に対して刺激性がある．吸入すると頭痛，めまい，嘔気，失神，呼吸困難などの症状を呈するほか，発がん性，催奇性についても厳重な注意が必要である．作業者に対する危険性から，ガスに曝露する可能性を極力減少させることが必要である．酸化エチレンの取り扱いについては，2001年5月，労働安全衛生法の労働安全衛生規則および特定化学物質障害予防規則により，酸化エチレンの発散防止，作業環境測定の実施などの措置が求められている．守るべき基準値としては，管理濃度が1 ppmとする規制が適用

されている．「特定化学物質の環境への排出量の把握等及び管理の改善の促進に関する法律（PRTR 法）」における特定第一種指定化学物質の一つであり，地方公共団体においては，排出規制を定めた条例もみられる．東京都では，「都民の健康と安全を確保する環境に関する条例」に基づき，病床数 300 以上の病院に対して酸化エチレンの排出口濃度の排出規制基準値を 46 ppm と定めたため，一部の病院において後付け式の酸化エチレン処理装置が導入されている．

▶(3) 適 応

プラスチック製品などの耐熱性のない医療用器材の滅菌に広く利用できる．耐熱性や耐湿性の低いカテーテル類，精密機器，腹腔鏡下手術器材などが適応となる．酸化エチレンガス滅菌以外の滅菌法が適用可能な場合は用いるべきではない．

4 滅菌保証

不適切な滅菌のために感染を起こす可能性があり，滅菌作業ごとの滅菌効果の確認は欠かすことができない．滅菌物の無菌性を保証するためには，①対象となる医療機器の無菌性が直接的な方法で確認されたときの滅菌工程を文章として定義づけること（滅菌バリデーション），および②毎回の滅菌工程が先に定義づけされた工程と全く同じ工程で実行されたことを証明すること（日常のモニタリングと管理）が必要である．滅菌工程の確認方法として，物理的モニタリング，化学的インジケーター，生物学的インジケーターがあり，それぞれ特徴が異なるため，適切に組み合わせて総合的に滅菌管理を行う必要がある．滅菌の質を保証するためにはその責任は非常に重要で，その滅菌責任者を医療機関責任者あるいは院内感染管理者などが任命するよう，「医療現場における滅菌保証のガイドライン 2015」において勧告されている．

▶(1) 物理的モニタリング

物理的モニタリングは滅菌器付属の計器で，適切な温度，圧力，時間などが達成されていることを滅菌器運転ごとに確認するものである．滅菌器の運転状況をリアルタイムで監視できる利点があるが，個々の滅菌物の安全性を保証することはできない．

▶(2) 化学的インジケーター

化学的インジケーターは，滅菌済み器材の無菌性を保証するものではなく，滅菌剤，温度，時間などの重要な要素が一定条件に到達したかをインクの変色などによって確認するものである．

▶(3) 生物学的インジケーター

生物学的インジケーターは，滅菌効果を確認する方法として最も信頼性が高く，直接的に検証できる唯一のインジケーターであり，無菌性を保証することができるものである．滅菌法に対して強い抵抗性をもつ指標となる芽胞形成菌を一定数含むもので，滅菌終了後に培養して芽胞の死滅を確認する．実際に使用する医療機器と一緒に生物学的インジケーターをおいた場合，使用する際には滅菌の確認はできず，培養後すなわち使用した後に滅菌の可否を判定することになってしまう．機器の滅菌包装を開ける前に確認するためのテスト用の包装（テストパック）を作成し，滅菌庫内の最も滅菌条件の悪い場所に置いて滅菌を行う．テストパックをどんなに条件の悪い場所に置いても，実際に使用する機器の入った包装の中のほうが，滅菌に対する条件の悪い場合がある．使用した機器しか判定できないなど，結果がすべてを保証するわけではない．

B 消毒法

消毒とは,「多くの病原微生物を感染症を惹起しえない水準まで殺滅または減少させること」である．湿熱や紫外線を用いる物理的消毒法は，消毒後の物品に人体への毒性がないため，適応可能な器材には物理的消毒法が推奨される．消毒薬を用いる化学的消毒法は，熱が使用できない場合に使用し，生体および環境と非耐熱性の医療器材などが対象となる．**消毒薬は，使用する対象が生体か非生体かで区別する．**同一の消毒薬が生体，非生体の双方について複数の効能・効果が承認されている場合が多いが，各消毒薬の特性に応じて，最も効果的な用途に適応するために，医療従事者は自ら注意をはらう必要がある．

1 物理的消毒法

▶ **(1) 煮沸消毒法**
　100℃の沸騰水の中に沈めて15分間以上煮沸する方法である．芽胞は殺滅できない．

▶ **(2) 熱水消毒法**
　熱水や蒸気を用いて65〜100℃の温度で処理する方法である．80℃ 10分間の処理により，ほとんどの微生物を感染可能な水準以下に死滅または不活性化することができるため，リネンのほか，便器・尿器，食器などの消毒に用いられる．洗浄，消毒，乾燥が1つの工程として組み込まれたウォッシャーディスインフェクター（washer disinfector）が普及しており，滅菌の必要な手術器具の滅菌前の洗浄にも利用されるようになった．

▶ **(3) 蒸気消毒法**
　加熱した水蒸気を直接流通させて微生物を殺滅する方法で，100℃の蒸気中に30〜60分間放置する．芽胞は殺滅できない．

▶ **(4) 紫外線法**
　254 nm付近の波長をもつ紫外線を照射することによって微生物を殺滅する方法である．一般細菌に対しては短時間で効果があるが，真菌や芽胞に対しては長時間の照射が必要である．紫外線はガンマ線などの放射線に比して浸透力がなく，その照射表面だけしか効力を発揮しないため，照射の死角となる影の部分への効果も期待できない．また，紫外線は人体の眼や皮膚に障害を起こすため，直接眼などに照射を受けないよう注意する必要がある．

2 化学的消毒法

　消毒薬にはさまざまなものがあるが，微生物に対する効果の広さによって，高水準消毒薬，中水準消毒薬，低水準消毒薬の3つに分類される 表2-2 ．現在よく用いられる消毒薬を示したが，消毒対象物と微生物の種類を考え，適切な薬剤を選択することが必要である．**消毒効果の水準が高くなるほど生体毒性が強い傾向にあるため，できるだけ低水準消毒薬を効果的に用いる．**患者や医療従事者に適用する消毒薬の場合，アナフィラキシー，皮膚過敏症状，中枢神経系に対する

表2-2 **主な消毒薬**（大久保 憲, 他, 編. 2020年版 消毒と滅菌のガイドライン. 東京: へるす出版; 2020[1]より改変）

分類	消毒薬	使用濃度 (w/v %)	抗微生物スペクトル					適用
			一般細菌	真菌	結核菌	ウイルス	芽胞	
高水準	過酢酸	0.3	○	○	○	○	○	内視鏡
	グルタラール	2～3.5※	○	○	○	○	○	内視鏡
中水準	次亜塩素酸ナトリウム	0.01～1	○	○	○	○	○	食器, リネン類, 環境
	ポビドンヨード	7.5～10	○	○	○	○	×	皮膚, 粘膜, 手指
	エタノール	76.9～81.4 (v/v %)	○	○	○	○*	×	手指, 皮膚, 器材
低水準	第4級アンモニウム塩	0.01～0.2	○	△	×	×	×	粘膜, 環境, 手指
	クロルヘキシジン	0.05～0.5	○	△	×	×	×	皮膚, 手指
	両性界面活性剤	0.05～0.2	○	△	○	×	×	環境, 器材

○: 有効, △: 酵母様真菌に有効, ×: 無効　　　　　　　　　※: 3.5%グルタラールでは w/w%
○*: エンベロープのないノロウイルスなどには効果が弱い

障害などの副作用を伴うことがあるので過敏症患者への適用, 過度の適用, 禁忌部位への適用などを避けるよう留意が必要である. 器具に使用する消毒薬には, 接触した皮膚を損傷したり, 蒸散ガスが臭気を伴うだけでなく毒性を発揮するものもあるので, 手袋, マスクなどを着用するなど使用上の十分な注意が必要とされる.

　消毒効果に影響する因子として,「濃度」「温度」「時間」の3つの基本的要素を厳守しなければならない.

▶（1）濃　度

　有効な薬剤濃度は, 消毒薬の種類により異なる. 消毒薬は使用中に有機物や酸素, 紫外線などの影響により濃度が低下するため, 有効濃度を確保する必要がある. 臨床の現場で使用する際には, さまざまな要因により濃度が変化するため, 用時調製を行ったり, 使用期限を設定したりする.

▶（2）温　度

　消毒薬の作用は一種の化学反応であり, 温度が高くなれば殺菌力は高くなる傾向にあるが, 消毒薬によりその程度は異なる. 加温する必要はないが, 希釈水の温度や室温が20℃を下回る場合には作用温度が低すぎる場合があるので, 一般的には20℃以上で使用する.

▶（3）時　間

　微生物と接触して瞬間的に殺菌できる消毒薬はなく, 一定の接触時間が必要である. 殺菌のための時間は微生物の抵抗性と消毒薬の種類により異なる. 消毒薬によっては乾燥するまで待つ必要がある.

2 滅菌法および消毒法

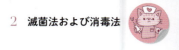

▶(4) その他

血液などの有機物が混入すると消毒薬の殺菌効果が減弱するので，消毒前に十分に洗浄する．その他の因子として，対象物の物理的ならびに構造的特性，pHなどがある．

3 消毒方法

消毒薬を用いる消毒では，消毒対象物の形状や素材，大きさなどに応じて各種の消毒法を選択する．

▶(1) 浸漬法

適当な容器に消毒薬を入れ，完全に器具を浸漬して，器具表面に消毒薬を十分接触させて消毒する方法である．器具によっては浮上するため，内蓋つきの容器などが必要になる．

▶(2) 清拭法

消毒薬をガーゼや布に浸み込ませて，環境の表面などを拭き取る方法である．

▶(3) 散布法

スプレー法ともいわれ，消毒薬を器具を用いて撒く方法である．清拭法では消毒不可能な割れ目や隙間のみが適応となる．

▶(4) 灌流法

細長い内腔を有している用具の消毒法である．チューブ類，カテーテル類，内視鏡などが適応となる．

1) 大久保 憲，尾家重治，金光敬二，編. 2020年版消毒と滅菌のガイドライン. 東京: へるす出版; 2020.
2) 小林寛伊，編. 感染制御学. 東京: へるす出版; 1996.
3) 日本医療機器学会. 医療現場における滅菌保証のガイドライン2015. http://www.jsmi.gr.jp/pdf/Guideline2015ver3.pdf

〈葛城建史〉

> 総論

3 | 手術室 ― 器械用具と業務

A 手術器械と器具

　手術器械と手術器具とは言葉の概念としては以前からしばしば曖昧のうちに用いられてきたが，ここでは手術器械としては手術用刃（メス），剪刀（はさみ），鑷子（ピンセット），止血鉗子，持針器など，いわゆる鋼製小物類をとりあげ，手術器具として手術台や無影灯などについて述べる．

1 手術器械

　最近，自動吻合器や新しい電気メス，内視鏡を用いての手術，ロボット支援手術など，手術操作について種々の変化がみられてきたが，手術操作の主体は依然として術者の手による切開，止血，切除，再建，修復，縫合の組み合わせから成り立っている．それゆえ，一連の手術操作で使用される手術器械もその基本となる形，構造，機能に関しては著しい変化はみられていない．

　しかし，器材の材質の進歩は著明で，代表的なものとしてステンレススチールやダイヤモンド鋼あるいはセラミック，チタンなどがあげられる．

　現在，外科系各科で用いられている手術器械の数と種類はきわめて多く，無数といってよいほどである．そこで，これらたくさんの手術器械を整理統合できないかという動きがあり，最近では開腹術や開胸術などで繁用される器械を基本セットとして決めておき，それぞれの術式にあたって必要な器械を追加補充していくという方法がとられるようになってきている　表3-1～7 ．

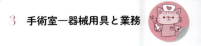

3 手術室—器械用具と業務

表3-1 手術器械基本セット，a 開腹術（成人）

No.	機器名	規格	数量	備考
1	円刃刀または替刃柄	No 4	1	
2	尖刃刀または替刃柄	No 3	1	
3	直剪刀	14 cm	1	
4	曲剪刀	14 cm	2	
5	〃	20 cm	1	
6	有鉤鑷子	15 cm	4	
7	〃	18 cm	2	
8	無鉤鑷子	15 cm	2	
9	〃	18 cm	2	
10	〃	23 cm	2	
11	布鉗子	13 cm	8	
12	有鉤止血鉗子	（直）14.5 cm	20	コッヘル
13	〃	（直）18.5 cm	2	〃
14	無鉤止血鉗子	（直）14.5 cm	10	ペアン
15	〃	（直）18.5 cm	4	〃
16	〃	（中, 曲）	10	ケリー
17	腹膜鉗子		8	ミクリッツ
18	マッチウ持針器	16 cm	2	
19	〃	21 cm	2	
20	リヒター持針器	20 cm	2	
21	動脈瘤針	（大）（強弯, 弱弯）	各2	デシャン
22	〃	（中）（強弯, 弱弯）	各2	〃
23	扁平鉤	（幅狭）（短, 中, 長）	各2	ランゲンベック
24	〃	（幅広）（短, 中, 長）	各2	
25	柔軟鉤	大	2	スパーテル
26	〃	中	2	〃
27	開腹器		1	中山式
28	開創鉗子	（大, 中, 小）	各1	
29	外科ゾンデ	（大, 中, 小）	各1	
30	吸引管		1	
31	膿盆	（大, 中, 小）	各1	
32	器械置皿	（小）	1	
33	標本入れ		1	
34	薬杯		1	
35	金属シャーレ		1	
36	金属性コップ	（大, 中, 小）	各1	
37	縫合針	（角）（筋および腹膜）	各3	
38	〃	（丸）（1-0, 3, 2, 1）		
39	縫合糸	（8, 7, 6, 5, 4）号		JIS 規格
40	電気メスホルダーポケット		1	
41	注射器	20 mL	1	

A 手術器械と器具

表3-2 手術器械基本セット，b　開胸術（成人）

No.	機器名	規格	数量	備考
1	円刃刀または替刃柄	No 4	1	
2	尖刃刀または替刃柄	No 3	1	
3	曲剪刀	14 cm	2	
4	〃	20 cm	2	
5	有鉤鑷子	15 cm	2	
6	〃	18 cm	2	
7	無鉤鑷子	18 cm	2	
8	〃	23 cm	2	
9	布鉗子	13 cm	8	
10	有鉤止血鉗子	14.5 cm	20	コッヘル
11	〃	18.5 cm	4	〃
12	無鉤止血鉗子	14.5 cm	10	ペアン
13	〃	18.5 cm	4	〃
14	〃	（中，曲）	10	ケリー
15	骨膜剥離子	No1〜5	一式	
16	扁平鉤	幅狭 3 号	2	
17	3 爪鉤	22 cm	1	
18	後方肋骨剪刀		2	
19	リウエル円のみ鉗子		1	
20	開胸器		1	
21	開創鉗子	（大，中，小）	各1	
22	柔軟鉤	大	1	スパーテル
23	〃	中	1	
24	ヘガール深部持針器	21 cm	1	
25	気管支鉗子		2	
26	リンパ腺鉗子	22 cm	1	
27	〃	20 cm	1	
28	〃	18 cm	1	
29	外科ゾンデ	大，中，小	各1	
30	吸引管		1	
31	膿盆	小	1	
32	標本入れ		1	
33	薬杯		1	
34	金属シャーレ	大	1	
35	ボール	大	1	
36	〃	小	1	
37	金属性コップ	大，中，小	各1	
38	閉胸器		1	
39	骨用きり		1	
40	シリコンドレーン	胸腔内	2	
41	マッチウ持針器	16 cm	2	
42	リヒター持針器	20 cm	2	
43	肋骨剪刀	前方	1	
44	電気メスホルダーポケット		1	
45	縫合針	（角，丸）	一式	
46	縫合糸	（短，長）	一式	

3　手術室─器械用具と業務

表3-3 手術器械基本セット，c　開心術（成人）

No.	機器名	規格	数量	備考
1	円刃刀または替刃柄	No 4	1	
2	尖刃刀または替刃柄	No 3	1	
3	曲剪刀	20 cm	2	
4	〃	14 cm	2	
5	直剪刀	14 cm	1	
6	有鉤鑷子	18 cm	2	
7	〃	15 cm	2	
8	無鉤鑷子	23 cm	2	
9	〃	18 cm	2	
10	〃	15 cm	2	
11	有鉤止血鉗子	14.5 cm	10	コッヘル
12	無鉤止血鉗子	14.5 cm	10	ペアン
13	直角剝離鉗子		1	
14	メッツェンバオム剪刀	長	1	
15	〃	短	1	
16	神経剪刀	曲	1	
17	マッチウ持針器	21 cm	2	
18	歯科用鑷子		2	
19	2爪鉤	小	1	
20	柔軟性腸圧抵べら	細	1	
21	ストライカー		1	
22	単鋭鉤		2	
23	骨ろう		1	
24	榊原氏開胸器	（大，小）	各1	
25	縫合針，縫合糸		一式	
26	ケーリー鉗子		4	
27	剝離鉗子	強弯	1	
28	布鉗子		8	
29	ヘガール持針器	16 cm	1	ヘガールダイヤモンド
30	ハルステッド鉗子		1	ハルステッドモスキート
31	オックスナー鉗子		1	
32	リヒター持針器	20 cm	2	
33	血管鉗子	大，中，小	各2	サテンスキー
34	ゴム管鉗子		5	
35	クランプ鉗子	20 cm	5	
36	アリス鉗子	19 cm	2	
37	〃	15 cm	2	
38	クーリー鉤		1	
39	骨きり		1	
40	ワイヤー	0.7 mm	1	
41	ラジオペンチ		1	
42	吸引管		1	
43	膿盆	大，中，小	各1	
44	ボール	大，小	各1	
45	金属シャーレ		1	
46	金属コップ	大，中，小	各1	

A

手術器械と器具

表3-4 手術器械基本セット, d　開頭術（成人）

No.	機器名	規格	数量	備考
1	円刃刀または替刃柄	No 4	1	
2	尖刃刀または替刃柄	No 3	1	
3	曲剪刀	14 cm	1	
4	〃	20 cm	1	
5	メーヨー剪刀	14 cm	2	
6	有鉤鑷子	15 cm	2	
7	無鉤鑷子	18 cm	4	
8	〃	15 cm	4	
9	ルーツェ鼻用鑷子		1	
10	ツモール鑷子	大, 小	各1	
11	布鉗子	13 cm	8	
12	有鉤止血鉗子	14.5 cm, 頭用	20	コッヘル
13	無鉤止血鉗子	14.5 cm	4	ペアン
14	マッチウ持針器	16 cm	2	
15	ヘガール持針器	16 cm	2	ヘガールダイヤモンド
16	頭皮止血クリップ		50	
17	クリップ鉗子		2	
18	骨膜剥離子		2	
19	粘膜剥離子		2	
20	クラニオトーム	穴あけ用	1	
21	〃	骨切り用	1	
22	リウエル円さく鉗子	直, 縦曲	各1	
23	骨ろう		1	
24	メッツェンバオム剪刀	14 cm	1	
25	アドソン有鉤鑷子		2	
26	扁平鉤	幅狭1号	2	
27	双鋭鉤		1対	
28	ヤンゼン開創器		2	
29	線鋸, 線鋸柄		一式	
30	フック	先が鋭と鈍	各1	
31	脳べら	(5, 7, 10, 20) cm	各2	
32	メジャー	20 cm	1	
33	洗浄用スポイト		2	
34	膿盆	大, 中, 小	各2	
35	標本容器		1	
36	食匙		4	
37	吸引管	大, 中, 小	各5	
38	注射器	20 mL		メタルティップ
39	注射針・長針		2	
40	ネラトンカテーテル	No3〜7	5	
41	ゴム輪		15	
42	縫合針・縫合糸		一式	

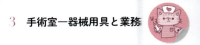

3 手術室—器械用具と業務

表3-5 手術器械基本セット，e　整形外科（成人）

No.	機器名	規格	数量	備考
1	円刃刀または替刃柄	No 4	1	
2	尖刃刀または替刃柄	No 3	1	
3	曲剪刀	14 cm	1	
4	〃	20 cm	1	
5	直剪刀	14 cm	1	
6	有鉤鑷子	18 cm	2	
7	〃	15 cm	2	
8	無鉤鑷子	18 cm	2	
9	〃	15 cm	2	
10	布鉗子	13 cm	6	
11	有鉤止血鉗子	14.5 cm	20	コッヘル
12	〃	18.5 cm（直, 曲）	各4	〃
13	無鉤止血鉗子	14.5 cm	10	ペアン
14	〃	18.5 cm（直, 曲）	各2	〃
15	リヒター持針器	20 cm	2	
16	ヘガール持針器	16 cm	2	
17	単鋭鉤		2	
18	2双鈍鉤	大, 小	各1対	
19	4双鈍鉤		1対	
20	扁平鉤	短, 長	各1対	
21	骨膜剝離子	（強弯, 弱弯）	各1	
22	粘膜剝離子		2	
23	膿盆	大, 小	各1	
24	〃	中	2	
25	食匙		3	
26	注射器	20 mL	1	
27	長針		1	
28	縫合針・縫合糸		一式	

A 手術器械と器具

表3-6 手術器械基本セット，f　小児開腹術

No.	機器名	規格	数量	備考
1	替刃柄	No 3	1	
2	剪刀	（曲）12.5 cm	2	
3	布鉗子		6	
4	モスキート有鉤止血鉗子	12 cm	20	小児用
5	モスキート無鉤止血鉗子	（直）12 cm	10	〃
6	有鉤止血鉗子		10	コッヘル
7	無鉤止血鉗子		10	ペアン 〕小児用
8	〃	（曲）14.5 cm	10	先曲りペアン
9	小児用長無鉤止血鉗子	15 cm	2	小児用長ペアン
10	扁平鉤	0号，長	1対	
11	柔軟性腸圧抵べら	幅 3.0 cm	2	
12	〃	幅 2.5 cm	2	
13	無鉤鑷子	14 cm	4	
14	有鉤鑷子	14 cm	2	
15	アドソン無鑷子	12 cm	4	
16	アドソン有鑷子	12 cm	2	
17	ルーツェ鼻用鑷子		1	
18	ヘガール持針器		2	
19	ヘガールダイヤモンド持針器	12 cm	1	
20	メッツェンバオム剪刀	12.5 cm	2	
21	小児用開腹器	大，小	各1	
22	吸引嘴管	細	1	フレージャー
23	器械盆	小	1	
24	膿盆	大，中，小	各1	
25	標本入れ		1	
26	薬杯		1	
27	金属シャーレ		1	
28	電気メス先ホールドポケット		1	
29	注射器・注射針		各一式	
30	縫合針・縫合糸		各一式	

3 手術室―器械用具と業務

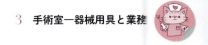

表3-7 手術器械基本セット，g 小児開頭術

No.	機器名	規格	数量	備考
1	替刃柄	No 3	1	
2	剪刀	（曲）12.5 cm	2	
3	布鉗子	小	8	
4	有鉤止血鉗子		10	コッヘル小児用
5	無鉤止血鉗子		10	ペアン小児用
6	ハルステッドモスキート（有鉤）	直	20	
7	〃 （無鉤）	曲	10	
8	メッツェンバオム剪刀	曲，12.5 cm	1	
9	神経剪刀	曲	1	
10	有鉤鑷子	14 cm	2	
11	無鉤鑷子	14 cm	2	
12	アドソン鑷子（無鉤）		2	
13	〃 （有鉤）		2	
14	歯科用鉗子		2	
15	リヒター持針器		2	
16	ヘガール持針器		2	
17	ヘガールダイヤモンド持針器	1号幅狭	1	
18	扁平鉤	小	2	
19	2爪鉤	1 cm，0.5 cm	2	
20	脳べら		各1	
21	ヤンゼン開創器		1	
22	頭用ハンドドリル	（ギグリ）	1	
23	線鋸，線鋸柄	直，縦曲	一式	
24	リウエル	細	各1	
25	整形用エレバ ラスパ		一式	
26	骨膜剝離子		2	
27	粘膜剝離子		3	
28	頭皮クリップ鉗子		3	
29	頭皮クリップ		50個	ケース入り
30	ハンドトレバン		1	
31	ハンドトレバン錐先	1，2，3	各1	
32	スキンフック	先の鋭と鈍	各1	
33	メジャー	20 cm	1	
34	洗浄用スポイト		3	
35	吸嘴管	小	2	
36	銀製吸嘴管	小	1	
37	生食用バット		1	
38	生食用バットの盆		1	
39	骨ろう		1	
40	血管クリップ鉗子	小	2	
41	血管クリップ	小	一式	
42	自在開創器		1	
43	圧棒		3	
44	ダンデイ脳圧計		2	
45	脳室穿刺針		2	
46	スコット針		1	
47	膿盆	中，小	各1	
48	標本バット		1	
49	薬杯		1	
50	金属シャーレ		1	
51	注射器・注射針		各1	
52	縫合針・縫合糸		一式	

A 手術器械と器具

▶(1) 基本的な手術器械
　A）手術用刃（メス）knife, scalpel
　メスの各部の名称および種類を 図3-1, 2 に示す．
　替刃メス（差換式刀） 図3-3 は，替刃と替刃柄よりなり，両者とも使用目的に応じて多くの種類があり現在ほとんどの施設で用いられている．ディスポーザブルなのは替刃の方で，片刃のものが主用されている．
　その他，メスと名のつくものを列挙すると，①電気メス，②レーザーメス，③超音波外科用吸引装置（CUSA），④マイクロ波手術装置，⑤ウォータージェットメス，⑥アルゴンビーム　コアギュレータ，⑦冷凍手術器，⑧パクレン焼灼器，などがあげられるが，これらはいずれも手術器具に属し，後の項で簡単に説明する（44頁参照）．

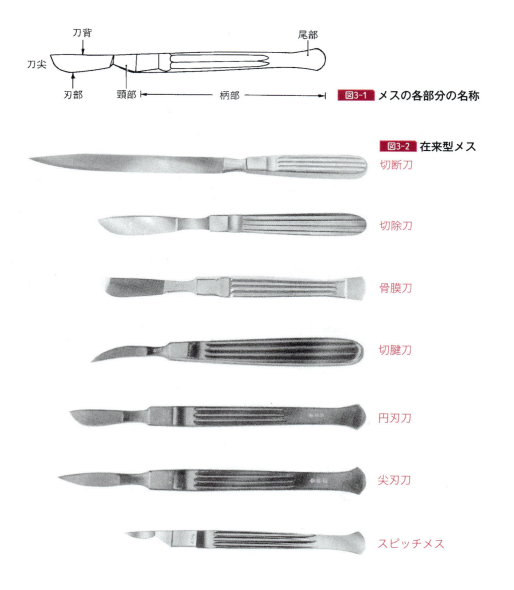

図3-1 メスの各部分の名称

図3-2 在来型メス
切断刀
切除刀
骨膜刀
切腱刀
円刃刀
尖刃刀
スピッチメス

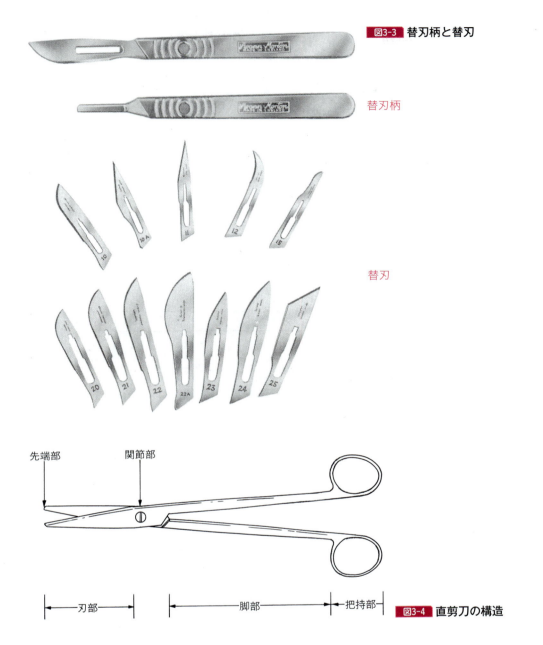

図3-3 替刃柄と替刃

替刃柄

替刃

図3-4 直剪刀の構造

B）剪　刀 operation scissors

　手術室では剪刀のことを"はさみ"とか"シザース"とはほとんどいわず，クーパーとか直剪あるいは曲剪，またはメイヨーとかメッツェンバオムとか固有名詞でよんでいる場合が多い．

　剪刀の構造と種類を図示する　図3-4　．

　剪刀の種類は，刃部の形によって**直剪刀**と**曲剪刀**に大別され，また，先端部の鋭，鈍によって，両鈍（先端部が両刃とも鈍なもの），片鈍（片刃が鈍で他の片刃が鋭），両鋭（両刃とも鋭のもの）に分けられる．

　　図3-5〜7　にポッツ剪刀（心，血管外科用），ディバイン剪刀およびカストロビエホ血管剪刀を例示した．

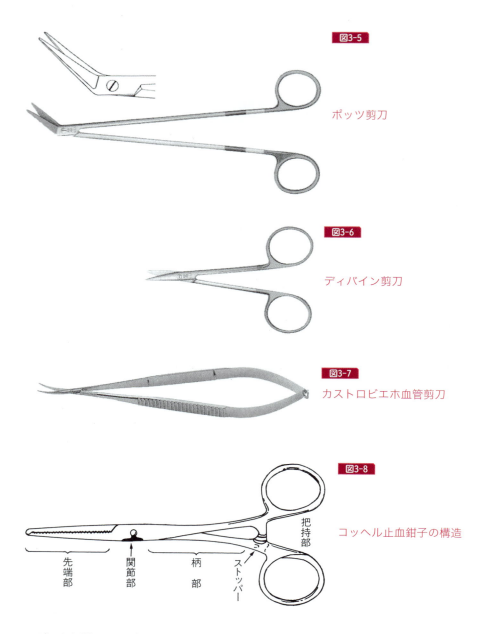

図3-5 ポッツ剪刀

図3-6 ディバイン剪刀

図3-7 カストロビエホ血管剪刀

図3-8 コッヘル止血鉗子の構造

C）止血鉗子および各種鉗子 femostatic forceps and other forceps

出血している血管をはさんで止める鉗子を<u>止血鉗子</u>という．また，組織をはさんで，はずれないように保持することや，組織の剥離や圧挫，筋肉や腹膜縫合時の支持，縫合糸の誘導，持針器の代用などにも用いられる．

コッヘル止血鉗子の構造は 図3-8 のとおりである．

止血鉗子の先端部に鉤のあるもの（有鉤鉗子）とないもの（無鉤鉗子）とがあり，前者は把持力は強いが組織の挫滅が大きい．後者はこれと反対である．それゆえたとえば開腹手術の場合，皮膚切開から腹膜を開くまでは有鉤鉗子を用い，開腹したら無鉤鉗子に切り替えるなどの使い分けをする．有鉤鉗子の代表的なものにコッヘル止血鉗子，無鉤鉗子にはペアン止血鉗子がある 図3-9 ．

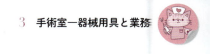

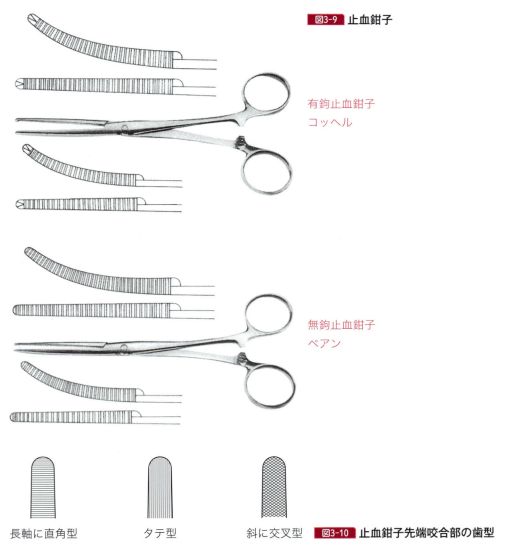

図3-9 止血鉗子

有鉤止血鉗子
コッヘル

無鉤止血鉗子
ペアン

長軸に直角型　　タテ型　　斜に交叉型　　図3-10 止血鉗子先端咬合部の歯型

先端部の咬合部には，有鉤，無鉤鉗子とも滑り止めの歯型がついている．歯型には，長軸に直角型，タテ型，斜に交叉型の3型がある 図3-10 ．また，鉗子の先端部が真直か弯曲かで，直型と弯曲型に分けられ，後者には強弯と弱弯の2型ある．

関節部は構造的に剪刀の場合と同様に4型に分けられる．

横はずし型と橙木止め型は取りはずしができるので清掃や手入れに便利であるが，はずれやすい欠点がある．箱型とネジ止め型は，はずれる心配はないが，使用後の清掃には不便である 図3-11 ．

ストッパー（ガンギ）には，ツメが1段と3段，1段と1段，3段と3段などの組み合わせがある．1段，2段，3段と段が進むにつれて先端部の把持力が増大する．

その他の鉗子を列挙すれば，①モスキート鉗子 図3-12 ，②布止鉗子 図3-13 ，③腹膜鉗子 図3-14 ，④胃鉗子，⑤腸鉗子 図3-15 ，⑥血管鉗子 図3-16, 17 ，⑦大動脈鉗子，⑧大動脈瘤鉗子，⑨麦粒鉗子，⑩アリス鉗子，⑪腐骨鉗子，⑫骨鉗子，⑬ツッペル鉗子，⑭ミュゾー鉗子，

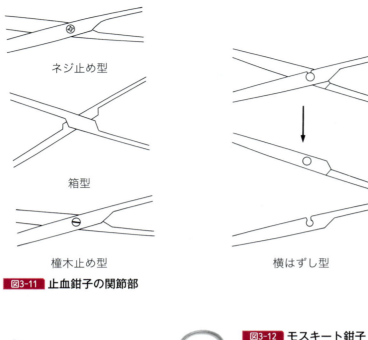

図3-11 止血鉗子の関節部

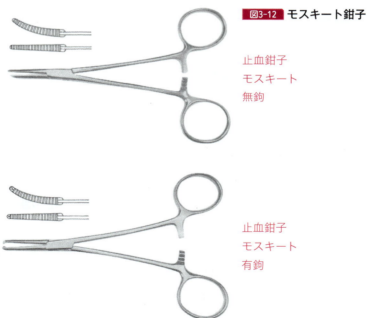

図3-12 モスキート鉗子

⑮胎児鉗子, ⑯腎臓鉗子, ⑰結石鉗子, などがある.

D）鑷　子 pincette, dissecting- and tissue forceps

　鑷子は生体の組織やガーゼ，縫合糸，綿球などをはさんだりつまんだりする器械で，広く医療全般に用いられている.

　鑷子の構造，先端部および歯型の種類は **図3-18** のとおりである.

　鑷子の種類には，鉗子と同様に有鉤と無鉤とに大別され，先端が直のものと弯曲しているもの，細いものと太いもの，長いものと短いものなどに分けられる.

3 手術室―器械用具と業務

図3-13 布止鉗子

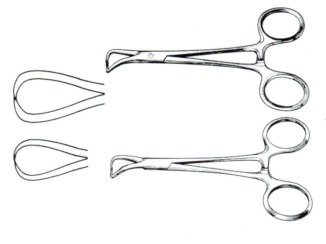

メラ　タオル鉗子

メラ東北大式　タオル鉗子

図3-14 腹膜鉗子

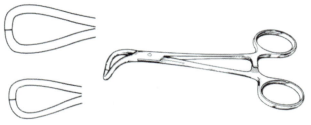

腹膜鉗子
ミクリッツ

図3-15 腸鉗子

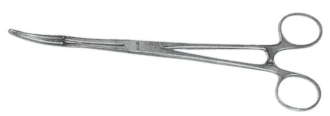

腸鉗子
ドアイヤン
直形

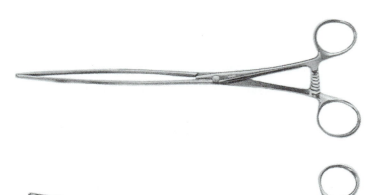

腸鉗子
ドアイヤン
弯形

A 手術器械と器具

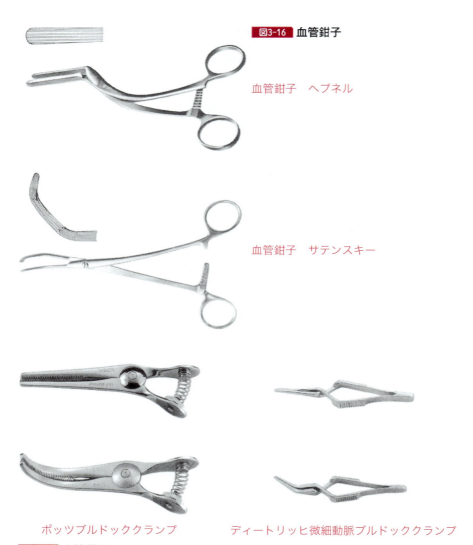

図3-16 血管鉗子
血管鉗子　ヘプネル
血管鉗子　サテンスキー
ポッツブルドッククランプ　　ディートリッヒ微細動脈ブルドッククランプ
図3-17 血管鉗子

　鑷子の弾力性の主体はバネ部にあるが，柄部や先端部も関係し総合して弾力を形成する．弾力があまり強いと鑷子をもった指が疲れやすいので，適当な強さのものがよい．

　鑷子の基部には，金属板を2つに折曲げた形と，2枚の金属板を基部で接着した形および2枚の金属板の間に適当な厚さの金属片を挿入した形などがある．

　材質は一般的にはステンレスが用いられているが，スウェーデン鋼使用のものもある．

　鑷子も数多くの種類があるが，図3-19 に若干のものを例示する．
①ジェネラル型（外科鑷子），②エヴァンス型（腹部の深部手術用），③アドソン型，④クッシングバイオネット型（脳神経外科やマイクロサージャリー用），⑤クッシング（脳外科，胸部外科，心・血管外科用），⑥クッシング角度付（視野の確保が容易），⑦ポッツミス（全長が長く，心・血管外科，深部手術用），⑧チットウッドデベキー（有鉤），⑨ジェラルド（細い操作に適す）．

E）鉤 retractor, Haken
　組織や臓器を圧排したり牽引したりして手術野を広く拡げる器具である．

1．鑷子の構造

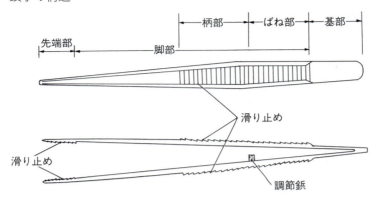

2．鑷子先端部　歯型の種類

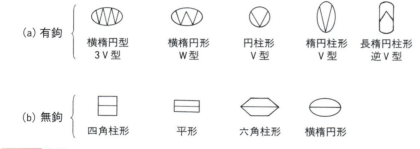

図3-18 鑷子

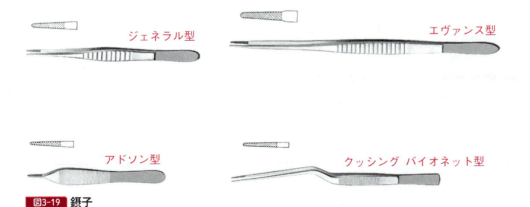

図3-19 鑷子

　鉤には手持ち式と固定式とがあり，前者には扁平鉤と爪鉤とがある．
　扁平鉤の板状部は平らな板状ないしは鞍状をなし，爪鉤には先端部がとがった鋭的のものと，とがってない鈍的のものの2種類あり，爪の数により2爪，3爪，4爪鉤などがある．
　また，両端に鉤のある両頭鉤もある．
　主な鉤は，直角鉤，鞍状鉤（コッヘル），ランゲンベック扁平鉤，フリッチ腹壁鉤，気管用単鉤と双鉤，気管用扁平鉤，US型扁平鉤などがある　**図3-20〜22**　．

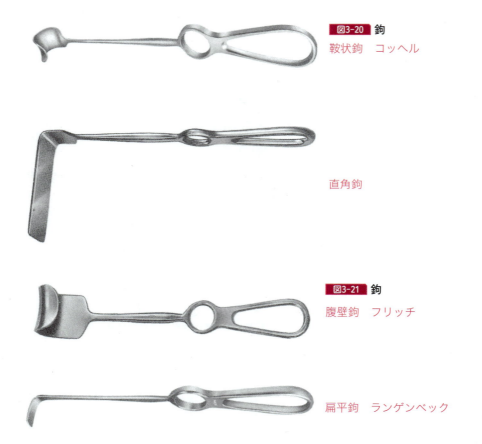

図3-20 鈎
鞍状鈎　コッヘル

直角鈎

図3-21 鈎
腹壁鈎　フリッチ

扁平鈎　ランゲンベック

〈固定式開創器 self-retaining retractors〉
　手術野を拡げて確保し固定しておく器具を開創器という．これには鉗子型とバースライド型の2型がある．
　鉗子型開創器には，ヤンゼン開創器やウェイト-ライナー開創器があり，甲状腺の手術とか脳外科の手術に用いられる 図3-23 ．
　腹壁固定器（開創器）abdominal retractors は開腹した際に腹壁にかけて腹部を開いたままにしておく器具で，鉗子型としてはホーツェル二弁式 図3-24 と吾妻三弁式 図3-25 などがある．
　バースライド型開創器は主軸の一端に固定された鈎とこれと平行でかつ同じ長さで主軸上を移動する鈎をもつ開創器である．ゴッセ腹壁開創器 図3-23 ，中山式腹壁固定器 図3-25 がこれに属する．変わった型のものとしては万能式開腹器 図3-24 などがある．
　開胸器 rib spreader にも種々あるが，ここではト部開胸器および閉胸器を例示した 図3-26 ．

F）箆（へら）spatula, depressor, spatel（独）
　"へら"は手術野を拡げる単純な鈎の一種である．従来，可撓性の腸圧定箆をスパーテルとよんで腹部外科で多用してきた．この他，可撓性のものにクッシング型脳箆などがある．
　非可撓性のものには，肩胛骨鈎，肺圧排鈎，自在鈎，腟壁固定鈎など種々ある 図3-27 ．
　腟鏡，鼻鏡，耳鏡，肛門鏡も特殊な鈎である．

G）持針器 needle holder 図3-28～31
　縫合針を確実に固定把持し，皮膚や組織を縫合するのに用いられる器械である．

3 手術室―器械用具と業務

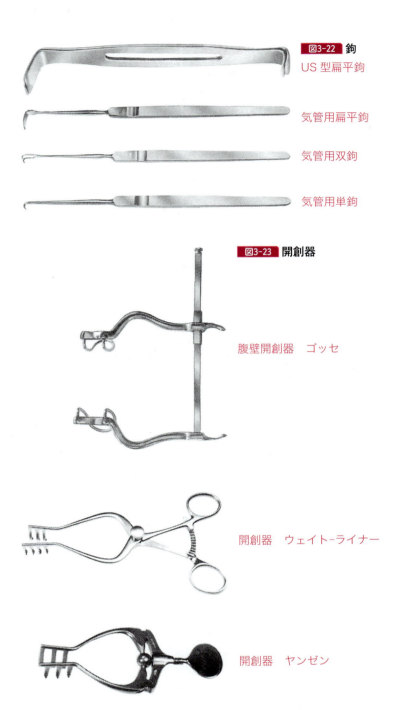

図3-22 鈎
US型扁平鈎
気管用扁平鈎
気管用双鈎
気管用単鈎

図3-23 開創器
腹壁開創器　ゴッセ

開創器　ウェイト-ライナー

開創器　ヤンゼン

A 手術器械と器具

持針器には各種あるが，代表的なものは，**マッチウ型**と**ヘガール型**である．
マッチウ型持針器の構造は 図3-28 のとおりである．
持針器の先端部には縫合針をしっかり固定把持できるように種々の歯型がある．長軸に直角な歯型と，長軸に斜め交叉型の歯型などがあり，それぞれが一対となって一持針器を形作っている．なお，眼科や小児外科などでの細い縫合用として，先端部の咬合面に細い斜交叉歯型のチタニウムを主とした超硬度金属板を付けた，いわゆる**ダイヤモンド持針器**が用いられる．

図3-24 腹壁固定器

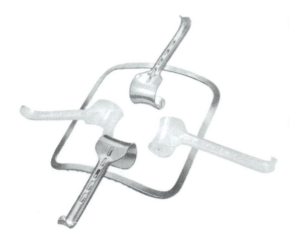

腹壁固定器　万能型

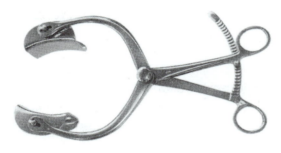

腹壁固定器　ホーツェル
　　　　　　二弁式

図3-25 腹壁固定器

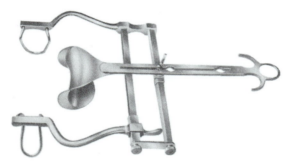

腹壁固定器　中山式

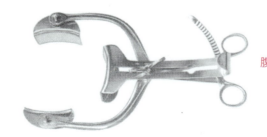

腹壁固定器　吾妻式
　　　　　　三弁式

　関節部は鉗子と同様な種類があり，箱型で取りはずしのできる**マッチウ型**，箱型ではあるが取りはずしのできない**メイヨー型**，ネジ止め式の**ワグナー型**などがある．
　関節が2カ所以上ある持針器もあり，**キルナー型**，**ハルステッド型持針器**などがこれに属する．

3 手術室—器械用具と業務

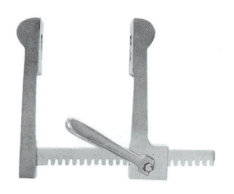

開胸器　ト部

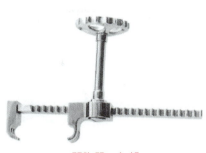

閉胸器　ト部

図3-26 開胸器

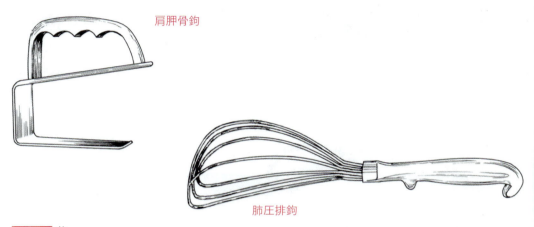

肩胛骨鉤

肺圧排鉤

図3-27 鉤

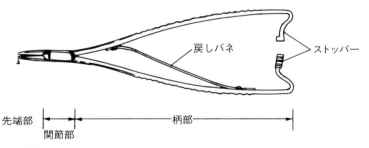

戻しバネ　ストッパー

先端部　柄部
関節部

図3-28 マッチウ型持針器の構造

　眼科などで使用する**マイクロ持針器**には，通常の関節の他に，把持部の後方にステンレス板の交叉する単純な関節をもっている**カストロビエホ持針器**や**マイクロ丸ハンドル**など各種ある．
　柄部の長さにより持針器の長さが決まる．食道手術や胃全摘，肺切除などで手術部位が深く狭い場合には，柄部や関節部が先端の針の邪魔にならないように柄の長いものや先端の曲がったいわゆる深部持針器が用いられる．**ローゼル型**，**ト部型**，**アイゼルベルグ-マッチウ型**，**T型**，マッ

A
手術器械と器具

37

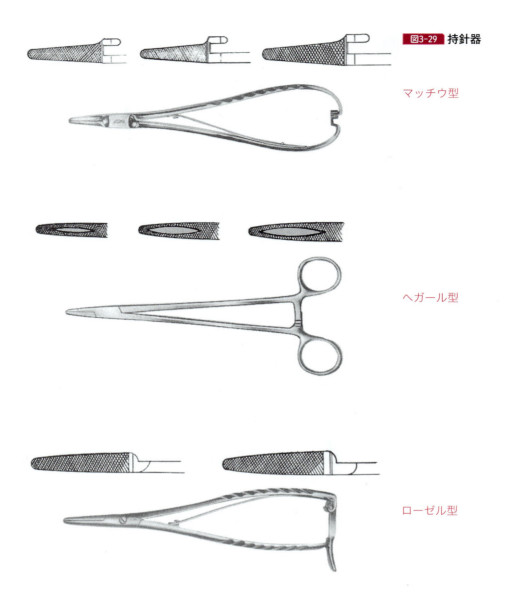

図3-29 持針器

マッチウ型

ヘガール型

ローゼル型

チウ深部用持針器などがある．

　マッチウ型やヘガール型あるいはローゼル型持針器には，爪かけ式のストッパーがあり，2段か3段で針を固定するようになっている．マッチウ型のストッパーには，2つの柄の末端部で結合するような型のものと，末端部が柄の内側に曲がった部で結合する型のものがある．ローゼル型は一方の柄から蝶番式にストッパー付きの金属板が他の柄に結合するようになっている．ヘガール型では止血鉗子と同様に把持部の前にストッパーが付いている．

　戻しバネは，マッチウ型やローゼル型には付いているがヘガール型には付いていない．ストッパーをはずせば戻しバネにより持針器の先端が開くようになっている．

　眼科や小児外科のように縫合の対象が繊細な組織の場合には，ストッパーの振動がその部に伝わらないようにストッパーや戻しバネのない持針器（ボイス型）や，柄部の内側に1段爪の軽いタッチで解除できるストッパーの付いた持針器（カストロビエホ型）などを用いる．

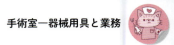

3 手術室―器械用具と業務

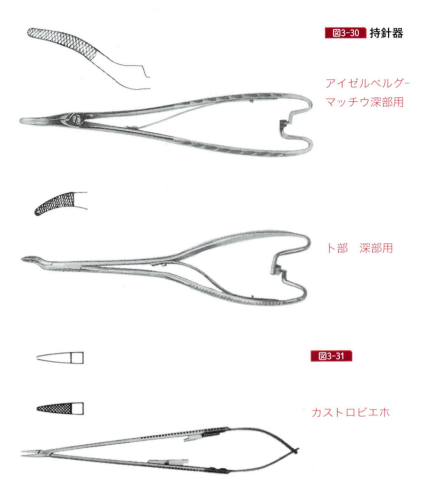

図3-30 持針器

アイゼルベルグ-
マッチウ深部用

ト部 深部用

図3-31

カストロビエホ

H）縫合器および自動縫合器 suture apparatus and auto suture

　胃腸縫合器は 図3-32 のようにホッチキスを縦に2列に消化管（胃または腸）に打ち込み，その間を切離する器具である．中山式，大槻式，山岸式などがあり，広く用いられてきた縫合器である．

　自動縫合器は最近続々と新しいディスポーザブル製品が開発されて，広く臨床に応用されつつある．1例をあげれば， 図3-33 のプロキシメート ILS・CDH（カーブシャフト）-特殊彎曲端々吻合器-は，食道静脈瘤に対する食道離断吻合術，食道噴門部癌に対する再建術，下部直腸腫瘍に対する腫瘍摘出術，回腸結腸吻合術などに用いられる．リニヤーステープラー TL，プロキシメート TX60，プロキシメートアクセス 55-横断吻合器-は，気管支断端閉鎖，肺楔型切除術，胃亜全摘術などに用いられる．プロキシメートリニヤーカッター（100 mm）-胃腸吻合器-は胃と腸の吻合用に開発された器械で，ビルロートⅡ法や人工膀胱造設術などに用いられる．エンドカッター ETS-Flex は内視鏡下手術用のステープラー（胃腸吻合器など）であるが，一般外科でも胸腔内や骨盤腔などの狭い術野に有用である．

I）鏡視下手術器械（1．総論§13．鏡視下手術を参照）

　近年，外科手術各領域において急速に**鏡視下手術**が導入されている．鏡視下手術は，直径2〜

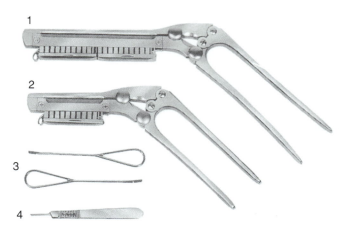
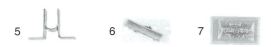
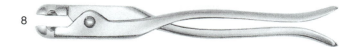
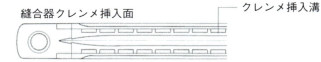

図3-32 中山式胃腸縫合器セット

1. 胃腸縫合器（大）
2. 胃腸縫合器（小）
3. クレンメ挿入ベラ
4. 替刃メス柄
5. クレンメ挿入台
6. 替刃メス
7. クレンメ（200個入）
8. 座圧鉗子

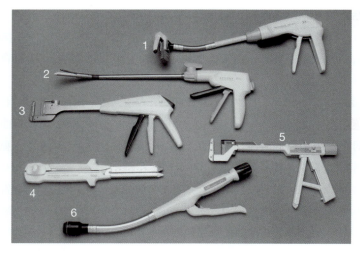

図3-33 SBS（上から順に）

1. プロキシメートアクセス 55
2. エンドカッター ETS-Flex
3. プロシキメート TX60
4. リニヤーステープラー TL
5. プロキシメート・リニヤーカッター（100 mm）
6. プロキシメート ILS・CDH（カーブシャフト）

3 手術室—器械用具と業務

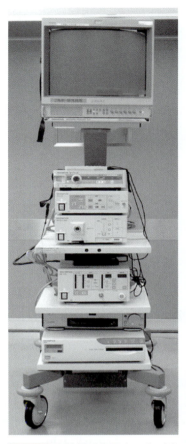

図3-34 腹腔鏡手術用カート（光源，ビデオ装置，モニター，気腹装置）

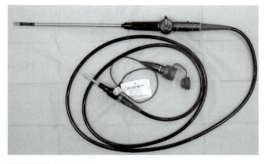

図3-35 光学視管

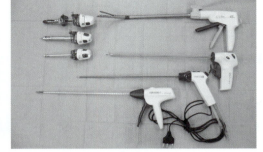

図3-36 腹腔鏡用手術器具1

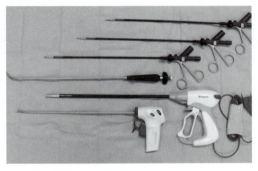

図3-37 腹腔鏡用手術器具2

A 手術器械と器具

10mmのスコープ（ビデオカメラ）を腹腔や胸腔などの手術部位に挿入し，テレビモニター上に映し出された映像をみながら行う手術である．腹腔では視野を得るために炭酸ガスを注入して空間をつくる必要がある．そのため，通常の手術と異なり，内視鏡光源，ビデオ装置，テレビモニター，気腹装置，二酸化炭素ボンベ 図3-34 などを手術台の周囲に配置する．さらに洗浄吸引装置，電気メス，ハーモニックスカルペルなどを使用する頻度も高い．最近では鏡視下手術用のCUSAやリガシュアなどが開発され，手術の適応も拡大されている．使用する器械もスコープ（光学視管）図3-35 ，トラカール，特殊な鏡視下手術用器械が必要である 図3-36, 3-37 ．主に剥離鉗子，把持鉗子，剪刀，電気メス，クリップアプライヤー，ステイプラーなどが頻用される．最近では種々のディスポーザブル製品が開発されており，各施設の適応疾患，術者のニーズに合わせた選択が行われている．

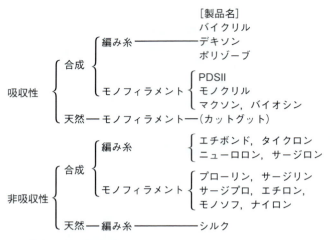

図3-38 縫合糸の分類

J）その他の器械

①消息子，②縫合針と縫合糸，③鋸，④のみ，⑤槌，⑥鋭匙と鈍匙，⑦リューエル円のみ鉗子，⑧骨剪刀など各種特有の器械がある．

K）縫合糸について

縫合糸の分類は 図3-38 のとおりである．

最近では絹糸に代わって組織反応の少ない合成糸が多く用いられるようになった．たとえば，消化管内部縫合には吸収性の針付きバイクリルやデキソン糸が，心臓血管外科には非吸収性の針付きエチボンドやタイクロン（編糸）またはプローリンやサージリン（単糸）が用いられる．また，形成外科的手術や，顔面，頸部などでは，創痕を少なくするために非吸収性の針付きナイロン単糸が好んで用いられる．

2 手術器具

手術室で使用する器具の進歩は著しく，年とともに斬新で高度な器械が開発されている．

このうち最も基本的で必要欠くべからざる器具は**手術台**，**無影灯**および**麻酔器**の3つといえる．

▶**(1) 手術台**

手術台として要求される基本的事項は，作動性がよいこと，信頼性が高いこと，安全性が高いこと，の3つに要約できる．

A）手術台の種類

手術台の駆動方式には，ネジ方式，ギヤ方式と油圧方式とがあり，操作方式には，手動と足踏（オイルポンプ）および電動式とがある．この駆動方式と操作方式の組み合わせで，手術台の一つの分類ができる．

以下に主な手術台を列挙する．

(a) 汎用手術台（手動油圧式，電動油圧式）
(b) 多目的手術台（同上）
(c) 専用（単能）手術台
　①整形外科手術台
　②電動レントゲン手術台
　③マイクロサージャリー手術台
　④救急外来用手術台
　⑤その他，脳神経外科，小児外科，眼科，耳鼻科，泌尿器科，産婦人科など，それぞれの科に適した手術台がある．

どの手術台を採用するかは病院の性格に応じて選ぶべきであるが，150ベッド前後の各科の揃った病院では，汎用，整形，マイクロの3種があれば，ほぼ対応できるものと考える．

〈手術台付属品〉

標準付属品としてはスクリーン掛，上肢台，マットレス，肩支持器，側部支持器，頭部支持器，両支脚器，付属品移動車などがある．

選択付属品には，両脚固定バンド，手の外科上肢台，X線撮影用カセット格納枠，X線カセット固定器（側部用），X線カセット固定金具，移動式挙上器，ロートおよび汚物缶などがあり，それぞれ専門科別に選択する．

(d) 分離式電動手術台

本手術台の特長は，コラム（手術台支柱）と万能テーブルトップが分離できることである．したがって，各手術室に同一のコラムを設置しておき，テーブルトップを特定なものに交換することにより，どの手術にも応用できる．

実際の運用としては，手術室の入口にハッチウェイ装置（専門書参照）を置き，ここで患者をベッドからテーブルトップに移し替え，テーブルトップに搬送車をはめ込み，手術室に運び，手術室内のコラムにテーブルトップをはめ込み，搬送車を引き抜く．手術後は逆の操作を行う．

ただし，本手術台は手術部全体のシステムとして採用することが理想的である．

B) 患者搬送システム

システムには，マッケ循環搬送システムやミズホトランスムーバーシステムなどがある．

前者は前述したように分離式電動手術台，搬送車，ハッチウェイ装置を組み合わせたシステムである．

後者はトランスファーフェンスとトランスムーバーとの組み合わせで，トランスムーバーは患者移載機構を内蔵したストレッチャーである．したがって特別な設備工事の必要はなく，清潔区域でも非清潔区域でも使用できる．また，ハッチウェイと違い分離式手術台だけでなく，他のどの手術台との組み合わせもできる．

▶**(2) 無影灯 shadowless light**

手術用照明灯を，影のない灯と書き**無影灯**という．無影灯に必要な3大要素は，無影，無熱，高照度である．

A）無影灯の種類

（a）単灯式と多灯式

単灯式には古くからシャリテーク型とパントフォース型とがあったが改良され、中心に2灯または3灯の電球をもつようになってきているが、わが国ではあまり使用されていない。

多灯式無影灯の基本型は、天井吊下げアーム型でコの字型アームの各関節は自由に回転可能で無影灯本体はアームの下端に設置されている。

（b）親子型無影灯

主灯と補助灯（副灯）が付いている無影灯で、いずれも多灯式である。両者の相乗作用により手術野の無影効果は一段と上昇される。現在一般外科手術用として多用されている。

（c）スタンド式無影灯

産婦人科、泌尿器科、肛門科などの手術の補助照明として用いられたり、外来の小手術や診療などに用いられる。

（d）流線型多灯式無影灯

垂直層流型バイオクリーン手術室に用いられる。また一般手術室でも清浄度の向上を目指して本無影灯が奨用されるようになった。各灯部は空気抵抗を最小限にした流線型になっている。

（e）天井埋込式無影灯

バイオクリーン手術室、X線手術室、見学用ドーム式手術室などに奨用されている。クリーンルームの空気の流れを妨害せず、塵埃など付着しないように多数の灯を手術台上の天井に埋め込んだもので、単列型、2型結合型、2列分離型、3列結合型、十字型、円形型、六角および壁面内蔵型などがある。

（f）特殊無影灯、その他

①**眼科用無影灯**：灯径75cm、中心灯1、周囲灯7灯の主灯に、眼科用照明灯が補助灯の型で付けてある。暗手術の場合など天井カバー内の電球の点滅により間接照明がえられる。また、ハンマープラン、中心灯だけで独立して点滅することができる。

②**耳鼻科用補助灯**：額帯鏡用の光源である。ミラー反射で集光するようになっており、集光したときに無熱光線がえられるように灯に熱線カットフィルターが装備されている。

③**非常用（停電用）電源装置**：手術部専用の無停電電源装置あるいは無影灯専用の停電用電源装置を用意して、いつでも停電に対処できるよう万全の準備が必要である。

B）total lighting system

手術部の近代化が進み、環境の高度清浄化、手術用大型器械や設備の多様分立化、場所的集中化などの傾向が増大してきた。

すなわち、手術部の循環搬送システム化やバイオクリーン手術室、天井取付X線装置および顕微鏡、カラーTVカメラ、シーリングコラムなど各機器、設備の整合性に一致した無影灯の選定が要望されている。

▶(3) メスと名のつく手術器具

（a）電気メス

電気メスの使用が最近臨床に多用されるようになった。**単極電極の電気メス**は汎用性が高いが、メス先以外に損傷を生ずる欠点がある。これに対し、**双極電極の電気メス**は単極より安全で

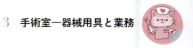

あるが，メス先が2つあるので使い勝手が悪い欠点がある．

(b) レーザーメス

蒸散作用があり，光ファイバーで伝達できる利点があるが，高価で機器の準備が煩雑である．

(c) CUSA

実質臓器の切離に有用．凝固はできない．血管は結紮が必要である．

(d) ハーモニック・スカルペル

超音波振動（55 kHz）による蛋白質変成により切開，凝固を行う．側方組織への熱損傷が少ない．凝固能が高いが時間がかかる．ランニングコストがかかる．

(e) ウォータージェットメス

水圧による組織の破壊により切開する．実質臓器の切離に有用．

(f) 冷凍手術装置

主に皮膚や粘膜など外表に面した病巣を急速に凍結し，解凍に際して細胞・組織が破壊されて，目的を達する．

凝固に，Argon beam coagulator やマイクロ波凝固装置が用いられる．

B 手術前手洗い法

手術前手洗い法は，手術に直接携わる術者，助手および直接介助看護師（器械出し）等の手指を介する患者への感染を防止するための重要な要素であり，各施設で厳しい基準のもとに正しく行われねばならない手技である．しかしその方法は永年にわたって代々経験的に受け継がれてきた場合が多く，最近の微生物学の進歩や新しい消毒剤の開発に伴って，あるいは欧米での手洗い法（短時間手洗い法）などと比較して見直す必要に迫られている．

1 手術前手洗い法に関係した消毒法の歴史

1887年，フュルブリンガー Fürbringer F は昇汞水による術者の術前手指消毒法の基礎を完成させた．なお，手術用滅菌ゴム手袋装着の創案は1890年ハルステッド Halsted WS による．

1900年にヘグラー Haegler はフュルブリンガー法の変法として，石けんと滅菌ブラシで5分間手洗い，ついで別の滅菌ブラシでもう一度5分間手洗い，次に1％クレゾール石けん液で5分間滅菌ブラシで洗い，滅菌ガーゼで清拭後，0.01％昇汞水に5分間手指を浸漬する．さらに消毒用エタノールを含んだガーゼで手指を拭くという方法を考案した．

しかし，フュルブリンガー法およびヘグラー法は長時間を要し，ブラシや薬剤による皮膚炎などを生じる欠点があった．

ミクリッツ Mikulicz JR（1850〜1905）は，カリ石けん（10.2％），オリーブ油（0.8％），グリセリン（1.0％），消毒用エタノール（43％），蒸留水（45％）の処方によるアルコール石けん液を滅菌ブラシにとり，5分間手指を摩擦洗浄後，滅菌ガーゼで拭くという方法を案出した．

1935年，ドマック Domagk G は四級アンモニウム塩（ゼフィロール: 逆性石けん）を手指の消毒に用いた．すなわち，2％ゼフィロール液中で手指を滅菌ガーゼで2〜5分間こすり洗いをする．

その後泡を滅菌ガーゼで拭く.

わが国では，1955年頃から逆性石けんによる術前手洗い法（2回法）が行われるようになった.

1954年にデイビス Davies らはグルクロン酸クロールヘキシンを合成，1957年にはゲルシェンフェルド Gershenfeld L がヨードフィル（ポビドンヨード）を合成し，手術前手洗い用消毒剤として用いられるようになり，現在広く一般に使用されている.

2 手術前手洗いの目的

プライス Price PB は皮膚の細菌叢を次の2群に大別した.
①通過菌（一過性菌）: transient flora
②常在菌: resident flora

通過菌は周囲の環境から皮膚表面に付着している細菌叢で，機械的洗浄法で容易に除去できる. 菌種としては黄色ブドウ球菌，化膿連鎖球菌，緑膿菌，大腸菌などである. 感染患者から医師や看護師の手を経て非感染者に伝染され交差感染を引き起こす可能性がある.

常在菌は皮膚のひだ，皮膚腺，毛嚢などの皮膚付属器深部に常在し，機械的洗浄法などでは簡単に取り除くことのできない細菌叢である. これには表皮ブドウ球菌，ミクロコッカス，ジフテロイド，プローピオニバクテリウムなどが属する. 常在菌の真の病原性はごく低いと考えられているが，易感染者では起炎菌となる可能性が大きい.

手術前手洗いの目的は，上述の通過菌や常在菌を適切な消毒剤を用いて洗浄することにより，手術を行ううえで支障のない程度に減少させることである. これがいわゆるプライスの外科的消毒 surgical degermation であるが，実数で示せば指先から肘までの皮膚細菌数が2×10^4以下程度とされている.

3 手術前手洗い用消毒として望ましい性質

① 生体に害がない.
② 殺菌力が強い（短時間の接触で菌を死滅させる）.
③ 殺菌効果が持続する.
④ 抗菌スペクトルが大.
⑤ 洗浄効果を併せもつ.
⑥ 安価である.
⑦ 血液などの有機物の存在下で効力が落ちない.
⑧ 使用法が簡単.
⑨ 刺激または不快臭がない.
⑩ 浸透性が強い.
⑪ 速乾性である.
⑫ 使用感がよい.
⑬ 水によく溶ける.

3 手術室—器械用具と業務

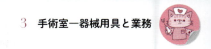

⑭長期保存ができる．

4 手術前手洗い順序

これまでのブラッシング法は，手洗い時間が長く手荒れや皮膚損傷による細菌の増殖が起こりやすいことがわかり，最近は**手もみ洗い法と速乾性擦式アルコールによる2段階消毒**が一般的になってきた．ここでは藤田保健衛生大学病院手術部で現在行っている方法を以下に述べる．

①前日の準備：爪を短く切り，汚れをとる．指輪をはずし，マニキュアもとる．
②服装：手術着に着替えて，帽子マスクを着用．帽子は頭髪を全部覆うようにかぶり，マスクは鼻と口を完全に覆う．服装が整ったら鏡でもう一度確認する．
③素洗いと指先のブラッシング：滅菌水で手や腕に付着している汚れを洗い流す．滅菌ブラシをとり，手洗用消毒剤（ヒビスクラブ®または7.5%手術用イソジン®）約5mLをとり，滅菌水を加えて指先・爪周囲を泡だてながら30秒ブラッシングし，滅菌水で洗い流す．
④手もみ洗い：両手に手洗用消毒剤を約5mLとり，手掌，手背，前腕，肘上約8cmまで泡だてながらのばす．次に手掌，手背，指間，指は1本ずつ丁寧にもみ洗いを約30秒行う．その後，手首，前腕，肘上まで丁寧にもみ洗いを約30秒行う．
⑤すすぎ：洗い流す滅菌水は，手先から肘に流れるように，手首を肘の高さより下げないようにし約20秒すすぐ．
⑥2回目の手もみ洗いとすすぎ：上記④，⑤を繰り返す．
⑦拭き取り：ディスポーザル滅菌不織布2枚を取り，左右別々に手から肘まで水分を拭き取る．肘まで拭いた布で再び手のほうを拭いたりしてはならない．
⑧速乾性擦式アルコール（ウェルパス®またはヒビソフト®）を約2mL手掌にとり手指から手首にかけてすり込みながら乾燥させる．

以上のように手洗いしても，完全な所は手首より先と心得る．また手指消毒は無菌状態ではないので，滅菌ガウンを着て滅菌ゴム手袋を着用しないうちは，絶対に滅菌済み手術器械やリネンは触れてはならない．また，滅菌ゴム手袋の外側および滅菌手術衣の外側も素手で触れてはならない．

5 手術前手洗い時の消毒剤の副作用

イソジン®およびヒビテン®を用いて術前手洗いを行った場合，皮膚瘙痒感や発疹などの過敏症状をみる場合がある．この時には一方の消毒剤で過敏症状を起こしたら，他の消毒剤に切り替える．両方の消毒剤に過敏な場合には他の方法を考える．

しかし，一般的にはクロルヘキシジンの正常皮膚に対する毒性は低く，イソジン®の皮膚・粘膜への適用で過敏症の発生率も0.04%と低い．ただし種々の物質にアレルギーの既往のある者では3.6%であるという．

なお，ゴム手袋の着用によって手に湿疹様発疹をみることがある．これはゴム製品に添加する

加硫促進剤が原因と考えられている．現在各メーカーで発疹の生じないゴム手袋の開発が進められている．

C 手術介助業務

手術部看護師は手術部専任医師および患者担当医師とともに，手術室における患者のケアとその環境を安全かつ快適に維持することに対して責任を担う立場にある．

看護師の手術介助業務には，**直接介助業務（器械出し）**と**間接介助業務**とがある．

1 直接介助業務（器械出し）

直接介助看護師の業務は手術が安全，円滑に遂行できるように，術前には手術器械や材料を準備し，術中は敏速，的確に器械出しをし，術後の患者の処置と機械類やリネンなどの整理をすることにある．

▶**（1）術前準備**

① 手術申込書で術式その他の必要事項を確認し，それに合わせた準備をする．特に感染症患者の場合には，特定の準備が必要である．また，術直前あるいは術中に術式の変更があっても，直ちに対応できるように準備しておく．

② 手術器械のセット組をする．滅菌コンテナーシステムの場合にはセットを点検し，必要に応じて器械を追加補充する（通常手術2日前）．

③ 上記手術器械や材料をそれぞれ適正に高圧蒸気滅菌またはEOG滅菌する（通常手術日前日）．なお，この業務は看護師でなく材料部で専門の職員が行っている施設が多い．

④ 手術前日，手術室の整備をする．すなわち，必要な手術材料，点滴セット，血圧計，電気メス，モニター，吸引装置などを用意する．

⑤ 手術当日

（ⅰ）手術前手洗いをし，滅菌手術衣およびゴム手袋を装着する．

（ⅱ）器械展開室において器械台に滅菌器械盤を置き，その上に滅菌済覆布をかけ，そしてその上に手術器械や材料を所定の方式通り並べる．ここで術後に備えて，予め器械およびガーゼのカウントをしておく．準備ができたら各手術室に搬送する．なお，器械の展開を当該手術室で行う場合もある．

（ⅲ）手術室内で，患者の手術野の消毒および滅菌済覆布をかける介助をする．

▶**（2）術中介助**

① 手術の進展に応じ，術者の要求通り正確，敏速に器械出しをする．

② 術中血液などで汚れた器械は，そのつど生食ガーゼまたはアルコールガーゼで清拭して，常に清潔状態で使用できるようにする．

③ 使用したガーゼは，出血量を測定しやすいように必ず所定の容器（バケツなど）に入れる．

④ 縫合糸（絹糸）は生食水に浸し，乾燥しないように注意する．

⑤ 手術中に摘出した臓器や組織などは，その処理を術者に聞き，間接介助看護師あるいは外回

3 手術室―器械用具と業務

り医師に渡す．なお，術者が直接外回り医師に手渡す場合も多い．

⑥ 閉腹，閉胸時には，ガーゼ，針，器械のカウントを行い，それらが術野にないことを確認する（間接介助看護師と照合する）．

▶(3) 術後介助

① 手術終了後は，術者あるいは助手とともに創部および血液や消毒液などの付着している皮膚をアルコールガーゼで拭き，創部に滅菌ガーゼをあてる．

② ドレーンや点滴その他のラインが抜けないように固定し，覆布を取り除く．

③ 使用した縫合針，注射針，メスの刃などは穿通できない厚い壁の容器に入れる．感染症患者の場合はもちろん，一般手術の場合でも針刺し事故を起こさないように十分注意する．

④ 使用した器械は洗浄，乾燥させてから，破損の有無を点検し，よければ所定の場所または容器に収納する．感染症患者手術後の器械はウォッシャーステリライザー，またはその感染症に特定の消毒剤で処理してから収納する．

⑤ 使用後のリネン類を整理する．

⑥ 患者退室後は間接介助看護師と協力して，手術室の清掃，手術台その他の器械，器具を清拭し，整理，整頓する．

感染症患者の手術後は，室内の清掃，消毒，および使用した器械，器具，リネン類の滅菌，消毒は所定の方法に従って処理する．

ただし，この⑥の業務は看護助手または清掃用員（時に外注）が行っている施設が多い．

2 間接介助看護師の業務

間接介助看護師は手術室の準備，患者の看護，麻酔医の介助および手術の進行に応じて必要な器具，器材の補充など，手術が安全かつ円滑に遂行されるように努める．

▶(1) 手術前の介助

(A) 手術室内の準備，点検

空調，手術台，照明（無影灯など），麻酔器および付属器具（備品も含む），吸引器のセット，モニター，電気メス，常備の薬品などを点検し整備する．

(B) 患者入室時の介助

1) 患者が手術部内にストレッチャーで到着したら，間接介助看護師はまず自己紹介する．この際，患者の氏名，所属科を聞く．さらに患者の右手掌には氏名，所属科を記入した絆創膏，左手掌には血液型を記入した絆創膏が張ってあるのを確認する（患者の確認方法は，各病院で多少異なる）．

2) 病棟（または回復室）看護師から患者の術前状態の申し送りを受ける．

3) 患者を手術室へ移送用ストレッチャーに移しかえ，予め決まっている手術室に移送する．

4) 担当麻酔医に患者の術前状態を報告する．

5) 患者を手術台に移し，血圧計その他各種モニターなどの装着および介助を行う．

6) 静脈ラインなど各種ライン確保のため，麻酔医の介助をする．

(C) 麻酔導入および挿管の介助

（D）麻酔導入が終了した後，麻酔医の許可をえて，導尿用バルーンカテーテルの留置および電子体温計を直腸または食道に挿入，固定する．深部静脈血栓予防のために弾性包帯または弾性ストッキングを装着し，必要に応じて間欠的空気圧迫装置（IPC）を装着する．

（E）体位固定

1）気道の確保に注意する．

2）血行障害を起こさないように注意する．

3）骨突起部，頭部，神経，筋などに圧迫が加わらないように，円座，タオル，スポンジ，枕またはサージカルマットなどを用いる．

（F）電気メス対極板の装着：対極板（最近はほとんどディスポーザブル製品）は患者の皮膚と広い面積で接着できる部位（たとえば大腿部）に剥れないように密着させる（熱傷の予防）．

（G）無影灯の焦点を手術野に合わせる．

（H）患者の手術野の消毒の介助をする．

（I）器械台，キックバケツ，汚物入れなどを直接介助看護師の使いやすい場所に置く．

（J）電気メスや吸引器などをセットし，テストする．特に電気メスのアースコード，電源コード類の接続，吸引器の吸引と排出のチューブの接続の間違いのないことを確認する．

▶ **(2) 手術中の介助**

（A）術中は麻酔医に協力して患者の全身状態の管理をする．

1）バイタルサインのチェック：血圧，脈拍，体温などに注意し，異常のサインをすばやく察知し緊急に対処できるようにする．

2）安全，安楽が維持できているかを確認する．

3）対極板抑制のずれなどに注意する．

4）各ラインの点検（静脈ライン，CVP ライン，動脈ライン，硬膜外カテーテル，胃ゾンデ，導尿ライン，直腸または食道温，ECG プレートなど）

5）出血量を測定し，経時的に麻酔医に報告．

6）輸血を行う場合の注意．

①氏名と血液型，交叉試験番号を確認のうえ，セットする（3 回確認する）．

②輸血セットは輸血フィルター付きのものを使用する．

③血液加温器の温度は 38℃以下であることを確認すること．

7）尿量を 30 分ごとにチェックし，麻酔医に報告．

（B）手術器械や材料が不足したり汚染した場合には迅速に補充する．

（C）術中に摘出された臓器や組織などは医師の指示に従って，重量，大きさなど測定後，ホルマリン固定などの処理を行う（ただし，この業務は術者が直接外廻り医師に依頼する場合が多い）．

（D）閉腹・閉胸時には，ガーゼ，針，器械のカウントを直接介助看護師と協力して行い，これらのものが術野に残っていないことを確認する．

（E）手術室内の清潔環境の維持に絶えず注意し，室温 23〜25℃，湿度 50〜60％RH，その他所定の清浄度の維持に努める．

（F）局所麻酔，硬膜外麻酔，腰椎麻酔下の手術の場合には，時々患者に話しかけ精神的安定をは

かる.
(G) 手術患者申し送り書に，術中の患者の状態や看護処理など必要事項を記録する．
　特殊な器具を使用した場合には，その器具の注意事項を厳守して観察，点検，記録を行う．

▶(3) 手術後の介助

(A) 創部のガーゼ，ドレーンなどを絆創膏で固定し，周囲に付着した血液や消毒液を清拭する．
(B) 気管内洗浄，抜管の介助をする．
(C) 術直後の患者の一般状態をよく観察し，手術申し送り書に記録する．
(D) 患者を手術台からストレッチャーに移し，手術部出入り口フロアー（または回復室）に移送する．
(E) 同フロアーで病室用ストレッチャーに患者を移す（回復室の場合はそのまま）．病室（または回復室）の看護師に，術中，術直後の患者の状態，病棟に返納する物品（薬品その他），カルテやX線写真などを手術申し送り書のチェック項目を確認しながら申し送る．
(F) 患者退室後の業務は，直接介助業務の術後介助の⑥項と同様である．

〈剣持 敬　伊藤泰平〉

総論

4 | 手術侵襲と生体の反応

　生体は外部環境の変化や外部からの刺激に対して，体内環境をほぼ一定に保持する特性を備えており，この特性を恒常性 homeostasis の維持とよんでいる．そして外部からの刺激は侵襲 stress とよばれている．たとえば外傷，熱傷，手術，出血，感染，飢餓，放射線，外部環境の変化などが侵襲として生体に加わると，生体は恒常性を維持するために，その侵襲の加わった局所のみでなく，時には全身性の一連の反応を生じる．これらの侵襲によって体内で生じる反応を生体反応と称する．

　侵襲によって生じる生体反応は，外部からの細菌などの進入を排除するとともに，傷害された臓器や組織を修復するための合目的な反応である．しかし侵襲の程度が恒常性維持の限界を超えたり，過剰な生体反応が起こると，生体は正常の機能を維持できなくなり，各種の重要臓器不全を発症する．

　外科手術も生体にとっては侵襲であり，さまざまな生体反応を引き起こす．通常であれば，生体は手術侵襲による生体反応から速やかに回復する．また，手術による過剰な生体反応を抑えるために，侵襲の少ない鏡視下手術や手術支援ロボットを用いた手術が近年ではより多く行われるようになった．それでもなお，食道癌手術や肝切除，膵頭十二指腸切除などの過大な手術侵襲は，時として過剰な生体反応を引き起こす．その結果恒常性を維持できなくなると，術後の感染症や呼吸不全，腎不全などの臓器不全を発症することがあり，生体反応を制御するためのさまざまな対策が行われている．

A 侵襲に対する生体反応の機序

　従来，侵襲に対する生体反応として，神経-内分泌系反応 neuro-endocrine response が中心的な役割をはたしていると考えられていた．しかし，近年の分子生物学の進歩に伴い，免疫担当細胞から産生されるサイトカインを中心とした免疫-炎症反応 immuno-inflammatory response の役割が明らかにされ注目を集めるようになった．そしてこの免疫-炎症反応が，単に病原微生物の排除によって生体恒常性の維持に関わるのみでなく，過剰に活性化された場合には全身の炎症反応や凝固-線溶系反応を惹起し，臓器障害を引き起こす原因となったり，侵襲後の免疫能低下に深く関わっていることが明らかにされている．

　さらに最近，従来それぞれ独立した系と考えられていたこの神経-内分泌反応と免疫-炎症反応，凝固-線溶系反応が，互いに密接に関連していることが明らかにされつつある　図4-1．

B 神経-内分泌系反応

　神経系は，受容体から中枢神経に情報を伝達する求心路と，伝達された情報を統合する中枢神

4 手術侵襲と生体の反応

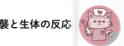

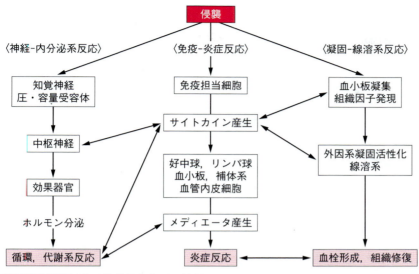

図4-1 侵襲による生体反応とその連関

経，さらに中枢神経から効果器官へ情報を伝達する遠心路から構成されている．

手術をはじめとした侵襲による体内の変化は，侵害受容体（痛み）や圧・容量受容体（血圧の低下），化学受容体（血中 CO_2 濃度の上昇）などで感知される．これらは求心性神経路を介して視床や大脳皮質感覚野などの統御中枢へその情報が伝達される．この情報は視床下部に投射・統合され，視床下部からの指令により視床下部-下垂体-副腎皮質系 hypothalamus-pituitary-adrenal axis（HPA axis）を中心とした内分泌系の反応を引き起こす．また遠心性自立神経を介し，交感神経-副腎髄質系 sympathetic-adrenal medulla を中心とした自律神経系の反応を引き起こす．

1 視床下部-下垂体-副腎皮質(HPA)系

視床下部は多くの神経核から構成されている．HPA系では，侵襲が加わると，自律神経系と神経内分泌系の統合中枢である室傍核から副腎皮質刺激ホルモン放出ホルモン corticotropin-releasing hormone（CRH）が放出される．これにより，下垂体前葉からの副腎皮質刺激ホルモン（ACTH）産生が促され，その結果副腎皮質からコルチゾール（糖質コルチコイド，いわゆるステロイドホルモン）とアルドステロン（鉱質コルチコイド）が分泌される．また室傍核から下垂体後葉に投射した神経線維があり，ここからはバゾプレシン（ADH）等が分泌される．

▶**(1) コルチゾール**

コルチゾールは，肝での糖新生促進や筋での蛋白分解，脂肪分解を促進するなど，代謝系に多彩な作用を及ぼす．また，心・血管系に作用し循環を維持する方向に働く．さらに，後に述べるサイトカイン産生を抑制することにより，過剰な免疫反応やアレルギー反応を抑制する作用がある．

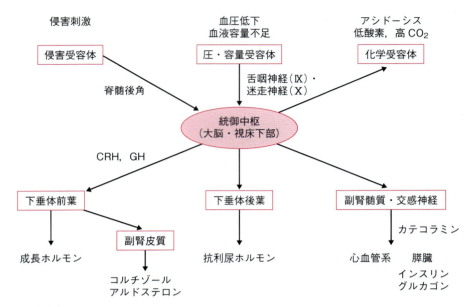

図4-2 神経-内分泌系反応

▶(2) アルドステロン

アルドステロンは，腎尿細管に働き，Na，Clの保持とKの排泄増加をもたらし，結果として水分を体内に保持し，血圧を維持する作用がある．アルドステロンは中枢からの刺激で分泌が亢進するだけでなく，腎血流の低下によって腎で作られるレニン，アンギオテンシンを介して副腎から分泌され，これらのホルモンとともに体液の保持や血圧の調節に深く関わっている（レニン-アンギオテンシン-アルドステロン系）．

▶(3) バゾプレシン（ADH）

バゾプレシンは，抗利尿ホルモンともいわれ，腎の遠位尿細管での水の再吸収を促進し，水分を体内に保持するように働く．

2 交感神経 - 副腎髄質系

一方，交感神経-副腎髄質系では，交感神経末端や副腎髄質からアドレナリンやノルアドレナリンなどのカテコラミンが分泌され，循環や代謝に大きな影響を及ぼす．代謝への影響は，カテコラミンの直接作用に加え，膵でのインスリン，グルカゴンの分泌を介する作用もある．

▶(1) アドレナリン，ノルアドレナリン

アドレナリン，ノルアドレナリンは，**心拍数増加や血管収縮作用**により，**心拍出量および血圧を上昇させ**臓器血流を増加させる．また，代謝系に対しては，グリコーゲンの分解や糖新生促進によりエネルギー動員を促すとともに，インスリン分泌の抑制により血糖上昇を引き起こす．

▶(2) インスリン，グルカゴン

インスリンは，膵ランゲルハンス島のB細胞から分泌されるホルモンであり，血糖を低下させることで**血糖コントロール**に重要な役割をはたしている．侵襲が加わると，カテコラミンの作用

により初期にはインスリンの分泌が抑制され血糖値は上昇するが，やがてその分泌が亢進しグリコーゲン合成促進や蛋白合成促進に作用する．グルカゴンはインスリンと反対に血糖値を上昇させる作用をもち，肝でのグリコーゲン分解，脂肪分解を促進する．侵襲直後には，カテコラミンによるインスリン分泌抑制，グルカゴン分泌増加，組織でのインスリン抵抗性などにより，血糖値の上昇を起こすことがある．

3 ストレスホルモンの推移

図4-3 に神経-内分泌反応における各種ホルモンの手術前後の変化を示す．侵襲が加わると時間経過とともに生体反応に関与するホルモン分泌は変化する．神経-内分泌系反応から侵襲の程度を評価する方法として，血中カテコラミンや尿中カテコラミン，血中コルチゾール濃度の測定などが用いられる．

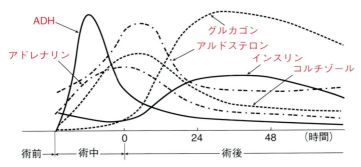

図4-3 手術前後の内分泌変動

4 神経-内分泌系反応の病態への関与

従来，神経-内分泌系反応は，後述する免疫-炎症反応と比べて病態への関与についてはあまり研究されていなかった．しかしながら，敗血症性ショックの患者では過大な侵襲に対して生体反応としてのコルチゾールの分泌が低下する，いわゆる**相対的副腎機能不全 relative adrenal insufficiency** になっていることが報告された．これらの患者に対して，外因性のカテコラミン投与や集中治療室入室期間の短縮を目的として，生理的容量のヒドロコルチゾンを補充すること（physiologic dose steroid replacement）が行われているが，最終的な生存率に有意差は認められていない．

また，侵襲に対する生体反応には性差があり，敗血症や術後合併症による死亡は女性のほうが少ないことが以前から知られていた．最近侵襲に対する生体反応の性差 gender difference が動物実験によって確かめられ，また6,000人規模の後ろ向き研究により男性の方が女性より死亡率が高いことが示されている．

C 免疫 - 炎症反応

　免疫-炎症反応は，主に病原微生物の侵入に対してこれを排除する目的で起こる生体反応である．その反応には免疫担当細胞から産生されるサイトカインが重要な役割を演じていることが明らかにされている．

1 サイトカインの特徴

　サイトカインは分子量8000〜3万dalton程度の糖蛋白質であり，細胞間の情報伝達を担う重要な物質である．単球やマクロファージ，好中球などの免疫担当細胞のみではなく血管内皮細胞や線維芽細胞，神経細胞など様々な細胞から産生され，きわめて微量で多彩な生理活性を示す．サイトカインは特定の標的細胞のみに働くホルモンと異なり，種々の細胞に作用する．また，その作用には多重性，相乗性があり，いわゆるサイトカインネットワークを形成している．

　サイトカインには，TNF（tumor necrosis factor）-αやインターロイキン interleukin （IL）-1β，IL-4，IL-6，IL-8，IL-10やインターフェロン-γ，TGF（transforming growth factor）-βなど数十種類が知られており，これらを産生する細胞や作用などにより，リンフォカインやケモカインなどと呼ばれることもある．

2 免疫 - 炎症反応の機序

　侵襲，特に病原微生物の侵入は細胞表面に発現したトールライクレセプター Toll-like receptors （TLRs）によって感知される．TLRはヒトでは10種類が発見されており，他の種でも対応するものがあるがその種類は異なる．TLR4はグラム陰性菌の細胞壁成分であるリポ多糖 lipopolysaccharide （LPS，内毒素エンドトキシン endotoxin とも）の認識に，TLR5は細菌の鞭毛の認識に，TLR 5は細菌の鞭毛の認識に，TLR 9は細菌やウイルスのDNAの認識にそれぞれ関わっていることが明らかにされている．これらTLRsで認識される外因性の物質は，病原微生物関連分子パターン pathogen associated molecular patterns （PAMPs）と総称される．

　病原微生物が単球やマクロファージ上のTLRsによって認識されると，細胞内シグナル伝達経路を通じ転写因子であるNK-κBを活性化し，これらの細胞からTNF-α，IL-1βなどの炎症性サイトカイン pro-inflammatory cytokine が産生される．これらの炎症性サイトカインは，好中球やリンパ球を刺激し，さらに次の段階のサイトカインであるIL-4，IL-6，IL-8，IFN-γなどを産生する．これらのサイトカインは，好中球を感染や傷害を受けた局所へ遊走させ病原微生物の排除に関わったり，Tリンパ球の分化・誘導を引き起こし，抗体産生や細胞性免疫を賦活化させる．その結果，病原微生物は好中球やマクロファージによって貪食・除去される．

　これら一連の反応は，従来の抗原-抗体反応を中心とした獲得免疫 acquired immunity に対して，自然免疫 innate immunity とよばれ，病原微生物に対する重要な防御機構として機能しており，生体にとって不可欠な生体反応である．

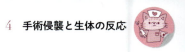

4 手術侵襲と生体の反応

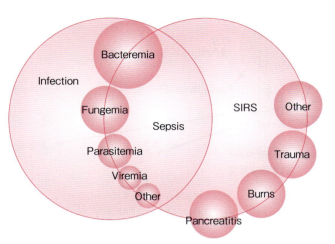

図4-4 SIRSの概念およびSIRSとSepsisの関係
(1991 ACCP/SCCM Consensus Conference)

SIRSの診断基準
1) 体温＞38℃ or＜36℃ 2) 脈拍数＞90/min 3) 呼吸数＞20/min 　 or PaCO$_2$＜32Torr 4) 白血球数＞12000/mm^3 　 or ＜4000/mm^3 　 or 未熟型白血球＞10% 以上の2項目以上を満たすもの

Sepsisの定義
感染に起因するSIRS （Infection-induced SIRS）

　従来，免疫-炎症反応は，病原微生物の排除を目的として起こる反応と考えられていたが，最近，傷害を受けて壊れた細胞の一部も，これら一連の免疫-炎症反応を引き起こすことが明らかにされた．TLRsに認識されてこれらの反応を引き起こす病原微生物以外の内因性物質を，**アラーミン Alarmins** と呼んでいる．さらにPAMPsとアラーミンを一緒にして傷害関連分子パターン damage-associated molecular patterns（DAMPs）と呼び，外科侵襲による細胞死，組織障害や血流障害などもDAMPsが放出される原因になると考えられている．また，好中球はアポトーシスやネクローシスの他に，好中球細胞外トラップ neutrophil extracellular traps（NETs）を放出し，病原微生物とともに細胞死をとるネトーシス NETosis という形態をとることが最近判明した．ネトーシスにより放出されるヒストンやヌクレオソーム，DNAもDAMPsとして作用することが明らかになっている．

3 全身性炎症反応症候群（SIRS）

　本来，免疫-炎症反応は体内に侵入した病原微生物を排除したり，傷害を受けた組織を修復するために不可欠の生体反応である．しかし，侵襲の程度が大きかったり，侵襲が持続したりして炎症性サイトカインが過剰に産生されると，これらのサイトカインが血中へ流入し，発熱，頻脈，頻呼吸，白血球増多などの反応を引き起こす．これらを総称し，**全身性炎症反応症候群（SIRS）** と称する．SIRSはこれら4つの臨床所見のうち，2項目を満たす場合と定義される 図4-4 ．
　SIRSの概念は，1992年の American College of Chest Physicians（ACCP）と Society of Critical Care Medicine（SCCM）の合同カンファレンスにおいて提唱された．この合同カンファレンスでは，感染によって引き起こされたSIRSを敗血症 sepsis と定義することとしていたが，現在では敗血症は「感染に対する制御不十分な生体反応に起因する生命に危機を及ぼす臓器障害」と定義が変更されている．しかしながら，生体侵襲という観点から考えると，感染，外傷，熱傷，膵炎など，さまざまな侵襲によって引き起こされるのがSIRSであり，また外科手術も侵襲のひ

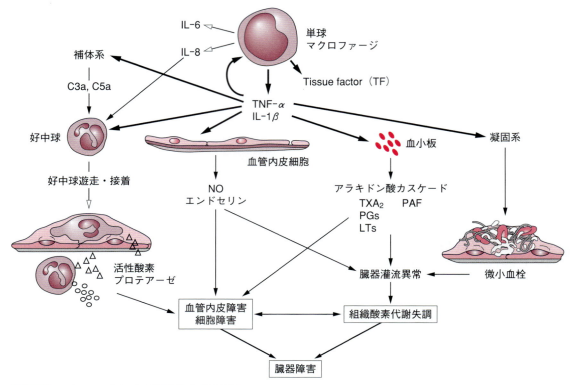

図4-5 メディエータによる臓器障害発症機序

とつであるから，この概念は非常に重要であると考えてよい．

SIRSの本態は侵襲に対して過剰に産生されたサイトカインが血中で高値となった状態であり，高サイトカイン血症と言い換えることができる．通常 SIRS は，炎症性サイトカインである IL-6 などに拮抗すべく産生される抗炎症性サイトカインや IL-1ra（receptor antagonist）などのサイトカイン中和物質により自然に消退し正常化するが，SIRS が重症化・遷延化すると，好中球・血管内皮細胞・凝固系などが活性化された各種の液性因子（メディエータ）が産生され，血管内皮傷害や凝固異常（DIC），臓器灌流異常を引き起こし，多臓器不全やショックへ進展すると考えられている 図4-5 ．

手術侵襲による SIRS は通常術後3日程度で終息するが，4日以上 SIRS が持続すると，呼吸障害や腎障害などの臓器障害を起こしやすいことが報告されている．SIRS の重症度や侵襲に続発する臓器障害の発症や転帰が，血中サイトカイン濃度，特に IL-6 血中濃度とよく相関することが報告されている．

4 代償性抗炎症反応症候群（CARS）

一方，SIRS に対して，CARS（compensated anti-inflammatory response syndrome: 代償性抗炎症反応症候群）という概念が提唱されている．これは，SIRS に引き続いて産生される IL-10 や IL-1ra などの抗炎症性メディエータが血中で優位となった状態であり，CARS が遷延すると

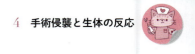

4 手術侵襲と生体の反応

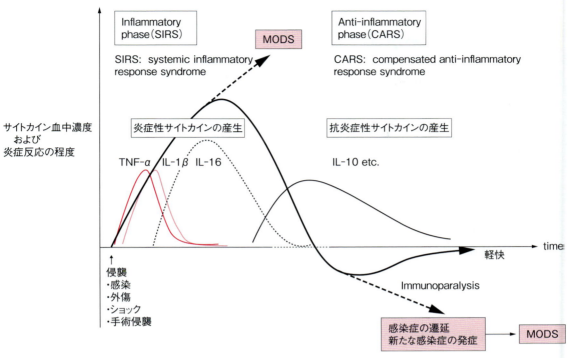

図4-6 侵襲に対する免疫-炎症反応と臓器障害

免疫麻痺 immunoparalysis と呼ばれる状態になり，新たな感染症の発症や感染を制御できない状態に陥り，臓器障害が悪化する原因となる．CARS に明確な診断基準は定められていないが，末梢血単球の抗原提示能である HLA-DR を発現した単球の比率が 30％以下の場合や，末梢血をLPS で刺激して TNF-α の産生が低下している場合を immunoparalysis とすることが提唱されている 図4-6．

5 SIRS への対策

　以上のように，免疫-炎症反応は本来病原微生物の排除や傷害された組織の修復のために起こる生体反応であるが，その反応が過剰になると SIRS や CARS，免疫麻痺となり，臓器障害発症や術後感染症発症の原因となる．原則的には，過大侵襲を避けることが良好な予後に寄与すると考えられる．一つのアプローチとして，手術侵襲による SIRS を，薬物を用いて制御する試みが行われている．例えば侵襲の大きい開胸・開腹食道癌手術において，術中・術後に少量のメチルプレドニゾロンを投与し過剰な免疫-炎症反応を抑制することで，術後合併症の発症を予防できることが報告され，ルーチンに行っている施設がある．また，吸入麻酔薬や静脈麻酔薬が免疫-炎症反応に影響を及ぼしている可能性なども明らかにされつつある．さらに，敗血症や重症急性膵炎などの高サイトカイン血症が持続する症例に対して，血液浄化法を用いてサイトカインを除去することで治療成績を上げようとする試みが行われている．

D 凝固 - 線溶系反応

凝固 - 線溶系反応 coagulation-fibrinolysis response は，組織損傷が起きた部位で止血をはかるとともに組織修復をはかるための反応として知られている．

1 凝固 - 線溶系反応の機序

血管損傷が起きると血小板活性化と血小板の粘着・凝集反応が起きる．同時に血管内皮細胞や血管平滑筋細胞に組織因子 tissue factor (TF) が発現し，外因系凝固反応が引き起こされる．その結果，活性化されたトロンビンがフィブリノゲンをフィブリンに変換し，フィブリン血栓が形成され止血がはかられる．一方では過剰なフィブリン形成による血管閉塞を避けるため tissue plasminogen activator (t-PA) がプラスミノーゲンをプラスミンに変換して二次線溶が引き起こされ，その結果フィブリン分解産物 (FDP) やD-ダイマーが産生される．これら一連の反応が過剰に起こると，消費性凝固障害や播種性血管内凝固 disseminated intravascular coagulation (DIC) を引き起こし，コントロール不能な出血や臓器障害の原因となる．

2 免疫 - 炎症反応と凝固 - 線溶系反応の連関

従来，凝固 - 線溶反応は組織損傷や出血の際にのみ起こると考えられていたが，近年敗血症や重症急性膵炎などの SIRS の状態でも引き起こされることがわかり，免疫-炎症反応と凝固-線溶系反応の密接な連関が臓器障害発症に重要な役割を果たしていることが明らかにされた．すなわち，TNF-α に代表される炎症性サイトカインは非特異的にマクロファージや単球表面に組織因子を発現させトロンビン産生を引き起こすとともに plasminogen activator inhibitor (PAI) -1 の産生により，線溶系を抑制する．その結果，凝固が亢進して微小血栓形成を促し，臓器血流を阻害して臓器障害発症の原因となる．さらに，マクロファージや単球の表面上には，外因系凝固因子の選択的受容体である protease activated receptors (PARs) が発現しており，外因系凝固因子であるトロンビンによりこれらのレセプタが活性化されることでさらに炎症性サイトカインの産生が亢進し，炎症反応増悪の原因となることが明らかになった．

2005 年に日本救急医学会が発表した「急性期 DIC 診断基準」は，免疫-炎症反応と凝固-線溶系反応の連関によって起こる DIC を早期に診断しようとするものであり，その診断項目には炎症反応の診断基準である SIRS も含まれている．この診断基準は，大規模多施設共同研究によって従来の DIC 診断基準と比較して早期に免疫-炎症反応に伴う凝固異常を診断可能であることが明らかにされた．

E 神経 - 内分泌系反応と免疫 - 炎症反応の連関

最近，従来独立した系と考えられていた神経 - 内分泌系反応と免疫 - 炎症反応が，連関をもっ

ていることが明らかにされつつある．すなわち，単球やマクロファージなどの免疫担当細胞表面にはカテコラミンに対する受容体が発現していることが確認され，さらに胸腺や脾臓，リンパ節などの免疫系器官には，交感神経終末が分布していることが明らかになった．これら免疫系細胞と神経の関連性は inflammatory reflex とよばれている．さらに最近，副交感神経を刺激することで炎症性サイトカイン産生が抑制されることが明らかにされ，cholinergic antiinflammatory pathway とよばれている．これらの発見により，生体反応を神経系を調節することで制御可能であることが示唆されており，新たな治療法の確立に今後つながっていく可能性がある．

F 侵襲による代謝系の変動

　これまで述べてきたように，手術などの侵襲後には神経-内分泌系反応や免疫-炎症反応によってさまざまなホルモンやサイトカインが産生されるが，これらの物質は代謝系にも大きな影響を及ぼす．侵襲によって引き起こされる代謝系の変動は，水分・電解質の変化，エネルギー産生の増加，異化亢進が主なものである．

1 水分・電解質の変化

　侵襲が加わると抗利尿ホルモン（ADH）やアルドステロンの作用により，術後2〜3日間は尿量が減少し，体液やナトリウムの体内貯留が起こる．この時期を過ぎるとADHやアルドステロンの分泌は低下し，尿量が増加して体内の水分やナトリウム排泄量が増加して体液量は正常化に向かう．したがって，術後の輸液管理においては，これらの変化を考慮した管理が必要となる．

2 エネルギー代謝の変化

　侵襲が加わると，カテコラミンやサイトカインの作用により，発熱や炎症反応，組織修復のために，体内でのエネルギー需要が高まる．生体はこのエネルギー需要の高まりに対し，侵襲直後は主に内因性エネルギー源を利用することで対応する．これを異化の亢進という．
　侵襲下の内因性エネルギー源として，まず肝や筋肉のグリコーゲンが利用され，次に蛋白，脂肪の分解によって糖新生が起こる．特に筋組織からは分枝鎖アミノ酸である，バリン，ロイシン，イソロイシンが動員され，エネルギー源として利用される（筋蛋白の崩壊）．そのため除脂肪体重 lean body mass が減少し，体重減少を引き起こす．
　一般に，侵襲に対する代謝反応の推移は，早期すなわち術後おおよそ48時間までの干潮相 ebb phase とそれに引き続く満潮相 flow phase に分けられる．干潮相では，侵襲に対する生体反応が亢進し体液貯留と異化に傾くため，糖を投与しても有効に利用されない．一方，満潮相では利尿期となり，外因性に投与された栄養が有効利用される．侵襲が長期に及び異化亢進が持続すると体蛋白の崩壊，脂肪の動員が起こり，体重が減少していわゆる栄養不良 malnutrition に陥る．したがって，侵襲下，あるいは侵襲後にはエネルギー代謝動態に応じた適切な栄養管理を行うことが不可欠である．

3 侵襲時の代謝・栄養管理

　従来，侵襲下でのエネルギー需要の上昇に対し，**中心静脈栄養（TPN）**を用いて十分なエネルギーを投与することが推奨されていたが，最近では侵襲時の代謝変化は外因性のエネルギー投与により制御できるものではなく，過剰なエネルギー投与が，むしろ後述する高血糖を招いたり，かえって生体に対するストレスとなりうることが報告されている．

　侵襲時にどの程度のエネルギー量を投与すべきかは明らかにされていないが，侵襲下でのエネルギー投与量は，生体の機能を維持できる**基礎代謝量 basal energy expenditure（BEE）**程度に抑え，回復期にはできれば経腸栄養を用いて，十分なエネルギー量とアミノ酸や脂肪を積極的に投与することが推奨されている．

　基礎代謝量（BEE）は以下の計算式（Harris-Benedict の式）で算出される．

> 男性: BEE＝66＋(13.7×体重)＋(5×身長)－(6.8×年齢)
> 女性: BEE＝665＋(9.6×体重)＋(1.7×身長)－(4.7×年齢)
> 体重は kg，身長は cm を使用

　侵襲下の栄養投与量算出法として，BEE にストレス係数をかけた量を投与することが推奨されていた．すなわち，小手術では 1.0～1.1，中手術では 1.1～1.3，大手術では 1.2～1.4，敗血症や外傷では 1.2～1.4，熱傷では 1.2～2.0 などである．しかしながら，Harris-Benedict 式は 100 年以上まえに報告されたもので，過剰投与につながるため不適切という批判がある．実際には個々の症例によって，消費エネルギー量は異なっているため，可能であれば間接熱量測定 indirect calorimetry を用いて安静時エネルギー消費量 resting energy expenditure（REE）を測定して，それに見合うだけのエネルギー量を投与することが推奨されている．実践では，以下の通りの単純な法則を用いることも多い．

> - 20～25 kcal/kg/day: 低～中等度のストレス患者
> - 25～30 kcal/kg/day: 多発外傷，脳傷害，敗血症などの高度のストレス
> - 35～40 kcal/kg/day 以上: 広範囲熱傷など重度のストレス

4 血糖値の変化

　先に述べたように，侵襲時にはグリコーゲン分解と糖新生の亢進により肝からの糖の放出が増加する．一方，ストレスホルモンやサイトカインはインスリン感受性を低下させて，組織での糖の取り込みを抑制するため高血糖を招く．また，術後高血糖は，感染に対する抵抗力を減弱させ，術後感染症発症の原因となる．一方，厳密な血糖コントロールについては低血糖のリスクがあること，重症患者における生命予後に変化がないということが報告されているため，侵襲下の栄養管理では極端な高血糖を避け，130～180 mg/dL とすることが推奨されている．

G 手術侵襲後代謝変動の時間的推移

Moore らは，術後の生体反応としての代謝変動を経時的に以下の4相に分類している．

第1相＝障害期 acute injury phase

手術侵襲では術直後から2〜3日であり，神経‑内分泌系反応が亢進している状態である．尿量減少，血糖値上昇，エネルギー産生増加，体蛋白の崩壊による窒素排泄量の増加がこの時期の特徴である．患者は無欲状態で，周囲の状況に興味を示さない．

第2相＝転換期 turning point

侵襲による生体反応が治まり回復過程に転ずる時期であり，その期間は短く1〜2日程度である．種々の異化ホルモンの分泌が減少し，利尿が始まり，患者は周囲に関心をもつようになる．

第3相＝筋力回復期 anabolic phase

侵襲期に喪失した体蛋白が合成され筋力が回復してくる時期であり，術後2〜5週持続する．食欲は増進し，窒素平衡は正となる．

第4相＝脂肪回復期 fat gain phase

侵襲に対する生体反応の最終過程であり，脂肪が蓄積されて体重が回復する．体力がほぼ手術前まで回復し，社会復帰が可能となる．

〈大谷俊介〉

総論

5 外科と免疫・遺伝子

　本来，生体の中には異物を認識し，排除することができるシステムを有しており，これが免疫である．一般的に異物とは，外部から侵入するウイルス，細菌，移植片，あるいは悪性新生物などを指し，そのターゲットに応じ適した免疫機構を発揮する．

　免疫には大きく分けて，自然免疫 innate immunity と適応免疫 adaptive immunity（あるいは獲得免疫 acquired immunity とよばれる）があり，まず病原体やがんなどの異物が生体に侵入してきた際に，異物を貪食する機能やその異物の特徴を抗原として認識し提示することのできる細胞，すなわち樹状細胞やマクロファージなどが誘導され，NK 細胞などと協力し，初期の異物に対する防御を行う．これが自然免疫である．この自然免疫の働きの結果，より異物に対し特異的で，かつ強力な免疫力が発揮される．これが適応免疫である．

　一方，生体内の個々の細胞は，核内に約 30 億塩基対の DNA からなるゲノムを有し，特に蛋白発現の情報などの機能が確認された部位を遺伝子とよぶ．近年，たくさんの遺伝子情報や，転写，翻訳後の情報を含め多くの情報をがんなどの疾患と関連づけて一度に調べることのできる次世代シーケンス解析，マイクロアレイやプロテオミクスなどの技術が開発され，実際の医療の現場の最先端で使われようとしている．このような患者個々のゲノムに基づく医療は，precision medicine（個別化医療，精密医療）とよばれる．

A 免疫系臓器

　免疫系臓器は全身に及び骨髄，胸腺，脾，リンパ節が関連している．

　骨髄は骨組織内に存在し，免疫担当細胞の供給源である．

　胸腺は胸骨の背側に位置し，未熟リンパ球が，成熟 T 細胞へと分化増殖するいわば教育の場である．周産期に最大となり思春期まで発育し以後徐々に脂肪組織へと萎縮していく．

　脾臓は左横隔膜下後腹膜に位置する．その主な仕事は多岐にわたり，寿命となった血液細胞の処理，種々の抗原情報の伝達および免疫担当細胞の分化増殖の場，および B 細胞からの抗体産生の場を提供する．小児においては脾臓摘出（脾摘）後に抗体産生の低下が認められ，易感染性となるので，全摘は避けなければならない．成人では脾摘に伴う免疫学的な影響はいまだ不明確である．特発性血小板減少性紫斑病 idiopathic thrombocytopenic purpura（ITP）や自己免疫性溶血性貧血 autoimmune hemolytic anemia（AHA）では，脾での血小板や赤血球破壊が亢進することから脾摘の適応となる．

　リンパ節は全身に無数に存在する平均 5 mm 大のリンパ装置であり，リンパ球の増殖分化・抗原情報伝達の場である．がんの手術療法においては各臓器についてリンパの流れから所属リンパ節の概念があり，がん腫の摘出とともに同リンパ節を郭清することで根治手術となる．

B 免疫担当細胞

　免疫を担当する細胞には自然免疫に主に属するマクロファージ，樹状細胞，好中球，NK（natural killer）細胞，NKT細胞，適応免疫に属する形質細胞，Tリンパ球，Bリンパ球などがあり，炎症を含めた一連の免疫反応の発現には複雑で多様性に富む免疫のネットワークが存在する（**免疫監視機構**）．

　適応免疫は細胞性免疫および体液性免疫に分けられる．後でその詳細を記述するが，細胞性免疫の中心的役割を担うのが**Tリンパ球**であり，末梢血リンパ球の60～80％を占める．このTリンパ球はさらに細かな分類に分けられる．**細胞傷害性Tリンパ球**はがんや細菌に対する免疫機構の主役であり，**ヘルパーTリンパ球**はこの細胞傷害性Tリンパ球や，Bリンパ球の効果を補助する重要な役割をはたしている．制御性Tリンパ球（Treg）は抗腫瘍性の免疫学的効果を抑制する（欠点）が，同時に自己免疫疾患を抑制する効果（長所）がある．その他，Th17のような新しく同定されたTリンパ球もあり，ここのリンパ球の生体内の役割はこれらのさまざまなリンパ球の複雑なバランスにより成り立っている．**B細胞**は末梢静脈血の10％を占め，抗原（非自己）刺激により成熟分化し形質細胞となって，抗原特異的な抗体を産生する．

　マクロファージはリンパ球より大型で細胞質は波動し偽足を出して連動し，貪食能を有する．異物の障害除去や老化赤血球など生体内の老廃物を除去し，取り込んだ物質を伝達可能な抗原情報へと処理し，リンパ球に伝える働きをするため，抗原提示細胞といわれる．また積極的にサイトカイン（後述）を産生し，リンパ球を活性化させる．

　樹状細胞は樹枝状の突起を有する細胞で，マクロファージよりはるかに抗原提示能力が強いため，細胞傷害性Tリンパ球，ヘルパーTリンパ球にとって，がんなどの異物に対する抗原の情報を得て，活性化するのに欠かせない抗原提示細胞である．

　骨髄系細胞は好中球，好酸球，好塩基球に分類される．好中球は高度の運動能を有する．炎症反応の進行によって好中球はいち早く血管外に遊走し，局所において細菌などの異物あるいは変性組織を消化排除する．好酸球はアレルギー性疾患や寄生虫感染症などで病巣局所や血液中に多数出現する．血中好塩基球は組織内の肥満細胞に相当し，全身の結合組織に広く分布している．抗原刺激によってヒスタミンやセロトニンなどが放出され，血管透過性亢進，平滑筋収縮などのI型アレルギーが起こる（後述）．

　NK細胞はリンパ系細胞の中で抗原刺激なくして非特異的に細胞障害活性を発揮する．異物により生体内に免疫機構の活性化の信号が伝わると比較的早いうちに誘導される．いわば免疫システムの機動隊である．NKT細胞は糖脂質を抗原として機能を発揮するため通常の免疫システムに比べ活性化や機能のメカニズムがやや不明瞭であるが，腫瘍やウイルス感染細胞の破壊など生体防御の基本的な役割を担っている．重症感染症，がん患者ではこれらの細胞の機能低下がみられる．近年この細胞をターゲットとした免疫療法の開発が特に日本で盛んに行われている．

C サイトカイン

サイトカインは免疫担当細胞間の橋渡しをする微量生理活性蛋白である．免疫担当細胞はサイトカインを産生し機能を発揮する．サイトカインにはインターロイキンやインターフェロン，TNFなど多数が存在する．これらには作用の重複性がある一方，互いがその産生の促進と抑制を制御しあっていて，状況（生体内の状態，病気の状態）に応じたバランスをとるようネットワークを形成している（サイトカインネットワーク）．

D 免疫応答

1 自然免疫応答と適応免疫応答

免疫応答は自然免疫応答と適応免疫応答に分けられる 図5-1．**自然免疫応答**は非自己つまり異物（がん，細菌，ウイルス，移植片など）に対する初期対応で，抗原非特異的反応である．好中球やマクロファージ，樹状細胞，NK細胞，NKT細胞が主な免疫担当細胞である．

適応免疫応答は自然免疫応答によって処理された抗原を認識し，特異的に作動し，記憶される反応である．抗体産生や抗原特異的Tリンパ球の活性化が典型的な適応免疫反応であり，その主たる免疫担当細胞はリンパ球であるが，樹状細胞からの刺激と抗原提示が重要な役割をはたしている．

以上の反応は，細胞相互の直接接触（免疫シナプスの形成）やサイトカインによる細胞の活性化と抑制によって円滑に営まれている．

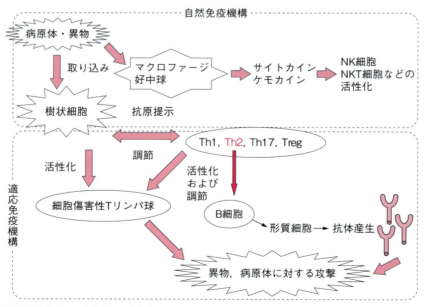

図5-1 自然免疫応答と適応免疫応答

2 抗原認識

　外来抗原を非自己として認識し，それに対して特異的な免疫反応が誘発される機序は，異物排除における生体の最も重要な機序のひとつである．生体内に侵入した異物や病原体は，マクロファージや樹状細胞などの抗原提示細胞にまず取り込まれ，処理され，処理を受けた抗原情報はペプチドとして抗原提示細胞上の**主要組織適合遺伝子複合体 major histocompatibility complex**（MHC）を通じて，ヘルパーTリンパ球や細胞傷害性Tリンパ球の抗原受容体（**Tリンパ球レセプター，TCR**）に結合し伝達される（Signal 1）．ヘルパー細胞はこのような抗原刺激と抗原提示細胞が分泌するサイトカインの作用で活性化する．この際に，抗原提示細胞から受ける副刺激（Signal 2）が非常に重要な役割をはたしていることが近年の免疫学の発展で解明されてきた．副刺激には活性因子と抑制因子が存在し，そのバランスによりTリンパ球の活性化が決定される．ヘルパーTリンパ球は抗原認識ならびにそれに引き続いて起こる免疫反応において重要な役割を有しており，ヘルパー細胞が減少する重大性は後天性免疫不全症候群 acquired immunodeficiency syndrome（AIDS）において実証されている　図5-2　．

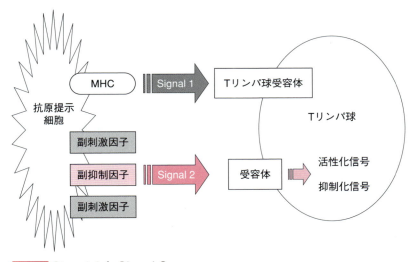

図5-2 Signal 1 と Signal 2

3 抗体産生（液性免疫）

　抗体産生に関与するのは**Bリンパ球**である．抗原刺激を受けたB細胞の細胞表面にはヘルパー因子に対するレセプターが出現し，抗原認識の後ヘルパー細胞より分泌されたヘルパー因子の刺激によって増殖分化する．その結果，成熟形質細胞となって抗原（免疫グロブリン）を産生する．産生する抗体分子は同一ではなく，初期にはIgMが，ついでIgGが産生され，最後にはIgGのみが産生される（後述）．
　抗原と抗体の反応は鍵と鍵穴の関係にあり，特異的である．Bリンパ球の抗体を作る能力は遺伝子によって支配されており，遺伝子の再構成によって無数の抗原に対応できる（利根川）．ま

正常では自己の成分に対して反応しない（自己寛容）理由は，胎生初期に自己抗原に対応する反応性が消滅してしまうためである．

　抗体（免疫グロブリン）は蛋白質であり，IgG，IgM，IgA，IgE，IgD の 5 種類が存在する．IgG は抗体の約 70% を占め，胎盤通過性があり，新生児の防御機構の役をはたすが，一方 Rh 不適合の場合は胎児赤芽球症 erythroblastosisfetalis を引き起こす．IgA は血清中にも存在するが，唾液，母乳，気道，消化管の分泌液に含まれ，外界との接触面において生体防御の役割をはたしている．IgM は IgG の 5 倍の分子量を有し，胎盤や組織への通過性はない．抗原との結合部位が多く，活性は IgG よりもはるかに強い．IgE はアレルギー反応の主役である．アレルギー抗原（アレルゲン）が結合すると肥満細胞よりヒスタミンが遊離され，一連の反応が起こる．IgD の生物学的活性は不明である．

4 細胞性免疫

　主に T リンパ球を中心とした反応であり，輸血後などの graft versus host disease（GVHD），ツベルクリン反応などが病棟における身近な例としてあげられる．がんに対する免疫反応（腫瘍免疫）も細胞性免疫であり，生体内を抗腫瘍的見地から良い免疫状態に保つことは重要であると考えられる．

　抗原提示細胞により処理された抗原情報はヘルパー T リンパ球に伝達される一方で，腫瘍特異的な細胞傷害性 T リンパ球へと伝えられる．この際にヘルパー T リンパ球がインターフェロンガンマ（IFN-γ）を産生する状態（Th1 とよばれる）にあると，抗腫瘍効果を発揮しやすく，インターロイキン 4（IL-4）を産生する状態（Th2）にあると，細胞性免疫にとっては不十分で，液性免疫（抗体が作られる）に有利な状態となり，抗腫瘍効果を発揮しにくいと考えられている．

5 免疫反応の調節機構

　免疫反応も代謝または化学反応と同様，一方向的に増幅されるのではなく，調節機構が存在する．すでに述べたように，マクロファージやリンパ球，さらに血管内皮細胞などは，それぞれサイトカインと総称される種々の微量免疫活性蛋白を産生し，お互いが効果細胞でありかつ反応細胞であるという具合に複雑に作用して，1 つのネットワークを作り，生体反応を巧妙に調節している（サイトカインネットワーク）．

　またサプレッサー T 細胞や制御性 T 細胞による免疫反応の調節機構も存在する．これらは抗原刺激により活性化され，免疫抑制因子を分泌して抑制機能を発揮する．

6 免疫チェックポイント分子

　前述のように抗原提示における T 細胞の活性化には副刺激因子のバランスが重要である．これらの免疫細胞を活性化するか抑制するかを決定するために働く分子を総称して免疫チェックポイント分子とよぶ．近年の研究により，抗原提示細胞のみならず，がん細胞自身やがん周囲組織の

細胞が免疫チェックポイント分子を発現し，腫瘍反応性T細胞を抑制し，免疫学的攻撃から逃避していることが明らかとなった（がん免疫逃避機構）．さらに後述するように，この分子に対する抗体薬が著明な治療効果を発揮しており，がん免疫療法の概念を変化させつつある．

E 外科領域における免疫とのかかわり

1 感染免疫

ウイルスや細菌などの病原微生物に対する免疫反応で，液性免疫と細胞性免疫の両者が重要である．新生児，高齢者，大手術後，臓器移植後の免疫抑制治療中および免疫不全疾患では感染免疫が低下し，易感染性となり，繰り返す感染症が問題となる．

2 腫瘍免疫

腫瘍免疫の中心は細胞性免疫である．がん細胞には特異的な抗原が存在し，生体は細胞性免疫機構を介してそれを排除しようとする．しかしがん細胞からは常に，がんに対する細胞性免疫を弱める働きがあり（免疫逃避機構），通常の免疫反応ではがんを排除できる力はない．

そこで以前より，がんに対する細胞性免疫を高めるようなさまざまな免疫療法（ペプチドワクチン療法，樹状細胞療法，T細胞輸注療法など）が試みられてきたが著明な効果は得られなかった．しかし2010年に免疫チェックポイント阻害薬が登場し状況は一変した．同治療は抑制性の免疫チェックポイント分子（CTLA-4，PD-1，PD-L1）に対する阻害抗体薬であり，これまでのように細胞性免疫のアクセルを踏むのではなく，細胞性免疫効果を阻害するブレーキを解除することにより，がん免疫逃避機構の一部を解除することができる．現在のところ，日本では抗がん剤治療に不応となった難治性の固形腫瘍（悪性黒色腫，肺癌，腎癌，頭頸部癌など）に対して保険収載されており，全体で約2〜3割の奏効率を有している．現在世界中で，がん免疫療法に関するきわめて活発な研究・開発競争が繰り広げられており，手術，抗がん剤治療，放射線治療に続く第4の治療法として，がん免疫療法が認識される時代が到来している．

3 移植免疫

移植免疫では通常の異物や病原体に対する免疫に関する考えと異なり，移植した臓器が免疫反応により拒絶されないことが肝要である．自己であることの具体的表現である主要組織適合性抗原 major histocompatibility complex（MHC）がドナー（臓器提供者）とレシピエント（移植臓器を受ける側）間で一致することが重要であり，ドナーの選別にあたって適合性抗原の1つである白血球抗原 human leucocyte antigen（HLA）の検索が施行される（HLAタイピング）．一卵性双生児間を除いて組織適合性の完全の一致はなく，移植後には免疫抑制が必要となる．移植臓器拒絶を担うのは細胞性免疫であり，免疫抑制方法として，代謝拮抗薬であるアザチオプリンや副腎皮質ステロイド，抗リンパ球抗体の使用が行われる．一方で，免疫抑制薬を投与することで，

感染に対する免疫力が低下することは，現時点での最大の問題点の1つである．

4 アレルギーと自己免疫疾患

　アレルギーは免疫反応が過剰に誘導される状態であり，4型に分類されている．Ⅰ型はIgEによって引き起こされる即時型反応で，肥満細胞，好塩基球からのメディエータがその発生に関与する，いわゆるアナフィラキシー型である．Ⅱ型は抗体（IgG・IgM）が組織の抗原と結合し，補体という組織障害性蛋白を活性化する反応である．Ⅲ型は抗原抗体複合物の沈着によって炎症が引き起こされ，補体が活性化される．Ⅱ型とⅢ型にはかなり共通点が存在する．Ⅳ型は細胞性免疫であって，遅延型アレルギーを引き起こす．

　自己免疫疾患は，本来抗原となりえない自己成分（自己抗原）に対して免疫反応を起こす状態であり，例として甲状腺のバセドウ病 Basedow's disease と橋本病 Hashimoto's disease があげられ，自己抗体としてミクロゾーム抗体とサイログロブリン抗体などが検出される，あるいは血液疾患の自己免疫性溶血性貧血 autoimmune hemolitic anemia（AHA），特発性血小板減少性紫斑病 idiopathic thrombocytopenic purpura（ITP）があげられ，それぞれ抗自己赤血球抗体や抗血小板抗体の存在が示唆されている．

5 侵襲と免疫反応

　手術は生体に大きな侵襲を与えるため，手術に対し生体は種々の免疫反応を示す．術後の発熱や，体水分バランスの変化，体蛋白の崩壊など異化期の形成にサイトカインが関与している．術直後から免疫反応は抑制され，手術侵襲度に比例して抑制度は大きく，回復も遅れる．術後の免疫抑制が，残存するがん細胞の増殖をうながすことも考えられる．創傷治癒の過程において必要とされるサイトカインを含めた免疫学的環境は抗腫瘍効果の観点からは拮抗する状態が示唆されており，生体反応としての免疫系の関与は大きい．創における血管新生，線維芽細胞の侵入，膠原線維の産生など肉芽の生成は，サイトカインを中心に微妙に調節されている．

　近年，手術や外傷，感染症，がんなどの侵襲下に認められる発熱，頻脈，低酸素血症，白血球数の異常増多あるいは減少を主徴とした病態は，全身性炎症反応症候群 systemic inflammatory response syndrome（SIRS）および代償性抗炎症反応症候群 compensated anti-inflammatory response syndrome（CARS）という概念でまとめられるようになった．SIRS, CARS の本態は高サイトカイン血症であり，それぞれ，炎症性あるいは抗炎症性サイトカインが優位となって病態を形成している．SIRS, CARS の状態は多臓器不全に至りうる警戒すべき病態として重要である．

F 遺伝子

　国際間協力によるヒトゲノム解析の結果，ヒトのリファレンス塩基配列の解析が終わり，遺伝子の機能や病気とのかかわりに，より関心がもたれるようになった．また，テクノロジーの発達

5 外科と免疫・遺伝子

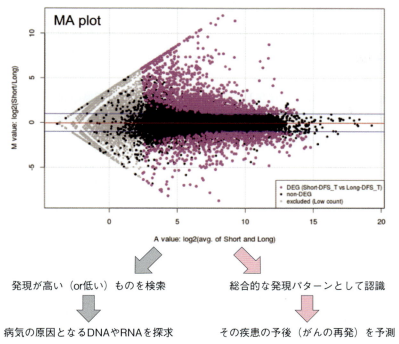

発現が高い（or低い）ものを検索

病気の原因となるDNAやRNAを探求

総合的な発現パターンとして認識

その疾患の予後（がんの再発）を予測

図5-3 網羅的mRNA発現解析

F 遺伝子

により遺伝子発現を網羅的に調べる技術，たとえばcDNAマイクロアレイや次世代シーケンサーによるRNA-seq法が開発され **図5-3**，医学研究者が一般的に使えるようになった結果，大量のデータが瞬時に解析されるようになり，外科関連の遺伝子に関係する分野は目覚しい発展を遂げている．外科領域に関する遺伝子の一例として，がんに関連する遺伝子がまず考えられる．大腸癌に関する研究で段階的な遺伝子の異常ががんの発達に関係しているという理論（adenoma-carcinoma sequences）が唱えられてから，特に発がんと遺伝子異常が注目されはじめ，分子生物学の進歩とともに，がんを含めた多くの疾患のメカニズムが解析されつつある．さらに，次世代シーケンサーの登場により，がんのドライバー遺伝子がいくつか発見され，これを標的とする分子標的治療薬の開発に至っている．

1 遺伝子診断の臨床応用

▶（1）遺伝子マーカー

　A）個別のがん遺伝子

　がん遺伝子は正常細胞の中にも存在し，増殖因子やその受容体，さらに細胞の増殖分化におけるシグナル伝達系や遺伝子の発現の調節に重要な蛋白をコードしており，細胞内できわめて重要な働きをはたしている．これらの遺伝子が点突然変異，遺伝子増幅，染色体転座など，質的量的変化を起こすことで活性化されることが知られている．これらの個別のがん遺伝子の発現や欠損を調べることで，がんの診断そのものや，その悪性度，予後などを推測する試みがなされている．
　その代表的な例としてがん抑制遺伝子のp53（tumor protein p53: TP53ともよばれる）があげ

られる．がん抑制遺伝子は，欠失や変異などで遺伝子の不活化が起こることでがんの発生に関与する遺伝子ということができる．すなわち染色体の一方の allele の欠失（1oss of heterozygosity: LOH）や変異によりがん抑制遺伝子は不活化されることでがんが発生したり悪性化すると考えられている．

　p53 遺伝子は，染色体上の 17p13.1 に存在しており，さまざまな悪性腫瘍の 50% 以上で変異がみいだされる．*p53* 遺伝子に異常が起こると，細胞の異常増殖，DNA 修復の破綻，アポトーシスの抑制が起こり，がんとしての特性を獲得するものと考えられる．

　膵臓癌でも Ki-ras（*KRAS*），cyclin dependent kinase inhibitor-2A（*CDKN2A*），p53（*TP53*），SMAD family member-4（*SMAD4*）などの遺伝子の異常による多段階発がんの形態をとると報告されている．また，肝細胞癌における heat shock protein-70（*HSP70*），glypican-3（*GPC3*）の過剰発現，膵臓癌における mucin-1（MUC1），mesothelin（*MSLN*）の過剰発現が高頻度に認められており，これらはがん抗原として肝細胞癌および膵癌特異的免疫療法のターゲットとしての可能性が高い．

　一方，テロメラーゼ活性は多くのがんで高率に陽性を示すことが知られており，これを用いてがんの早期診断や非侵襲性診断の試みが，肺癌，大腸癌，乳癌，甲状腺癌，膀胱癌，膵癌などの数々の腫瘍で検討されている．

▶ **(2) SNPs（single nucleotide polymorphism，スニップ）**

　個人間の DNA 塩基配列の 1 塩基の違いによる多型を SNPs とよぶ．特定の疾患と正常のヒトとの間の塩基配列の違いや，がん患者の予後と SNPs の関連など，今まで調べるのが困難であった研究が，テクノロジーの進歩により，少しずつ明らかにされてきており，疾患（例えばがん）のマーカーとしての意義，さらには治療における効果予測にも用いられるか，現在検討中である（図5-4）．

　SNPs を含む塩基配列の違いは，一般にそのヒトにおける頻度が 1% 以上の場合は遺伝子多型，

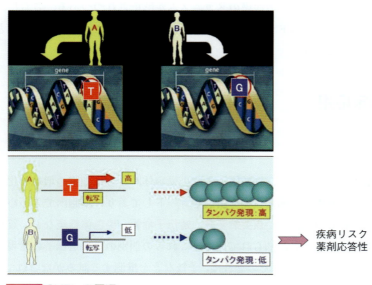

図5-4　SNPs の原理

1%未満の場合は遺伝子変異とよばれる．また，膨大なゲノム解析結果から遺伝子多型の頻度には人種間差が存在することが明らかとなり，これまでの欧米人での遺伝子多型に基づく解析からアジア人に特化した解析手段も開発されている．

近年では，頻度にとらわれず variant と表現することもある．variant の中に多型が含まれ，さらに多型の中に変異が含まれる．がんにおいては，体細胞変異が頻繁に起きており，このような癌細胞特異的変異を有する蛋白は**ネオアンチゲン**（neoantigen）とよばれ，新たな治療標的として研究が行われている．

▶ (3) がんの悪性度の予測

がん遺伝子やがん抑制遺伝子の異常は，がんの悪性度の指標となる．食道癌では cyclin D1（*CCND1*）遺伝子の異常が，乳癌では estrogen receptor（*ER*），progesterone receptor（*PGR*），epidermal growth factor receptor（*EGFR*），erb-b2 receptor tyrosine kinase 2（*ERBB2*; *HER2* ともよばれる），cyclin D1, cathepsin D（*CTSD*）の異常など，胃癌では epidermal growth factor（*EGF*），EGFR, ERBB2, fibroblast growth factor receptor 2（*FGFR2*），c-met（*MET*）の異常，大腸癌では BRAF, p53 の異常などと予後の相関が報告されている　図5-5　．しかしながら，症例の臨床病理学的背景や化学療法の影響など補正すべき因子がかなりあり，正確な**予後因子**としてよいかどうかという問題も未解決である．

▶ (4) がんの遺伝子診断

消化器癌の発生を予見できる発症前診断は，いまだ確立されていないのが現状である．しかしながら原因遺伝子の同定された遺伝性がんや，家族発症するがんや多発がんの予測が可能であるという報告も散見される．遺伝性のがんの代表的な例として，*BRCA* 遺伝子と関係した乳癌，*APC* 遺伝子と関係した大腸癌，*CDKN2A*, *BRCA2* 遺伝子に関係した膵癌がある．特に乳癌において，欧米では著名人が発症前に乳房を予防的に切除する事例があり，日本でも話題を集めた．

次世代シーケンサー（NGS）の登場によって，1,000 ドルゲノム（技術革新により個人の全ゲノム解析にかかるコストが 1,000 ドルにまで低減）は現実味を帯びてきている．がん研究におい

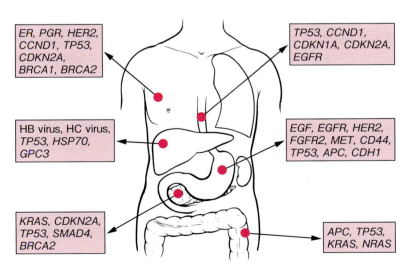

図5-5 臓器別腫瘍における遺伝子変化と予後因子

ても，NGS解析から肺癌における*EML4-ALK*融合遺伝子などのがんの直接的原因であるドライバー遺伝子が多く発見され，これらに対応した分子標的治療薬の開発により，がんに対する治療成績は向上してきている．このような治療薬のある（druggable）または対処可能な（actionable）遺伝子変異を集めたパネルによる**クリニカルシーケンス**もすでに臨床試験段階である．患者それぞれのがん細胞をゲノム解析し治療方針を決定する **precision medicine** が，すでに一部では開始されている．

2 遺伝子診断の社会的・倫理的問題点

がんの遺伝子診断はさまざまな検討が行われているものの，予後診断や存在診断は確実なマーカーが存在しないこと，診断手技が煩雑な点でまだまだ解決される問題点を抱えている．

発症前診断に関しては症状の出現する前に，がんの早期発見，早期治療を行い得る有効な診断法と考えられる．近年のゲノム解析コストの低下から民間遺伝子検査会社は欧米だけでなく日本でも IT 企業を中心に増えている．しかしながら，検体の取り扱いや結果の公表など慎重に行わなければ，各個人にとって有効であるところか精神的，社会的に不利益を与えるのみかもしれない．特に次世代シーケンサーを用いたヒト全ゲノムシーケンスにおいては，すべての塩基配列が判明することから，現時点では治療法のない疾病のリスクや遺伝性疾患に関するリスクが予期せず発見されること（偶発的所見: incidental findings）があり，**遺伝カウンセリング**の実施など結果の返し方には慎重を期すべきである．これらの社会文化的問題点を明確にし，さらにいかに対処すべきかを明確にしつつ研究が発展することが望まれる．がんについては，発症前診断や予後診断は医療行為に含まれるとの見解が日本だけでなく欧米でも出されており，民間会社によるdirect to consumer（DTC）ビジネスにおいても医薬品としての承認が求められている．

3 遺伝子治療

遺伝子治療は，遺伝子の異常により欠損あるいは過剰に産生された蛋白を是正しようとするものや，がんにのみウイルスが増殖しがん細胞をアポトーシスに誘導するもの，免疫担当細胞を活性化すべくサイトカインを過剰産生させるものなどがあり，それぞれ，分子生物学の知識と技術の発展とともに，以前とは比べものにならない効果を期待されているが，臨床応用の効果を確認するにはいまだ時間がかかる．

その一端を紹介すると，**CAR-T 療法**などの T リンパ球を特定の抗原特異的かつ高い活性にしたものを遺伝子改変して作成する方法や，細菌を遺伝子学的に弱毒化させ，さらに抗原となるペプチドを分泌させる方法などのクリニカルトライアルが世界では進行中であり，その効果が期待される．また，抗体医薬だけでなく DNA や RNA を治療薬とする核酸医薬の開発も世界で活発に行われておりその成果が期待される．

〈新藤芳太郎　永野浩昭〉

総論

外科感染症と抗菌化学療法

　医学と医療の進歩により，糖尿病や肝硬変などの基礎疾患を有する患者，あるいは高齢者などの **易感染宿主**（コンプロマイズド ホスト compromised host: 感染に対する抵抗力が弱い患者）に対しても，膵臓や食道に対する手術など，侵襲の大きな手術が積極的に行われるようになった．しかし，易感染宿主は，自然環境に存在する細菌や真菌などの微生物に対する抵抗力が弱く，通常では毒力が弱く生体に影響しない **弱毒菌** も感染菌として問題になる．一方，重症外傷患者や広範囲熱傷患者も易感染宿主であり，感染防御能力が低下していることが知られている．このような患者に対する **化学療法**（**抗菌化学療法**）は治療に不可欠で，適正に行えば感染を抑制し治癒を助ける．

　本項では，外科感染症の感染菌の同定，予防，治療における考え方と，主要感染症　表6-1 ，抗菌化学療法について解説する．

表6-1 外科領域感染症（外科的処置を有する感染症）の分類

	分類		主要感染症
手術に関連した感染症（手術または手術を契機に発症するもの）	SSI(Surgical Site Infection: 術野感染症) 分類*	Superficial Incisional SSI（切開部表層術野感染症）	術後30日以内に発症し，皮膚・皮下組織に限局した感染 ただし，熱傷創感染，縫合糸膿瘍，会陰切開，新生児包皮切除は含まれない．
		Deep Incisional SSI（切開部深層術野感染症）	術後30日以内に発症，または器具が遺残していれば1年以内に発症する．筋膜・筋層内の感染
		Organ/Space SSI（手術臓器/腔の感染症）	術後30日以内に発症，または器具が遺残していれば1年以内に発症する．手術臓器/腔に感染が及んだ場合
	術野以外に発生した感染症		肺炎，尿路感染，薬剤起因性腸炎（偽膜性腸炎，MRSA腸炎），カテーテル関連感染（catheter-related blood stream infection: CRBSI），敗血症
手術に関連しない感染症	物理的侵襲（外傷・熱傷などによる損傷）に関連した感染症		創感染（ガス壊疽，壊死性筋膜炎を含む），破傷風，肺炎，尿路感染，薬剤起因性腸炎（偽膜性腸炎，MRSA腸炎），カテーテル関連感染，敗血症（熱傷創からの敗血症を burn wound sepsis という）
	物理的侵襲に関連しない感染症		毛嚢炎，せつ（癤），よう（癰），感染性粉瘤，蜂巣炎（蜂窩織炎），乳腺炎，膿胸，急性虫垂炎，肛門周囲膿瘍，胆管炎，肝膿瘍，腹膜炎，劇症型A群レンサ球菌感染症

*: CDC Guideline for Prevention of Surgical Site Infection, 1999 による分類
（CDC Guideline は 2017 年が最新である．1999 年のガイドラインは専門家の臨床経験中心に記載されているが，2017 年版では分類は省かれているため，1999 年の分類を用いた）

host（宿主）- parasite（病原菌）- drug（薬剤）relationship

　感染症の発生は病原菌の量，毒力と宿主の感染防御力とのバランスにより左右される．一般に感染症発症に必要な細菌数は $10^5/g$ 以上である．宿主側では，加齢や栄養障害，糖尿病や肝硬変などの基礎疾患，血圧低下による臓器の循環障害，過大ストレスによる抵抗力の低下，あるいは挫滅創や創部の嫌気的条件などの局所の状態が感染成立に影響する．細菌の毒力と宿主の感染防御力のバランスが細菌側に有利となると，局所の感染は，菌血症（血中から細菌や真菌が検出される状態）や敗血症（セプシス，重症感染症臓器障害などの臨床所見・検査所見を示す状態）を引き起こす．

　抗菌化学療法は，細菌の増殖を抑制し，菌量を減少させるとともに，細菌叢を変化させ，毒素を中和させる，などの作用を有し，適切な使用により治癒に導く 図6-1 ．

備考
　起炎菌: 感染による炎症を起こしている菌
　病原菌: 病気の原因となっている菌
　感染菌: 感染を起こしている菌
　汚染菌: 感染はないが汚染している菌
　弱毒菌: 細菌が有する病原性が低く，健常人では問題となる感染や炎症を起こさない菌

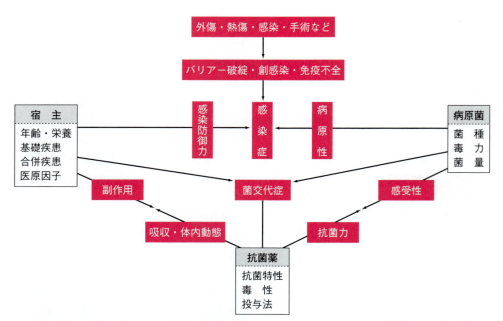

図6-1 外傷・術後感染症発症に関係する host（宿主）- parasite（病原菌）- drug（抗菌薬）relationship に関する因子

（相川直樹, 他. 抗菌薬の使い方・予防投与の実際-外科. Medical Practice 6, 1989 より, 一部著者改変）

B 病原菌

感染には真菌やウイルスも関与するが，本項では外科感染で問題となる細菌について記載する．

1 外科感染症起因菌の分類

　主な外科感染症起因菌のグラム染色による分類を，細菌検査結果が理解できるよう国際的標記法を併記し，表6-2 にまとめた．これらの細菌が単独，あるいは複数で感染に関与する．この分類は細菌の早期同定に有用である．また，増殖に酸素の必要の有無により，**好気性菌**（=**偏性好気性菌**：酸素があるところでのみ増殖できる細菌），**通性嫌気性菌**（酸素の有無にかかわらず増殖できる細菌．ただし，好気性菌と嫌気性菌の2者に分類する場合は好気性菌に含める），**嫌気性菌**（=**偏性嫌気性菌**：無酸素でのみ増殖できる細菌）に分類できる．こちらの分類は，増殖環境を考慮することにより，感染部位から細菌の種類を予測する時の参考になる．

2 各起因菌の性質と常在部位

　細菌は，酸素や水分，栄養となる物質などにより，生息する環境が異なる．緑膿菌は好気性菌であり，嫌気性環境下では生息することはできないため，栄養源となる湿潤環境で大気に接しているところに生息している．すなわち，池や沼，あるいは水道の蛇口や排水口付近である．一方，嫌気性菌であるペプトコッカス属，ストレプトコッカス属，クロストリジウム属，バクテロイデス属の細菌は，好気性下では生息することができないため，土壌や腸管内，女性生殖器，臍など比較的酸素濃度が低い部位に生息している．両者に属さない通性嫌気性菌は，栄養源に依存するが，酸素の有無は影響しないため，どこにでも生息可能である．

　これらの細菌は，至適環境にて，栄養を得ると増殖を開始し，毒素を産生するものもある．たとえば，バクテロイデス属の細菌は，壊死組織が遺残する皮下などで毒素を産生し膿瘍を形成する．また，クロストリジウム属の細菌である破傷風菌やウェルシュ菌（ガス壊疽菌）では，壊死組織や異物が遺残した嫌気性環境下に入ると，それぞれ異なった毒素を産生し重篤な症状を起こす．

　培養結果が得られない感染早期では汚染菌が不明なことが多いが，細菌の常在部位からある程度，高い病原性の汚染菌を予測することができ，初めに投与する抗菌薬の選択に役立つ．細菌の常在部位を 表6-3 に示した．開放創がない外傷や手術患者では，人体に常在する細菌が感染に関与し，開放創があるものでは，持ち込まれた泥や汚水に生息する細菌が感染に関与することが多い．たとえば，川に飛び込み火を消した全身の熱傷患者の創部からは大腸菌や緑膿菌，エロモナスの感染が予測され，また，皮膚炎を掻きむしり感染した患者の創部からは化膿レンサ球菌の感染が予測されるなど，受傷部位と汚染物質を考慮することにより，感染を予防あるいは治癒できる抗菌薬を選択することが可能である．適切な抗菌薬の使用は感染の予防を可能とし，感染は早く押さえ込むほど早期に治癒し，人体への侵襲を少なくする．

表6-2 外科感染症の主要起因菌と感染症

属　名	注意すべき菌種	問題点と主要感染症
グラム陽性球菌 ブドウ球菌属 (*Staphylococcus* spp.) 通性嫌気性菌[注1]	黄色ブドウ球菌 (*S. aureus*)	蜂巣炎，皮下膿瘍，敗血症，骨髄炎，肺炎・膿胸，腸炎，毒素性ショック症候群など．治療上，高度耐性株の MRSA (methicillin-resistant *S. aureus*) とそれ以外の MSSA (methicillin-sensitive *S. aureus*) に分類する．
	表皮ブドウ球菌 (*S. epidermidis*)	軟部組織感染症，敗血症，脳炎・髄膜炎，尿路感染を起こす．
レンサ球菌属 (*Streptococcus* spp.) 通性嫌気性菌[注1]	化膿レンサ球菌 (*S. pyogenes*)＝A 群 β 溶血性レンサ球菌 (GAS: group A *streptococci*)	蜂巣炎，創感染，壊死性筋膜炎，リンパ管炎，咽頭炎を起こす．劇症型溶血性レンサ球菌感染症 (STSS: *streptococcal* toxic shock syndrome) はまれだが発症すると進行が早く致死的
	肺炎球菌 (*S. pneumoniae*)	PRSP（ペニシリン耐性肺炎球菌）は高度耐性株で問題．術後肺炎，敗血症，髄膜炎を起こす．
腸球菌属 (*Enterococcus* spp.) 通性嫌気性菌[注1]	エンテロコッカス・フェカーリス (*E. faecalis*) エンテロコッカス・フェシウム (*E. faecium*) など	弱毒菌．セフェム・アミノグリコシド系耐性．特に VRE（バンコマイシン耐性腸球菌）は問題．敗血症，心内膜炎，髄膜炎，尿路感染を起こす．
ペプトコッカス属 (*Peptococcus* spp.)	ペプトコッカス属は *P. niger* 1 種のみ	弱毒菌だが，嫌気性菌で皮下膿瘍，壊疽，敗血症，骨髄炎を起こす．
ペプトストレプトコッカス属 (*Peptostreptococcus* spp.) 嫌気性菌[注2]	ペプトストレプトコッカス属は *P. anaerobius*	
グラム陽性桿菌 バシラス属 (*Bacillus* spp.)	枯草菌 (*B. subtilis*) 炭疽菌 (*B. anthracis*)	枯草菌は植物や土に生息．弱毒菌．肺炎，敗血症をまれに起こす．炭疽菌は動物に生息し死体や革製品などから感染，創感染から敗血症，DIC を起こす．
クロストリジウム属 (*Clostridium* spp.) 嫌気性菌[注2]	破傷風菌 (*C. tetani*)	破傷風の原因菌
	ウェルシュ菌 (*C. perfringens*)	ガス壊疽の起因菌の 1 つ
	クロストリジウム・ディフィシル (*C. difficile*)	偽膜性大腸炎の原因菌
グラム陰性桿菌 大腸菌属 (*Escherichia* spp.) 腸内細菌科，通性嫌気性菌[注1]	大腸菌 (*E. coli*)	皮下膿瘍，敗血症，肺炎，急性虫垂炎，腹膜炎，胆道感染，肝膿瘍，尿路感染などを起こす．
クレブシエラ属 (*Klebsiella* spp.) 腸内細菌科，通性嫌気性菌[注1]	肺炎桿菌 (*K. pneumoniae*)	ペニシリン系耐性．院内感染の原因菌．皮下膿瘍，肺炎，敗血症を起こす．

6 外科感染症と抗菌化学療法

表6-2 外科感染症の主要起因菌と感染症（つづき）

属　名	注意すべき菌種	問題点と主要感染症
エンテロバクター属 （*Enterobacter* spp.） 腸内細菌科，通性嫌気性菌注1	*E. cloacae*	一般に弱毒菌．セフェム系耐性が多い．院内感染が問題．皮下膿瘍，敗血症，脳膿瘍，尿路感染，胆道感染を起こす．
プロテウス属 （*Proteus* spp.） 腸内細菌科，通性嫌気性菌注1	*P. vulgaris* *P. mirabilis*（変形菌）	一般に弱毒菌．セフェム系耐性が多い．皮下膿瘍，敗血症，術後肺炎，胆道感染，肝膿瘍，尿路感染を起こす．
セラチア属 （*Serratia* spp.） 腸内細菌科，通性嫌気性菌注1	*S. marcescens* （セラチア・マルセツセンス）	一般に弱毒菌．創感染，肺炎，尿路感染，敗血症を起こす．多剤耐性化株の院内感染が問題．ヒビテン耐性
シュードモナス属 （*Pseudomonas* spp.） 好気性菌注3	緑膿菌（*P. aeruginosa*） シュードモナス・セパシア （*P. cepacia*）	一般に弱毒菌．多剤耐性化で院内感染が問題．*P. cepacia* はヒビテン耐性．難治性創感染，褥瘡，敗血症，肺炎，膿胸などを起こす．
バクテロイデス属 （*Bacteroides* spp.） 嫌気性菌注2	*B. fragilis*	弱毒菌だが易感染宿主では病原性は高い．嫌気性菌のため，皮下膿瘍，敗血症，腹膜炎，腹腔内膿瘍などを起こし，術後縫合不全の起因菌の1つ．
エロモナス属 （*Aeromonas* spp.） 通性嫌気性菌	エロモナス・ハイドロフィリア（*A. hydrophila*）	淡水汚染から感染．易感染宿主に感染性胃腸炎，壊死性筋膜炎，敗血症など劇症型の感染を起こす．
ビブリオ属（*Vibrio* spp.） 通性嫌気性菌	ビブリオ・バルニフィカス （*V. vulnificus*）	経口，海水汚染から感染．易感染宿主に感染性胃腸炎，壊死性筋膜炎，敗血症など劇症型の感染を起こす．

グラム陰性桿菌

注1: 通性嫌気性菌: 酸素の有無にかかわらず増殖できる細菌をいう．注2: 嫌気性菌（＝偏性嫌気性菌）: 無酸素でのみ増殖できる細菌をいう．注3: 好気性菌（＝偏性好気性菌）: 酸素があるところでのみ増殖できる細菌をいう．

3 各起因菌の毒素と症状

　グラム陽性球菌は種々の**外毒素（エクソトキシン exotoxin）**を産生するものが多い．黄色ブドウ球菌が産生する溶血毒である α-toxin を産生するものは壊死を起こし，また**腸管毒（エンテロトキシン enterotoxin）**を産生するものは激しい下痢を起こすなど，同じ黄色ブドウ球菌感染症でも菌株により症状は異なる．一方，グラム陰性菌は大腸菌のように細胞壁の成分に**内毒素（エンドトキシン endotoxin）**とよばれる毒素を含むものがあり，抗菌薬により多数の細菌が死滅することによりエンドトキシンが放出され，**セプシス**あるいは**セプティック・ショック**（septic shock）を起こす．

4 感染防止上の要点

　下記にポイントをまとめた．

JCOPY 498-07599

表6-3 外科感染原因となる細菌の常在部位

	常在部位	外科感染主要原因菌
ヒト	鼻腔	黄色ブドウ球菌，表皮ブドウ球菌，肺炎球菌，ペプトストレプトコッカスなどの GPC
	口腔，咽頭，上部消化管（食道，胃）	肺炎球菌，ペプトストレプトコッカスなどの GPC および大腸菌，肺炎桿菌，バクテロイデスなどの GNR
		参考: 上部消化管（食道，胃）へは口腔，咽頭からの細菌のたれ込みで進入する．誤嚥すると気管支に入り肺炎球菌性肺炎などを起こす．
	下部消化管（小腸，大腸）	腸球菌，ペプトストレプトコッカスなどの GPC および大腸菌，エンテロバクター，セラチア，バクテロイデス，クロストリジウム
	外陰部，下部尿道	腸球菌およびペプトコッカス，ペプトストレプトコッカス，バクテロイデスなどの嫌気性菌
	皮膚	表皮ブドウ球菌，化膿レンサ球菌，黄色ブドウ球菌，ペプトストレプトコッカス（臍）などの GPC と緑膿菌
自然界	植物	枯草菌，クロストリジウム，緑膿菌
	土壌	枯草菌，炭疽菌，クロストリジウム，緑膿菌
	水中，汚水	肺炎桿菌，クロストリジウム，大腸菌，エンテロバクター，プロテウス，セラチア，緑膿菌，エロモナス，ビブリオ・バルニフィカス

ポイント: 1. **表6-2** を参照しながら細菌の位置づけを理解する．2. 外傷部位や汚染物質から汚染菌を予測する．
注: エロモナス: 通性嫌気性菌ビブリオ科の一属．*Aeromonas hydrophila* は食中毒や劇症型の軟部組織感染症原因菌．GPC: グラム陽性球菌，GNR: グラム陰性桿菌

1) **創部に付着した泥や異物などを洗浄などにより落とす**: 創面に付着した微生物の絶対的菌量を減らす．

2) **壊死組織を除去する**: 微生物の栄養源を断つ．

3) **包帯による圧迫などで虚血状態にならないようにする**: 組織の虚血は局所の抵抗力を弱くし，治癒を遅らせる．

4) **滲出液で汚れたガーゼや衣類は速やかに交換する**: 微生物の栄養源を除去する．

5) **創部やカテーテルの刺入部に喀痰や糞便がかからないように注意する**: 創感染やカテーテル刺入部からの感染は，喀痰中の緑膿菌や糞便中の大腸菌などの感染が多い．創部やカテーテル刺入部が露出しているときは，吸引や糞便の処理を控える．また，気道確保されていない患者では，マスクを着用してもらう．

6) **三方活栓の接続部に血液が貯留しないようにする**: 貯留した血液は細菌や真菌の栄養源となる．

7) **人工呼吸器，超音波加湿器などの器具は適宜清掃・消毒し清潔に保つ**: 湿った環境は緑膿菌や真菌の至適環境である．

8) **標準予防策（standard precautions）を基本とし，手洗い，ガウンテクニック，手袋などを装着し処置にあたる**．

6 外科感染症と抗菌化学療法

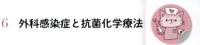

C 宿主　表6-4

　全身状態に応じ，血糖値コントロール，貧血，低蛋白血症，栄養状態の改善，体腔ドレナージ，喀痰吸引，リハビリテーション，生活基本動作の向上など，全身状態の改善を支援する．

表6-4　宿主側感染症発生要因

1．外傷，熱傷，手術などによる侵襲
　1）各部臓器損傷，障害
　　a）皮膚，粘膜：熱傷など
　　b）筋肉：電撃傷，挫滅創，ガス壊疽など
　　c）その他臓器：肝損傷，腎損傷など
　2）全身の障害
　　a）ショック状態
　　b）代謝異常
　　c）貧血，低蛋白血症
2．基礎疾患
　肝硬変，糖尿病，腎不全，免疫不全症候群などの基礎疾患を有する患者
3．その他医原性因子
　各種カテーテル留置，人工呼吸器，超音波加湿器など

D 薬剤（抗菌薬）

　創面に付着した細菌は，局所の感染防御力を上回ると増殖し感染が成立するが，抗菌力のある薬剤を使うことにより細菌を抑制し，感染の発症を抑え，また感染創の拡大を抑制することができる．

　薬剤には筋肉注射や静脈注射，経口投与などの全身的投与と，創部の消毒などの局所的投与がある．本項では前者について述べる．

1 抗菌薬の分類

　抗菌化学療法薬はその化学構造により大別される．　表6-5　に代表的抗菌薬と特徴を示した．抗菌薬はペニシリン系，セフェム系第一世代，第二世代など化学構造により性質が異なる．　表6-5　の分類と特徴を理解することにより，各種抗菌薬の位置づけと，おおよその性質を予測できる．たとえば，ペニシリン系抗菌薬はグラム陽性球菌に強い抗菌作用がある．ピペラシリンはさらに緑膿菌と嫌気性菌にも抗菌作用が及ぶ．セフェム系抗菌薬では，第一世代はグラム陽性球菌に強い抗菌力を有し，第二世代はグラム陰性桿菌，第三世代はグラム陰性桿菌および緑膿菌と嫌気性菌，第四世代は第三世代の抗菌力を維持し，加えてグラム陽性球菌への作用を強化している．しかし，セフェム系，特に第三世代セフェム系抗菌薬ではMRSAや腸球菌を抑制しない

表6-5 外科感染症で用いられる主要抗菌薬

			抗菌薬: 薬品名（日本化学療法学会略名: 商品名），点滴静注薬ほか	主な有効菌株と使用のポイント（保険上適用がないものがあり注意）
細胞壁合成阻害: βラクタム系薬	ペニシリン系薬	ペニシリン	ベンジルペニシリン（PCG: ペニシリンG）	・劇症型溶血性レンサ球菌感染症（STSS: *streptococcal toxic shock syndrome*）やクロストリジウム性ガス壊疽では第一選択となり，CLDMと併用して投与する．・破傷風でも第一選択薬．・抗菌スペクトラムが狭いため，緑膿菌など抗菌力が及ばない細菌の混合感染に注意．・前立腺，眼球，脳組織への薬剤移行は悪い．
		広域ペニシリン	アンピシリン（ABPC: ビクシリン）	・ペニシリンの抗菌力をグラム陰性菌まで広げたもの．・有効性は溶血レンサ球菌，緑色レンサ球菌などのレンサ球菌属，髄膜炎菌，腸球菌，ペプトストレプトコッカスなど．・軽症中等症の軟部組織感染，歯科口腔外科感染，耳鼻科領域感染，呼吸器感染などに使用．・前立腺への移行は悪い．・腸球菌に対してはGMと併用し投与．
			ピペラシリン（PIPC: ペントシリン）	・緑膿菌やエンテロバクターに有効．・呼吸器感染症，腹膜炎，婦人科感染，尿路感染，骨・軟部組織感染．・大量投与推奨．
			*βラクタマーゼ阻害薬配合剤	・ABPCあるいはPIPCにβラクタマーゼ阻害薬を配合した薬剤．・基質特異性拡張型β-ラクタマーゼ（ESBL: Extended-Spectrum β-Lactamase）産生菌（大腸菌，肺炎桿菌，プロテウスなどの一部の菌株など）に有効．・SBT/ABPCはブドウ球菌やレンサ球菌に有効．・喉頭蓋炎，市中肺炎，誤嚥性肺炎，胆道感染症，脳膿瘍，肝膿瘍，憩室炎，腹膜炎，腹膜炎，軟部組織感染などに適応．・TAZ/PIPCはPIPCとβ-ラクタマーゼ阻害剤のタゾバクタムにより緑膿菌や，バクテロイデスなどの嫌気性菌への効果を強化．適応は重症敗血症，泌尿器感染症，婦人科領域感染症，腹腔内感染症，皮膚・軟部組織感染症，院内肺炎など．・重症熱傷外傷感染症は受傷時，糞便，川，海，土壌など汚染物質の種類で付着する細菌の種類が異なるため，広いスペクトラムをもつTAZ/PIPC，MEPM，LVFXが選択肢になる．・嫌気性菌への作用を強化したい場合は更にMNZを併用する．
			アンピシリン・スルバクタム（SBT/ABPC: ユナシン-S）	
			タゾバクタム・ピペラシリン（TAZ/PIPC: ゾシン）	
	セフェム系薬		セフェム系薬の特徴: ・ペニシリン系薬と比較し半減期が長く，投与回数を減らすことが可能．・第一世代ではグラム陽性菌の有効性は高い．第二世代ではグラム陰性桿菌への有効性が高い．第三世代ではグラム陰性桿菌，腸内細菌への強化．・第三世代以上では髄膜炎にも使用可能．第四世代は双方に有効性が高い．・ESBL産生菌や，メタロβ-ラクタマーゼ（MBL: Metallo-β-Lactamase）産生菌（大腸菌，肺炎桿菌，アシネトバクター，セラチア，緑膿菌などの一部の菌株）による耐性化が進んでいる．・腸球菌には無効．	
		第1世代	セファゾリン（CEZ: セファメジン，セファゾリン）	・黄色ブドウ球菌やレンサ球菌による蜂窩織炎で使用や，A群β溶連菌による咽頭炎・扁桃炎に有効．・術前の予防的投与に用いられる．・嫌気性レンサ球菌や耐性レンサ球菌には無効．

6 外科感染症と抗菌化学療法

表6-5 外科感染症で用いられる主要抗菌薬（つづき）

D

薬剤（抗菌薬）

			抗菌薬: 薬品名（日本化学療法学会略名: 商品名），点滴静注薬ほか	主な有効菌株と使用のポイント（保険上適用がないものがあり注意）
細胞壁合成阻害: βラクタム系薬	セフェム系薬	第2世代	セフォチアム（CTM: パンスポリン），セフメタゾール（CMZ: セフメタゾン，セフメタゾール），セフミノクス（CMNX: メリセリン），フロモキセフ（FMOX: フルマリン）	・グラム陰性菌への有効性を強化したが，ESBL産生菌が増加したため適応は少ない．・適応は，肺炎球菌による副鼻腔炎・上気道炎，大腸菌や肺炎桿菌による尿路感染症など．・CMZとCMNXはセファマイシン系薬に属し嫌気性菌（バクテロイデスなど）やESBL産生菌（大腸菌など）による敗血症，呼吸器感染症，尿路感染症，婦人科感染症などに有効．
		第3世代	セフォタキシム（CTX: クラフォラン，セフォタックス），セフォペラゾン（CPZ: セフォペラゾン，セフォビッド，セフメノキシム（CMX: ベストコール），セフトリアキソン（CTRX: ロセフィン），セフタジジム（CAZ: モダシン）	・腸内細菌やペニシリン耐性肺炎球菌に対して有効．・肺炎桿菌による肺炎，尿路感染症，骨髄炎，皮膚軟部組織感染症，敗血症などの重症感染症に用いられる．・CTX，CTRXは，大腸菌や肺炎桿菌などのグラム陰性菌への効果を増強，またペニシリン耐性肺炎球菌による髄膜炎に有効．・CTRXは1日1回投与が可能．またカルシウム含有製剤と同時に投与しない（沈殿するため）．・CPZは胆汁排泄のため，胆道感染症，腹腔内感染症に有効．腎機能障害でも投与可能．・CAZは緑膿菌にも有効である．
			＊βラクタマーゼ阻害薬配合剤 スルバクタム/セフォペラゾン（SBT/CPZ: スルペラゾン）	・セフェム第三世代抗菌薬に，ESBL産生菌への抗菌力を加える．・耐性レンサ球菌への抗菌力あり．胆道感染症，腹腔内感染症に適応．
		第4世代	セフォンプラン（CZOP: ファーストシン）セフェピム（CFPM: マキシピーム）セフピロム（CPR: ブロアクト，ケイテン）	・グラム陽性菌および緑膿菌を含むグラム陰性菌への抗菌力が高い．・嫌気性菌やESBL産生菌，MBL産生菌には無効．・緑膿菌や腸内細菌などによる複数菌感染，特に重症な場合に使用．
			＊βラクタマーゼ阻害薬配合剤 タゾバクタム/セフトロザン（TAZ/CTLZ: ザバクサ）	・セフェム第四世代抗菌薬に，ESBL産生菌，AmpC産生菌への抗菌力を加える．・大腸菌，肺炎桿菌，セラチア，緑膿菌などによる腹腔内感染症，尿路感染，肺炎，敗血症に対して使用．・嫌気性菌感染が疑われる場合，MNZを併用．

JCOPY 498-07599

83

表6-5 外科感染症で用いられる主要抗菌薬（つづき）

		抗菌薬: 薬品名（日本化学療法学会略名: 商品名），点滴静注薬ほか	主な有効菌株と使用のポイント（保険上適用がないものがあり注意）
細胞壁合成阻害: βラクタム系薬	カルバペネム系薬	イミペネム/シラスタチン（IMP/CS: **チェナム**），パニペネム/ベタミプロン（PAPM/BP: **カルベニン**），メロペネム（MEPM: **メロペン**），ビアペネム（BIPM: **オメガシン**），ドリペネム（DRPM: **フィニバックス**）	・ESBL 産生菌に有効であるが，MBL 産生菌には無効．・グラム陽性菌（ブドウ球菌，肺炎球菌，髄膜炎菌など），グラム陰性菌（大腸菌，肺炎桿菌，緑膿菌など），嫌気性菌（バクテロイデスなど）に有効．・IMP/CS，PAPM/BP→グラム陽性菌に強い．・PAPM/BP，BIPM，DRPM→グラム陰性菌に強い．・敗血症，髄膜炎，腹腔内感染症や骨盤内感染症，口腔外科感染症に用いる．・MEPM は複数菌感染による壊死性筋膜炎の第一選択，MRSA 感染の疑いがあれば VCM を併用する．
	モノバクタム系薬	アズトレオナム（AZT: **アザクタム**），カルモナム（CRMN: **アマスリン**）	・緑膿菌，グラム陰性の腸内細菌のみ有効．・MBL 産生菌，多剤耐性緑膿菌に有効な場合あり．
	経口用ペネム系薬	ファロペネム（FRPM: **ファロム経口**）	・グラム陽性，グラム陰性，嫌気性菌に有効．・β-ラクタマーゼに安定．・皮膚軟部組織感染症，口腔内感染症，肛門周囲膿瘍，泌尿器科感染症，婦人科感染症，眼科感染症，耳鼻科感染症，肺膿瘍などに有効．
細胞壁合成阻害: 非βラクタム系薬	グリコペプチド系薬	バンコマイシン（VCM: **バンコマイシン**），テイコプラニン（TEIC: **タゴシッド**）	・MRSA，腸球菌，*C. difficile* などに有効．・クロストリジウム性偽膜性腸炎では VCM 内服にて投与．・TEIC はグラム陰性桿菌には無効．・敗血症，感染性心内膜炎，骨髄炎，肺炎，腹膜炎．・重症ペニシリン耐性肺炎球菌感染症の第一選択．・副作用は<u>紅斑・掻痒</u>（red man 症候群），血圧低下，聴力障害，腎機能障害など．・TDM（Therapeutic Drug Monitoring）必要．
	ホスホマイシン系抗菌薬	ホスホマイシン（FOM: **ホスミシン S**）	・ブドウ球菌，大腸菌，セラチア属，プロテウス属，緑膿菌に有効．・嫌気性菌に無効．・CMZ や CTM と併用→MRSA に有効な場合がある．・アミノグリコシド系薬の腎毒性軽減作用．・腸管出血性大腸菌感染症への効果あり．・アレルギー発現頻度は低い．

6 外科感染症と抗菌化学療法

表6-5 外科感染症で用いられる主要抗菌薬（つづき）

	抗菌薬: 薬品名（日本化学療法学会略名: 商品名），点滴静注薬ほか	主な有効菌株と使用のポイント（保険上適用がないものがあり注意）
蛋白合成阻害薬	アミノグリコシド系薬	1. 抗緑膿菌作用: ゲンタマイシン（GM: ゲンタシン），トブラマイシン（TOB: トブラシン），ジベカシン（DKB: パニマイシン），アミカシン（AMK: ビクリン），イセパマイシン（ISP エクサシン） 2. 抗MRSA作用: アルベカシン（AKB: ハベカシン）	・大腸菌，肺炎桿菌，プロテウス，セラチア，エンテロバクターなどの腸内細菌，グラム陰性桿菌に強力に作用する．・レンサ球菌，腸球菌，嫌気性菌には無効．・通常，ペニシリン系薬と併用される．・腎毒性，聴器毒性あり．・腎障害: 用量依存性．高齢，脱水，K欠乏，利尿薬や低分子デキストランの併用では特に注意．・TDM必要．
	マクロライド系薬	エリスロマイシン（EM: エリスロシン），ロキシスロマイシン（RXM: ルリッド経口），アジスロマイシン（AZM: ジスロマック経口），ジョサマイシン（JM: ジョサマイ経口），スピラマイシン（SPM: アセチルスピラマイシン経口），フィダキソマイシン（FDX: ダフクリア経口）	・GPC（ブドウ球菌，レンサ球菌など），マイコプラズマ，クラミジア，レジオネラ，炭疽菌に有効．・β-ラクタム系薬にアレルギーのある術後肺炎患者などに使用．・呼吸器感染症で多く用いられる．・JM，SPM→外傷・熱傷感染，呼吸器感染症，FDX→感染性腸炎．・肺，肝などの組織内濃度が高い．
	テトラサイクリン系薬	ミノサイクリン（MINO: ミノマイシン）	・リケッチア，マイコプラズマ，クラミジア，炭疽菌などに有効．・その他，多くの細菌に抗菌力を発揮するが耐性菌も多い．・胆汁や皮膚軟部組織へ良好に移行．・目眩や嘔気などの副作用あり．
		チゲサイクリン（TGC: タイガシル）	・ESBL産生菌など，他の抗菌薬に耐性を示す適応菌に限る．・適応は，深在性皮膚感染症，外傷・熱傷・術後感染症，腹膜炎など．
	リンコマイシン系薬	クリンダマイシン（CLDM: ダラシンS）	・マクロライド系薬の特性に加え嫌気性菌，ペニシリン耐性肺炎球菌に有効．劇症型溶血性レンサ球菌感染症では毒素の緩和作用あり．・血中濃度と組織移行性に優れる．・重症感染症でセフェムやペニシリンに併用することが多い．・偽膜性腸炎を誘導しやすい．

表6-5 外科感染症で用いられる主要抗菌薬（つづき）

		抗菌薬: 薬品名（日本化学療法学会略名: 商品名），点滴静注薬ほか	主な有効菌株と使用のポイント（保険上適用がないものがあり注意）
蛋白合成阻害薬	オキサゾリジノン系薬	リネゾリド（LZD: **ザイボックス**），テジゾリド（TZD: **ジベクトロ**）	・バンコマイシン耐性腸球菌（特に VREF: *Enterococcus faecium*: エンテロコッカス・フェシウム），MRSA に有効．・骨髄抑制による血小板減少に注意．・TZD→血小板減少起こしにくい．・適応は，敗血症，外傷・熱傷・術後感染，肺炎など．
	ストレプトグラミン系薬	キヌプリスチン・ダルホプリスチン（QPR/DPR: **シナシッド**）	・VREF 用に開発承認．・MRSA，嫌気性菌にも有効．
	クロラムフェニコール系薬	クロラムフェニコール（CP: **クロロマイセチンサクシネート**）	・菌活性が強く組織移行性も高いが，再生不良性貧血の副作用があり．・外科感染症ではクロマイ軟膏など局所製剤で用いられることが多い．
DNA・RNA合成阻害薬	ニューキノロン系薬	レボフロキサシン（LVFX: **クラビット**，シプロフロキサシン（CPFX: **シプロキサン**），パズフロキサシン（PZFX: **パシル**，**バズクロス**）	・グラム陽性球菌，グラム陰性桿菌，非定型病原菌（マイコプラズマ，レジオネラ，クラミジア）に有効．・前立腺など組織移行性に優れる．・ESBL 産生菌に有効・大腸菌などで耐性菌が増加している．・敗血症，呼吸器感染，腹膜炎，胆嚢・胆管炎，婦人科感染症，耳鼻科感染症，口腔外科感染症など適応が広い．
細胞膜阻害薬	ポリペプチド系薬	コリスチン（CL: **オルドレブ**），バシトラシン/フラジオマイシン（BC/FRM: **バラマイシン軟膏**）	・多剤耐性菌に有効．・腎障害などの副作用に注意．・BC/FRM はフラジオマイシンとの合剤，皮膚軟部組織感染で局所に用いられる．
	リポペプチド系薬	ダプトマイシン（DAP: **キュビシン**）	・MRSA など耐性グラム陽性球菌感染症に有効．・LZD 耐性にも有効．・呼吸器感染には無効．
ほか		スルファメトキサゾール/トリメトプリム（ST合剤: **バクタ**）	・多剤耐性のセラチアや大腸菌などのグラム陰性桿菌，原虫に使用．耐性化が進んでいる．・肺や腎組織への移行性良好．・骨髄障害の重篤な副作用や，口角炎などのアレルギー反応あり．・尿路感染への画一的な使用は控える．
		メトロニダゾール（MNZ: **アネメトロ**）	・クロストリジウム・ディフィシルなどの嫌気性菌，アメーバ赤痢に有効．・組織移行性に優れ嫌気性菌による脳膿瘍，肝膿瘍，骨髄炎，骨盤内感染や，感染性腸炎（偽膜性大腸炎を含む），アメーバ赤痢で用いられる．・重症外傷による汚染創などで併用される．

6 外科感染症と抗菌化学療法

ため，3〜7日以上使用すると菌交代現象を起こし，MRSAや腸球菌が出現する頻度が増加する．

2 抗菌薬選択の原則 表6-6

抗菌薬は，感染菌あるいは感染が予測される細菌の薬剤感受性，抗菌薬の組織移行性，患者の重症度・重要臓器，副作用 表6-6 および投与方法などを考慮して選択する．

A) 感染菌に対し十分な抗菌力をもつ薬剤であること 表6-5

損傷部位の常在菌や泥などの混入物の種類により感染菌，あるいは汚染菌を予想する 表6-3 ．近年，抗菌薬の長期投与により細菌の耐性化が進んでいる．抗菌特性は施設ごとに異なるため．細菌が同定された場合は，施設のアンチバイオグラム（細菌感受性表）を参考に抗菌薬を選択する．

B) 目的組織へ十分な移行性を示す抗菌薬であること

炎症創では抗菌薬の感染組織への移行性はよくなるため，組織移行性はあまり問題ではない．一方，予防的に用いる場合では考慮する必要がある．

C) 患者の重症度・重要臓器を考慮すること

重症度が高いほど緑膿菌や嫌気性菌などの弱毒菌感染も問題となり，複数菌感染も起こりうる．したがって，弱毒菌や複数の細菌をカバーする抗菌薬の選択が必要となり，併用投与も考慮する．また，脳，眼球，心臓，人工骨頭，人工血管感染など重要臓器に関係する手術や外傷についても，目的とする臓器への移行性を考慮した上で，強力に抗菌化学療法を施行する．

D) 汚染部・感染巣に有効に作用する投与方法を検討すること

バンコマイシンやポリミキシンBなどの経口投与では，腸管内の薬剤濃度が上昇するが，他臓器へは移行しないため，大量投与し腸管内の薬物濃度を上げることができる．このように，

表6-6 外科領域化学療法剤の副作用

副作用 \ 化学療法剤	ペニシリン系	セフェム系	カルバペネム系	アミノグリコシド系	グリコペプチド系	マクロライド系	テトラサイクリン系	ニューキノロン系
アレルギー反応: アナフィラキシーショック，気管支れん縮，喉頭浮腫 蕁麻疹: そう痒，呼吸困難（ニューキノロン系は光線過敏症が多い）	◎	○	○	○	○	○	○	◎
肝機能障害，急性肝不全						◎	◎	
腎機能障害，急性腎不全: 乏尿・無尿		○	○	◎	◎			
骨髄抑制: 白血球減少＋貧血＋血小板減少		○		◎				○
神経毒性: けいれん，感覚障害，視力障害，聴覚障害（耳鳴り，眩暈，難聴）			◎	◎	◎			○

◎: 副作用の出現頻度が比較的高いもの，○: 副作用がまれにみられるもの

投与する抗菌薬の各臓器への移行性や体内動態を考慮する.

E) 抗菌薬の副作用を考慮すること 表6-6

　　アレルギーなどの副作用がある場合では，直ちに薬剤を中止する．放置するとアナフィラキシー・ショックや気管支けいれん，喉頭浮腫などの重篤な副作用が起こる恐れがある．ハベカシンなどのアミノグリコシド系抗菌薬やバンコマイシンなどのペプチド系抗菌薬の投与中，尿量が減少し $0.5\,mL/kg/hr$ 未満となった場合や，尿素窒素・クレアチニンが上昇し異常値を示した場合では，急性腎不全を起こす可能性があるため，投与抗菌薬を中止，あるいは輸液を負荷するなどの対策が必要である.

3 抗菌薬の予防的投与と治療的投与

▶（1）予防的投与

　　予防的投与の必要性はしばしば議論されているが，適応となるのは，「免疫が低下している場合」と「病原性が高い細菌感染の恐れがある場合」である．前者の「免疫が低下している場合」では「全身免疫」と「局所免疫」の観点から考えなければならない．「全身免疫」は，重症外傷・熱傷や，肝硬変や糖尿病など既存疾患で免疫不全がある場合や ADL の低下した高齢者などが対象となる．「局所免疫」では足趾の循環不全がある場合や，心臓内人工弁・透析用シャントなどの人工物が生体内にある場合，先天性の動静脈奇形がある場合など，が挙げられる．これらの患者では，病原性が高くない細菌でも，体内に侵入すれば感染が広がりゼプシスとなりやすい．後者の「病原性が高い細菌感染の恐れがある場合」では，破傷風，A 群 β 溶連菌による劇症型溶血性レンサ球菌感染症，黄色ブドウ球菌やレンサ球菌による毒素性ショック症候群がある．一度，発症すると致死的となるため，破傷風では抗体の有無により破傷風トキソイドや抗破傷風抗体による予防，劇症型溶血性レンサ球菌感染症や毒素性ショック症候群（TSS: toxic‐shock syndrome）では，高熱，咽頭痛などの強い症状があれば，診断がついていない段階においても抗菌薬投与を考慮すべきである.

▶（2）治療的投与

　　感染治療を目的に抗菌薬を投与することをいう．起炎菌が同定されている場合では，細菌の薬剤感受性データを参考に抗菌薬を選択する．一方，起炎菌が不明の場合では，起炎菌を予測し抗菌力を有する薬剤を選択する．細菌培養の結果は数日要するため，劇症型溶血性レンサ球菌感染症やガス壊疽のように進行性の感染症では，結果を待たずして抗菌薬投与を開始しなくてはならない.

　　感染菌を早期に同定するため，膿汁のグラム染色が行われる．X 線検査でガス壊疽の所見を示し，グラム陽性桿菌が同定された場合では，ウェルシュ菌の可能性が高く，適正な抗菌薬を選択し投与できる．しかし，この方法は，初期では皮膚の創部からの細菌検出が困難な劇症型溶血性レンサ球菌感染症や，腸内細菌が多数存在する大腸の感染症では使えないため，臨床所見や感染部位，過去の細菌情報などから判断し抗菌薬を選択しなければならない．このことを経験的治療（empiric therapy: エンピリックテラピー）あるいは経験的抗菌療法empiric antimicrobial therapyという.

6 外科感染症と抗菌化学療法

4 外傷・熱傷・術後の感染症発生時における抗菌薬選択の実際

　汚染菌・感染菌不明時の外傷・術後の抗菌薬選択例を 表6-7 にまとめた．各損傷臓器あるいは手術臓器ごとに起こりうる感染症を考慮し，予測した起因菌に対する抗菌薬を示したものである．

表6-7　汚染菌・感染菌不明時の外傷・術後の抗菌薬選択例

部位	主たる感染菌	主たる感染症と抗菌薬選択例（empiric therapy）
脳・脊髄液	黄色ブドウ球菌（MRSA含），レンサ球菌，肺炎桿菌，髄膜炎菌，緑膿菌	開放性損傷⇒CFPM，CTRX，MEPMなどを選択． 開頭手術後⇒CTX，CPR．＊MRSA感染疑い⇒併用: VCM，LZD 脳膿瘍⇒CTX，CTRX，PIPC．＊嫌気性菌感染疑い⇒併用: CLDM 脳炎/髄膜炎⇒PCG，CTX: 注意: 細菌だけでなく，真菌やウイルスの感染の可能性を考慮．
眼科領域	黄色ブドウ球菌（MRSA含），バシルス，レンサ球菌，緑膿菌，プロテウス	全眼球炎⇒TAZ/PIPC，CZOP，MEPM，DRPMなどを選択． ＊MRSA感染疑い⇒併用: VCM，LZD ＊緑膿菌感染疑い⇒併用: AMK ＊嫌気性菌感染疑い⇒併用: FRPM（経口）
副鼻腔・口腔	肺炎球菌，インフルエンザ菌，黄色ブドウ球菌（MRSA含）	手術，口腔咽頭悪性腫瘍手術⇒TAZ/PIPC，CTM，LVFX，CPFXなどを選択． 副鼻腔炎⇒CAM（経口），LVFX，CPFXなどを選択．
心・血管	黄色ブドウ球菌（MRSA含），レンサ球菌，腸球菌，セラチア	心内膜炎（人工弁なし）⇒SBT/ABPC＋GM，CTRX＋GM 心内膜炎（人工弁あり）⇒SBT/ABPC＋VCM，CTRX＋VCM
肺・胸腔	黄色ブドウ球菌（MRSA含），レンサ球菌，緑膿菌，肺炎桿菌，インフルエンザ菌	肺切除術，縦隔炎，膿胸⇒TAZ/PIPC，LVFX，CPFX，MEPM，DRPMなどを選択． ＊MRSA感染疑い⇒併用: VCM，ABK，TEIC，LZD ＊緑膿菌感染疑い（重症）⇒併用: AMK ＊嫌気性菌感染疑い（重症）⇒併用 CLDM
上部消化管	レンサ球菌，腸球菌，大腸菌，肺炎桿菌，プロテウス，エンテロバクター，緑膿菌，バクテロイデス	胸部食道切除術・胃切除術・胃全摘術⇒TAZ/PIPC，CMZ，CFPM，LVFX，MEPM，DRPMなどを選択． ＊MRSA感染疑い⇒併用 VCM　＊緑膿菌感染疑い⇒併用: AMK
下部消化管	腸球菌，大腸菌，肺炎桿菌，緑膿菌，バクテロイデス	結腸切除術⇒CMZ，FMOX，CEZ＋MNZなどを選択． 腹膜炎⇒TAZ/PIPC，CMZ，CPR，CFPM，MEPM，DRPMなどを選択． ＊MRSA感染疑い⇒併用 VCM　＊緑膿菌感染疑い（重症）⇒併用 AMK
肝胆膵	腸球菌，大腸菌，肺炎桿菌，エンテロバクター，緑膿菌	胆嚢炎，肝膿瘍，肝切除術，膵島十二指腸切除術⇒TAZ/PIPC，SBT，CPZ，CPR，CTRX，LVFX，MEPM，DRPMなどを選択． ＊重症⇒併用: CLDM，アミノグリコシド系抗菌薬

D 薬剤（抗菌薬）

表6-7 汚染菌・感染菌不明時の外傷・術後の抗菌薬選択例（empiric therapy）（つづき）

部位	主たる感染菌	主たる感染症と抗菌薬選択例（empiric therapy）
腎臓・泌尿器	レンサ球菌, 腸球菌, 大腸菌, 肺炎桿菌, シトロバクター, セラチア, プロテウス, 緑膿菌	腎摘などの泌尿器科手術⇒TAZ/PIPC, SBT/ABPC, CEZ, CTM, CPFX, LVFX などを選択. ＊重症⇒併用: アミノグリコシド系抗菌薬
女性生殖器	大腸菌, 腸球菌, ペプトコッカスなどの嫌気性菌, クラミジア	婦人骨盤内感染症⇒TAZ/PIPC, CMZ, FMOX, CTRX, SBT/CPZ, MEPM, DRPM などを選択. ＊クラミジア感染疑い⇒CPFX, LVFX, PZFX　＊重症⇒併用: MNZ, CLDM
骨髄・骨	黄色ブドウ球菌（MRSA 含）, 大腸菌, レンサ球菌, 緑膿菌	化膿性骨髄炎⇒TAZ/PIPC, CEZ, CAZ, CBPZ, CPFX, MEPM, DRPM などを選択. ＊MRSA 感染疑い⇒併用: VCM, DAP
軟部組織		術後創感染（浅在性）: 化膿レンサ球菌, 大腸菌, 肺炎桿菌, 緑膿菌⇒PIPC, CEZ, CTM などを選択. 術後創感染（皮下膿瘍, 全身感染症）: 黄色ブドウ球菌（MRSA 含）, 嫌気性菌疑い, TAZ/PIPC, MEPM, DRPM, FRPM（経口）などを選択し, MRSA 疑いでは TEIC, LZD, DAP を併用. 熱傷創感染（全身感染症）: 黄色ブドウ球菌（MRSA 含）, 大腸菌, 肺炎桿菌, 緑膿菌⇒TAZ/PIPC, SBT/CPZ, MEPM, DRPM. MRSA 疑いでは TEIC, LZD, DAP を併用. 壊死性筋膜炎: ①A 群, C 群, G 群レンサ球菌, クロストリジウム属⇒PCG＋CLDM. ②複数菌感染の疑い⇒TAZ/PIPC, MEPM, DRPM に CLDM を併用. ③MRSA 感染の疑い⇒併用: TEIC, LZD, DAP ガス壊疽: ①クロストリジウム性ガス壊疽⇒PCG＋CLDM, CTRX など. ②非クロストリジウム性ガス壊疽（レンサ球菌, ペプトストレプトコッカス, 大腸菌, 肺炎桿菌, バクテロイデスなど）⇒TAZ/PIPC, MEPM, DRPM に CLDM を併用.
破傷風		感染疑いで, 即時, テタノブリン®-1H を投与. PCG または PIPC を併用.

注1. 抗菌薬は, 細菌の検出頻度とその感受性, 薬剤の臓器移行性・適応症, および術後感染予防抗菌薬適正使用のための実践ガイドライン（2017 年, 公益社団法人日本化学療法学会/一般社団法人日本外科感染症学会, 編）, 感染性心内膜炎の予防と治療に関するガイドライン（2001-2002 年度合同研究班報告）などを参考に決定した. したがって, 適応はないが臨床的に効果的であると考えられる薬剤も含まれる.

注2. 抗菌薬は, 損傷や術後の感染症の予防ではなく, 汚染菌・感染菌不明時の外傷・術後の経験的抗菌薬投与（empiric therapy）として, 抗菌薬選択例を示した.

注3. 抗菌薬は, 日本化学療法学会で決められた略語を用いた.

E 手術に関連した感染症: 術野以外に発生した感染症 表6-8

　術後肺炎, 術後尿路感染, 術後感染性腸炎, 術後敗血症および術後心内膜炎などが含まれる. 感染徴候を早期に発見することが重要で, 速やかに治療を開始する.

　受傷後や術後では, すでに抗菌薬が投与されていることが多い. それにもかかわらず感染が発

6 外科感染症と抗菌化学療法

表6-8 外傷または手術操作が直接及ばなかった部位の感染症のチェックと対策・治療

外傷後・術後感染症	主要症状・所見	予測主要感染菌	治療・対策例
術後肺炎	食道手術で発生頻度が高い．術後2〜3日以降の発熱，呼吸困難，喀痰増加	MRSA，緑膿菌，バクテロイデス	TAZ/PIPC, MEPM, BIPM, DRPM, CPFX, PZFX MRSA→併用: VCM, ABK, LZD 緑膿菌→併用: AMK
術後尿路感染	発熱，頻尿，腰痛，尿の混濁	大腸菌，緑膿菌，セラチア，腸球菌	複雑性尿路感染症→TAZ/PIPC, MEPM, BIPM, DRPM, PZFX MRSA→併用: VCM, TEIC 緑膿菌→併用: AMK, AZT
薬剤起因性腸炎	下痢，腹痛，発熱	MRSA，クロストリジウム・デフィシル	クロストリジウム・デフィシル（偽膜性腸炎）→メトロニダゾール（フラジール®），VCM 経口 MRSA 腸炎→VCM 経口
術後敗血症（感染源不明）	腫脹熱（抗菌薬を投与しているにもかかわらず，1週間以上の腫脹熱が継続する場合では心内膜炎の併発を考慮）	MRSA，緑膿菌，腸球菌，セラチア	1) 中心静脈カテーテル留置例→抜去または交換 2) ①TAZ/PIPC, MEPM, BIPM, DRPM ②PZFX または CPFX に CLDM 併用 MRSA→併用: ABK, VCM, LZD, TEIC, DAP 緑膿菌→併用: AMK, AZT

症する．このような場合では，感染菌は，MRSA や緑膿菌，腸球菌，バクテロイデス，セラチアなどの多剤耐性菌であることが多い．起炎菌が同定されていないときには，このように前投薬の種類から多剤耐性菌を考慮し，抗菌薬を選択する．

F 物理的侵襲に関連しない感染症

1 蜂巣炎（蜂窩織炎） cellulitis, phlegmon

▶ **(1) 概　念**
　蜂巣炎は疎性結合組織の急性化膿性炎症である．外傷に起因するものは外科二次感染症に分類される．

▶ **(2) 原因菌**
　主としてレンサ球菌，時に黄色ブドウ球菌が外傷創などから進入し，炎症を起こす．

▶ **(3) 症　状**
　局所は熱感，疼痛，圧痛を伴い，発熱，悪寒，全身倦怠感，食欲不振などの全身症状を呈す．

しばしばリンパ管炎やリンパ腺炎を合併する．境界不鮮明で膨隆のない紅斑，浮腫を示す拡大性の炎症である．進行すると膿瘍や壊死性筋膜炎を起こす．

▶ (4) 治　療

経口ペニシリン薬または経口セフェム薬を使用．無効時はペニシリン系または第一世代セフェム系抗菌薬の経静脈投与を行う．膿瘍を形成した場合では，切開排膿を行う．

2 膿瘍 abscess

組織内に限局した膿汁が貯留した状態をいう．術後では切開縫合創内に皮下膿瘍をみることが多い．縫合面の空間の存在，細菌の遺残，全身免疫の低下が誘因として考えられ，黄色ブドウ球菌あるいは化膿レンサ球菌，ペプトストレプトコッカス，大腸菌，肺炎桿菌，エンテロバクター，プロテウス，緑膿菌，バクテロイデスなどが起因菌である．

治療は切開排膿が原則で嫌気性環境を改善することが重要である．抗菌化学療法は，経口ニューキノロン系抗菌薬を用いる．重症例では周囲への波及を抑制する目的で，第三世代セフェム系抗菌薬，カルバペネム系抗菌薬が用いられる．

3 壊死性筋膜炎 necrotizing fasciitis

▶ (1) 概　念

皮下組織から筋膜にそって急速に広がる細菌感染症で，著しい炎症所見と壊死を特徴とする．四肢や陰部，腹部に好発し，比較的稀であるが，発症するとセプシスとなりやすい．A群・B群・G群レンサ球菌やクロストリジウム属の細菌のほか，複数の細菌（好気性菌＋嫌気性菌）や市中感染型MRSAなどが原因で発症する．このうち，急速に重篤な全身症状を示すものを**劇症型溶血性レンサ球菌感染症**という．また，クロストリジウム属の細菌は，通常筋層内を感染の中心とし，ガスを産生しながら急速に広がるが，ガスを産生せず筋膜を感染の中心として壊死性筋膜炎の所見を呈するものもある．

▶ (2) 病　態

挫創や手術創から細菌が侵入し，挫滅組織や血流の途絶した部位で侵入した細菌の感染が起こる．

筋膜の壊死が進行すると，栄養血管に血栓を生じるため，さらに組織の壊死が進行，筋膜に沿う急激な広がりを示すとともに重篤な全身症状を呈する．

▶ (3) 症状と診断

皮膚の色調は，紫赤色で健常部との境界は不明瞭で，膿性の浸出液，広範な皮下の筋膜にそった壊死，浮腫，水疱形成などを認める．悪寒，発熱，意識障害をきたす．

▶ (4) 治　療

創部の切開，排膿，洗浄を行う．イソジン®-ゲルやゲーベン®-クリーム（シルバー-サルファ-ダイアジンクリーム）などの抗菌性局所療法剤を用いてもよい．四肢の壊死性筋膜炎では，炎症の中心が筋層や骨髄に及ばなければ切断はしない．栄養血管は血栓により閉塞されるため，全身

投与した薬剤は病巣へは移行しにくい．抗菌薬投与の目的は，感染の進展および菌血症の治療・予防である．ペニシリン系抗菌薬とクリンダマイシンを併用するなど，嫌気性菌をカバーする薬剤を早期より大量に投与しつつ，細菌の感受性結果がわかり次第，適切なものに切り替える．

▶**(5) 劇症型溶血性レンサ球菌感染症** *streptococcal* toxic shock syndrome（STSS）

A群レンサ球菌 group A *streptococci*（GAS）の感染により突発的に壊死性筋膜炎を発症し，急速に広がる著しい炎症所見と壊死，水疱を呈し，ショック，セプシス，多臓器不全となり死亡する．典型例では，咽頭炎の前駆症状があり，ショック症状と四肢の痛みだけで受診することもある．感染経路はいまだ不明で，外傷の関与も否定できない．

なお，感染のフォーカスが，喉頭，気管などにあり，皮膚症状がないものもあり注意が必要である．

4 ガス壊疽 gas gangrene

▶**(1) 概　要**

メタンや二酸化炭素などのガスを発生する**ガス産生菌**の感染により，皮下組織や筋肉に壊死を起こす感染性疾患の総称である．本症はウェルシュ菌を代表とするクロストリジウム属の菌により起こるクロストリジウム性ガス壊疽と，それ以外の菌で起こる非クロストリジウム性ガス壊疽の2者に大別される．

創部などからガス産生菌が皮下へ侵入すると嫌気的条件下で増殖が起こる．細菌は局所でガスや毒素を産生するために，創部は壊死に陥り褐色から黒色となり，悪臭（ドブ臭～腐敗臭）と握雪感，捻髪音などの他覚所見を呈する．進行すると血中に多量の毒素や壊死物質が流入し，発熱，溶血による血色素尿，貧血，黄疸などの症状が出現しセプシスとなる．

▶**(2) 診　断**

局所の炎症，壊死などの所見を認めた場合，本疾患を疑い速やかに局所の単純X線写真や膿のグラム染色，培養などの検査を施行する．クロストリジウム性ガス壊疽と非クロストリジウム性ガス壊疽では，治療法が異なるため両者を鑑別する．

▶**(3) 治　療**

クロストリジウムによるものでは，高圧酸素療法が奏効し切断を免れるものが多い．治療に反応せず，炎症が膝や肘以上に及び重篤な全身症状を伴う四肢のガス壊疽では，救命のために患肢の切断を要す．

抗菌化学療法は，クロストリジウム性ガス壊疽に対しては，ペニシリンGを大量に投与する．非クロストリジウム性ガス壊疽では予想される菌に感受性のあるペニシリン系，セフェム系抗菌薬などの抗菌薬を早期より投与しつつ，細菌の感受性結果がわかり次第，適切なものに切り替える．

▶**(4) 予　防**

感染予防対策の創処置は必須であり，特に易感染宿主の外傷や重症外傷では予防的化学療法も併用する．

5 破傷風 tetanus

▶(1) 概　要

　嫌気性グラム陽性桿菌である破傷風菌（*C. tetani*）の感染により，その産生する外毒素が致命的な全身症状を起こす．開放創，特に土壌，糞便で汚染され，砂，木片などの異物の入った深い創に発生することが多いが，ガス壊疽と異なり，明らかな汚染，挫滅創がなくても発症する．

　潜伏期は3日～3週間で，不穏，不眠，頭重感などの症状から，牙関緊急 trismus といわれる特徴的な開口障害，痙笑 risus sardonicus，四肢の強直性けいれん，項部強直，後弓反張 opisthotonus，呼吸困難，血圧変動へと経過する．

▶(2) 診　断

　「口が開きにくい」という主訴で，歯科や耳鼻科を受診するケースが多い．このような場合では，破傷風を疑う．このような開口障害の出現から全身けいれんに至るまでの時間を onset time といい，短いほど予後が悪い．

▶(3) 治療法

　開口障害と外傷の既往（患者の1/3は不明）で疑い治療を開始する．

　局所療法を行うとともに，破傷風菌が産生する外毒素に対して，抗破傷風ヒト免疫グロブリン（テタノブリン®-IH）を大量投与するが，神経組織にすでに結合した外毒素に対しては無効である．遺残している破傷風菌の除去を目的に，ペニシリンGを点滴静注する．

▶(4) 予　防

　創の処置とともに，破傷風免疫後5年以上経過しているものでは，破傷風トキソイドを接種する．破傷風免疫歴がない，または不明の場合では，破傷風トキソイドおよび抗破傷風ヒト免疫グロブリン（テタノブリン®-IH）を接種する．

〈田熊清継　相川直樹〉

総論

7 リスクマネジメント（医療安全）

A はじめに

　リスクとは，「何か悪いこと」が起こるかもしれないことと思いがちだが，世界リスク学会では，リスクとは（良いことが起こることも含め）変動であると定義している．したがってリスクマネジメントとは，医療の（ばらつきを管理して）質を向上させる活動そのものを指すことになる．

　医療の質については，2001年に米国医学アカデミーが，安全性・患者中心性・有効性・適時性・効率性・公正性の6つの要素があると定義し，2018年には患者中心性を，健康に関連するサービスを受ける人全体に拡大して，「人間」中心性と改めた．この人間中心性の意味するところは，医療の概念が，医療者が「施（ほどこ）す」行為から，医療者が患者と「共に創（つく）り上げる」行為へと大きく変革することにある．

　患者の医療との関わりは英語で"Patient Journey（患者の旅）"とよばれ，患者は入院前から退院後まで，さまざまな場所で医療と関わるが 図7-1 ，患者と最も密接に接触するのは看護職である．特に外科看護においては，この「旅」の各場面で，患者を擁護（ようご）していくリスクマネジメントが求められるのである．

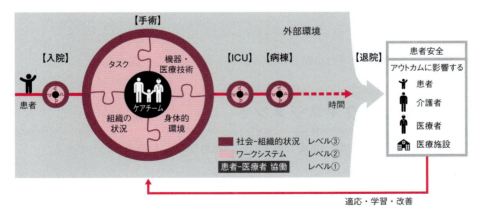

(SEIPS 3.0, Carayon 2020) 筆者改変

図7-1 社会技術システムによるPatient Journey
レベル①②③とは，個人（最前線の現場）・チーム・組織（社会法制度まで）を指す．

B リスクマネジメントの階層性

　医療者が患者に関わるにあたっては，①個人，②チーム，③組織という3つの重なるレベルで

考える必要がある．つまり，①現場における患者の観察や処置という具体的行動，②患者管理においてチームの一員として果たすべきこと，③病棟全体あるいは看護領域を超えた多職種の全病院的活動であり，最終的には，①個人は間違っても，②チームとして正し，③組織として説明責任を果たすことになる．

医療安全とは，科学的手法により医療システムの信頼性を確立する学問である．具体的には，患者有害事象の発生をおさえ，発生した有害事象の影響を最小限にし，その回復を最大限にすることを目的とする．2011年にWHO（世界保健機関）は，患者安全カリキュラムガイド多職種版を公（おおやけ）にし，これが世界標準の基礎となっている．日本語版は，東京医科大学医学教育学講座のウェブサイトより無料ダウンロードが可能であり，インターネット上で，WHO，患者安全，カリキュラムガイド，などのキーワードで容易に検索できるので，医療者の基礎知識として保存しておくと良い．

本ガイドのパートBでは，医療者がどのように医療安全に関わるかを下記のように11トピックに分け解説している．右端の番号は（①個人・②チーム・③組織の）各レベルである．

T-01	患者安全とは何か（総論）	……① ③
T-02	ヒューマンファクターズ（人間工学）の患者安全における重要性	……①
T-03	システムの複雑さが患者管理へ影響することを理解する	…… ②③
T-04	有能なチームプレーヤーであること	…… ②
T-05	エラーに学び 患者を害から守る	…… ① ③
T-06	臨床におけるリスクの理解とマネジメント	…… ③
T-07	品質改善の手法を用いて医療を改善する	…… ③
T-08	患者や介護者と協働する	…… ① ③
T-09	感染の予防と管理	…… ① ③
T-10	患者安全と侵襲的処置	…… ②
T-11	投薬の安全性を改善する	…… ① ③

以下，本ガイドを踏まえ，3つの階層のリスクマネジメントを解説する．

1 個人レベルのリスクマネジメント

一言で言えば，決まりを守り，正直であること，隠さないことがポイントである．

▶(1) 個人の行動

医療は善意の場であるものの，働く人は普通の人間である．つまり医療職として勤務する場合でも，社会人としての生活が基盤となっている．医療職に求められる項目として，①日頃から倫理的な行動をとる，②セルフケアの重要性を認識する，ことが出発点である．よく眠り良い食事をとり，心身を良い状態にして出勤しなければ，良い医療は提供できない．HALT（＝とまれ）というチェックリストでは，H: 空腹（Hunger），A: 怒り（Angry），L: 遅れ（Late），T: 疲労（Tired），という4項目について自分自身で振り返ることが推奨されている．

医療は科学であるので，③エビデンスに基づくケア（医療）を実践し，また医療は一人では完結しないので，④患者の医療の連続性が維持されるよう，医療者の情報共有を確実にしなければ

ならない．そして医療は人間を相手にする仕事なので，⑤医療者と患者の良好な関係を作ることに努力し，一緒に働く人たちとも，⑥エラーが発生しても誰も非難しないようにする文化を作っていかなければならない．これらは常日頃からの心がけである．

▶(2) 人間の特性をふまえた安全対策

人間の脳は非常に高い処理能力を持っていて，情報を素早く選別し理解するのが得意である．ところが人間は疲労し様々な理由で注意散漫になるため，錯覚やエラーも起こしやすい．ヒューマンファクターズ（人間の要因→人間工学）の考え方は，人間がおこすエラーと共存し，それをコントロールすることにある．医療を安全な業務とするために，6項目が推奨されている．

A）記憶に頼らない

人間の脳は優れているが，現代の医療の情報量は脳の記憶容量をはるかに超えてしまっている．手書きメモなり，デジタル機器なり，何らかの記憶を補助するツールが必須である．

B）情報を視覚化する

他産業では「見える化」といって，目に見えないものを目に見える状態にすることを指す．データを図表などにわかりやすく加工することによって，情報の共有がしやすくなって理解が深まり，さらに問題点を発見しやすくなる．

C）警戒心を過信しない

どんな人間でも疲労やストレスの影響を受ける．24時間気合いや根性を入れ続けることはできないので，「注意しましょう」という言葉に頼ってはならない．

なお，以下の項目はチーム～組織全体レベルの対策となるが，まとめて紹介する．

D）チェックリストを日常的に使用する

絶対に忘れてはならない事柄をチェックリストにして，全員がそれに従うようにする．項目数が多すぎると，時間がかかり能率も悪くなるので，項目は網羅的にせず思い切って最低限に絞る．

E）プロセス（過程）を再検討して単純化する

昔ながらのやり方が慣習的に続いている場合がある．エビデンスに基づき，医療の手順を合理化する．クリニカルパスの作成は良い取り組みである．

F）共通するプロセスや手順を標準化する

医療者ごとや病棟ごとにやり方が違うことは日常茶飯事であるが，間違いの元である．

▶(3) 感染制御（自己管理と手指衛生）

世界的には組織管理の観点から，医療安全の一環として感染制御が存在し，COVID-19などのパンデミックも含め，社会的な対応も必要となる．医療施設内の問題は，医療関連感染（HCAI: health care-associated infection）と呼ばれ，「問題の感染症以外の理由で入院した患者が病院内で感染した感染症」を指し，針刺し事故など医療者に発生した職業的感染も含まれる．HCAI（医療関連感染）は入院を長引かせ，医療費を増大させ患者の苦痛も増大させる．勤務する医療者が感染症の媒介者となることも多く，その対策が重要である．

特にWHOはB型肝炎予防接種を含む自己の体調管理と，手指衛生を含む標準予防策（Standard precaution）の実践を強調している．そして手指衛生をしなければならない時は，①患者に触れる前，②清潔/無菌手技を実施する前，③体液に曝露するリスクがあった後，④患者に触れた後，⑤患者の周辺環境に触れた後，という「5つの瞬間」モデルにまとめられており，外科領域

では必須の習慣としたい.

▶(4) 投薬の安全

次々に新薬が開発され, 未知な相互作用も爆発的に増加しているため, ベテランといえども何らかの記憶補助ツールは絶対に必要である. 日本の特殊性として, 外科医ががん化学療法を行っていることもあり, 外科看護のカバー領域は広くなっている. さらに患者の背景も非常に多様化しているため, 薬剤を使用する際には, アレルギー, 併存疾患, 薬歴および使用中の他の薬剤, 患者体重などのほか妊娠, 母乳栄養を必ずチェックする必要がある.

薬剤の処方時と投薬時の「5つのR」はすべての医療者に必須であり, 世界中の医療現場で有名になっている. それは, 正しい薬剤 (right drug), 正しい投与経路 (right route), 正しい投与時間 (right time), 正しい用量 (right dose), 正しい患者 (right patient) を指し, さらにWHOは, 正しい記録 (right documentation) と, 医療者と患者が投薬指示について質問する権利 (right) という2つのRを追加して, 7Rとしている.

また組織全体レベルの対策となるが, 薬物有害事象を起こしやすい高リスクの薬剤として, インスリン, 経口抗凝固薬, 静注カリウム製剤, 抗がん剤, ジゴキシン, 神経筋遮断薬などがあり, これらの使用方法を組織として取り決めておく必要がある.

▶(5) インシデント報告

失敗は誰でも隠したいものであるが, 医療者は, 自分が失敗したり失敗を見たときには自発的に報告する習慣をつけたい. 報告は失敗した本人が報告しても, その失敗を発見した人間が報告しても良く, 一つのインシデントに対して, 複数の報告がなされても問題はない. インシデント報告の多い組織は, リスク認識の高い人が多いことを反映しており, 良い組織である. どのような失敗が発生したかについて, いつ (When), どこで (Where), 誰が (Who), 何をした/何が起こった (What) の4Wは, 正確に記述されなければならない. 「誰が」については実名を書く必要はなく, 職種名で十分である. また重大な事象については, 報告は義務的に報告すること (オカレンス) になっている.

2 チームレベルのリスクマネジメント

一言で言えば, 傾聴して, チームの一員として行動することを心がける.

▶(1) 医療システムの特性

航空機の乗客は, 一部に車椅子使用者や菜食主義者が存在するが, 病院の患者は一人ひとりが完全に異なるため, 提供される医療は同じにはならず, もとより業務は多様化している. 医学の進歩により新しい薬剤や機器が次々に登場するため, 知識や物理的配置が常に不足する状況にあり, 新たな取り決めやルールも自然に増殖してくる. また現代医療は細分化されているため, 多くの専門医療職や非医療職が存在して, 利害関係も含め, 人間関係が複雑になっている. このように医療システムは, 他の産業とは異なる複雑さを持っているため, 個人の問題を追及するだけでは, 根本的な解決に結びつかない.

特に医療は人間の労働力への依存度が高い産業なので, チームレベルの人間関係のマネジメントが重要となる.

▶（2）チームワークの原則

医療現場では，複数の医療者がチームを組んで診療やケアを行っている．2人だけの看護師夜勤チームから，外科医・麻酔科医・看護師からなる手術チーム，さらにはリハビリテーションやケースワーカーなども加わる大規模の移植チームに至るまで，たくさんのチームが存在し活動している．「共通の目標に向け，各メンバーが役割をもち，相互依存的に活動し，活動期限がある」ことがチームを成立させる要件となる．またチームリーダーには，各メンバーの役割を定め，やることの優先順位を決定し，状況をモニタリングし，必要に応じて支援を求め，メンバーが自由に発言できるよう環境を整えるという任務がある．WHOは「チームワーク原則の適応方法」として秘訣をまとめており，そのいくつかを紹介する．

A）チームへの自己紹介を欠かさないようにする

コミュニケーションはまず相手を認識することから出発する．執刀直前に行うタイムアウトでも必須項目である．

B）指示を復唱し，コミュニケーションのループを完成させる

口頭指示は緊急時にはやむを得ないが，指示を聞いた人は「このように聞いた」と復唱し，必ず伝達内容を発信者に返し，一方通行にならないようにする．

C）思い込みを避けるため，明確な言葉で話す

特に忙しい手術室においては，省略された言い方が多くなりがちであり，たとえば「ミリ」がミリグラムなのか，ミリリットルなのか明確にする．

D）不明な点があれば質問や確認をし，はっきりさせる

聞き返すことは，決して恥ずかしいことではなく，患者の安全を守るため最も重要な行動である．聞き返される側はたとえ急いでいても，自分の発話に問題がなかったか謙虚にとらえて，ゆっくり話す，言い換えるなど，の対応が必要である．

E）指示を出す時には必ず相手の方を見る

情報は，基本的に言語化したものしか伝達できないが，アイコンタクトにより感情が加わって情報伝達はより確実になる．

F）自身の役割をはっきりさせる

失敗にはやって起こす失敗（commission error）もあれば，やらない失敗（ommission error）もある．これは自分の仕事ではない，と即断せずに，チーム全員で死角をなくさなければならない．

G）必要な時には，はっきりと主張する

声を上げるのは，自分のためではなく患者のためである．2回主張ルールとは，何か変だと思ったら，その指摘が1回却下されたとしても，もう一度は指摘する方法である．1回目は疑問文の形で，2回目は行為を止めてもらうよう主張すると，摩擦が少ないと紹介されている．

H）ブリーフィング（活動前の概要確認）・ハドル（活動中の作戦会議）・デブリーフィング（活動終了後の総括）

これらにより情報共有や振り返りの時間と場を習慣化する．チームの活動を開始する前にはブリーフィングを行い，終了後にはデブリーフィングを行う．

▶（3）心理的安全性

　チーム活動を活性化させるキーワードとして，心理的安全性が注目されている．これは「良い人である」ことではなく，不確実で相互依存的な仕事に対処するために必要な行動であり，現場のリーダーの影響を大きく受ける．すなわち現代リーダーの重要な資質といえる．心理的安全性を推進する行動としていくつかの例が挙げられている．

A）関与を示す

　ミーティング中はノートPCを閉じ会話に集中する．傾聴して「なるほど，もっと聞かせてください」と発言して対応する．この際にはボディランゲージを意識し，話している人の方に顔を向けたりする．

B）理解を示す

　同意できる部分，同意できない部分を確認し，発言を要約して質問を受け入れる．「次回はもっとスムーズにいくようにするにはどうしたらいいでしょう」と，非難を避け解決策に焦点を当てる．また自分の表情についても（無意識に否定的な表情をしていないかを）考える

C）対人関係において包括的（inclusive）である

　包括的とは，メンバーの知識・能力をグループの作業に十分に取り込んで，メンバーの公平な扱いを保証して，誰もが快適に支援されていると感じる状態である．そのために，1対1の会話など，メンバーのために時間をとり，親しい関係を作る．自分のワークスタイルや好みについての情報を発信し，仕事以外の生活についても話す．チームメンバー全員と向き合い，グループの一部に背を向けず，常にオープンな姿勢を保ち，チームへの貢献に対して感謝の意を表す．

D）意思決定においても包括的である

　チームメイトから意見，感想，フィードバックを求め，意思決定の理由を対面・メールなどいろいろな手段を使って説明する．チームメンバーが成功や決断に貢献した場合，それを強調する．

E）融通が利かないように見せずに，自信と信念を示す

　チーム内ではっきりと聞き取れるような声を出し，ミーティングでは横の会話を許さないようにして，チームの話し合いを管理する．その一方で自分の弱みを見せ，仕事に対する個人的な見解や失敗をメンバーと共有する．メンバーにはリスクをとるよう促し，自分もリスクをとって仕事をすることを実践する．

3 組織レベルのリスクマネジメント

▶（1）デブリーフィング（検討会）

　何かをした後に振り返る行為は，デブリーフィングと呼ばれる．元々は軍事作戦がどのような結果となったかを確認することから始まった．すべての患者のすべての処置や手術の後で，何がうまくいって何がうまくいかなかったかを必ず検討し記録に残すべきである．手術後に外科チームだけで行われるレベルから，診療科や病棟全体のカンファレンスや病因死因検討会，さらには病院全体で行われる検討会まで，基本の考え方は共通している．国際的に構造化された方法が提案されている．

7 リスクマネジメント（医療安全）

① 当該事例から学習課題を設定する
② どのように行われたかを振り返る
③ 懸念事項は何かを確認する
④ 学習要点を検討する
⑤ その後の計画策定を行う

という順に議論を進めると良い．

また医療事故（重大インシデント）に対する調査では，個人の責任を追及せずにシステムの分析に焦点を当てる必要がある．ロンドン・プロトコルでは，できるだけ客観的な検討と対策立案がなされるよう，①調査の特定および決定，②調査チームの人選，③組織化およびデータ収集，④インシデントの時間軸に基づく分析，⑤医療安全問題（CDPs: Care Delivery Problems）の特定，⑥寄与要因の特定，⑦勧告の作成と活動計画の策定，という7つの段階について，順番に検討することが推奨されている．寄与要因には，組織およびマネジメント，チーム，業務および技術，労働環境，医療者個人，制度，患者などがあり，それぞれの要因について言及する必要がある．

▶(2) 品質改善への基本的アプローチ

リスクマネジメントの基本は，識別・評価・対応法・費用算定の4段階からなり，どの産業においても共通であるが，医療は直ちに患者に被害が及ぶと言う点が重大である．

A) リスク識別は，洗い出しとも呼ばれ，業務範囲の中で，どのようなリスクがあるか，過去の例と，起こりうる可能性から考えられるだけ列挙することである．列挙されない項目に当然検討もされないので，できるだけ抜けがないようにしなければならない．

B) リスク評価は，起こりうるリスクの発生頻度と重大性について，可能であれば数値化して示す．

C) リスク対応は，発生頻度と重大性によって変化する．発生頻度が低く重大でなければ，そのリスクは保有し，発生した場合は自己負担とする．発生頻度は低いが重大であれば，保険をかけるなどしてリスクを移転する．発生頻度は高いが重大でなければ，保有か移転かを検討して，対応を最適化する．発生頻度が高く重大であれば，撤退するなどしてリスクを回避する．ただし医療の場合は回避できない場合も多い．

D) リスク費用算定を行うことによって，最終的に全体活動とのバランスをとる．

▶(3) 品質改善の手法

互いの意見を尊重しあい，協調的な議論で生まれた決定は，個人や多数決による決定と比較して，一貫して優れたものとなることが知られている．効果的なチームは，作業の目標を整理し，異なる意見を自由に表明でき，互いの意見に耳を傾け，問題点を多角的に検証できる．

A) 目標を設定し少しずつ変更して改善する「PDS（C）Aサイクル」

最も一般的な方法であり，最初の質問段階と，PDSA（plan-do-study（check）-act，計画―実行―検証―対処/行動）と呼ばれるサイクル（周期）で構成されている．計画（plan）から始まって対処（act）で終わるが，そこで終わりになるわけではなく，次のサイクルの出発点となり，（回転して）継続する．たとえば「手術室において患者退室後に次の手術開始時間を短縮さ

る」というプロジェクトを立ち上げる.

B）起こったことから学ぶ「RCA（Root cause analysis，根本原因分析法）」

　医療事故などの分析で使用されている．起こった出来事は，時間的な長さを持っているので，はじめに時間の経過に沿って，事象の全体を整理しておく（時系列の流れ図）．このときに「事象発生に関係した」と思われる事実も，できるだけ書き出しておくと，原因を列挙しやすくなる．たとえば「転倒した」という事象に対し，「照明が暗かった」「ひっかかりやすいサンダルをはいていた」「ふらつくような薬を服用していた」などの原因が考えられるが，さらにそれぞれについて根本的な原因を網羅的に列挙する．次にこれらの項目の関連性を考えカテゴリー分けを行い，重複した項目を整理しつつ，項目同士の関係性に注目して，各カテゴリー内の因果関係の推定を行う．予防への対策立案は，因果関係が成立しないようにする方法から考える．

▶（4）患者参画

　医療をより良いものにするためには，患者や家族に能動的に参加してもらわなければならない．WHOカリキュラムガイドでは患者が知るべき情報として，診断と主な問題点とその不確かさの程度，治療または解決策に伴うリスクを挙げ，具体的には，提案された治療法の有益性・合併症リスク・開始時期・期間・費用・代替案・治療を受けない場合のリスクのみならず，診療やケアを提供する医療者の氏名・地位・資格・経験も説明内容に含まれる．日本でも，手術説明や治験の際に，説明すべき項目の落ちがないようにこれらをチェックリスト化している医療施設が多い.

　また医療事故など重大なインシデント発生後に，患者や関係者に誠実で一貫したアプローチでコミュニケーションをとる方法が，オーストラリア州政府により制度化されている．オープン・ディスクロージャーと呼ばれ，率直な（Open）開示（Disclosure）という意味である．①できるだけ早い適切なタイミングで率直なコミュニケーションを開始し，②医療者側が不幸なインシデントの発生をはっきりと認め，③医療者側が患者側に遺憾（いかん）や謝罪の意を表明し，④患者や家族が抱くであろう期待を妥当な範囲で想定して，⑤インシデントに関与したスタッフを支援するとともに，⑥このプロセスにおいて守秘義務を守る，という6つの原則がある．ただしオープン・ディスクロージャーとは責任の所在を明らかにすることではないので，医療者側がただちにあやまることと賠償責任とは直結しない．日本では制度化はされていないものの，ほぼ同様の対応を行っている医療施設も増えてきている.

C Patient Journey 各段階

1 術前のリスクマネジメント

▶（1）術前の情報収集

　当該患者の現病歴，生活歴，既往歴，アレルギー歴，薬歴などは，漏れなく聴取しておかなければならない．紹介元「以外」からの医療機関から，抗凝固剤が処方されていたり，患者自身が抗凝固剤を服用している認識を持っていない場合もあり，手術を延期せざるを得ない事態も発生する．昨今は受診患者の高齢化が進み，いくつもの併存疾患を持っており，特に心血管系の評価

7 リスクマネジメント（医療安全）

を十二分に行う必要がある．また術前ルーチンとして感染症スクリーニングが行われるが，「術前に施行した肝炎ウイルス検査の文書での結果説明が診療報酬算定上の義務である」ので，検査結果がたとえ陰性であっても本人に説明し，もし陽性だった場合は消化器内科専門医へ受診をすすめなければならない．

▶**(2) 術前のリスク評価と説明同意**

　現代では，複数の医療者による術前検討会は必須であり，できれば看護職も参加したい．最終的に手術適応を決定するのは外科医であるとしても，放射線科医による画像診断，内科医による代替療法の検討，麻酔科医による全身評価が必要であり，また生活管理の観点から，看護やリハビリテーションも交えた検討もが行われれば，安全性は向上するであろう．ほとんどの施設では，検査と処置の同意文書のひな形が準備されているが，施行目的のみならず，施行した場合のリスク，施行しなかった場合のリスクなども説明が必要であり，死亡リスクにも言及が必要である．

　手術について説明するのは医療者であるが，情報を与えられた上で（インフォームド），同意する（コンセント）する主体は，あくまで患者である．説明した内容だけを記載するだけでなく，患者のどのような反応をしたかという双方向性のプロセスの記載が必要となる．

▶**(3) 共同意思決定（Shared Decision Making: SDM）**

　20世紀後半にインフォームドコンセントは導入されたものの，「同意」の責任は患者とされ，しばしば処置前のチェックリストの1項目として日常化されるようになってしまった．改めて，倫理的に有効な同意とは，相互尊重と参加に基づく共同の意思決定プロセスであることが再確認され，共同意思決定（SDM）が広がりを見せている．これはAdvanced Care Planning（ACP）とも同様手順である．その実践方法は，①意思決定が必要なことを示す，②医療者と患者の対等な関係を構築する，③唯一最善の選択肢がないことを伝える，④選択肢の良い点・リスクを示す，⑤患者の理解と期待を調べる，⑥患者の選好（preference）を明らかにする，⑦合意に向けて話

表7-1 説明同意に必要な項目のチェックリスト例

必須10項目		
	01 □	病名と病状について説明をしている．
	02 □	治療の必要性を説明している．
	03 □	治療を行わなかった場合の予後を説明している．
	04 □	本治療の目的・方法・効果（予後）について説明している．
	05 □	本治療を行った場合の入院期間やコストを説明している．
	06 □	本治療を行った場合の合併症（後遺症）リスクを説明している．
	07 □	本治療を行った場合の死亡リスクを説明している．
	08 □	本治療以外の代替手段とそのリスクについて説明している．
	09 □	不明点について，追加説明を受けられるようになっている．
	10 □	治療中止をいつでも申し出られるようになっている．
望ましい項目	11 □	（説明者・患者）・重要他者の署名欄がある．
	12 □	セカンドオピニオンについての言及がある．
	13 □	難しい医学用語や略語について，説明がある．
	14 □	患者特有の特記事項について記載するスペースがある．
	15 □	全体的に見やすい書式となっている．

※重要他者（SO; significant others，必ずしも家族である必要はない）

し合う，⑧共同決定を行う，⑨フォローアップを準備する，という各段階からなる．重要なポイントとして，「共同で」行うために，患者理解度の把握がある．具体的な方法として，患者の言葉で改めて語らせるティーチバック（Teach Back，教え返し）がある．医療者側の時間を大幅に割く必要があるため，医師以外へのタスクシフトが考えられている．

2 術中のリスクマネジメント

▶指針とチェックリスト

　WHOは，安全な手術を実施するための10の基本指針を発表した．①正しい患者の正しい部位を手術する，②麻酔により患者を疼痛から守る一方で，麻酔薬投与により発生する有害事象を防止する，③気道確保の失敗や呼吸機能の低下による生命の危険を認識し，効果的な準備を整える，④大量出血のリスクを認識し，効果的な準備を整える，⑤手術を受ける患者にとって重大なリスクとなることが判明しているアレルギー反応と薬物有害反応の発生を回避する，⑥手術部位感染のリスクを低減する対策を一貫して適用する，⑦手術創内へのガーゼや器具の置き忘れを防止する，⑧すべての手術検体を確保し，正確に識別する，⑨手術を安全に実施するうえで極めて重要となる患者情報を効果的に伝達および交換する，⑩病院および公衆衛生システムが外科的能力・手術量・手術成績を日常的に監視する制度を整備する，というものである．

　さらに本指針を明確に実施するため，「手術安全チェックリスト」も公開して，麻酔導入前・執刀前・退室前の3段階にわたって，最低限チェックされるべき項目を特定した　図7-2．3段階のチェックは，多忙な外科医には冗長に感じられるものであるが，その有効性は各国で確認されており，今や使用することが世界標準となっている．本チェックリストは，チームワークを推進するための必要ツールと理解して，積極的に関与して推進したい．またチェックリストの誤解さ

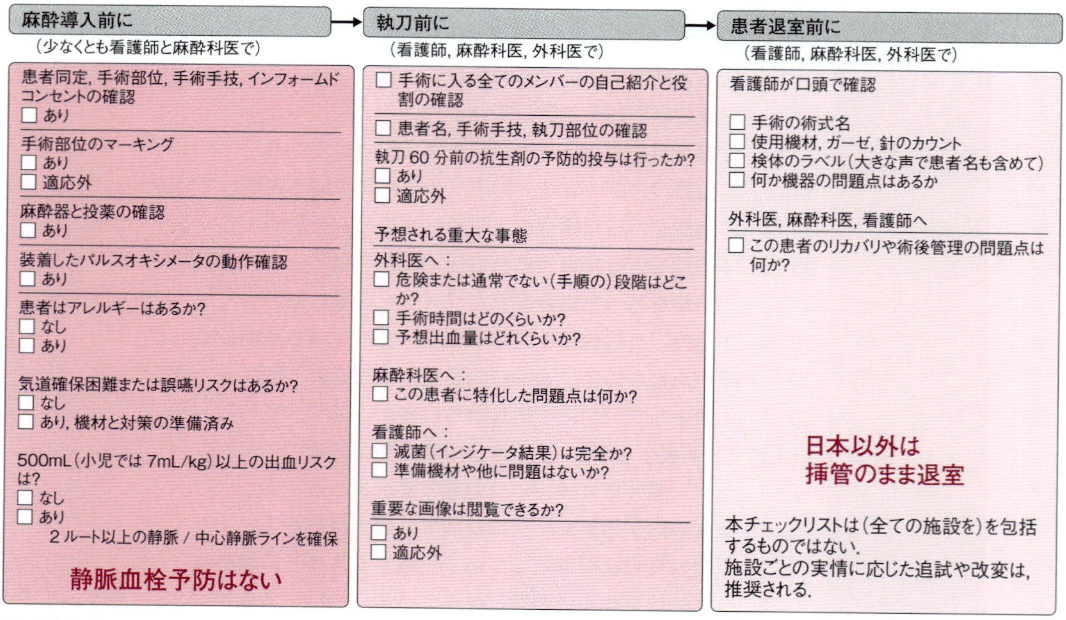

図7-2 **手術の安全 チェックリスト**（WHO（世界保健機構）2009年改訂版）

れやすい点として，単にチェックすべき項目を順番にたどるだけの行為に終わってしまうことが多い．本来の意義は，チェックするという行為を出発点として，手術チーム内での言語コミュニケーションを活発化させることにある．術中はタイムプレッシャーがかかっているが，終了間際のガーゼカウントでは，心理的安全性が確保された状況で実施されなければならない．

3 術後のリスクマネジメント

▶患者モニタリング

　術後のバイタルサインのチェック項目は，随時見直す必要がある．血圧計やパルスオキシメータなど，各種機器のデジタル化が進み，看護体制によっては，バイタルサイン測定に呼吸数が含まれていないこともあるが，これは非常に問題である．患者急変は突然発生するのではなく数時間程度の予兆がある．院内心停止では，その数時間前から呼吸数増加があることは以前から知られており，呼吸数の測定は重要である．院内救急チームを要請する基準として，NEWS（National Early Warning Score: ニュース）があり 図7-3 ，呼吸数は第一番の項目である．昨今は高齢で複数疾患を持つ患者が多くなり，非心臓手術後心筋障害（myocardial injury after noncardiac surgery: MINS）や非閉塞性腸管虚血（non-occlusive mesenteric ischemia: NOMI）も散見されるようになった．前者は，術中または術後30日以内に発症する虚血性心筋障害であり，虚血徴候を伴わなくても死亡リスクは高く，後者は，腸間膜動静脈に閉塞を認めない腸管虚血であり，心臓手術後や透析患者に多いことが知られている．

点数	3	2	1	0	1	2	3
呼吸数（回/分）	8 以下		9〜11	12〜20		21〜24	25 以上
SpO2%	91 以下	92〜93	94〜95	96 以上			
酸素投与		あり		なし			
体温（℃）	35.0 以下		35.1〜36.0	36.1〜38.0	38.1〜39.0	39.1 以上	
収縮期血圧 mmHg	90 以下	91〜100	101〜110	111〜219			220 以上
脈拍（回/分）	40 以下		41〜50	51〜90	91〜110	111〜130	131 以上
意識状態				清明			意識レベル低下

図7-3 NEWS（National Early Warning Score: ニュース）

D おわりに

　これからの医療安全は，Patient Journey の各段階によりそいつつ，個人・チーム・組織全体レベルで対応していかなければならない．診療行為の時系列管理としては，すでにクリニカルパスが広く多用されているので，そこに共同意思決定などの「人間中心性」のコンセプトを融合させることを考えたい．

〈相馬孝博〉

総論

8 栄養・輸液

　栄養管理と輸液管理は，すべての疾患の治療を行ううえでの基盤となる．栄養・輸液管理が適切でないと，予定された治療が完遂できず，疾患の予後を不良にする可能性がある．外科，特に消化器外科領域では今日悪性疾患を扱うことが多い．そのため，術前から経口摂取不良の症例が多く，術後も経口摂取ができない期間がある．したがって，外科手術周術期管理では，術前から適切な栄養管理が必要である．そのためには，医師だけでなく，最も患者に近い看護師も必要な知識を備えている必要がある．近年では，栄養サポートチーム（nutrition support team: NST）の活動が保険収載されたこともあり，日本栄養治療学会（旧: 日本静脈経腸栄養学会，日本臨床栄養代謝学会: JSPEN）をはじめとして，メディカルスタッフに対する栄養教育の機会も増えた．JSPEN の最新のガイドライン[1]やテキストブック[2]に記載されている推奨事項はすべての職種のスタッフが理解しておくべきで，特に実際の栄養管理に携わる機会の多い看護師は医療安全管理対策としても知っておく必要がある．

A 栄養法の基礎

1 各種栄養成分の生理作用と代謝

▶(1) 糖　質

　糖質の消化は唾液中のアミラーゼに始まり，小腸の最初の 1〜1.5 m で吸収される．吸収された糖質はグリコーゲンとして肝臓，筋肉に蓄えられる．過剰な糖質は脂肪酸に変換され，中性脂肪の形で脂肪組織内に蓄えられる．糖質は即効性のエネルギー源で効率よく利用される．脳神経系，赤血球は糖質（ブドウ糖）のみを利用している．糖質が不足した場合，生体はアミノ酸，グリセロール，ラクテートを用いて肝，腎，筋肉で糖を新生する．経腸的に投与された糖質の熱量は 1 g あたり 4 kcal，経静脈的投与では 1 g あたり 3.4 kcal である．

▶(2) 脂　質

　脂質は脂肪酸あるいはその誘導体からできている天然化合物で，水に不溶，有機溶媒には溶解する．特にリノール酸，リノレン酸，アラキドン酸は必須脂肪酸といわれ，生体に必須の脂肪酸であるが，生体内でほとんど合成されないため外部から補給する必要がある．脂質は 1 g あたり 9 kcal である．糖が利用されないときには体脂肪が分解されてケトン体が生じる．「尿中ケトン体」は栄養不良や代謝動態を客観的にみる指標である．

▶(3) 蛋白質

　蛋白質は人体固形成分の 50％を占め，あらゆる体組織の構成に関与するばかりでなく，酵素，ホルモン，抗体，その他，さまざまな生体内情報伝達物質などの機能性分子を形成する．蛋白質はアミノ酸から構成されているが，アミノ酸は，必須アミノ酸と非必須アミノ酸に分類される．

> 0.7×(100/90)×1.3≒1.0（g/kg/日）
> 　0.7: 体重1kgあたりの平均蛋白質必要量（窒素平衡維持量）
> 　(100/90): 日常摂取蛋白質の良質蛋白質に対する相対的利用率（90%）
> 　1.3: 個人間の変動係数（15%）の2倍-30%

図8-1 成人の体重1kgあたりの蛋白質所要量

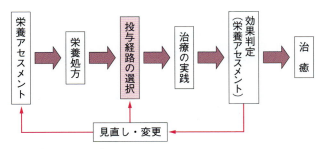

図8-2 適切な栄養法

　必須アミノ酸は生体内で合成されないため外部からの補給が必要となる．すなわち，必須アミノ酸の欠乏症には注意を要する．非必須アミノ酸は生体内で糖質の代謝産物より合成される．蛋白質のエネルギーは，1gあたり4kcalである．高度侵襲下でない成人の体重1kgあたりの蛋白質所要量は 図8-1 のとおり示され，約1.0g/kg/日である．

2 栄養管理法の種類

　臨床に用いられる栄養管理法には，経口栄養法[3]，経腸栄養法，末梢静脈栄養法，中心静脈栄養法などがある．いずれの栄養法も臨床上有用であるが，必要に応じて適切に用いられなければならない．不適切な栄養法により，合併症の発生や不十分な栄養管理となることがある．これらの栄養法の特徴と，各々の利点，欠点をよく理解し，適切に選択することが必要である[1,2,3]．

　栄養管理法の大原則は，①経口摂取ができないか検討する，②腸が使えるときは腸を使った栄養管理（経口あるいは経腸栄養）を優先する，ということである．ここで「優先」というのは，経腸栄養だけで管理できる外科の患者はほとんどいないため，多くの症例で経口，経腸栄養と静脈栄養の管理を一緒に必要とするからである[1,2]．そのため，外科の患者であれば，周術期の各時点で適切な管理法が刻々と変化する．必ず栄養アセスメントと評価を繰り返し，必要があればより適切な栄養管理法へ切り替えることが肝要である 図8-2 ．

　栄養アセスメントは，図8-3 のような表を用い，食事の内容，身体の状態などをふまえ，主観的・客観的に判断を行う．ここで注意すべきことは現在の状態のみを判断するべきではなく，過去と比較して現在の状態がどのように変化（改善・悪化）しているのかを考えて判断することである．

　近年，診療報酬が算定されるようになったことより，NSTが活動している施設が増加している．これは，医師，看護師，管理栄養士，薬剤師，臨床検査技師などの多職種スタッフで構成さ

1. 背景

体重（kg）
過去6カ月
通常体重
最近の体重

_____kg
_____%体重減少

□＜5％（リスク少）
□5〜10％（潜在的リスクあり）
□＞10％（リスク大）

過去2週間　　　□増加　　　□変化なし　　□減少

食事量
通常時との比較
□変化なし
□変化あり
　　　_____週間前〜

□少量の固形食
□低エネルギー流動食
□完全流動食
□飢餓状態

消化器症状
□なし
□2週間内に顕著

□嘔気　　　　□嘔吐　　　　□膨満感
□下痢　　　　□便秘　　　　□食思不振
□嚥下障害　　□嚥下痛

活動状態
□自立
□自立不能
　　　_____週間前〜

□作業困難
□歩行困難
□ベッド上安静

病名，栄養状態
侵襲度合
　変化なし
□なし　　　　□低度侵襲　　□中等度侵襲　　□高度侵襲

2. 身体計測結果

	正常（0）	低度（1＋）	中等度（2＋）	高度（3＋）
皮下脂肪量減				
筋肉量低下				
足関節浮腫				
仙骨部浮腫				
腹水				

3. 判定

良好：体重増加，軽度の脂肪，筋肉減少，改善傾向	栄養不良リスクあり：＞5％体重減少，食事量減少，脂肪，筋肉減少あり	重度栄養不良：＞10％体重減少，顕著な脂肪，筋肉減少，浮腫あり

図8-3 栄養アセスメントの1例

れ，「根拠に基づいた栄養療法の推進」と「個別化された栄養サポート」という2つの大きな役割がある．具体的には，①詳細な栄養アセスメント，②栄養異常・栄養障害のある患者の識別，③安全で効率的な栄養療法の実施，④治療効果の評価などを**チーム医療**で行う．それぞれの専門職の知識を活かすことで，医療の質の向上と合理化，総医療費の削減が期待されており，患者に接する機会が最も多い看護師は重要な役割を担う．

8　栄養・輸液

B 経腸栄養法

1 経腸栄養の特徴

　近年，**栄養はできる限り最も生理的な経腸的なルートからの投与を優先させるとする考え方が主流になってきている**[1,2]．経腸的な栄養投与は，腸管を使うことにより腸管粘膜の廃用性萎縮を防ぎ，腸粘膜から体内への細菌侵入（**バクテリアルトランスロケーション**）を防ぐことが期待される．その結果，患者の免疫力が保持できる．また，経腸栄養は管理が比較的簡便で，コストも安価，在宅でも可能であるなど利点が多い．しかし，以下に述べるように必ずしもすべての症例で施行できるわけではない．

2 適応と禁忌

　経腸栄養の適応となる病態は，①原則として消化管閉塞がないが，②経口摂取が困難か不可能で，③投与部位より肛門側に栄養を消化吸収できる長さの正常機能の腸管がある，場合である 表8-1 ．

3 経腸栄養剤の種類と特性

　経腸栄養剤は大きく自然食品流動食，半消化態栄養剤，消化態栄養剤（成分栄養剤を含む）に大別される．それぞれの栄養剤は 表8-2 に示すような特性を有する．

▶（1）自然食品流動食
　天然の食材を流動性にした製剤で，糖質，脂肪，蛋白質，ビタミン，電解質，微量元素などの栄養成分がバランスよく配合されている．安価であり，調整，投与が容易である．

▶（2）半消化態栄養剤
　天然食材を人工的に処理，あるいは合成した高エネルギー，高蛋白の人工濃厚流動栄養剤である．組成上，蛋白や脂肪の消化が必要であるため，消化吸収機能低下症例には投与しにくく，消化態栄養剤に比べ若干適応が狭い．しかし，栄養価，易吸収性，臨床的有用性は消化態栄養剤（成分栄養剤）に匹敵する．リキッドタイプのものは，味も工夫されており，経口摂取も可能である．

▶（3）消化態栄養剤（成分栄養剤は，別に扱われることが多いが，消化態に含まれることもある）
　人工的に合成された高エネルギー，高窒素の栄養剤である．狭義の消化態栄養剤は窒素源がペプチドである．成分栄養剤は以下の特徴がある．①化学的に明らかな成分だけで構成されている，②窒素源はアミノ酸で脂肪含有量がきわめて少ない，③電解質，ビタミン，ミネラルが適量配合されている，④水に溶けやすく流動性に優れており，5 Fr の細いチューブでも投与できる（一般的には経腸栄養剤投与は 8 Fr 以上が望ましい），⑤消化を必要とせず，ほぼ完全に吸収され低残渣である．そのため，大腸手術の術前管理に用いることができる，⑥一方で，脂質をほとんど含

表8-1 経腸栄養法の適応と禁忌

〈適応〉	〈禁忌〉
1. 経口摂取不能または不十分例	1. 食道気管支瘻*
1) 上部消化管通過障害（食道癌，胃癌など）	2. 下部消化管完全閉塞例，イレウス
2) 手術直後	3. 下部消化管出血
3) 放射線療法，がん化学療法施行例	4. 急性膵炎
4) 意識障害	5. 炎症性腸疾患急性増悪例
5) がん末期	6. 難治性下痢症例
6) 神経性食思不振症	7. その他（ショック・多臓器不全）
2. 経口摂取が不適当な場合	
1) 上部消化管出血	*小腸まで栄養チューブを進めてしまえば問題
2) 上部消化管術後縫合不全，消化管外瘻	がない場合も多く，必ずしも禁忌ではない．
3) 腸閉塞	
3. 炎症性腸疾患	
1) クローン病	
2) 潰瘍性大腸炎	
4. 吸収不良症候群	
1) 短腸症候群	
2) 放射線性腸炎	
3) 慢性膵炎	
5. 肝障害，腎障害	
6. その他	
1) 大腸手術術前管理（成分栄養剤）	
2) 蛋白漏出性胃腸炎	

表8-2 各種経腸栄養剤の特性

	自然食品流動食	半消化態栄養剤	消化態栄養剤 （成分栄養剤含む）
3大栄養素			
窒素源	蛋 白	蛋 白	アミノ酸，ペプチド
糖 質	炭水化物	デキストリン	デキストリン
脂 肪	多 い	やや少ない	きわめて少ない
線維成分	（＋）	（－）	（－）
味・香り	良 好	比較的良好	不 良
消 化	必 要	多少必要	不 要
投与経路	経鼻→胃	経鼻→胃	経鼻→十二指腸
溶解性	不 良	比較的良好	良 好
残 渣	多 い	少ない	きわめて少ない
浸透圧	低 い	低 い	高 い
適 応	狭 い	かなり広い	広 い

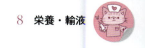

まないため，適宜脂質を補う必要がある．

▶**(4) その他**

半固形状流動食あるいは**粘度可変型**（注入時は液体だが胃内で固まる）の栄養剤が市販されており，最近では医薬品の半固形状流動食も上市された．誤嚥を繰り返す胃瘻造設患者では誤嚥予防のために有用な選択肢の1つである．

4 経腸栄養の実際

▶**(1) 栄養チューブの挿入，留置**

挿入経路としては，経鼻ルート，胃瘻，空腸瘻が用いられる 図8-4 ．近年，胃瘻造設は内視鏡を用いた胃瘻造設術（経皮内視鏡的胃瘻造設術 percutaneous endoscopic gastrostomy: PEG）が増加している．PEGにより，従来開腹手術が必要であった胃瘻も，内視鏡と局所麻酔で比較的簡便に造設できるようになった．また，胃瘻が作れない患者に対しては，頸部食道からの超音波を用いたアプローチ（経皮経食道胃管挿入術 percutaneus transesophageal gastro-tubing: PTEG）が検討される．用いるチューブはできるだけ細く，柔軟な材質のものがよい．

▶**(2) 投与速度と投与スケジュール**

経腸栄養管理では，維持エネルギー量を目標として，開始時は少量から漸増する．

維持エネルギーとしては，30 kcal/kg/日程度を目安に，原液あるいは1 kcal/mLに調整（成分栄養剤）した栄養剤を投与する．注入速度が速いと腹部膨隆，腹痛，下痢などを起こすので注意を要する．そのため，特に幽門後の空腸投与では，初めは250〜300 kcal/日程度での持続投与とし，4〜5日かけて維持エネルギーへ上げていくことが望ましい．長期にわたって消化管を使用していなかった症例で経腸栄養を開始する場合は，腸管の廃用性萎縮を伴っていることが多いため

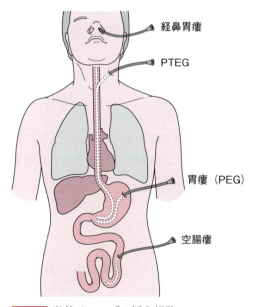

図8-4 栄養チューブの挿入経路

表8-3 経腸栄養剤の投与スケジュールの1例（非手術例，標準半消化態を用いた場合）

	投与量（mL）	投与エネルギー（kcal/日）	投与速度（約 mL/時）
チューブ留置	0	0	0
留置後1日目	250	250〜300	10
2	500	500〜600	20
3	750	750〜900	30
4	1000	1000〜1200	40
5	1250	1250〜1500	50
6	1500	1500〜1800	60
7	1750	1750〜2100	75

（水分追加は別に投与する．原則，栄養剤を水で薄めることはしない．）

下痢を呈することが多い．このような症例では，通常よりゆっくりとしたペースで維持量まで増加していくようにする．一方で，胃瘻やPTEGなどチューブの先端が胃にある場合は，幽門がポンプの役目をするので栄養剤の間欠投与が可能であるが，高齢者では逆流による誤嚥に注意する必要がある．

　なお，栄養剤とくに半消化態を水で薄めて投与することは推奨されていない．水分投与は栄養剤投与とは別に行うべきである．

▶ **(3) 施行時の管理と注意点**

　経腸栄養は，腸管からの生理的ルートを用いるため，代謝性合併症の発生頻度は静脈栄養にくらべて少ない．しかし，下痢や腹痛などの消化器症状と，逆流による誤嚥性肺炎は少なからず発生する．経腸栄養施行中に留意すべき点は以下の通りである[1]．

- 投与スケジュールを決めて少量から漸増する．
- 急速投与はしない．
- 1 kcal/mL の標準半消化態栄養剤では含有水分量は約85%であり，高濃度の製剤ではさらに少ない．つまり，水分出納を考えるときに輸液と同じように考えてはいけないので，水分不足にならないように補う必要がある．
- 栄養剤の調整時や容器の汚染（感染）に注意する．
- 冷たい栄養剤を投与しない．
- 何も混ぜない．薬剤投与は単独で，できれば簡易懸濁法で行う．
- パウチに入った ready to hang（RTH）製剤以外は，室温では容器に移してから8時間以内に使用する．これは細菌汚染を防ぐために重要である．また，原則として継ぎ足しはせず，余剰分は破棄する．
- チューブ・カテーテルは愛護的に扱う．
- 肝機能，電解質，血糖などを定期的にチェックし，異常の早期発見に努める．
- 経腸栄養における合併症を認識し，適切に対応する **表8-4**．
- 胃内への栄養剤注入中，注入後1時間は，逆流や嘔吐防止のため，30度以上の頭部挙上が望ましい．
- 代謝性合併症 **表8-5** に留意する．特に，長期の空腸瘻管理では，十二指腸から近位空腸で主

8 栄養・輸液

表8-4 経腸栄養施行時の合併症と対策

合併症	対策および処置
1. 手技，管理上の合併症 　① チューブ自然抜去，位置異常 　② チューブ挿入部皮膚（鼻）のびらん，出血，感染 　③ 経鼻チューブによる食道気管瘻，消化管穿孔 　④ 逆流性食道炎・嚥下性肺炎	① チューブの確実な固定，挿入時位置の確認 ② 清潔なチューブの使用，挿入部周囲皮膚の保護 ③ チューブの愛護的挿入，合併症発生時はチューブの抜去，静脈栄養への移行，必要によりドレナージ手術 ④ チューブ先端を空腸内に留置する．栄養剤注入時に半座位にする．半固形状流動食を使う（胃瘻）．
2. 消化器系合併症 　① 悪心・嘔吐・下痢・腹部膨満 　② 急性消化管拡張症	① 注入量，濃度を徐々に上げる．注入速度を原則として100 mL/時以下とする．合併症発生時は速度を下げるが，下痢の場合は便の培養検査も行う． ② 急速注入を避ける

表8-5 代謝性合併症とその対策

合併症	原因	必要な検査	対策および処置
糖代謝異常			
高血糖	インスリン不足	血糖，尿糖・尿中ケトン体	投与速度，濃度に注意
低血糖	インスリン過剰	尿浸透圧，尿量，尿比重	血糖コントロールにはインスリン使用を考慮
高血糖高浸透圧症候群（HHS）	高血糖 脱水		
蛋白代謝異常			
高窒素血症	腎障害	尿素窒素，クレアチニン	尿量確保
高アンモニア血症	肝障害	血中アンモニア	ラクチュロース
肝性昏睡	肝不全	アミノ酸分析	BCAA の投与
脂質代謝異常	（成分栄養剤で）		
必須脂肪酸欠乏症	投与不足	triene/tetraene 比	脂肪乳剤の定期的投与 脂肪含有の栄養剤への移行
電解質異常	腎不全，下痢 栄養障害 アシドーシス	血中・尿中電解質	補正用電解質液（輸液）の投与
肝機能異常	過剰投与	AST, ALT, ビリルビンなど	過剰投与に留意 減量 低速，中止
ビタミン・微量元素欠乏症	炎症性腸疾患 下痢，投与不足，吸収部位に投与されていない（空腸瘻）	定量，臨床症状	各種ビタミン補給 微量元素補給 胃からの補充を検討

B

経腸栄養法

に吸収される微量元素（亜鉛，銅など）やビタミンが投与されても吸収されずに欠乏する可能性があり，栄養剤の組成に注意する一方で投与部位による欠乏の可能性に注意する必要がある．そのような場合，不足する栄養素は胃からの投与や静脈内投与で補う必要があるので，消化器手術後は特に注意する．

C 静脈栄養法

輸液療法とは，血管内の血液（循環血漿）に水分・電解質混合液（輸液）を投与する治療法である．主に体液を補充する目的の輸液と，栄養を補給する目的の輸液がある．つまり，水分・電解質の補充と栄養補給は分けて考える必要があるが，外科手術周術期では，両方を考慮した輸液管理が必要である．ここでは主に，栄養投与を目的とした末梢静脈栄養（peripheral parenteral nutrition: PPN）を含む末梢静脈輸液と，中心静脈栄養（total parenteral nutrition: TPN）について述べる．

1 末梢静脈輸液と末梢静脈栄養（PPN）

末梢静脈輸液の目的は，①水分，電解質バランスの是正ならびに維持，②膠質浸透圧の維持，③酸塩基平衡異常の調整，④栄養成分の補給，⑤血液成分の補給などである．また手技が簡便であることから，患者の状態（血圧下降など）が急激に変化した場合には第一選択となる．

このうち，栄養投与を目的としたPPNは，低浸透圧でアミノ酸を含む糖電解質輸液を基本とし，ビタミン製剤を加え，脂肪乳剤は別途投与して，1,000〜1,300 kcal/日の中等度熱量を投与する場合をさす[1,2]．

PPNは，2週間以内の静脈栄養補給が必要な場合が適応となる．手技が簡便である反面，栄養管理の観点から，

- 中等度以下の手術侵襲（胆嚢摘出術，胃切除術，大腸部分切除術など）で，経口摂取が術後早期に開始される場合
- 短期間の消化・吸収障害
- 中心静脈栄養（TPN）が適切でない場合

などが適応となる．

注意すべきことは，「2週間以内」の判断はもっと早く，具体的には1週間程度で決めるべきであり，「2週間」たった時点で必要に応じてPPNからTPNに切り替えないといけないことである[1,2]．PPNの利点と欠点を 表8-6 に示す．

表8-6 末梢静脈栄養（PPN）の利点と欠点

〈利点〉	〈欠点〉
①手技が簡便．	①十分な熱量投与ができない．
②カテーテル敗血症などの合併症が少ない．	②血管痛や静脈炎が起きやすい．
	③頻回の静脈刺し替えが必要．

8 栄養・輸液

2 中心静脈栄養（TPN）と補完的中心静脈栄養（SPN）[1,2]

　身体の中心に位置する静脈（上大静脈）内に中心静脈カテーテル（central venous catheter: CVC）を挿入留置して高濃度の糖質，アミノ酸，脂肪のほか，電解質，微量元素などを含む高浸透圧の高カロリー輸液を持続的に投与する輸液療法をさす．TPN の利点は，①必要な栄養成分や量を確実に投与できる，②病態に応じて輸液処方を変えることができる，③治療効果が優れている，などである．逆に欠点としては，①非生理的である，②CVC 挿入に熟練が必要で気胸などの合併症が起こりうる，③経腸栄養に比べて重症な感染症をきたしやすい，④静脈内血栓を起こすことがある，⑤長期間 CVC を留置しにくい，などである．外科治療における TPN はきわめて重要で，周術期管理，栄養管理上，必須の輸液法である．近年では，末梢挿入式中心静脈カテーテル（Peripherally Inserted Central Venous Catheter: PICC）の普及により，安全性が高まった．

　一方，栄養管理の基本は前述のとおり経腸栄養なので，必要な栄養のうち，経腸的投与での不足分を静脈栄養で補う管理が理想的である．そのため，食事や経腸栄養と TPN が併用されることも多いが，「TPN の投与エネルギー量が総投与エネルギー量の **60％未満**である場合を特別に**補完的中心静脈栄養（supplemental parenteral nutrition: SPN）**とよぶことがガイドラインで定義された[1,2]．

▶（1）適　応

　高カロリー輸液を投与する TPN/SPN の適応は一般的に，①経口摂取不能例，②経口摂取不十分例，③病態上経口摂取が好ましくない例などで，表8-7 のようになる．これらの適応は経腸栄養法の適応と重なる部分も多いが，個別の症例や病態によりいずれかを用いるか，あるいは併用するかを決定する．いずれの方法も，感染対策，合併症，経済性などの観点から，可能である場合は経腸栄養法を優先する．

　高カロリー輸液の適応として好ましくない病態は，①カテーテル感染を発症した場合，②敗血症，③経口摂取可能例，④延命だけが目的の末期がん患者，などであるが，これらも必ずしも禁忌というわけではない．これまで TPN/SPN は PPN と同じような感覚で安易に施行される傾向にあったが，最近カテーテル感染防止に厳しく目が向けられ，適応が厳密になってきている．しかし，適応ある症例には適切に TPN/SPN を用いて，栄養不良を予防・改善することが必要である．

　NST を含めた多職種で，多角的な視点をもって，適応かどうか判断をしていく事が望ましい．

▶（2）静脈栄養に必要な機材

A）カテーテル（CVC）

　高カロリー輸液は長期間にわたることが多く，CVC は静脈内に長く留置される．したがってカテーテルは，①材質が柔軟で血栓を形成しにくく，②走行やカテーテル先端の位置を確認できるように X 線不透過ラインを有している，ことが求められる．

　内腔が 2 腔 3 腔になっているダブルルーメン，トリプルルーメンのカテーテルもあるが，集中治療を要する患者など以外では用いる必要性は少ない．

B）フィルター

　フィルターは異物の除去を目的にルート内に入れるべきと考えられるが，カテーテル感染を減

C
静脈栄養法

表8-7 TPN/SPN の適応

◎経口摂取不能, 不十分例
　消化管閉塞・狭窄（食道癌, 胃癌, 大腸癌, イレウスなど）
　汎発性腹膜炎
　嚥下障害, 意識障害
　誤嚥性肺炎
　短腸症候群
◎経口摂取が好ましくない例
　手術後早期
　消化管出血（食道静脈瘤, 胃潰瘍など）
　縫合不全, 消化管外瘻, 膵液瘻
　炎症性腸疾患（クローン病, 潰瘍性大腸炎）
　急性膵炎
　難治性下痢症
◎補助的適応
　低栄養
　熱傷
　がん治療施行時（がん化学療法, 放射線照射例, その他）
　肝不全, 腎不全
　消化吸収不良
　神経性食思不振症

らすとの明らかなエビデンスはない. しかし, 真菌が通過することのない対称膜で構成されるインラインフィルターを用いるべきである[1]. フィルターは週に1回程度, 点滴ルートと一緒に新しいものと交換する[1,2].

C）輸液ポンプ

　輸液ポンプを用いないで自然滴下することもよく行われるが, 高齢者, ハイリスク症例, 心疾患, 呼吸器疾患, 糖尿病患者など水分出納を厳密に管理する必要のある場合は輸液ポンプを用いる. 輸液ポンプの種類は, ローラー型, シリンジ型など, さまざまであるが, 精度, 流量設定範囲, 機能, 重量, 価格など, それぞれ異なるため, 特徴と操作法を熟知しておく. 輸液やライン交換時にポンプを一時停止した後の急速な自然落下や, 血液の逆流によるラインの閉塞に注意する.

▶（3）輸液製剤

　TPN用の輸液製剤はソフトバッグの**キット製品**が主流となっている **図8-5**. 糖質とアミノ酸, 電解質, さらにビタミンや微量元素が隔壁のある同一のバッグ内に収納されている. したがって, 補正用電解質の必要時追加投与以外は混注の必要性は少なく, 感染防止や作業の効率化に有用で, ガイドラインでも使用が推奨されている[1]. 必ず, 使用前に**すべての隔壁を開通させてよく混合する**ことが必要である **図8-5**.

　脂肪乳剤は別ルートから投与するが, 末梢ラインだけでなく中心静脈ラインの側管からも投与可能である[1]. ただし, **0.1 g/kg/時（20％製剤なら, 体重/2 mL/時）以下の速度で投与**し, 1.0 g/

116

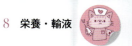

隔壁開通前　　　　　隔壁開通・混合後

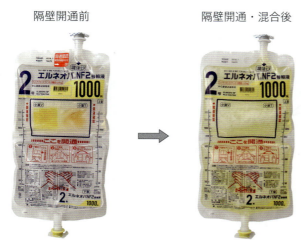

図8-5 TPN輸液製剤の一例

kg/日以上の投与は避ける[1,2]．脂肪はフィルターを通過しないので，フィルターよりも患者側に側管をつなぐ．脂肪を含むキット製品も販売されているが，この製剤を使用するときはフィルターを使用しない．感染予防のために，混注も行わない．

▶(4) TPN/SPN 施行の実際

A）CVC の挿入ルートと留置　図8-6

挿入ルートは 図8-6 のとおりいくつかあるが，カテーテルの固定や静脈炎の頻度から鎖骨下静脈経由が理想的である[1]．しかし，鎖骨下静脈経由の穿刺では，動脈穿刺，気胸，血胸などのリスクがあり，死亡例も報告されていることから，最近ではより安全な末梢静脈ルートからのアクセスが増加している（PICC）．特に肘静脈（尺側皮静脈が多い）からの挿入は安全性と簡便性から推奨される[1,2]が，肘の曲げ伸ばしによるカテーテルの閉塞，静脈炎の問題は，いまだ完全に解決できているわけではない．最近では，カテーテルキットの開発が進み，より固定がしやすく，静脈炎を起こしにくい製品も開発されている．さらに，超音波ガイド下に上腕の静脈を同定し，安全に PICC を留置する方法（上腕 PICC）も広まり，これは固定も安定している[2]．

大腸癌患者の化学療法や在宅栄養療法で用いる**皮下埋め込み式 CVC（CV ポート）**も普及してきたが，同様に上腕に留置する方法が普及しつつある[2]．

カテーテル挿入時には**マキシマムバリアプリコーション**（滅菌ガウン，滅菌手袋，滅菌ドレープ，マスク，キャップ手袋などの使用）にて感染対策を徹底した上で行う．

カテーテル挿入後はただちに胸部 X 線撮影を行い，カテーテル先端の位置だけでなく，その走行（折れ曲がりがないかなど），気胸などの合併症の有無などを確認する．

B）投与法

最初から急速に投与エネルギーをあげると肝機能障害が起きることがあるので，最初から維持量を投与することは控える．維持はキット製剤（高カロリー輸液基本製剤）を用いる場合，80～100 mL/時前後の速度で 24 時間持続投与することが多い．しかし，わが国では無脂肪での糖質の過剰投与がしばしば起きている．1 日に投与可能な糖質量には限界があり，**グルコースとして 5 mg/kg/分（侵襲時では 4 mg/kg/分）以下の速度**で投与する[1,2]．

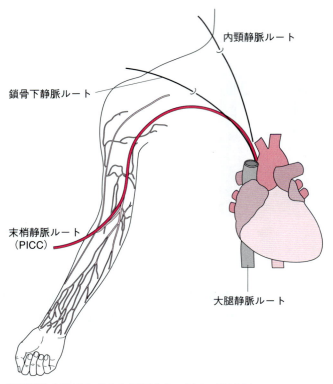

図8-6 末梢挿入式中心静脈カテーテル（PICC）

　したがって，糖質過剰に注意してキット製剤では全部入れずに残すという管理も考えるべき場合がある．ただし，キット製剤では原則，1日の基準量を完全に入れきらないと，ビタミンや微量元素は1日の必要量が補充されない[1]．この点をふまえた管理が，とくにTPNでの長期管理では求められる．ビタミン剤一体化キットでない場合は，1日1回輸液中に添加する必要がある．ビタミン投与時は遮光カバーを用いる．

　標準的な投与量の目安は，水分量2,000 mL，エネルギー30 kcal/kg/日，アミノ酸1.0～2.0 g/kg程度であるが，症例により適宜増減する．脂肪乳剤は通常，別ルートから投与するが，CVC側管からも厳密な感染対策のもとで投与可能である[1,2]．

C）投与中の管理と注意点

　基本的には末梢輸液同様，患者の全身状態の観察，輸液剤の投与速度，投与量をチェックする．過剰投与や投与量不足は代謝性合併症発症の原因となりうる．特に高血糖や電解質バランスには定期的に採血などの必要な検査を行い，予防に努めなければならない　表8-8　．

　TPN/SPNは長期施行例が多いので，感染対策が重要である[1,2]．まず，①カテーテル挿入時のマキシマムバリアプレコーションに加えて，②透明なドレッシングを貼り挿入部を清潔に保つ，③点滴セット，フィルターは週に1度定期的に交換する，などで対策をすることが必要である．

D）周術期の輸液管理

　手術による侵襲では，各種ホルモンやサイトカインの分泌などにより，体内の水分バランスが大きく変化する．主に水分とナトリウムの貯留が起き，術直後は尿量の減少がみられることが多

8 栄養・輸液

表8-3 栄養管理中必要な検査項目

体　重	週1回
尿	
尿量，比重，pH	随時
尿糖，ケトン体	随時
電解質	随時
尿素窒素，Cr	随時
血液	
血液一般	週1〜2回
TP, Alb	週1〜2回
血糖	当初毎日，以後週2回
肝機能，NH3	週1〜2回
電解質	週1〜2回
胸部X線写真	カテーテル挿入直後
	時間がたっていても，気胸が疑われるとき
細菌検査	
カテーテル，動脈血	異常発熱時

C 静脈栄養法

い（乏尿期）．この時期は循環血液量の減少に注意する．また同時に血管透過性が亢進し，水分，ナトリウムは血管外へ移動する．術後2〜3日を経過すると，血管外へ移動した水分，ナトリウムが血管内へ戻り，循環血液量の増加と尿量の増加がみられる（利尿期）．このとき，漫然とした輸液によりうっ血をきたすことがあるので注意しなければならない．特に心機能，腎機能の低下した症例においては注意が必要である．

▶ **(5) 合併症**

A) 手技上の合併症

CVC/PICC挿入，留置に伴うものが大部分であり，主な合併症を 表8-9 に示す．

鎖骨下動脈穿刺時は血液の逆流の様相から診断できる．この場合は慎重に穿刺針を抜去後，圧迫する．その後X線もしくはCT検査にて，胸腔内への出血がないか確認することが望ましい．また，気胸は鎖骨下静脈ルートの穿刺でしばしばみられる合併症であるが，胸部痛や呼吸困難，頻脈などの特有の症状がすぐには出現しない場合が多い．したがって継続した呼吸状態の観察を行い，必要なら直後だけではなく，時間をおいて繰り返しX線を撮影することが必要である．症状が増悪する場合は脱気のための胸腔ドレナージが必要となる．静脈炎は末梢静脈経由でPICCを留置した場合にみられる．穿刺局所の発赤，腫脹，疼痛が出現する．冷湿布で改善しない場合は抜去を検討する．

B) 感染性合併症

TPN/SPNは血管内にカテーテルという異物が留置されているため，感染の危険を常に抱えている．したがって，感染予防には十分留意すべきであることは当然のことで，①カテーテルの挿入は厳重な無菌操作下に行う（マキシマムバリアプレコーション），②挿入局所を清潔に保つ，③輸液の調整は無菌環境下に行う，④輸液ラインはクローズにする（閉鎖式の三方活栓を用い，側

119

表8-9 TPN/SPN 施行時の合併症

	合併症	診 断	対 策
カテーテル挿入関連	動脈穿刺（血腫，血胸）		
	気胸	胸部X線撮影，腹部X線撮影	手技の熟練
	空気塞栓		注意深い挿入
	胸管損傷・神経叢損傷	試験穿刺など　上肢の麻痺	
カテーテル留置関連	血栓性静脈炎		
	カテーテル位置不良	胸部X線撮影，腹部X線撮影，CT撮影	カテーテル再挿入
	カテーテル塞栓		カテーテル抜去　観血的除去
	心タンポナーデ	呼吸困難	エコー下心囊穿刺
	血管外逸脱，胸腔内輸液注入		胸腔穿刺
細菌感染	菌血症	発熱，血液培養	マキシマムバリアプレコーション，カテーテルの無菌的挿入，局所とルートの清潔保持，抗生物質投与，カテーテル抜去

管からの注入を可能な限り避ける），⑤輸液ラインは必ず定期的に無菌操作で交換する，などの対策を励行することが重要である[1,2]．

TPN 管理中のカテーテル関連血流感染症 catheter-related blood stream infection（CRBSI）では，38℃を超える発熱，白血球増多がみられることが多い．しかし，CRBSI の確定診断は難しく，CRBSI を疑った場合は迅速にカテーテルを抜去し，カテーテル先端を細菌培養に提出する．また，真菌感染は時として真菌血症，真菌性眼内炎による失明など，重篤な合併症に至ることもまれではなく，必ず眼科的診察を行う．

C）代謝性合併症

静脈栄養は経腸栄養と異なり，静脈内に直接栄養成分を投与する，いわば非生理的栄養法である．そのため，高血糖，電解質異常，肝機能障害，微量元素欠乏症，ビタミン欠乏症などさまざまな代謝性合併症出現の可能性がある．血液，尿の生化学検査を定期的に行い，異常の早期発見に努めて不可逆的な状態に陥る前に適切な処置を講じなければならない．主な合併症は経腸栄養施行時と同様で，その対策は **表8-5** に示した．

また，ビタミンは生体にとって必須のものであるが，その中で特にビタミン B_1 を併用せずにTPN を施行すると，ビタミン B_1 の欠乏による重篤なアシドーシスが発現することがある．したがって，TPN 施行中は必要量（目安として1日3mg以上）のビタミン B_1 を投与する．ただし，TPN 開始時にすでに潜在的にビタミン B_1 欠乏の患者がいること，ビタミンや微量元素を含むTPN キット製剤でも，輸液の投与量が少ないと1日の必要量が投与されない[1]こと，に注意する必要がある．万が一ビタミン B_1 欠乏による重篤なアシドーシスが発症した場合は，直ちに100～400mgのビタミン B_1 製剤を静脈内投与する．主なビタミン欠乏症状は **表8-10** の通りである．

8 栄養・輸液

表8-10 主なビタミン欠乏症状

ビタミンA	夜盲症
ビタミンB_1	乳酸アシドーシス，ウェルニッケ脳症，ライ症候群，脚気
ビタミンB_2	口内炎，脂漏性皮膚炎，口角炎
ビタミンB_{12}	大球性貧血
ビタミンC	皮下出血
ビタミンD	骨軟化症，くる病
ビタミンE	血液凝固能亢進
ビタミンK	血液凝固能低下
ビオチン	脱毛，湿疹，乳酸アシドーシス

D 経口摂取のすすめ方

静脈栄養法，経腸栄養法とも有用な栄養法であるが，あくまでも人工栄養であり，いずれは経口摂取に移行するのが本来の姿である．この場合，経口摂取が可能になったからといって，早急に必要量のすべてを経口摂取に移行することは困難であり，段階を踏んで徐々に移行することが望ましい．経口摂取の開始時期，内容の検討も重要である．

1 静脈栄養から経口摂取への移行（消化器外科術後など）

かつて手術症例では排ガスのみられた時点で経口摂取へ移行していたが，最近の消化器外科手術症例では，経口摂取の開始日が早くなっている．縫合不全，イレウス症状がある場合，疑いのある場合は経口摂取開始を遅らせる．

①経口食は，最初は流動食から開始し，徐々に粥食，普通食へあげていく「段階食」が一般的であったが，最近はその必要性は高くないともされ，術後の食事開始日の早まりとともに，術後食の種類も少なくなる傾向があるが，術式や病態に応じた食事の工夫は重要である[3]．

②食事開始時期は手術術式や患者の状態により異なるが，最近は**クリニカルパス（clinical pathway：CP）**が多くの病院でつくられ，輸液管理を含めて手術の術式ごとにCPで同じ管理が行われることが多い．ただし，合併症の早期発見による個別化管理（重篤化の予防）はきわめて重要で，**術後早期の患者の「正常」と「異常」を看護師は特によく理解しておく必要がある．**

例えば，胃切除では現在は術後3～4日目くらいで食事が開始されることが多いが，前述のとおり必ずしも原則通りにいかないことも多い．

経口摂取量の増加に伴って輸液量・静脈栄養による投与エネルギー量は徐々に下げる．

2 静脈栄養→経腸栄養→経口摂取

経口での食事摂取が長期間不可能（例えば食道癌根治術後に大きな合併症が発生した場合など）な患者では，静脈栄養管理主体から，可能な限り腸を使った管理としてまず経腸栄養（経管栄養

管理への移行を考える[4]．その意義は，①経口摂取前に腸を使うことにより，経口摂取への移行を円滑にする，②経口摂取は再開されても不十分なことが多く，静脈栄養の中止による投与エネルギー量の急激な減少を避ける，ことにある．静脈栄養とくにTPN施行中は，腸管機能の低下をきたしている例があるので，経腸栄養開始時は腸管内への急速投与，大量投与は避け，投与量は少量から徐々に増量する[1,2]とともに，静脈輸液量を少しずつ減量していく配慮が必要である．経口摂取開始後の経腸栄養の減量も，食事摂取状況をみながら行うことが肝要である[4]．

　消化器外科領域における経口摂取は，腸管の切除，食物が通るルートの変更などがあり，種々の問題が起こることがある．術後の誤嚥，**ダンピング症候群**（胃切除後などで炭水化物が急速に小腸に流入するために起き，冷や汗，動悸，めまい，顔面紅潮，全身倦怠感，全身脱力感，全身熱感，低血糖などの症状が起こる），大腸切除後の人工肛門管理などは患者自身が術前から知っておくべき知識であり，医師，看護師，栄養士，薬剤師などの医療スタッフが患者の情報を共有し，チーム医療で適切な指導を行う必要がある．

E 在宅栄養療法

　在宅栄養療法は自宅という住み慣れた環境の中で必要な栄養投与を行うことによりQOLを高めることが目標である．なかには社会復帰，職場復帰が可能となる場合も多い．在宅栄養療法の適応となる患者は，①経口摂取が不十分で栄養投与が必要である，②状態が安定しており，家族

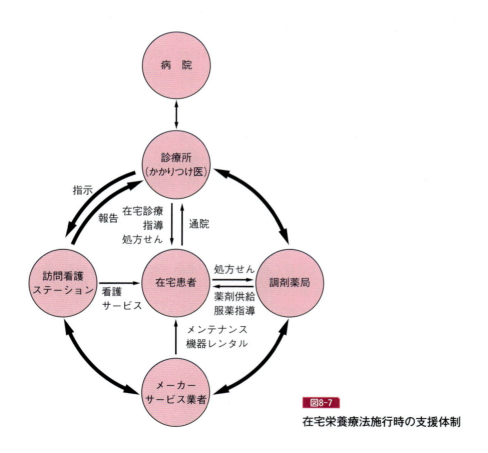

図8-7
在宅栄養療法施行時の支援体制

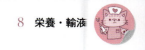

の理解と協力が得られる，③患者本人に在宅療養への意欲がある，などの場合である．在宅栄養療法では，必ずしも入院時と同じ栄養管理はできないが，患者の満足度は大きなものがある．

在宅栄養療法の施行にあたっては，経口栄養の他に，経腸栄養管理，在宅中心静脈栄養管理があるが，腸管が使用できる状況下であれば，経腸栄養管理を第一選択として検討する．

しかし，腸管大量切除症例，腸管機能低下症例など，経腸栄養が困難な症例においては，在宅中心静脈栄養管理が選択肢となる．これらいずれの方法でも，本人ならびに家族らが，操作，消毒，薬剤や輸液の交換方法，注入法など必要な技術や知識をあらかじめ習得しておかなければならず，個々の状況に応じた選択や支援が必要となる．また，家族の協力体制，訪問診療，訪問看護，さらには社会福祉サービスなどでの情報共有と支援体制の充実により，在宅栄養療法はさらに進歩，発展していくことが期待される 図8-7 ．

1) 日本静脈経腸栄養学会，編．静脈経腸栄養ガイドライン（第3版）．東京: 照林社; 2013.
2) 日本静脈経腸栄養学会，編．日本静脈経腸栄養学会 静脈経腸栄養テキストブック．東京: 南江堂; 2017.
3) 前田恵理，鍋谷圭宏，河津絢子，金塚浩子，實方由美，高橋直樹，若松貞子．特集:「外科治療における患者給食の意義」周術期栄養管理のツールとしての患者給食と栄養状態．外科と代謝，栄養．2021; 55: 62-9.
4) 河津絢子，掛巣孝則，佐々木良枝，實方由美，近藤 忠，羽田真理子，福原麻后，高橋直樹，鍋谷圭宏．特集: 経口栄養への見きわめとリスク管理 症例から学ぶ静脈栄養→経腸栄養→経口栄養への道: 食道がん術後患者への栄養サポート．Nutrition Care．2013; 6: 34-9.

〈金塚浩子　鍋谷圭宏〉

総論

9 悪性腫瘍・がん悪液質

I 悪性腫瘍

A 特性

生体における正常細胞の増殖は，生命維持を目的とする合目的なものであり，一定の限度や秩序のもと，周囲組織と調和を保ちながらなされる．一方，腫瘍 tumor（あるいは新生物 neoplasm）とは，身体組織に由来する細胞の自律的な，生体の調和を無視した過剰増殖により形成される病態で，その生物学的性状や病理組織学的所見から，良性 benignancy と悪性 malignancy に区分される．

腫瘍は生体を構成するすべての組織から発生するが，その発生母地から，皮膚や粘膜など上皮性細胞からできるがん carcinoma, cancer と，それ以外の非上皮性細胞（骨，筋肉，血管，神経など）からできる肉腫 sarcoma に分けられる．がんの方が肉腫より発生頻度が高い．

なお，「がん」はすべての悪性腫瘍を意味することが多く，「癌」は個々の上皮性悪性腫瘍を表して使う場合が多い（例えば胃癌）．

1 腫瘍の発育・増殖形態

良悪性境界病変の存在や良性腫瘍の悪性化もあるが，良性腫瘍と悪性腫瘍の発育には大きな違いがある．

良性腫瘍

1. 膨張性に発育し，その速度は遅く，経過は長い．
2. 周囲の組織を圧迫することはあるが，その境界は明瞭で，生命予後への影響はない．

悪性腫瘍

1. 浸潤性に発育し，その速度も速い．
2. 周囲の組織に浸潤するため境界も不明瞭となり，中心部にしばしば壊死や潰瘍を形成する．
3. 腫瘍の増大や転移により，究極的には宿主を死に至らしめる．

9 悪性腫瘍・がん悪液質

2 悪性腫瘍の特徴

▶(1) 転　移

　無限, 無秩序な増殖と**転移** metastasis が悪性腫瘍のもっとも大きな特徴といえる. 転移とは, 原発巣から独立した増殖巣を形成すること. 治療上, 重要なポイントである.

　転移の形成は, 増殖した腫瘍細胞が原発巣から遊離して周囲のリンパ管や静脈に侵入し（**脈管侵襲**）, リンパ節や遠隔臓器に移動して生着し, そこで増殖して転移巣が形成される.

　転移の経路として, 以下のものがある.

A) リンパ行性転移

　腫瘍細胞がリンパ管に侵入し（**リンパ管侵襲**）, リンパ流によってリンパ節に運ばれて増殖し, 転移巣を形成する. 通常は, 原発巣と直結するリンパ流をもつリンパ節（**所属リンパ節**）に転移する.

　所属リンパ節は臓器ごとに定められ, 腫瘍局所に近い順に1群, 2群, 3群リンパ節と分類されている. それより遠いリンパ節への転移は遠隔転移とされ, がんの進行度 stage を決める場合など, 所属リンパ節転移とは異なった取り扱いになる.

ウィルヒョウ（Virchow）転移: 腹腔内のがん, 主に胃癌にみられるリンパ節転移で, 胸管を経て左鎖骨上窩リンパ節に転移したもの. 典型的な遠隔リンパ節転移とされる.

B) 血行性転移

　腫瘍細胞が静脈に侵入し（**静脈侵襲**）, 血流によって他臓器に運ばれて増殖し, 転移巣を形成する. 消化器がんの血行性転移では, 門脈系の血流によって**肝転移**を形成する. 体循環系に入った腫瘍細胞は, **肺転移**をきたすことが多い. その他, 肺癌の脳転移や乳癌, 前立腺癌の骨転移など, 特定のがんにおいて転移好発臓器がある.

　なお, 転移リンパ節から血流に入る, 胸管を経て左静脈角から血流に入るなど, リンパ流を経由して血行性転移が生じる場合もある.

C) 播種性転移

　体腔面に露出した原発巣から, 腫瘍細胞が胸腔や腹腔に播種されるように遊離し, 数多くの結節性の転移巣を形成する（**胸膜播種, 腹膜播種**）. しばしば滲出液を生じ, **胸水**や**腹水**が貯留する（**がん性胸膜炎, がん性腹膜炎**）.

シュニッツラー（Schnitzler）転移: 胃癌が骨盤底のダグラス窩に転移したもので代表的な腹膜播種性転移. 腹腔内のがんは, 重力の関係で骨盤底に転移しやすい.

クルッケンベルグ腫瘍: 胃癌の卵巣転移, これも腹膜播種性転移といわれる.

D) 接触性転移

　腫瘍細胞が正常組織と接触して転移巣を形成すること. 口唇癌, 眼瞼癌, 女性外陰部癌などの他側への転移が代表的であるが, 手術や処置の際, 器具や手指を介しての転移もある（**医原性転移**）.

▶(2) 発がん

　1個の細胞ががん化して, 目に見える大きさ（1 cm, 1 g, 細胞数にして約10億個）になるには約30世代の細胞分裂が必要とされ, その期間は10〜30年といわれる. そのプロセスは, **イニシ**

エーション initiation，**プロモーション** promotion，**プログレッション** progression という 3 段階で進行すると考えられている．

A）イニシエーション

化学発がん物質，放射線，ウイルス，紫外線，活性酸素など**イニシエーター**の発がん刺激で細胞の DNA が傷つけられ，突然変異が引き起こされる．それに伴ってがん遺伝子の活性化やがん抑制遺伝子の不活化なども生じ，発がんのきっかけとなる段階．

B）プロモーション

イニシエーションされた細胞が，化学発がん物質，食塩，脂肪，ホルモン，炎症など**プロモーター**の細胞増殖刺激で選択的に増殖し，前がん病変や良性腫瘍になる段階．

C）プログレッション

増殖した細胞が，**遺伝子の変異**が積み重なることにより悪性のがんとなる段階．

多段階発がん：このように，がんは多くの遺伝子異常の重なりで発生し，その蓄積で進行するため，多段階発がんともいわれる．がん化の各段階でかかわる遺伝子異常について，例えば腺腫から発生する大腸癌では，①がん抑制遺伝子 *APC* の異常により，前がん病変である腺腫が発生，②次にがん遺伝子 *K-ras* の突然変異が起こると，腺腫は増大し異型度も増す，③さらにがん抑制遺伝子 *p53* の異常が重なるとがん化する…という発がん経路が考えられている．こうした知見から**「がんは遺伝子の病気」**といわれる．

がん遺伝子 oncogene：細胞の増殖や分化を調節する遺伝子に傷がついたとき，特定のタンパク質（細胞増殖因子）の働きが異常に強まり，がん化に繋がる際限ない細胞増殖を引き起こす場合がある．この発がんを促進する遺伝子をがん遺伝子といい，傷がつく前の遺伝子を**がん原遺伝子** proto-oncogene とよぶ．多くのがん遺伝子が同定されているが，*K-ras*，*HER2*（*ErbB2*），*c-myc* などが代表的．

がん抑制遺伝子 tumor suppressor gene：がん発生を抑制するタンパク質（がん抑制タンパク質）を作る遺伝子で，DNA の傷の修復，異常な細胞増殖の抑制，増殖細胞の細胞死（アポトーシス apoptosis）への誘導などの働きで発がんを抑制する．この遺伝子に傷がついたり，失われたりした場合，がん化は促進される．*p53*，*Rb*，*APC*，*BRCA1*，*PTEN* などが代表的．

B 疫　学

病気の原因や本態を究明する医学の一分野．がんについては，その発生や罹患，死亡状況などを調べ，発生に関する宿主要因や環境要因を解明し，がんの予防や治療に貢献する研究分野をいう．

1 がん死亡とがん罹患

▶（1）日本人の死因

令和 4 年のわが国の死亡者数は 156 万 8961 人（前年比約 12 万 9105 人増）．がん（悪性新生物）による死亡は約 38 万人（男性約 22 万，女性約 16 万）で全体の 24.6％，およそ **4 人に 1 人**が「が

んで死亡」する．昭和56年に死因のトップとなり，それ以降は続けて上昇傾向にある．なお，死因の2位は心疾患で17万9524人（14.8%），3位は老衰で17万9524人（11.4%），4位が脳血管疾患で10万7473人（6.8%）である（厚生労働省，令和4年人口動態統計より）．

▶(2) がん死亡とがん罹患

令和4年のがん死亡は38万人（男性22万，女性16万）．男性: 肺癌5.3万，大腸癌2.9万，胃癌2.7万，膵癌1.9万，肝癌1.5万，女性: 大腸癌2.6万，肺癌2.3万，膵癌2.0万，乳癌1.6万，胃癌1.4万とされる．一方，がん罹患は101万8900人（男性約58.4万，女性約43.5万）．男性前立腺癌9.6万，胃癌9.1万，大腸癌9.0万，肺癌8.6万，肝癌2.8万，女性: 乳癌9.4万，大腸癌6.9万，肺癌4.3万，胃癌4.1万，子宮癌2.9万とされている（いずれも予測値，内訳は多い順に5位まで記載．がんの統計2023より）．生涯でがんに罹る確率は，男性60%，女性45%と計算されている．

同年のがん罹患者と死亡者の比は，全がんでは2.7（男性約2.7，女性2.7）．膵癌は1.2，肝癌は1.7，肺癌は1.7と小さく，罹患と死亡の数があまり変わらない．これは治療効果が低いことを意味し，これらでは一次予防がより重要となる．一方，大腸癌は9，胃癌は3.2，乳癌（女）は6.0，前立腺癌は7.2と大きい．これらは治療効果が高く，二次予防の効果が期待できる．

2 がんの発生要因

「がんは遺伝子の病気」といわれるが，遺伝するもの（遺伝性非ポリポーシス大腸癌，家族性大腸腺腫症，家族性乳癌，網膜芽細胞腫など）は5%以下と少なく，前述の遺伝子異常の重なりで発生する多段階発がんによるものが多い．この遺伝子異常を引き起こすのが発生要因で，宿主要因，環境要因，生活習慣要因などに分類される．実際には，これらすべてが複雑に影響しながらがんは発生する．

▶(1) 宿主要因

年齢が最大要因で，がんは加齢に伴い罹患率が高くなり，生涯に2人に1人はがんに罹るといわれる．細胞の老化に加え，長期にわたるリスクの高い生活習慣の継続，環境要因への曝露による．次は家族歴で，遺伝子の類似性や，一定の生活習慣や環境を家族内で共有するためとされる．

▶(2) 環境要因，生活習慣要因

前者は，物理化学的要因（大気，水，放射線，赤外線，紫外線），生物学的要因（ウイルス，細菌，寄生虫），社会・心理的要因（職業，社会階層，経済状態，教育レベル，ストレス）などがあげられる．後者は，食生活，喫煙，飲酒，職業，運動，睡眠などである．

米国人のがんの原因: ハーバード大学（米国）の報告によれば，喫煙30%，食事30%，運動不足5%，職業5%，遺伝5%，ウイルス・細菌5%，周産期・成育5%，生殖3%，飲酒3%，社会経済要因3%，環境汚染2%，放射線・紫外線2%，医薬品・医療行為1%，食品添加物・汚染物質1%と推計されている（1996年のHarvard Report of Cancer Preventionによる）．喫煙，食事，運動，飲酒といった生活習慣要因が68%を占めており，他にも努力次第で改善可能な要因が多い．こうした状況から「がんは生活習慣病」といわれる．

3 がんの予防

「がんは予防できる病気」である．予防には，一次予防（がんにならない）と二次予防（がんで死なない＝早期発見）がある．一次予防では，これまでの研究で得られた知見に基づき，がん発生のリスクをできるだけ抑えることが目標となる．これさえ守ればがんにならない……という絶対的な予防法はない．

▶（1）日本人のためのがん予防法

国立がん研究センターでは，国内外の研究や検討の結果から，日本人に推奨できる科学的根拠に基づく以下の「がん予防法」を公表している．

1) 喫煙: たばこは吸わない．他人のたばこの煙（受動喫煙）を避ける．
2) 飲酒: 飲むなら節度のある飲酒を（1日あたりアルコール量にして23g程度）．
3) 食事: 偏らずバランスよくとる（塩蔵品や食塩摂取は最小限に，野菜や果物不足にならない，飲食物を熱い状態でとらない）．
4) 身体活動・運動: 日常生活を活動的なものに．
5) 体型: 肥満，痩せ過ぎを避けて適正な範囲に保つ．
6) 感染: 肝炎ウイルス感染検査と適切な措置を．機会があればピロリ菌検査を行う．

現段階では，禁煙をはじめとする生活習慣改善がもっとも実行すべきがん予防法といえよう．なお，がん研究振興財団より「がんを防ぐための新12か条」も2011年に公開されているので参照されたい．

▶（2）がん検診

多くのがんは，早期発見すれば治癒が期待できる．がん検診は，症状のない早期のがんの発見に有効で，前述の二次予防がこれにあたる．

有効ながん検診として，胃癌: 問診＋X線検査または内視鏡検査（50歳以上の男女，2年に1回，前者は40歳以上で年1回），子宮頸癌: 問診＋視診＋細胞診＋内診（20歳以上の女性，2年に1回），乳癌: 問診＋乳房X線検査（40歳以上の女性，2年に1回），肺: 問診＋胸部X線検査＋喀痰検査（40歳以上の男女，年1回），大腸癌: 問診＋便潜血検査（40歳以上の男女，年1回）が勧められている（厚生労働省2008年，がん予防重点健康教育及びがん検診実施のための指針より）．これらの検診で異常があれば，内視鏡検査やCT検査などの精密検査に進む．

C 診　断

がんはある程度進行して初めて症状が出ることが多いため，検診以外では，症状出現後に血液検査や画像検査で発見される場合が多い．最終的に病理組織学的検査でがんを確定することが大切で，例えば，消化管内視鏡検査における生検で，消化管がん（食道癌，胃癌，大腸癌など）が確定診断される．

現在，がんの診断法は多岐にわたるが，ここでは代表的な血液検査である腫瘍マーカーと画像検査について述べる．

9 悪性腫瘍・がん悪液質

1 腫瘍マーカー

がんでは，健康な身体にはあまりみられない，そのがんに特徴的な物質を産生するものがある．このうち，主に血液検査で測定可能なものを腫瘍マーカーといい，各々について正常値が定められている．がんの進行に伴って高値をとることが多く，がんの診断，経過観察，治療効果の判定，再発予知などの指標として広く臨床で用いられている．

早期診断における有用性は確立していないが，進行がんに対する化学療法や放射線治療の効果判定，再発予知には有用とされる．

代表的なものに CEA: 腺がん（胃，大腸，膵臓，肝臓，乳腺，卵巣など腺組織をもつ臓器のがん），CA19-9: 膵癌や胆道癌，AFP や PIVKA-Ⅱ: 肝癌，PSA: 前立腺癌などがある．これ以外にも多くのマーカーがあるが，ここでは紹介しきれないため他の参考書や資料（国立がん研究センターがん情報サービスなど）を参照されたい．

がんでもマーカーが上昇しない症例があり，一方では良性疾患，炎症，喫煙などでの上昇もみられ，その解釈に注意が必要な場合もある．したがって，実際の臨床でがんの存在や病態を診断する場合，腫瘍マーカーだけでは不十分で，他の血液検査，画像検査，身体所見などをあわせて総合的に判断する．

2 画像診断

がんによる各臓器の形態学的変化を画像にとらえて診断すること．以下の検査法がよく用いられる．

▶ (1) CT（computed tomography）

人体に多方向から照射した X 線の透過度（吸収度）をコンピュータ処理し，黒から白への輝度（明るさ）で表す断層像を作成する．頭部，胸部，腹部をはじめ全領域の検査が可能で，現在，がんの精査法としてもっとも普及している．

造影剤を使用する造影 CT では，腫瘍内の血流に造影剤が入って周囲組織とのコントラストがはっきりし，診断がより正確となる．また，血管との位置関係や血管への浸潤も明らかにできる．最近の 320 列マルチスライス CT では，1 回（0.35 秒）で 16 cm の範囲を撮影でき，検査時間は短く，放射線被曝や造影剤の使用量も少ない．3D 画像や動画も得られ，低侵襲でより細かい検査が可能である．この画像により，病変を確認しながら手術を行うナビゲーションサージェリーも普及しつつある．

▶ (2) MRI（magnetic resonance imaging: 磁気共鳴画像診断法）

人体に核磁気共鳴現象を起こさせ，生じた電磁波の強弱をコンピュータ処理して断面像を作成する．MRI の利点は，①X 線を使用しないので放射線被曝がない，②水平断面だけでなく任意の断面像を作成できる，③造影検査も行えるなど．欠点は，①検査時間が CT より長い，②検査中のノイズ，③閉鎖恐怖症や心臓ペースメーカ装着患者には不向きなことであろう．

MRI の診断能が高い部位は，脳，脊椎（脊髄），四肢，関節，骨髄，骨盤内臓器（子宮，卵巣，前立腺），頭頸部など．腹部実質臓器（肝臓，胆道，膵臓）も CT にない情報が得られる．他方，

C
診断

肺では有用性はほとんどない．このような特性を知ったうえで，疾患や部位によって適応する．

MR 胆道膵管撮影 MRCP（MR cholangiopancreatography）：MRI で胆汁と膵液を高信号に描出する撮影法．造影剤を使わずに膵胆管像が得られ，後述の ERCP に比べ非常に低侵襲である．

▶ (3) PET（positron emission tomography: 陽電子放射断層撮影法）

がん細胞が正常細胞に比べ糖代謝が亢進していることを利用する．ブドウ糖に似た FDG（フルオロデオキシグルコース）に微弱な放射能を出すポジトロン核種を組み込んだ薬剤（^{18}F-FDG）を投与し，約1時間後に撮影して FDG の集積を特定し診断する．この薬剤による放射線被曝は微量（胃 X 線造影検査とほぼ同程度）で安全な検査といえるが，血糖値が高い場合（150 mg/dL 以上）は施行できないこともある．

PET の長所は，①一度の検査で全身がみられる，②病変部をコントラストよく描出できる，③腫瘍の種類を問わず検出できる，④良悪性の鑑別，病期診断，治療効果判定，再発・転移診断に有用なこと．これらの特徴から PET をがん検診に応用する施設もある．なお，FDG は炎症巣にも集積し，生理的には脳と尿路系に強く集積する．咽頭，心筋，乳腺，肝臓，消化管などにも生理的な集積がみられ，読影の際は病的集積との判別が重要となる．また，PET 画像だけでは病変部位の判定が困難な場合もあり，CT を同時に撮影して画像を組み合わせ（**PET-CT**），診断能を向上させている．

▶ (4) X 線造影検査（barium contrast inspection）

上部消化管（食道・胃・十二指腸），下部消化管（大腸: 結腸・直腸）の造影検査が一般的で，消化管がんの診断に広く用いられる．前者はバリウムと空気（発泡剤）を飲用し，後者は肛門から注入して病変を描出する（**二重造影法**）．長所は，病変の全体像を把握でき，その位置や範囲，周囲臓器との関係など，後述の内視鏡に比べて視野の大きい所見が得られること．外科手術では，切除の可否や術式の決定，切除範囲の決定などに必須の検査である．一方，形態的変化に乏しい病変は見逃される恐れがある．従来，がん検診や消化管スクリーニングでは中心的な検査であったが，この診断精度や放射線被曝の問題から，内視鏡検査が主流になりつつある．

消化管がんの診断では，X 線造影と内視鏡，両者の特長を生かして併用することが診断能や診断効率の向上につながる．

▶ (5) 内視鏡検査（endoscopy）

上部および下部消化管内視鏡検査が一般的．前者は口（経口）または鼻（経鼻）から，後者は肛門から内視鏡を挿入して各々の臓器を観察する．現在，がん検診や消化管スクリーニングの中心的な検査法で，早期がんにみられる粘膜のわずかな凹凸や色調の変化も観察でき，診断能は高い．さらに，生検によってがんの確定診断が可能で，消化管がんの診断には欠かせない検査である．

胆・膵内視鏡検査としては，**内視鏡的逆行性胆管膵管造影（endoscopic retrograde cholangiopancreatography: ERCP）**がある．十二指腸に挿入した内視鏡からカテーテルを十二指腸乳頭に入れ，胆管や膵管に造影剤を注入して X 線撮影する検査法で，膵胆道系病変の診断に有用である．

近年の内視鏡機器や診断技術の進歩は目覚ましく，より早期で，より確実な診断が可能となっている．また，診断だけでなく，消化管早期がんに対する**内視鏡的治療**など，治療にも内視鏡が

9 悪性腫瘍・がん悪液質

広く使用されている.

▶（6）超音波検査 ultrasonography（US）

超音波とは，人の耳には聞こえない高い周波数（3.75〜5 MHz）の音波で，直進性が高いという性質をもつ．体表面に探触子（プローブ）をあてて超音波を発信し，臓器や組織からの反射波（エコー）を受信してコンピュータ処理し，画像を作成する．苦痛や副作用もなく安全な検査で，産婦人科領域では胎児にも用いられる．

いつでも，どこでもできる簡便な検査法で，がんのファーストステップ検査，治療後のフォローアップ検査としても有用．ほぼ全身の臓器を調べられるが，腹部では肝臓，胆囊，腎臓，膵臓，脾臓，膀胱など，さらに乳房や甲状腺などが主な検査対象となる．

▶（7）超音波内視鏡 endoscopic ultrasonography（EUS）

先端に超音波プローブを備えた内視鏡を用いて，消化管の中から超音波検査を行う．観察対象に近いため分解能の高い画像が得られ，おもに上部消化管，大腸，膵臓，胆道（胆囊，胆管）で使われる．通常の内視鏡像に加え，粘膜構造，周囲臓器，血管，リンパ節なども観察できるため，深達度や浸潤形態の診断，良悪性の鑑別，周囲臓器との位置関係やリンパ節転移の評価などが可能である．

D 治 療

手術により腫瘍組織を摘出する外科治療（手術療法）が第一選択であるが，他に放射線治療，化学療法，免疫療法，ホルモン療法などがある．ここでは各々について概説するが，各がんに対する具体的な治療法は，本書の各論や各がんに対する治療ガイドラインを参照されたい．

これらの治療法は単独で行われる場合もあるが，各治療の不十分な点を補い，効果の増強を目指して併用されることも多い（**集学的治療**）．

1 外科治療

病巣を一塊（en bloc）に摘出することが原則で，もっとも有効な治療法．

▶（1）治癒切除と非治癒切除

手術術式は，各臓器がんについて定型的な術式が確立されている（**標準術式**）．原発巣（周辺臓器への浸潤も含む）と所属リンパ節，転移巣があればそれも含めて取り残しなく切除した場合を**治癒切除**（**根治切除**）といい，もっとも望ましい治療法である．他方，それらの一部または全部を取り残した場合は**非治癒切除**となる．術後は，前者では再発のリスク，後者では取り残しの程度に応じて，化学療法などが施行される．

姑息手術：腫瘍の進展状況から原発巣が切除不能であったり，全身状態が不良で大きい手術侵襲に耐えられないような場合，症状改善を目的に行われる手術．消化管がんの閉塞症状に対する胃空腸吻合術や人工肛門造設術など．その他，化学療法の効果増強を目的に，腫瘍量を減少させる**減量手術**が試みられる場合もある．

▶（2）拡大手術と縮小手術

　通常の手術では，上記の根治切除を目指す標準術式が行われるが，さらなる根治性を求めて，隣接臓器や遠隔リンパ節を広範に合併切除する拡大手術が選択されることもある．しかし最近は，術後の quality of life（QOL: 生活の質）の維持に重点がおかれ，根治性を損なわないことを前提に，切除範囲の縮小や手術侵襲を小さくする手術（低侵襲手術）が一般化している．乳癌に対する乳房温存手術や各臓器がんに対する腹腔鏡や胸腔鏡を用いた鏡視下手術などが代表的．さらに，手術支援ロボットによる手術も保険適用となり普及してきている．

2 放射線治療

　近年の放射線治療の進歩は目覚ましい．放射線をより病巣部に集中させ，周囲正常組織の被曝を抑える技術の発達で治療効果は飛躍的に向上し，副作用も軽減している．さらに粒子線治療も注目され，放射線治療を受ける患者数は急激に増加している．

　体外から放射線をあてる一般的な外部照射の他，体内からの内部照射，アイソトープ（放射性同位元素）を用いた内用療法がある．いずれも放射線で腫瘍細胞の DNA を損傷させ，傷害する治療法である．

　治療目的から，治癒を目指す根治照射，腫瘍を縮小させて延命をはかる姑息照射，症状緩和が主体の緩和照射に分けられる．治療方法は，単独療法，外科治療との併用（術前・術中・術後照射），化学療法や分子標的治療と併用する化学放射線療法（chemo-radiotherapy），免疫療法との併用がある．

　放射線治療の特徴は，①外科治療のような体への負担は少なく，臓器機能も温存できること，②化学療法のような全身的な副作用が少ないことである．

　しかし，正常組織への照射が完全に防げるわけではないので，有害事象について長期の経過観察が必要である．

▶（1）外部照射

　現在行われている高精度放射線治療と粒子線治療を紹介する．

　A）定位放射線照射 stereotactic irradiation: STI

　固定具で正確に設定された病変に対して，多方向から集中的に X 線を照射するピンポイント照射法．1回照射の定位手術的照射と分割照射の定位放射線治療がある．最近は，CT で病変をとらえながら高精度に照射する画像誘導放射線治療も行われる．呼吸移動が大きい肺や肝では，呼吸同期法，病変を自動追尾する動体追跡法などが工夫されている．

　従来のリニアックの他，本治療の専用機であるガンマナイフ（頭部），サイバーナイフ（頭頸部〜体幹）などが使われる．適応は，脳腫瘍，肝癌，肺癌など．

　B）強度変調放射線治療 intensity-modulated radiation therapy: IMRT

　CT とコンピュータで病変ごとに最適の照射法を求め，多方向から放射線強度を変えながら X 線を照射する．病変の形に応じて均一な線量分布が得られ，これまで難しかった正常組織に囲まれた病変の照射も可能となった．本治療の専用機としてトモセラピーも普及しつつあり，現在もっとも進んだ放射線治療法の一つ．適応は，限局性の固形悪性腫瘍で，前立腺癌，頭頸部腫瘍，

132

9 悪性腫瘍・がん悪液質

脳腫瘍が中心となる．

C）粒子線治療 charged particle therapy

A），B）では X 線（一部 γ 線）が使われ，これは光子線（電磁波）に分類される．本治療では水素の原子核である陽子や炭素イオンが使用されるが，これらは質量のある粒子で，とくに炭素イオンは陽子の 11 倍の質量をもち重粒子とよばれる．この粒子を高エネルギーに加速し（光速の 60～80％まで），照射するのが粒子線治療で，陽子線治療と重粒子線治療がある．わが国で治療可能な施設は，前者は 12 施設，後者は 5 施設（2016 年 9 月現在）で，両治療とも高度先進医療や臨床試験として行われる．

粒子線治療の特徴は，X 線治療に比べて，①線量の局所集中性が優れる，②照射回数が少なくてすむ，③腫瘍細胞の傷害効果が高い（陽子線は 1.1 倍，重粒子線は 2～3 倍），④とくに重粒子線は X 線や抗がん剤抵抗性の腫瘍，深部の腫瘍にも効果が期待できるなど．適応は，高度先進医療として頭頸部腫瘍，頭蓋底腫瘍，眼腫瘍，肺癌，肝癌，骨・軟部肉腫，前立腺癌，臨床試験として脳腫瘍，中枢神経腫瘍，食道癌，膵臓癌，子宮癌，直腸癌術後再発などである．

▶ **(2) 内部照射（密封小線源治療）**

放射性物質（ラジウム，イリジウム，ヨード）を金属製カプセルに封入し，体内に入れて照射する．口腔癌，舌癌，乳癌，前立腺癌，リンパ節転移などの病巣部やその周囲に入れる組織内照射法，子宮癌や食道癌など腔のある臓器で行う腔内照射法がある．

▶ **(3) 内用療法**

腫瘍組織への集積性が高い放射性同位元素を組み込んだ薬剤を，経口あるいは経静脈的に投与する．甲状腺癌に対するヨウ素-131（^{131}I），骨転移に対するストロンチウム-89（^{89}Sr），塩化ラジウム-223（^{223}Ra），悪性リンパ腫に対するイットリウム-90（^{90}Y）など．

3 化学療法

抗がん剤による治療法．近年の抗がん剤の進歩は目覚ましく，多くの新しい薬剤が開発され使用されている．これらは生物学的作用機序から，アルキル化剤，代謝拮抗剤，アルカロイド系，抗がん性抗生物質，トポイソメラーゼ-Ⅰ阻害剤，白金製剤などに分類され，腫瘍細胞の DNA の合成や複製，タンパク質の合成，細胞分裂などを阻害して抗腫瘍効果を発揮する．また最近の分子生物学の進歩に伴い，これら従来型の抗がん剤とは作用機序の異なる分子標的治療薬が次々に開発され，広く臨床応用されている．詳しくは本書の抗がん剤の項を参照されたい．

分子標的治療薬：腫瘍細胞のもつ増殖・浸潤・転移などの特性を分子レベルでとらえ，それを規定する分子である増殖因子受容体やシグナル伝達物質などを標的とする薬剤．抗体薬と低分子薬があり，前者は細胞外，後者は細胞内の標的分子に特異的に作用する．がん細胞を選択的に攻撃するため，抗腫瘍効果の向上と副作用の軽減が期待される．従来型の抗がん剤と併用される場合も多い．一方で，従来とは異なる副作用がみられ，薬剤師，看護師を含めたチーム医療としての副作用対策が望まれる．

外来化学療法：化学療法は，従来は副作用対策や全身管理のために入院で行うのが一般的であった．しかし最近では，多くの医療施設で外来化学療法部門が設けられ，可能な限り外来通院で行

われている．抗がん剤の投与時間の短縮，好中球減少や悪心・嘔吐に対する支持療法の発達で可能となったが，メリットとしては，日常生活をしながらの治療でQOLが保たれること，医療費削減に繋がることがあげられよう．なお，外来化学療法部門の運営には，専任の医師，看護師，薬剤師などによるチーム医療が要求される．

4 免疫療法

患者が本来もっている**免疫システム**を強化して腫瘍細胞を排除する治療法．ヒトの体は，自身の正常細胞である「**自己**」と，外から侵入する異物・細菌・ウイルス，さらに変異した細胞などの「**非自己**」を区別し，非自己を攻撃，排除する免疫システムを備える．この仕組みを担うのが**免疫細胞**で，**リンパ球（Tリンパ球，Bリンパ球）**，**NK（natural killer）細胞**，**好中球**，**マクロファージ**，**樹状細胞**などがある．詳しくは本書の外科と免疫・遺伝子の項を参照されたい．

▶ **(1) 腫瘍に対する免疫システム** 図9-1

正常細胞に変異が生じて腫瘍細胞が発生すると，まずマクロファージ，NK細胞，好中球などが攻撃して破壊する（**自然免疫**）．破壊された一部（**がん抗原**）を抗原提示細胞（樹状細胞）が取り込み，リンパ節に移動してリンパ球に提示し，腫瘍細胞の特徴を伝える．抗原情報を得て活性化したTリンパ球（**細胞傷害性Tリンパ球**）は腫瘍を攻撃する兵隊の役割を担い（**細胞性免疫**），Bリンパ球は腫瘍に対する特異抗体を産生する（**液性免疫**）．こうした一連の仕組みでがん細胞を傷害し，排除する（**獲得免疫**）．

▶ **(2) がん免疫療法の種類**

体外から免疫活性物質を投与する**能動免疫療法**，抗腫瘍作用をもつ免疫細胞や抗体を体外で調製して投与する**受動免疫療法**に分類できる．前者は古くから行われている**BRM（biological response modifier：生物学的応答調節剤）療法**，**ペプチドワクチン療法**，**樹状細胞ワクチン療法**

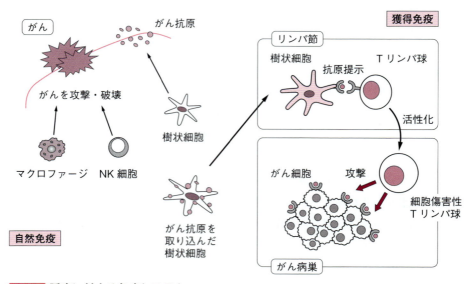

図9-1 腫瘍に対する免疫システム

9 悪性腫瘍・がん悪液質

など，後者は活性化リンパ球療法が代表的．また最近では，腫瘍細胞が免疫細胞の攻撃を逃れる仕組み（免疫逃避機構）を標的にした免疫チェックポイント阻害薬による治療が脚光を浴びている．これら免疫療法は，標準治療と併用されることが多いが，症例によっては単独でも行われる．

免疫逃避機構: 腫瘍細胞は「非自己」であるが，体内で発生するため，巧妙に免疫から逃れる性質を獲得し，免疫を抑える環境を作り出して生き残りをはかる．この逃避機構により腫瘍細胞は増殖し，目に見えるまでの腫瘍が形成される．近年，この逃避機構の中心的な因子である「免疫チェックポイント」が発見され，Tリンパ球の活性化を抑える PD-1/PD-L1 経路，B7/CTLA-4 経路などの存在が解明された．

▶ (3) 免疫チェックポイント阻害薬

上記の PD-1/PD-L1 経路を阻害する抗 PD-1 抗体（ニボルマブ），B7/CTLA-4 経路を阻害する抗 CTLA-4 抗体（イピリムマブ）に代表される薬剤．それ自体に抗腫瘍性はないが，Tリンパ球の活性化や腫瘍細胞攻撃に対する抑制を解除し，腫瘍に対する傷害作用を高める働きがあり，悪性黒色腫，肺癌，腎癌，頭頸部癌，ホジキンリンパ腫などで治療効果が確認されている．副作用は，抗がん剤と比べて頻度は少ないが，本剤に特有な免疫反応に関連したものがみられる．新しい治療法なので，適応決定や副作用対策などに，慎重な対応が要求されている．

5 ホルモン療法（内分泌療法）

ホルモン依存性の悪性腫瘍に対する治療法で，ホルモンの作用を阻害することで抗腫瘍効果を得る．抗がん剤と比べて副作用は穏やかだが，性ホルモン関連の特有な副作用がある．手術後など，他の治療法と組み合わせる場合が多い．

ホルモン依存性悪性腫瘍: 女性ホルモン（主にエストロゲン）に依存する乳癌，子宮内膜癌，卵巣上皮性癌，男性ホルモン（主にアンドロゲン）に依存する前立腺癌など．腫瘍細胞内に特異的なホルモン受容体（レセプター）が発現する．

代表的な乳癌と前立腺癌に対するホルモン療法を紹介する．

▶ (1) 乳 癌

エストロゲン受容体が発現している乳癌（60〜70%）は，エストロゲンを中心とする女性ホルモンの刺激で増殖する．エストロゲンは，閉経前は卵巣から分泌され，閉経後は脂肪組織やがん組織のアロマターゼにより，副腎から分泌されるアンドロゲンから転換して生じる．ホルモン療法は，がん組織にエストロゲン受容体の発現を確認したうえで行われ，閉経前は LH-RH（性腺刺激ホルモン放出ホルモン）アゴニスト製剤，抗エストロゲン剤でホルモンの分泌を抑制し，閉経後はアロマターゼ阻害剤，抗エストロゲン剤を用いる．

▶ (2) 前立腺癌

前立腺癌の多くは，がん細胞内にアンドロゲン受容体が発現しており，精巣や副腎から分泌される男性ホルモンの影響を受けて増殖する．ホルモン療法は，LH-RH アゴニスト製剤でホルモンの分泌を抑制するか，抗アンドロゲン剤でがん細胞のアンドロゲン受容体を阻害する．

D

治療

E 告　知

　従来，「がんは不治の病＝死」の観念があり，がんの告知は，患者に大きいショックを与え，生きる希望を失わせ，精神的に不安定にさせる……という認識から敬遠されがちであった．しかし，「2人に1人はがんに罹る」という現実があり，がんに関する情報や報道も一般化し，治癒する患者，社会復帰する患者も多くなった現在，単にがんというだけでなく，自身の病状を正確に知りたいと望む患者が増加している．

1 告知の実際

　次項に述べるインフォームド コンセント（IC）の概念が普及し，現在では，ほぼすべての医療機関で患者本人に正しい病名が告げられている．

　がんの告知では，患者の人権尊重，治療における自己決定権尊重などの観点から，病名だけでなく，病状，予後なども正しく告げることが原則とされる．しかし，実際の告知は，治癒が期待できる早期がんから治療効果が望めない末期がんまで対象は幅広く，年齢，性別，性格や考え方，家族との関係，社会的な地位や経験なども考慮して行うべきで，患者一人ひとりに異なった対応が要求される．

　告知におけるポイントを以下にあげる．

① 医師，看護師など医療者の責任逃れでなく，患者の人権尊重が目的．
② 落ち着いた雰囲気で，プライバシーが保たれる場所で行う．
③ 主治医（担当医）と看護師が共同で，説明用紙を用いて（文書化），穏やかにわかりやすく行う．
④ 原則として患者本人に伝える．
⑤ 告知時期は早い方がよく，初診時からがんという言葉を使い，段階的告知の第一歩を踏み出す．
⑥ 患者優先であるが，家族（キーパーソン）同席が望ましく，家族にも患者の病状をできるだけ正確に伝える．
⑦ 病状告知と予後告知を分けて考える．
⑧ 告知後の精神的・肉体的ケアが重要で，不安が強い患者では精神科医（精神腫瘍科）への相談も必要．

2 告知の精神的影響

　告知により患者が強い精神的打撃を受け，無気力，うつ状態，人格の荒廃などの精神症状を呈することが懸念される．しかし，終末期の精神症状は，非告知の患者に多くみられる．とくに症状や苦痛が強まっていく現状を理解できない場合，精神的負担が大きく，精神症状が出現しやすい．痛みの強い患者に多いとされるが，こうした状況を回避するためにも，適切な告知が重要となる．

9 悪性腫瘍・がん悪液質

3 告知のメリット

告知によるメリットとして，以下が考えられる．

① 真実を知ることで，患者自身が判断し，患者自身の意思を述べる機会ができる．医師の説明を受けたうえでの治療法の選択や，末期医療において単なる時間的延命治療を望まないという意思（living will）の伝達も可能である．
② 医療者と患者，家族と患者の意思の疎通がはかられ，信頼関係を保ちやすくなり，医療行為や看護がスムースに運ぶ．
③ 患者が仕事や家族との問題などを整理し，残された時間を有意義に過ごすことができる．家族や医療者は，患者が残された人生を悔いなく生きることを全面的に支援できる．
④ 患者が死を受容し，平静な心で安らかに家族に看取られ，死を完結できる場合が多い．
⑤ 真に告知を望まない患者には，その希望も可能な限り叶えるよう努力する．

living will: 尊厳死の意思表示．「回復の見込みがないなら，平穏な死を望みたい」という方々の，「自分の病状が末期に陥った場合，生命維持措置などの延命治療は控え，苦痛を除く緩和中心の医療をしてほしい……」といった意思表示のこと．または，その旨を精神が健全な間に記述した文書を指す．

F インフォームド コンセント informed consent（IC）

「説明と同意」あるいは「説明を受けたうえでの同意」と訳される．患者が納得して検査や治療などの医療行為を受けられるよう，医療者が患者に対してその内容（方法，意味，期間，効果，危険性，副作用，費用など）を説明し，そのうえで医療行為に対する同意を得ること．患者の**自主選択性・自己決定権**を尊重したもので，現在の医療では，**医の倫理**として中心に据えられるべき概念．前項のがん告知もICに含まれる．

1 インフォームド コンセント（IC）の必要性

現在の医療現場は，以下のように患者の意思が尊重され，協力も重視される**患者中心の医療**である．その意思や協力を引き出すのがICであろう．

①医療のもたらす利益，不利益は，まず患者自身にかかわってくる．そのため，医療における意思決定は，医療者でなく患者に委ねられる．
②現在の医療では，一つの疾患に対して多くの医療行為が提供できる．そのうちどれが最善か，医師の間でも意見が分かれる状況もある．そのため，患者自身の意思を，医療上の意思決定に反映させる必要もある．
③医療に自身の意思が反映されれば，患者はその内容，危険性，副作用，効果などを認識しやすい．医療安全管理の面からも，それらを理解，納得したうえでの同意は必須となる．
④わが国では，最近，慢性疾患患者の増加が著しい．慢性疾患では，患者の主体的，自発的な協力がなくては，適切な医療行為ができにくい．

2 インフォームド コンセント（IC）の変遷

　1964 年，ヘルシンキで開催された世界医師会において，生物医学的研究における人権擁護の目的で，被験者の自由意志による事前の同意が不可欠とする「ヘルシンキ宣言」が採択された．それ以降，IC 発祥の地である米国を中心に，患者の権利を保護する立場から，医の倫理として患者の自己決定権と IC の尊重がいわれ，研究だけでなく，医療でも人権擁護のため IC が重要……との機運が高まった．

　わが国では従来，医療における意思決定権は，医師の専門知識や判断が優位と考えられて医療者側にあり，患者側はそれに従うか同意するかであった（パターナリズム）．しかし，1980 年代頃から上記の考え方がわが国にも波及し，社会にも定着してパターナリズムによる医療は見直された．以降，IC は患者の人権尊重，医療者と患者の人間関係や信頼関係を築くために不可欠な倫理上の責務と理解され，1997 年には医療法上の医師の努力義務として明記された．さらに 2000 年の日本医師会による「医の倫理綱領」でも，その重要性が答申されている．

パターナリズム paternalism：ラテン語の pater（父）が語源で，「父権主義」と訳される．強い立場にある者が，弱い立場の者の利益になるようにと，本人の意思にかかわらず干渉，介入すること．ここでは，専門家たる医師のすすめに患者が従う，いわゆるお任せ主義を指す．

3 インフォームド コンセント（IC）におけるポイント

① 実施予定の医療行為の必要性とその内容，それに代替する医療行為の有無，それを実施しなかった場合に予測される結果などを説明する．加えて，それに同意するか否かは患者の自由な意思で決めてよいこと，もし同意しなくても医療者はその他の方法で最善を尽くすことも説明する．

② 医療者側，患者側とも複数であることが望ましく，看護師も同席する．その役割は，患者が医師の説明を理解できるよう，聞きたい情報を十分聞くことができるよう，そのうえで患者が自分の意思で治療などに同意できるようサポートする．患者の心のケア，家族への配慮なども看護師ならではの役割．

③ 一つひとつの説明に患者が納得し，次のステップに移ることが重要．この過程で医療者と患者が十分な信頼関係を築きつつ，協力して治療を進める（パートナーシップ）．

④ 口頭での説明と同時にその内容を文章で明示し，同意文書も取得する（文書化）．その原本は医療者側で保管し，患者側にはコピーを渡す．患者が意思を表明できない場合や未成年者については，適切な代理人（家族代表者，法定代理人など）が IC の対象となる．

　IC におけるポイントは，前項の告知におけるポイントと基本的に同じであり，前項も参照されたい．

Ⅱ　がん悪液質

A　悪液質とは

　悪液質は，慢性消耗性疾患の栄養不良状態の終末像とされ，がん患者の30〜80％にみられる．成人では体重減少，小児では成長障害を認める．病態は複雑で，その上治療抵抗性であるため，悪液質の改善は困難とされる．実際，単純な栄養補給では悪液質からの回復は容易ではない．

　その機序は，完全に解明されているわけではなく不明な点も多い．がん悪液質の場合は腫瘍から放出される蛋白質分解誘導因子の関与や神経内分泌系の異常が指摘されている．また，腫瘍と宿主の間の炎症によるサイトカインの分泌が，種々の代謝異常や食欲の低下に関与していることもわかってきている．がん悪液質は，進行により不可逆的な栄養障害をもたらす病態で，可逆的な段階での早期診断による早期の治療介入が重要である．

B　定　義

　European Palliative Care Research Collaborative（EPCRC）という緩和ケアに関する国際プロジェクトは，2011年にがん悪液質に関するガイドラインを発表した．その中で「がん悪液質とは，従来の栄養サポートで改善は困難で，進行性の機能障害をもたらし，脂肪組織の減少の有無にかかわらず著しい筋組織の減少を特徴とする複合的な代謝障害症候群である．病態生理的には経口摂取の減少と代謝異常による負の蛋白，エネルギーバランスを特徴とする」と定義した．

C　診断・治療

　EPCRCによるがん悪液質の診断基準では，①過去6カ月間の体重減少が5％超，②体格指数（BMI）が20未満で体重減少が2％超，③サルコペニア*で体重減少が2％超のいずれかに当てはまるとがん悪液質と診断される．一方，Evansは，①過去12カ月（がんの場合は3〜6カ月）の浮腫を伴わない体重減少が5％超（体重の記録がない場合はBMI<20），②次の5項目中3つ以上を満たす，①筋力減少，②疲労，③食欲不振，④除脂肪体重低値，⑤検査値異常（CRP>0.5 mg/dL，IL-6>4.0 pg/mL，Hb<12 g/dL，Alb<3.2 g/dLのいずれか）を悪液質の診断基準とした．EPCRCはがん悪液質のステージ分類も行っており（ 表9-1 ：EPCRCによるがん悪液質のステージ分類），前悪液質の状態での早期介入を推奨している．

　治療としては，栄養療法，薬物療法，運動療法を組み合わせて行うことが推奨されている．栄養療法では，栄養管理の大原則に基づき「できるだけ栄養補助食品などの経口栄養で，必要量に

---

*筋肉量の低下と筋力低下を伴う．

表9-1 EPCRC によるがん悪液質のステージ分類

	がん悪液質		
ステージ	前悪液質	悪液質	不応性悪液質
介入	集学的な早期介入が必要とされる		緩和的治療を主体とする
臨床的特徴	過去6カ月の体重減少≦5% 食欲不振・代謝異常	経口摂取不良/全身性炎症を伴う	悪液質の症状に加え，異化亢進し，抗がん治療に抵抗を示す PS不良（PS 3 or 4） 予測生存期間＜3カ月

足りなければ経腸栄養で補充する」ことを推奨し，「静脈栄養は補助的手段」として行い，消化管の通過障害等で経腸栄養が行えない場合，静脈栄養を選択するとしている．がん悪液質の主症状である食欲不振や体重減少に対して，これまではステロイド剤やプロゲステロン剤が用いられていたが，副作用や投与量が問題となっていた．本邦で発見された胃から分泌される内因性の食欲ホルモンであるグレリン（ghrelin）は，摂食亢進，体重増加，脂肪蓄積などの生理作用をもつことが知られている．その後，グレリン様作動薬であるアナモレリンが抗がん悪液質作用を示す薬剤として開発され，悪液質を合併した非小細胞癌・胃癌・膵癌・大腸癌で保険承認され，臨床で用いられている．運動療法は筋肉量低下予防のための低負荷の有酸素運動が中心であるが，疲労感などの状態により負荷の程度を調整する．

〈小川健治　吉松和彦〉

総論

10 緩和ケア

A 緩和ケアとは

1 緩和ケアの定義

「緩和ケアとは，生命を脅かす病に関連する問題に直面している患者と家族の痛み，その他の身体的，心理社会的，スピリチュアルな問題を早期に同定し適切に評価し対応することを通して，苦痛を予防し緩和することにより，患者と家族の Quality of Life を改善する取り組みである」（WHO による緩和ケアの定義，2002 年）．

▶（1）がんだけでなく生命を脅かす病気すべてが対象

日本においては，死因の第1位ががんであることもあって，がんなどの悪性腫瘍患者が緩和ケアの対象と考えられることが多く，実際，緩和ケア診療加算なども悪性腫瘍患者と後天的免疫不全症候群患者に限られている．しかし，今後は WHO が謳うように，慢性心不全，COPD などの呼吸器疾患，運動ニューロン疾患，さらには認知症など幅広い疾患に適応されていくものと考えられる．

▶（2）患者・家族の身体と心の「苦痛（つらさ）」が対象

「苦痛（つらさ）」を和らげることが課題であり，その対象は患者だけでなく，その家族も含まれることに留意しなくてはいけない．

患者・家族の「苦痛（つらさ）」とは，身体的苦痛だけでなく，精神的苦痛，社会的苦痛，スピリチュアルな苦痛など多岐にわたる．医療者はとかく身体的苦痛のみに注目しがちであるが，多側面から評価することで苦痛を全体としてとらえることが必要である（全人的苦痛）．

2 全人的苦痛（トータルペイン） 図10-1

▶（1）身体的苦痛

がんやその治療，薬剤の副作用などにより引き起こされた，痛み，呼吸困難，悪心・嘔吐，不眠，倦怠感などの身体症状による，苦痛や日常生活における支障．対症療法などである程度緩和することができる．

▶（2）精神的苦痛

将来に対する不安，手術や副作用などの治療に対する恐れ，いらだち，孤独感などや，そうした状況に適応できずに気分が落ち込んだりすることなど．時にカウンセリングや薬物による治療が必要となることもある．

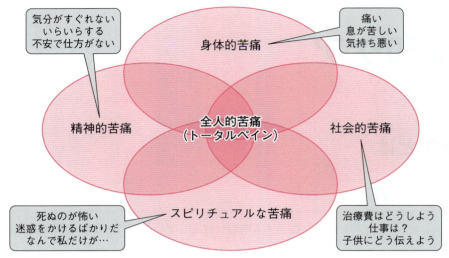

図10-1 全人的苦痛（トータルペイン）

(The management of terminal malignant disease. 1984)

▶ **(3) 社会的苦痛**

治療費や生活費など経済的な問題，病気で職を続けられないなどの仕事上の問題，子どもに病気をどう伝えたらよいかなどの家庭内の問題などによる苦痛．社会福祉などの援助が必要な場合もある．

▶ **(4) スピリチュアルな苦痛**

生きる意味や罪悪感，死後の世界についてなど自分の存在や意味にまつわる苦痛．解決となるような答えがそもそも存在しないことも多い．必ずしも宗教的な問題ではない．

これらの苦痛は互いに影響し合い，区分が難しい場合も少なくない．苦痛の分類をすることはさほど重要ではなく，さまざまな角度からみることで患者の抱えている苦痛を全体として評価し，適切に対処することが重要である．

3 患者・家族の「支え」

症状緩和治療やさまざまなアプローチによってすべての苦痛が改善できるわけではない．希望や喜び，大切にしたいこと，価値観などにも目を向け，患者・家族の「支え」となる部分を強くしていくことも苦痛を軽減するうえで大切なことである．

こうした「支え」の強化によって，より効果的に症状緩和治療を行うことができる．

4 チーム医療

さまざまな視点から苦痛を評価，全人的苦痛を緩和し，支えること，そして患者・家族の生活の質（quority of life: QOL）を改善することこそが緩和ケアの目的である．

この目的を達成することは，一人の力では困難であり，複数の異なる職種の専門職が連携・協

10 緩和ケア

働して治療やケアに当たる，チーム医療のアプローチが重要となる．

5 緩和ケア提供の時期

▶(1) 従来のがん医療のモデル

従来のがん医療では，緩和ケアは抗がん治療が終了してから提供されると考えられており，急な切り替えが行われるため「ギア・チェンジ」などとよばれることもあった．緩和ケア＝終末期医療のイメージも強く，抵抗感を覚える患者も少なくなかった．

▶(2) 包括的がん医療のモデル

本来，がん治療の目的は，治癒を目指すとともに予後の延長とQOLの向上をはかることである．一方，緩和ケアの目的は前述の通りQOL向上であるので，両者の目的は一致しており，切り替えではなく同時に提供されること（包括的がん医療）が望ましいと考えられるようになった．近年では早期からの緩和ケアの導入が予後の延長にもつながるとするエビデンスも示されている．

図10-2 に示したようにがんの診断時から医療者が緩和ケアの視点をもってかかわることで，「告知」を巡る心理社会的な苦痛や，治療期のがんによる痛みなどの症状だけでなく，がん薬物療法や放射線治療などによる嘔気・嘔吐や全身倦怠感などの副作用の緩和（支持療法）なども含め，患者・家族を全人的に支えていくことが大切である．もちろん，終末期のケアも忘れてはならない．さらには逝去後の家族の悲嘆をケアすることも配慮すべきである（グリーフケア）．

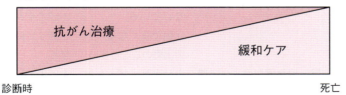

図10-2 抗がん治療と緩和ケア
〔世界保健機関; 武田文和，訳．がんの痛みからの解放とパリアティブ・ケア―がん患者の生命のよき支援のために―（1993）〕

B がん疼痛の治療

がん患者の抱える苦痛は多岐にわたると前項で述べたが，強い身体症状，とくに痛みがあると

落ち着いて話し合うことができず，他の苦痛がみえにくくなる．患者を包括的にとらえ苦痛を軽減するうえで痛みなどの**身体症状を緩和することは重要**である．

1 がん疼痛の原因

がん患者に生じる痛みにはさまざまな原因のものがある．

▶（1）がん自体による痛み
がんの浸潤により内臓や神経が破壊・圧迫などされることで生じる痛み．

▶（2）がんに関連した痛み
病床に伏せる時間が長くなるなどして起こる関節の拘縮や筋の萎縮，褥瘡などによる痛み．

▶（3）がん治療による痛み
がん薬物療法や放射線治療による副作用，術後の痛みなど．

▶（4）がんとは関連しない痛み
もともとある腰痛や関節痛などや，帯状疱疹による痛みなど．

2 痛みの性質と分類

痛みは大きく分けて侵害受容性疼痛（体性痛と内臓痛）と神経障害性疼痛に分類される．詳細は 表10-1 を参照．

痛みの分類によって治療戦略が変わってくるので，適切な治療を選択することが必要．

表10-1 痛みの分類と特徴

分類		障害部位	例	特徴	治療戦略
侵害受容性疼痛	体性痛	皮膚や骨，筋肉，関節などの体性組織．	骨転移の痛み．術後の傷の痛みなど．	ズキッと鋭い痛み．痛みの部位がはっきりしている．体動で強くなる．突出痛のことも多い．	突出痛に対する対策が必要．オピオイド速放製剤を使ったレスキューなど．
侵害受容性疼痛	内臓痛	胃や腸などの管腔臓器．肝臓，腎臓などの皮膜をもった実質臓器．	消化管閉塞による腹痛，膵臓がんの上腹部痛，肝腫瘍による側腹部痛など．	キリキリ，ずーんと疼くような痛み．絞られるような重苦しい痛み．持続痛のことが多い．	オピオイドが有効なことが多い．持続する痛みにはオピオイド徐放製剤が有効．
神経障害性疼痛		末梢神経や脊髄神経など痛みの伝導路．	がんの上腕神経叢浸潤による上肢の痛み，帯状疱疹後神経痛など．	ビリビリしびれるような痛み．ジンジンする痛み．電気が走るような痛み．	オピオイドが効きにくいことも多く，難治性．鎮痛補助薬が有効なことがある．

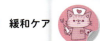

3 がん疼痛のアセスメント

患者をよく観察し理解すること．

痛みは患者の主観である．医療従事者は患者と痛みについて話し合い，患者が訴える痛みを信じ，**過小評価をしない**よう心がける．

患者は痛みを正直に訴えないこともあるので，痛みを訴えるまで待ってはならない．訴えだけでなく，表情や，態度，日常生活動作の変化，家族からの話などにも注意をはらう．

がん疼痛緩和の評価者は患者である．

▶(1) 初期アセスメント

痛みの部位，強さ，原因によって痛みを特徴づけること．

A) 疼痛の性質と強さのアセスメント：詳細な病歴

痛みの始まりと経時的なパターン：いつから，頻度は，間欠的か持続的かなど．
痛みの部位：どこが痛いか明確に指摘できるか，伝導や広がりは？
痛みの性質：「ずーんと重い」「ズキッとする」「ジンジンする」などの痛みの表現に注意．
痛みの強さ：現在の痛みだけでなく24時間以内で最悪なときと，最も緩和されたときのことも．
痛みに影響する因子：増悪・緩和因子．
今までの治療：これまでの治療法と効果．
生活への影響：身体機能や社会機能（仕事や余暇），日常生活，精神状態への影響．

B) 身体的および神経学的検査：身体所見

痛みの部位を検査し，放散痛の有無を調べ適切な神経学的評価を行う．

C) 心理・社会的およびスピリチュアルなアセスメント

D) がんの痛みに伴うさまざまな症状の診断

がんの再発・進行，または放射線や抗がん剤などのがん治療による組織の損傷についての評価．たとえば腫瘍マーカーや他の血液検査，CTやMRIなどの画像検査など．

▶(2) 継続アセスメント

がん疼痛治療の効果や副作用を評価し，効果的な治療へと修正し，さらにその効果を再評価するというように**疼痛が緩和されるまで継続アセスメントを行う**．さらに，疼痛が緩和された後も定期的にアセスメントを行い，安全かつ適切ながん疼痛治療を維持していくことも重要．

1) 痛みの強さおよび痛みの緩和状態
2) 痛みの治療の副作用の有無
3) 気分や心理的苦痛の内容と程度
4) 痛みの原因を鑑別するために必要な検査

4 痛みの強さの評価

numerical rating scale（NSR）は痛みが全くないときを0，耐えられないほど痛いと思われるときを10として現在の痛みの程度を数値で表してもらう方法．痛みの評価では比較的広く使われている．痛みだけでなく，**さまざまな症状についても応用できる**．

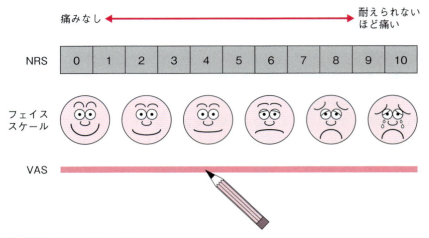

図10-3 痛みの強さの評価
(Whaley L, Wong D. Nursing Care of Infants and children. 3rd. 1987. p.1070 より．フェイススケールのみ)

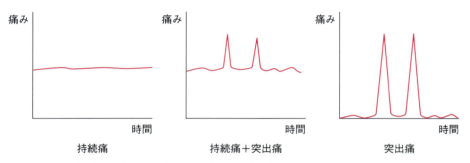

図10-4 痛みのパターン（Davies AN. Eur J Pain. 2009）

　同様の方法に痛みを表情で表したフェイススケール，長さ10 cmの線に現在の痛みの程度を指し示してもらうVAS（visual analogue scale）などがある．状況に応じて使い分けるとよい　図10-3 ．

5 痛みのパターンの評価

　痛みは1日中続くような痛み（持続痛）と一過性の痛みまたは痛みの増強（突出痛）に大別され，その組み合わせによって形作られている　図10-4 ．

6 生活への影響の評価

　痛みで眠れない・夜間中途覚醒する，座れない，特定の体位でしか横になれないなど，痛みの日常生活への影響がないかにも留意する．薬剤のみで鎮痛が難しい場合には，リハビリテーションや患部の固定など薬剤以外の方法を検討する．

逆に眠気が強くてつらいなどの場合，病状や鎮痛治療の影響など総合的に評価し，減量も含めて検討するなど，患者が納得できるようにバランスをとることが望ましい．

7 痛みの治療の考えかた

鎮痛薬の投与，放射線治療，神経ブロック，理学療法，心理療法など多様な方法があるが，比較的一般的に行うことができ，かつ有効性が高い鎮痛薬の投与が中心で，その他の方法は補助的な治療法と考えられるようになってきている．

鎮痛薬は痛みの強さによって選択し，軽度の痛みの場合は非オピオイド鎮痛薬，中等度から高度の痛みに対してはオピオイド鎮痛薬が選択される．

鎮痛が十分得られている場合でも前述のとおり，定期的なアセスメントは必要であるが，数週間から数カ月にわたり，同量の鎮痛薬でも適正な鎮痛作用が得られる場合もある．

適切な使用量であれば，オピオイド鎮痛薬によって依存性（精神依存）が生じることはないと考えられている．

▶（1）鎮痛薬使用の原則

A）経口的に

経口投与を可能な限り選択する．経口投与は患者が他人の力を借りずにすみ，患者の自立を助ける．在宅はもちろん列車や飛行機の中でも可能である．注射や坐薬は経口投与できない時や，消化管の吸収機能が低下している時に使用する．

B）時刻を決めて

投与は時刻を決めて行う．鎮痛効果が切れる前に次回分を投与することで，いつも痛みが消えている状態ができる．鎮痛薬は痛みが取れるまで段階的に増量する．持続痛がある場合，基本的に頓用方法は不可である．投与間隔は，基本的には鎮痛薬の効果時間で決まってくるが，患者にあったスケジュールを決めることも大切である．

C）患者ごとに

適切な鎮痛薬の使い方は患者それぞれにより異なる．上記の2項目とともに，疼痛のアセスメントを注意深く行ったうえで評価していく．適切な投与量とは患者が納得できる除痛が得られる量である．完全な除痛は得られなくとも，副作用なども勘案して投与量を決定していく．

D）そのうえで細かい配慮を

副作用の防止対策は常に併用すること．患者とその家族が安心して使用できるような配慮が必要である．

▶（2）WHO 3段階除痛ラダー（参考）

WHO方式のがん疼痛治療法は2018年に改訂された．以前のガイドラインでは痛みの治療の際に，鎮痛薬を効力の順に3段階で選択するように提唱されていたが，今回のガイドラインでは削除されている．背景として，がん疼痛の治療は個別の詳細なアセスメントに基づいて行うことが重視されたことがある．

しかしながらこの三段階除痛ラダーは，がん疼痛に対する薬物療法の基本的な考え方であることに変わりはなく，2018年版のガイドラインでも参考として巻末に記載されている．大切なこと

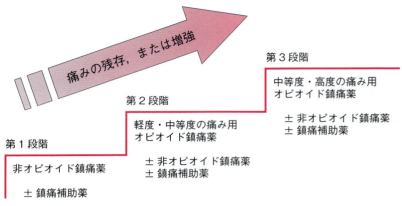

図10-5 WHO 3段階除痛ラダー（WHO. Cancer pain relief 2nd ed. 1996）

は，薬剤選択の順番や患者の生命予後の長短などにこだわることなく，**痛みの程度に応じた鎮痛薬をためらわずに選択することである** 図10-5．

8 非オピオイド鎮痛薬

　弱い痛みの段階（第1段階）で使われる鎮痛薬で，炎症を抑える作用のないアセトアミノフェンと，炎症を抑える作用をもつ非ステロイド性消炎鎮痛薬（nonsteroidal anti-inflammatory drugs: NSAIDs）とがある．いずれも有効限界があり，**一定量を超えるとそれ以上の鎮痛効果は得られない**．オピオイドと併用すると効果が増すこともあるので，効果と副作用を勘案したうえで併用してもよい．

▶(1) アセトアミノフェン

　消化管障害や腎機能障害を起こしにくく，**比較的安全性が高い**．十分な鎮痛作用を得るには高用量が必要で肝機能障害がある患者では肝不全の危険性がある．内服薬のほか，坐薬，注射薬があり，剤型が揃ったことで使用しやすくなっている．

▶(2) 非ステロイド性消炎鎮痛薬（NSAIDs）

　がんの転移や浸潤の組織障害による炎症を抑えて鎮痛作用を表す．**消化管障害（胃潰瘍など）や腎機能障害などの副作用**があり，特に長期間投与する場合には注意が必要．使用する場合にはプロスタグランジン製剤やプロトンポンプ阻害薬，高用量H2ブロッカーを併用する．種類が豊富で剤型も揃っているが，効果が十分に得られない場合，別の種類に変えてもさらなる効果は得られないので，速やかにオピオイド鎮痛薬の使用を考慮する．

9 オピオイド鎮痛薬

　中枢神経や末梢神経に存在するオピオイド受容体と結合して，モルヒネ様の薬理作用を発揮する物質の総称．一方で「麻薬」とは「麻薬および向精神薬取締法」で「麻薬」に指定されている薬物のことで，オピオイドでない麻薬や，非麻薬性のオピオイド鎮痛薬も存在し，**区別して考え**

図10-6 麻薬とオピオイドの違い

る必要がある．「麻薬」に指定されているオピオイド鎮痛薬をとくに「医療用麻薬」とよぶ 図10-6．鎮痛作用の違いにより，弱オピオイド，強オピオイドに分けられる．

A）弱オピオイド

コデイン，トラマドールなど．低用量のオキシコドンで代用されることもある．

B）強オピオイド

モルヒネが代表薬．オキシコドン，フェンタニルの他，タペンタドール，メサドン，最近ではヒドロモルフォンなど国内でも使用できる種類が増えてきている．剤型も内服薬，坐薬，注射薬の他，貼付薬（フェンタニル）も利用できる．また内服薬は長時間作用の徐放性製剤と速効性の速放性製剤があり，いろいろな疼痛パターンに細かく対応できるようになっている．表10-2 に日本で使用できるオピオイドの例を投与経路や剤型別に示した．

▶ **(1) オピオイドの副作用**

A）悪心・嘔吐

オピオイドの嘔吐中枢刺激作用による．約2/3の患者に発生．辛い症状で時にオピオイドの使用中止の原因となることもある．対策として制吐薬を併用する．プロクロルペラジン，ハロペリドール，メトクロプラミドなどの中枢性制吐薬が主に用いられる．催吐作用への耐性は2週間くらいで生じるため，制吐薬が必要な期間は2週間程度であることが多い．オピオイド開始時に予防的に投与されることもあるが，少なくとも患者がいつでも使えるように準備しておく必要がある．

B）便 秘

腸管の蠕動運動抑制，肛門括約筋の緊張亢進により必発である．対処しないと腹部膨満感，宿便，さらには腸閉塞を起こすこともある．便を軟らかくする浸透圧下剤（酸化マグネシウムなど）や大腸刺激性下剤（プルセニド®，ラキソベロン® など）などを使用する．近年では腸管の蠕動運動抑制作用を末梢性に阻害する薬剤（ナルデメジン®）も使用することができるようになった．便秘には耐性ができないのでオピオイド服用中は必ず使用すること．

表10-2 日本で使用することができるオピオイドの例

	種類	投与経路	剤型	製品名
弱オピオイド	コデイン	経口	速放性剤	リン酸コデイン（錠・末）
	トラマドール	経口	速放性剤	トラマール®
			徐放性剤	ワントラム®
強オピオイド	モルヒネ	経口	速放性剤	オプソ®，モルヒネ（錠・末）
			徐放性剤	MSコンチン®，カディアン®，パシーフ®，ピーガード®，MSツワイスロン®，モルペス®
		非経口	注射剤	塩酸モルヒネ注，プレペノン®注
			坐薬	アンペック®坐薬
	オキシコドン	経口	速放性剤	オキノーム®
			徐放性剤	オキシコンチン®，オキシコドン徐放カプセル
		非経口	注射剤	オキファスト®注，パビナール®注
	フェンタニル	経口	速放性剤	イーフェン®，アブストラル®
			注射剤	フェンタニル注
		非経口	貼付剤	デュロテップ®MTパッチ，フェントス®テープ，ワンデュロ®パッチ
	タペンタドール	経口	徐放性剤	タペンタ®
	メサドン	経口	徐放性剤	メサペイン®

C）眠　気

オピオイドを開始したときや，増量したときにみられることが多い．数日以内に耐性が生じるので，患者が辛いと感じていなければ経過をみていてもよい．辛さを訴える場合にはオピオイドの減量や種類，投与経路の変更を検討する．眠気の原因が中枢神経系の病変や，電解質異常などオピオイドの他にないか注意する必要がある．

D）その他

せん妄・幻覚，口渇，瘙痒感など．呼吸抑制は適正な使用方法で用いる限り問題となることはない．呼吸回数の低下が特徴的で1回換気量はむしろ増加（大きく遅い呼吸）．誤投与（大量単回投与など）で発生した場合，必要であれば人工呼吸を行い効果が切れるのを待つ．

▶（2）レスキュー投与

強い突出痛がある痛みのパターンの場合や，痛みが増強してきた場合に対応するため，**追加で使える鎮痛薬（レスキュー）**を用意しておくとよい．

持続する慢性的な痛みに対しては，安定した血中動態を示し効果が長時間持続する徐放性鎮痛薬が適しているが，突出痛に対するレスキューは短時間で鎮痛効果が得られる**速効性製剤が効果的**である．突出痛の出現が予想できる（体動時痛など）場合は予防的なレスキュー投与の使用を考慮する．

▶ (3) オピオイド・スイッチ

オピオイドの投与を開始したが，十分な鎮痛効果が得られなかった場合や，副作用で投与継続が難しい場合などオピオイドの種類や投与経路（剤型）を変更（オピオイド・スイッチング）することで良好なコントロールを得られることがある．換算表などを用いて投与量を調整して行う必要がある．

▶ (4) 持続皮下注射

病状や副作用などにより鎮痛薬の経口投与が難しくなった場合には，ポンプを用いて注射薬を持続的に投与することが可能である．投与経路は静脈注射でも可能だが，投与経路の維持管理の容易さや，血中濃度の安定性などから皮下注射が選択されることが多い．1時間投与量程度を早送りすることでレスキュー投与にも対応できる．

特殊なポンプ（PCAポンプ）を用いることで患者自身がレスキュー投与を安全に行うことが可能となり，患者の自立性を高めることもできる．

10 鎮痛補助薬

神経障害性疼痛をはじめとするオピオイド抵抗性の痛みに対して鎮痛補助薬が有効な場合がある．抗うつ薬，抗けいれん薬，抗不整脈薬，コルチコステロイドなどが用いられる．

鎮痛補助薬のがんの痛みに対する鎮痛効果に関するエビデンスは十分でなく，保険適用も限られているため，導入の際には痛みの専門家などに相談することが望ましい．

11 鎮痛剤以外による痛みの治療法

▶ (1) 放射線治療

がんの治療以外の治療目標として，痛みの緩和，特に骨転移による痛みや麻痺の進行を遅らせるなどの緩和的放射線治療が行われる．

▶ (2) 神経ブロック療法

痛みの原因となっている病巣から中枢に痛みを伝える神経の伝達を局所麻酔や神経破壊薬を用いて遮断することにより，長期的に痛みを和らげることができる．

鎮痛薬が効きにくい痛みや副作用のために鎮痛薬を減量せざる得ない場合などに行われる．代表的なブロック方法に硬膜外ブロックや腹腔神経叢ブロックなどがある．神経ブロックは手技が比較的煩雑なのと，合併症も少なくないので適応は慎重に行う必要がある．

12 痛みの非薬物的療法やケア

痛みを和らげるためには薬物療法だけでは十分でない．

悪心・嘔吐，呼吸困難感などの痛み以外の身体症状の緩和や，十分な睡眠，リラクセーション，人との交流，不安の軽減など，患者の支えとなるようなケアによって，痛みの閾値を上げる（痛みを感じにくくする）ことができる．

具体的なケア

- 静かで落ち着いた部屋，灯りの調整，家族や支えとなる人と一緒にいられるような病室などの環境の整備
- 苦痛を減らすような体位の調整
- 温罨法や冷罨法，マッサージなど
- 散歩や体操などの軽い運動，リラクセーション
- 音楽を聴く，TV をみる，おしゃべりをする，趣味を楽しむなど気分転換をはかること
- 心理療法，音楽療法やアロマテラピーなども効果的

【参考: 終末期はどこで療養したい？】

　平成 20 年に厚生労働省が行った「終末期医療に関する調査」では，6 割以上の方が自宅で療養したいと希望していることが明らかになった．しかし，本人や家族が自宅で療養することに不安を感じていたり，医療スタッフの認識不足や誤解，在宅療養を支える医療，介護などのリソースの不足など，希望をかなえるためのバリアは少なくない．

　ここではこうした希望に答えるための医療側のアプローチの 1 つとして，千葉県における地域連携パス「在宅緩和ケア」を利用した支援を紹介する．このパスでは，各医療施設が連携して患者・家族が安心して在宅療養を継続できるような仕組みを提供している 図10-7．

各施設の役割:
　がん診療連携拠点病院などの施設 A は，在宅療養を希望する患者・家族と訪問診療所など

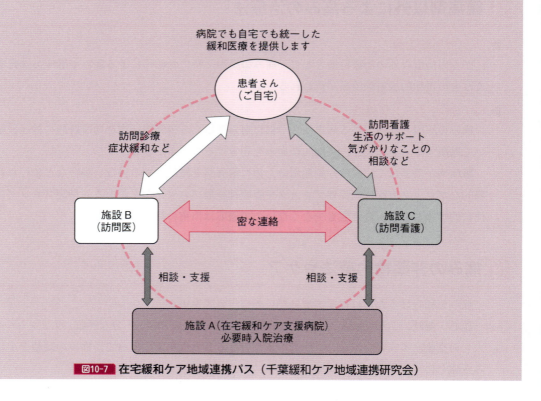

図10-7 在宅緩和ケア地域連携パス（千葉緩和ケア地域連携研究会）

の施設B，訪問看護ステーションなどの施設Cをコーディネートする．
　施設Bは訪問診療を行い，症状緩和などの緩和ケアを提供する．
　施設Cでは訪問看護を行い，生活のサポートや気がかりなことなどの相談に対応する．
　さらに施設Aは，施設B，施設Cからの相談に応じたり，緊急入院が必要となった際の入院施設（後方支援ベッド）となる．

〈藤里正視〉

総論

11 | 抗がん剤

A がん薬物療法

　がん薬物療法（化学療法）は，手術，放射線治療と並ぶ，がん治療の三大療法の一つである．主に経静脈的，経口的に薬物を全身に投与することによりがんの病巣の増大を抑制，縮小，消失させる治療である．抗がん剤は一般的に治療域が狭く，一定の効果を上げるためには，有効血中濃度を保つために投与量は維持しなければならず，そのため有害事象も避けられないことが多い．抗がん剤の薬剤は単独で用いられることもあるが，複数の作用機序の異なる薬剤を組み合わせて投与することも多い．臨床試験の結果に基づいて，有効かつ安全な薬剤の組み合わせを適切な用量で実施するためのプロトコール（レジメン）が設定されており，すべてのがん薬物療法はこのレジメンの規制の範囲内で行うことが求められる．

B 抗がん剤治療の対象

　がん薬物療法における投与の原則は，①その薬物療法が，そのがん種に対して標準的治療またはそれに準ずる治療法として確立されていること，②患者の全身状態（Performance Status: PS）や栄養状態が良好なこと，③適切な臓器機能（骨髄，腎，肝，心，肺機能など）を有すること，④十分な説明と同意（Informed Consent: IC）が得られていることがあげられる．特に患者のPSは予後にかかわる重要な因子であり **表11-1**，通常化学療法の適応となるのはPS 0，1，および2の一部である．適応外の患者への投与は有害事象を増強し，安全性を脅かすことになるため厳に慎むべきである．

　がんに対するがん薬物療法の有用性は，がんの種類によって大きく異なってくる．がん種別の，化学療法に期待される効果について **表11-2** に記す．高い治療効果が期待できるがん種に対しては，前述した投与の原則を考慮しながらも，より優先的，積極的に投与を行う．

表11-1 ECOG Performance Status

PS	
0	無症状で社会的活動ができ，制限をうけることなく発病前と同等にふるまえる
1	軽度の症状があり，肉体労働は制限をうけるが，歩行，軽労働や座業はできる
2	歩行や身の回りのことはできるが，時に少し介助がいることもある．軽作業はできないが，日中50%以上は起居している
3	身の回りのことはある程度できるが，しばしば介助がいり，日中の50%以上は就床している
4	身の回りのこともできず，常に介助がいり，終日就床を必要としている

154

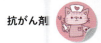

11 抗がん剤

表11-2 がんに対する薬物療法の期待される有用性

A 治癒が期待できる	B 症状緩和や延命の効果が十分に期待できる	C 延命効果，症状緩和が期待できる
急性リンパ性白血病	卵巣癌	骨肉腫
ホジキンリンパ腫	小細胞肺癌，非小細胞肺癌	軟部組織腫瘍
非ホジキンリンパ腫（中悪性度）	非ホジキンリンパ腫（低悪性度）	頭頸部癌
胚細胞腫瘍	大腸癌	食道癌
絨毛癌	多発性骨髄腫	子宮癌
	慢性骨髄性白血病	腎癌
	慢性リンパ性白血病	肝癌
	胃癌	胆道癌
	膀胱癌	膵癌
		甲状腺癌
		脳腫瘍

（がん診療レジデントマニュアル第7版．医学書院を参考に作成）

C 抗がん剤投与の目的

　薬物療法の目的を **表11-3** に記す．一部の治療効果の高いがん種を除き，大部分の固形がんは化学療法単独での治癒は期待できない．治癒を得るためには手術や放射線治療など，他の治療法を組み合わせて集学的な治療を行う必要がある．切除不能や再発など治癒が得られない患者においては治療の目的は症状緩和や延命である．得られる効果と毒性のバランスを十分に考えて投与を決定すべきである．

表11-3 がん薬物療法の目的

治療の目的	種類	内容
根治	薬物療法単独	抗がん剤への感受性が高い一部のがん種（表8-2，A）では薬物療法単独で根治を目指せる
	術後補助薬物療法	根治術後に化学療法を行う．微小転移からの術後再発を予防し，根治の可能性を高める
	術前補助薬物療法	原発巣縮小による手術侵襲の軽減，根治率の上昇と，微小転移からの再発を予防する
	化学放射線療法	根治的放射線治療と薬物療法の組み合わせで根治を狙う．臓器を温存できるメリットがある
延命，症状緩和		進行期のほとんどのがんでは治療の目的は症状緩和と延命である．治療によって得られる効果とリスクのバランスをとって治療を行う必要がある

D 抗がん剤の種類

　がん薬物療法における薬剤の種類は近年，飛躍的に増加している．抗がん剤はその構造や作用

155

機序から，①殺細胞性（細胞障害性）抗がん剤，②分子標的薬，③免疫チェックポイント阻害薬，④ホルモン製剤などに大別される．現在は新規開発される薬剤のほとんどは分子標的薬や免疫チェックポイント阻害薬である．

1 殺細胞性抗がん剤

分子標的薬登場以前の，従来の抗がん剤を殺細胞性（細胞障害性）抗がん剤と総称する．殺細胞性抗がん剤は作用機序によりさらに，①代謝拮抗薬，②プラチナ（白金）製剤，③アルキル化製剤，④トポイソメラーゼ阻害薬，⑤微小管阻害薬，⑥抗腫瘍性抗生物質などに分類される．いずれもがん細胞を直接障害する薬剤であるが，がん細胞のみならず細胞周期の早い骨髄細胞や粘膜細胞なども障害してしまうため，骨髄抑制，下痢，口内炎，悪心嘔吐などの共通した有害事象を呈することが多い．

2 分子標的薬剤

分子標的薬とは，がん細胞に生じた，増殖や転移に関連した質的もしくは量的な分子変化を選択的に攻撃する薬剤である．マウス抗体から遺伝子組換え技術によって作成されるモノクローナル抗体薬（点滴製剤）と，化学的に合成される低分子化合物（経口製剤が多い）に大別される．分子標的薬は明確な治療対象となる分子を標的として開発されるため，標的分子をコードする遺伝子やその関連遺伝子の塩基置換や増幅，消失，転座や融合などにより効果に明確な違いがあることが多く，治療の効果を予測するための，臨床的に有意義な指標（バイオマーカー）を持つことが多い．確立したバイオマーカーを有する薬剤では治療の効果を事前に予想することができ，無用な使用を避けることができるメリットがある．副作用は殺細胞性抗がん剤と異なり，標的とする分子により個々の薬剤で全く毒性プロファイルが異なる．個々の薬剤ごとに毒性を理解し，適切な支持療法を行うことが重要である．

3 免疫チェックポイント阻害薬

免疫チェックポイント阻害薬は近年最も注目され，効果が期待されている薬剤である．がん免疫を抑制している免疫チェックポイント因子を阻害することにより，おもにリンパ球のなかのT細胞を活性化させてがん細胞を攻撃させる．現在本邦で臨床応用されている免疫チェックポイント阻害薬は抗PD-1抗体/抗PD-L1抗体もしくは抗CTLA-4抗体に分類される．免疫チェックポイント阻害薬は単剤で用いられるほかに，抗PD-1/PD-L1抗体薬と抗CTLA4抗体薬との組み合わせ，あるいはほかの殺細胞性抗がん剤との組み合わせで使用される．免疫チェックポイント阻害薬は通常の殺細胞性抗がん剤とは有害事象のプロフェイルが異なり，免疫の過剰な活性化による全身の臓器の炎症症状（免疫関連有害事象: irAE）を引き起こすことがある．全身に炎症をきたしうるため，その対策には多診療科，多職種による連携が必要である．

E 看護師によるがん薬物療法時の投与管理

1 投与前

▶（1）レジメンのアセスメント

　　レジメンには，投与する薬剤名・投与日・投与量・投与時間（速度）・投与方法（経路）などが記されている．レジメンのアセスメントを確実に行うことは，安全な投与管理においてがん薬物療法における看護師の重要な役割である．

　　1回の投与量は，体表面積（m^2），体重（kg），個体（Body）で換算して決められており，体重の増減が著しい場合には投与量の変更が必要となるため，体重は定期的に確認する．投与速度が速くなると過敏反応やインフュージョンリアクションが起こりやすくなったり，投与時間が長くなると副作用が増強したりする薬剤もあるため，投与時間や速度は遵守する．投与速度に注意が必要な薬剤では，輸液ポンプを使用することが望ましい．投与経路には，末梢静脈，中心静脈，完全皮下埋め込み式ポート付きカテーテル（CVポート），胸腔内，腹腔内，髄腔内，膀胱内，肝動脈など，投与方法には，点滴静注，ボーラス（急速静注），ワンショット，持続静注がある．

　　DEHP（フタル酸-2-エチルヘキシル）は，精巣毒性を有する環境ホルモンに指定されており，輸液セットとの接触によりDEHPが溶出する恐れがある薬剤では，DEHPフリー（DEHPを添加していないPVC製品）の輸液セットを使用しなければならない．また，一部の薬剤では，結晶の析出や微粒子が認められることからインラインフィルター付き輸液セットを使用する．

▶（2）患者のアセスメント

　　既往歴，腎・肝・心・肺機能，PSにより全身状態を評価する．過去の治療歴（薬剤名，投与回数，副作用の出現状況）を把握することで，白血球の減少や悪心・嘔吐のリスクを予測する．添加物としてエタノールを含有する薬剤（パクリタキセルなど）使用時には，飲酒歴によりアルコール耐性を確認しておく．血液検査で骨髄抑制（白血球・好中球・血小板・ヘモグロビン），肝機能（AST・ALT・ビリルビン），腎機能（クレアチニン）などを確認し，薬剤投与量を調整したり，治療の可否を判断したりする．

　　治療前に栄養評価を行い，現病による影響や副作用により栄養状態の低下が予測される場合には，早期より栄養介入していく．

▶（3）意思決定支援

　　患者本人の同意を文書（同意書）として得る必要がある．意識障害や認知機能の低下などで患者本人が意思決定できない場合には，家族などの代理意思決定者より同意を取得することがある．インフォームドコンセントでは，医師が治療内容や効果，副作用などを説明する．医師が患者やその家族に説明を行う際には，看護師が同席し，医師の説明内容に対して患者・家族からどのような反応（言動や表情など）があったかを確認する．医師の説明後，不明な点がなかったか，治療内容を理解しているかを確認し，必要時補足説明を行う．理解できていない点があれば，医師に再度説明してもらえるよう調整する．がんの告知と治療の説明が同時に行われることもあり，患者・家族が，十分理解のもとで治療に同意し，安心して治療が受けられるよう支援する．

治療選択における遺伝子検査の過程で遺伝性腫瘍が判明することもある．専門資格を持った臨床遺伝専門医，認定遺伝カウンセラー，遺伝看護専門看護師などが心理社会的影響をアセスメント（遺伝カウンセリング）して，患者の意思決定を支援する．

15～39歳の思春期・若年成人（Adolescent and Young Adult: AYA世代）のがん患者では，同じ世代や年齢であっても家庭や社会における役割や環境，経済的状況などがそれぞれ異なる．抗がん剤の種類によっては，治療後の妊孕性（精子や卵子などの生殖機能）に影響を及ぼす可能性があるため，治療前の情報提供が重要である．治療前に精子や卵子を凍結保存することもある．

がん薬物療法に携わる看護師には，「患者さんの価値観」を引き出せるような関わりが求められ，患者のニーズに合わせて，専門家と連携した支援を行っていく．

▶（4）オリエンテーション

安全に治療を継続するためには，副作用の予防と早期対応が重要であり，患者・家族が症状をモニタリングし，自身で対処できるよう支援する．症状が出る前から行わなければならないケア（予防的ケア）や生活上の注意点は，事前に説明しておく．投与中に起こる血管外漏出や過敏反応の症状を説明する．投与後48時間は，トイレは2回流すこと，体液や排泄物に汚染されたものを洗濯する際には他の洗濯物と別に予洗いすることを説明する．男性では，排尿時の飛び散りを防ぐために座って排泄することをすすめる．

2 投与中

▶（1）職業性曝露

がん薬物療法に携わる看護師は，薬剤の準備，投与，排泄物の取り扱いなど様々な場面で，健康への有害な影響が疑われる薬品にさらされる職業性曝露の危険性がある．抗がん剤の調製では，安全キャビネット（BSC）やアイソレーターを使用することで曝露や環境汚染を低減できる．また，抗がん剤を調製・投与する際には，外部の汚染物質がシステム内に混入することを防ぎ，液状あるいは気化（エアロゾル化）した薬剤が外に漏れだすことを防ぐ構造を持つ閉鎖式薬物移送システム（closed system drug transfer device: CSTD）を用いることが推奨されている．適切なPPEの使用により曝露を低減することが最も重要である．個人防護具（personal protective equipment: PPE）には，手袋・N95マスク（CSTD使用時にはサージカルマスクも許容）・長袖ガウン・保護メガネ（ゴーグル/フェイスシールド）・靴カバーなどが含まれる．投与後48時間は，血液や尿，便，吐物，多量の汗などの体液や排泄物の処理や汚染されたリネン類を取り扱う際には曝露対策が必要となる．経口抗がん剤の錠剤やカプセルを溶かす場合には，PPEを装着し，簡易懸濁（けんだく）法を用いる．

▶（2）血管外漏出

血管外漏出は，穿刺や静脈カテーテルによる刺激，抗がん剤自体のPHや浸透圧による血管内皮細胞への刺激，患者の血管の脆弱性，輸液ポンプや急速静注（ボーラス）の加圧などの要因で発生する．中心静脈ラインやCVポートでも漏出は起こる．輸液ポンプには，薬剤の血管外漏出を検知する機能はないため，穿刺部の観察をより慎重に行う必要がある．抗がん剤は，皮下に漏出した時の組織への影響度により，起壊死性，炎症性，非壊死性に分類されている．起壊死性抗

がん剤の末梢静脈からの投与では，輸液ポンプを使用しない施設もあり，施設基準に準じて使用する．

定期的に穿刺部の発赤・腫脹・疼痛（灼熱感）・違和感の観察を行うことで，早期発見に努める．患者自身からの訴えが重要であり，異常を速やかに報告できるよう患者指導を行う．静脈ラインの開通性は，自然滴下と血液の逆流で投与前，投与中1時間おきに確認する．血管外漏出に類似した症状として静脈炎とフレア反応があり，鑑別が必要である．

▶ **(3) 過敏反応・インフュージョンリアクション**

過敏反応（アレルギー反応）やインフュージョンリアクションが起こりやすいとされている薬剤では，薬剤添付文書に沿ってモニタリングや観察を行う．症状の観察においては，患者自身からの訴えが重要となるため，「なんとなく変」な段階で速やかに報告できるよう患者指導を行う．

Ⅰ型過敏症（即時型）の過剰な免疫反応をアナフィラキシー，血圧低下を伴う末梢循環不全による重篤な状態をアナフィラキシーショックとよぶ．症状には，発疹・蕁麻疹・血管浮腫・呼吸困難（気管攣縮）・血圧低下・チアノーゼ・意識消失などがある．分子標的薬である抗体薬投与時に起こる悪寒・発熱・頭痛など過敏反応と類似した症状をインフュージョンリアクション（投与時反応）という．インフュージョンリアクションは，初回投与時に多く，投与数分〜24時間で出現する．投与速度が速くなるとインフュージョンリアクションを起こしやすくなるため，輸液ポンプの使用が推奨される．

過敏反応やインフュージョンリアクションは，発症より急速に悪化することがあるため，発症時すぐに対応できるようマニュアルや手順書を整備し，救急処置に必要な物品はすぐに使用できるようベッドサイドに準備しておく．

3 投与後

血管外漏出や静脈炎の症状は，数日〜数週間後に出現する可能性もある．通院治療では帰宅後も投与部位の発赤・腫脹・疼痛などの症状を継続して観察するよう指導する．また，患者・家族がどのような時に受診が必要なのかを判断し，いつでも相談できるよう，夜間・休日外来やがん相談室などの連絡先を伝え，相談窓口を明確にしておく．

F 抗がん剤の有害事象

抗がん剤の有害事象には，患者が自分でわかるもの（自覚症状）と検査でしかわからないもの（他覚症状）がある．使用する薬剤に応じた有害事象の種類と出現時期を予測し，患者・家族がセルフケアできるよう支援することが重要である．

1 骨髄抑制

骨髄の造血細胞が障害されて正常な血球（白血球・赤血球・血小板）が減少することで，易感染，貧血，出血傾向などを引き起こす．

白血球（好中球）は，抗がん剤投与から主に7〜14日で最低値となり，21日頃に回復する．好中球が1500/μL以下に減少した状態を好中球減少といい，好中球が500/μL未満，あるいは48時間以内に500/μL未満に減少すると予測される状態で，腋窩温37.5℃以上の発熱を生じた場合を発熱性好中球減少症と定義する．好中球減少に対して，顆粒球コロニー刺激因子（G-CSF）を投与する．抗がん剤治療中は，白血球低下の有無にかかわらず，感染予防対策が重要となる．

　血小板は，抗がん剤投与から2〜3週間で最低値となり，5万/μL以下になると皮下出血，鼻出血，歯肉出血などが出現しやすくなる．転倒や外傷を予防し，出血を起こしやすい日常生活動作を避けるなどの注意が必要である．1万/μL以下で血小板輸血が検討される．

　赤血球は，数週間から数カ月かけて徐々に低下していく．ヘモグロビンが10 g/dL以下になると動悸・息切れ，8 g/dL以下になると耳鳴り・めまい・頭痛・倦怠感などの症状がみられる．自覚症状が現れにくいこともあるため，特に起立時，入浴後など急なめまいやふらつきによる転倒には十分な注意が必要である．7〜8 g/dL未満で赤血球輸血が検討される．

2 消化器症状

▶（1）悪心・嘔吐

　抗がん剤による悪心・嘔吐には，24時間以内に出現する急性，治療後24時間以上経過してから出現する遅発性，過去のエピソードに対して出現する予測性がある．使用する抗がん剤の催吐リスクに合わせて適切に制吐薬を使用することが重要である．特に予測性悪心・嘔吐では，恐怖・不安などの心理的要因や視覚・嗅覚・味覚・痛みなどの感覚刺激が関与しており，これまでの抗がん剤治療で悪心・嘔吐の経験による「条件付け」が機序となる．予測性悪心・嘔吐は，コントロールが難しく，抗不安薬が用いられる．悪心・嘔吐のリスク因子としては，女性・65歳未満・乗り物酔いしやすい・飲酒習慣なしなどがあげられている．また，がん患者では，身体的，精神的な要因や放射線治療，医療用麻薬の使用など複数の要因が関係していることも多いため，悪心・嘔吐の発現時期や状況をアセスメントして適切に対処していく．現在，臨床の現場で主に使用されている制吐薬としては，①5-HT$_3$受容体拮抗薬，②NK1受容体拮抗薬，③副腎皮質ステロイド（デキサメタゾン）があったが，近年④多元受容体作用抗精神病薬（オランザピン）の制吐目的の使用が保険承認され，制吐薬適正使用ガイドラインへも記載されている．

▶（2）下　痢

　抗がん剤による下痢には，早発性（コリン作動性）と遅発性がある．早発性は，消化管の副交感刺激を介した腸管蠕動亢進によって投与数時間以内に生じる．イリノテカンでは，流涙や流涎（よだれ），発汗，鼻汁，疝痛などの副交感刺激症状（コリン症状ともいう）が起きやすく，予防目的に抗コリン薬を使用することがある．遅発性は，数日から10日程度で消化管粘膜への直接傷害によって生じる．好中球減少の時期と重なるため，重篤な下痢に注意が必要である．脱水予防，食事の調整，肛門周囲の保清を行う．

▶（3）便　秘

　抗がん剤による便秘は，投与数日で出現する．自律神経障害を起こすとされている薬剤（微小管阻害薬など）では3〜10日で出現しやすく，便秘が重症化することで麻痺性イレウスを発症す

ることもあるため注意が必要である．抗がん剤以外でも，制吐薬や医療用麻薬により便秘が生じやすくなる．抗がん剤による便秘は，食事や運動だけでは改善できないため，早期より下剤を併用し，患者自身で排便コントロールができるよう支援する．

▶(4) 口腔粘膜炎

抗がん剤による口腔粘膜炎は，抗がん剤で生じた活性酸素（フリーラジカル）による粘膜障害および好中球減少による感染が発生機序となり，投与後 7〜10 日頃より発生する．特に，頭頸部や食道の化学放射線療法では必発である．予防には，口腔内の保湿と保清が重要であり，症状出現時には疼痛管理，栄養管理，誤嚥予防の対策を行う．フルオロウラシル（5-FU）の急速静注では，口腔内に氷片を含むクライオセラピー（口腔内冷却療法）を実施することもある．

3 心機能障害

殺細胞性抗がん剤では，アントラサイクリン系薬剤（ドキソルビシン，エピルビシンなど）による心筋障害が有名であり，用量依存的に増強することから総投与量の制限が設けられている．また分子標的薬剤としては，抗 HER2 抗体薬（トラスツズマブなど）は心機能低下や心不全をきたすことが知られており，またダサチニブやスニチニブ，パゾパニブといった様々な小分子化合物（チロシンキナーゼ阻害薬）にも不整脈などの心毒性があることが報告されている．そのほかサリドマイドなどの免疫調整薬や，カルフィルゾミブなどのプロテアソーム阻害薬にも心血管毒性があることが知られている．これらの薬剤を用いるときには事前に心臓エコーによる左室駆出率の測定を行い，定期的に心機能をモニタリングしていくことが重要である．また近年主流となっている免疫チェックポイント阻害薬による免疫関連有害事象（irAE）としても頻度は少ないものの心筋炎があることが報告されており致死的になることもあるため注意が必要である．

4 肺障害

薬剤性間質性肺炎をきたす薬剤は多い．殺細胞性抗がん剤ではイリノテカンやゲムシタビン，ブレオマイシンなどは間質性肺炎をきたしやすいことが知られている．分子標的薬ではゲフィチニブなどのチロシンキナーゼ阻害薬や，トラスツズマブデルクステカンなどの抗体薬物複合体にも注意が必要である．免疫チェックポイント阻害薬による irAE である間質性肺炎も比較的頻度の高い有害事象である．リスクの高い薬剤については事前に肺の状態を画像評価し，間質性肺炎マーカー（KL-6，SP-D，SP-A など）を定期採血したり，CT 画像を定期的に撮影して，肺の状態を確認しておくことが必要である．間質性肺炎に伴って発症する呼吸器症状（空咳，微熱，呼吸困難など）を見逃さないことが重要である．問診時に異常を感じたら酸素飽和度を測定することは簡便に行えるスクリーニングとして有用である．

5 肝障害

薬剤性肝障害はさまざまな薬剤で起こる可能性があり，倦怠感や食欲不振，黄疸，発熱，悪心

嘔吐，瘙痒感などの症状を引き起こす．免疫チェックポイント阻害薬による irAE としての肝障害も鑑別が必要である．肝障害を発症した場合の薬物療法の継続の可否については肝臓専門医と相談することが好ましい．

6 腎障害

シスプラチンなどの白金製剤は主として尿細管障害を起こすことが知られており十分量の補液やマグネシウムなどの電解質補正が行われる．血管新生阻害薬は蛋白尿を起こすことが知られており，定期的な尿蛋白の測定と，増悪時の減量休薬は必須である．

7 皮膚障害

皮膚障害は，疼痛や機能障害など QOL 低下に結び付きやすく，治療意欲の低下にもつながるため，重症化を防ぐことが重要である．スキンケアのポイントは，保清・保湿・刺激の除去である．治療開始時より予防的ケアを開始し，症状出現時には患者・家族が症状に合わせたセルフケアを行えるよう支援する．パクリタキセルやドセタキセル，リポソーム化ドキソルビシンによる手足症候群（HFS）の軽減を目的として，冷却ジェルが使用されることもある．

▶ (1) 手足症候群 ハンド フット シンドローム hand-foot syndrome（HFS）

手足症候群（HFS）は，手掌・足底の発赤，著しい不快感，腫脹，うずきと定義されており，カペシタビンなどのフッ化ピリミジン系で出現しやすい．総投与量やピーク用量に関連して 2〜21 日後に出現することが多いが，数カ月たってからみられることもある．抗がん剤を中止すると症状は軽快する．しびれや物に触れた時の不快な感覚の後にチクチク，ピリピリする感覚が出現し，浮腫性の紅斑を形成する．皮膚の角化がすすむと皮膚の肥厚，水疱，亀裂，潰瘍，落屑なども出現し，熱傷のような痛みにより歩行困難となることがある．分子標的薬（マルチキナーゼ阻害薬）による HFS は，投与後 2〜4 週で荷重部や摩擦部に限局性に皮膚の角化が生じることが多く，表在性の水疱や紅斑を伴う．締め付けのない履物を選択し，創傷被覆材による保護なども検討する．

▶ (2) 爪障害

爪障害には，爪の変色や線状隆起（垂直方向または水平方向の爪の隆起），脱落，爪囲炎（爪周囲の軟部組織の感染）などがあり，疼痛を伴うこともある．爪の色素沈着は，投与後 1〜2 カ月でパクリタキセルやドセタキセルに多く生じる．爪囲炎は，分子標的薬（EGFR 阻害薬）に多く，投与後 6〜8 週間頃に生じやすい．爪のケアにおいては，保湿を行い，手の爪はラウンドカット（指に沿って切る），足の爪はスクエアカット（角を残して真っすぐに切る）にする．爪が脆くなっている場合には，爪やすりを使用することで爪が割れたり，引っかかったりすることを防ぐ．爪囲炎に対して，保清，テーピング（爪と肉芽が除圧されるようらせん状に巻く）後に保湿剤とステロイド軟膏を塗布する．爪の変色カバーや補強を目的にマニキュアやベース（トップ）コートなどを使用することは可能であるが，爪床痛や感染など爪の異常がある場合には使用を避ける．ジェルネイルは爪を傷めやすく，カビや細菌の繁殖リスクもあるため，治療中の使用はすすめら

れない.

8 神経障害

神経障害の症状は，主観的な感覚であるため正確に評価することが難しく，患者の申告のみでは過小評価となりやすい．そのため，医療者が日常生活の支障の程度を詳細に聞き取り，正確に評価することが重要である．抗がん剤による末梢神経障害の有効な治療法は確立していないため，増悪した場合には減量や中止（薬剤変更）が検討される．日常生活において転倒や外傷，火傷などの二次障害に注意が必要である．

微小管阻害薬では，軸索障害が起こり，しびれ，感覚鈍麻，チクチク感，疼痛などの感覚障害，四肢遠位端（指先・つま先）優位の筋萎縮と筋力の低下，弛緩性麻痺，四肢の腱反射の低下や消失などの運動障害がみられる．また，自律神経障害による便秘や麻痺性イレウスなどがみられることもある．パクリタキセルによる末梢神経障害の予防を目的として，冷却ジェルが使用されることがある．

プラチナ（白金）製剤では，神経細胞体障害が起こり，下肢優位の感覚障害や高音域の感音性難聴が出現することがある．これらは蓄積毒性であり，投与中止後も長期間症状が継続したり，投与を終了した後も 2〜6 カ月にわたり症状が増悪したりすることもある．オキサリプラチンでは，寒冷刺激により手，足，口周囲の感覚異常や咽頭の絞扼感（呼吸困難・嚥下障害）が誘発されるため，投与後 1 週間程度は寒冷刺激を避けるよう指導する．

9 脱　毛

抗がん剤による脱毛は，2〜3 週間後より始まり，頭髪だけでなく，まつ毛，眉毛，鼻毛，ひげ，腋毛，陰毛にも起こる．治療中止後 3〜6 カ月の間で発毛しはじめるが，髪色や縮毛，毛量の変化など脱毛前と同じ髪質ではないことがある．脱毛の頻度は，薬剤の種類によって異なり，多剤併用でより割合が多くなる．また，分子標的薬である EGFR 阻害薬やマルチキナーゼ阻害薬でも脱毛が生じる．脱毛の頻度，脱毛と発毛の時期，ウィッグや帽子などを用いた整容について，治療前より情報提供することで，事前に準備できるよう支援する．

G おわりに

がん薬物療法は日々進歩しており，薬剤の種類や投与方法，投与時の注意点などは年月とともに変化していく．変化にあわせて新しい知識を吸収して日々の実践に活かしていくとともに，患者への十分な説明を行い，治療の意義や注意点について患者との共有をしておくことは医療者にとって重要なことであると考える．

国立がんセンター内科レジデント, 編. がん診療レジデントマニュアル 第8版. 東京: 医学書院. 2019.
日本がんサポーティブケア学会, 編. がん薬物療法に伴う末梢神経障害マネジメントの手引き 2017年版. 東京: 金原出版, 2017.
日本がん看護学会. 日本臨床腫瘍学会. 日本臨床薬学会. 編; がん薬物療法における曝露対策ガイドライン 第2版; 東京: 金原出版, 2019.
日本がんサポーティブケア学会, 編; がん治療におけるアピアランスケアガイドライン 2021版. 東京: 金原出版; 2021.

〈倉持英和　中別府多美得〉

総論

12 | 外科治療上注意すべき合併疾患

　外科治療（主に手術）に際して患者の生命にかかわるリスクには，手術そのものによるリスクと，外科治療を受ける患者がもともと罹っている疾患，たとえば糖尿病や肝疾患などによるリスクとがある．

　手術そのものによるリスクは，日々の外科学の進歩により，安全性が増している．外科手術の中でも患者に与える侵襲の大きな食道癌手術，膵頭十二指腸切除術，肝切除術，大動脈瘤手術などが，手術手技が工夫・改良され，輸血もしなくてすむか必要最小限にとどめることが可能になってきた．肝臓の移植手術も着実に症例数が増えている．患者に与える侵襲の小さな内視鏡（胸腔鏡，腹腔鏡）手術は広く普及して，乳癌手術などのように美容面や患者の生活の質 quality of life（QOL）の向上を目指した縮小手術も盛んになってきた．

　手術の安全性が高まるとリスクの高い患者への手術適応も拡大され，さまざまな疾患を有する場合でも慎重な術前・術中・術後管理のもとで手術が行われるようになってきた．高齢化社会で増加した高血圧・心疾患や呼吸器疾患，食生活の変化・欧米化に伴い増加している糖尿病や肥満，肝炎ウイルスを基盤にした肝硬変症，腎透析を長期にわたり受けている慢性腎不全患者や，術後特有の精神障害を合併している患者に対しては，専門的知識と病態に応じた対応が要求される．

　本項では手術を安全・効果的に行うために注意すべき疾患として，高血圧・心疾患，呼吸器疾患，糖尿病，肝硬変，肥満，慢性腎不全，精神障害を取り上げ，おのおのの病態の特徴を述べて，術前・術後管理の要点をまとめた．

A 高血圧，心疾患 hypertension, heart disorder

1 病　態

　高齢化社会と生活習慣の欧米化を反映して，高血圧症や心疾患は増加している．高血圧自体で手術ができないことはないが，周術期の心血管病発症の危険性が高くなる．

　手術というストレスで，血圧や循環動態は変化しやすくなる．手術終了直後は，末梢血管の収縮により血圧は維持されているようにみえるが，次第に血管が拡張するため，循環血液量が減少し血圧が低下する．術中の出血，それに対する輸血・輸液，術前よりの脱水，開腹術時の腸管壁からの不感蒸泄，消化液の喪失などが循環動態を左右する．血圧低下を起こす頻度としては少ないが，心機能低下によって起こる血圧低下は比較的重篤なことが多い．

　術後の疼痛や不安は交感神経の興奮を引き起こし，平滑筋の収縮，骨格筋の反射的緊張により，血圧上昇，脈拍増加，呼吸抑制などをもたらす．

2 術前評価と管理

高血圧患者では左室肥大，冠血流予備能低下，虚血性心疾患，頸動脈の狭窄，脳血管障害，腎機能障害などを評価する．以上の所見があれば，周術期の合併症の危険度を高める．高齢の収縮期高血圧患者では，周術期の血圧変動が大きく低血圧に陥りやすく虚血性合併症が生じやすい．左室拡張能低下を伴う場合は，血圧上昇によってさらに機能が低下し，肺うっ血を招くおそれがある．周術期の過度の血圧変動を避けるために，安定した血圧のコントロールが術前から必要である．高血圧患者では日帰り手術は避けたほうがよい．

待機的手術で血圧が 180/110 mmHg 以上であれば，手術前に血圧をコントロールすべきで，一般的な降圧目標は 140/90 mmHg である．長期にわたる血圧のコントロールが望ましいが，少なくとも 2〜3 週間かけて行う．手術に間に合わせるために 2〜3 日で目標までに降圧させた場合には，術中の血圧変動が大きくなりやすい．患者が降圧薬を服用している場合は中断はできるだけ避けるべきである．術中は必要に応じて持続静注で循環器薬剤を投与して血圧をコントロールする．降圧薬は手術当日まで服用させるのが原則である．利尿薬については，術後の脱水，低カリウム血症の可能性を認識し，対処できれば中止する必要はない．術前に血清 K が 3.5 mEq/L 未満では補正が必要である．

心疾患を有する場合，日常活動の問診から重症度を分類し，手術の可能性と限界を推し量ることができる．New York Heart Association（NYHA）の重症度分類 表12-1 が従来から汎用されている．医師側からより客観的に心臓危険因子の評価を行うために Revised Cardiac Risk Index（RCRI）などのスコアリングシステムが用いられることもある．冠動脈疾患や弁膜疾患の場合は心機能評価とともに抗凝固療法に対する対策が必要である．持続的に抗凝固療法を受けている場合は，周術期に抗凝固療法を継続するか中止するか，中止する場合はヘパリン静注に置き換えるかを検討する．そのためには，抗凝固療法継続による術中出血のリスク，中止による血栓

表12-1 NYHA による心疾患重症度分類と手術適応

分類	症状	手術適応
Ⅰ度	心疾患があるが症状はなく，通常の日常生活は制限されないもの．	普通に手術を行いうる．
Ⅱ度	心疾患患者で日常生活が軽度から中等度に制限されるもの．安静時には無症状だが，普通の行動で疲労・動悸・呼吸困難・狭心痛を生じる．	手術は可能であるが，術中術後の慎重な管理が必要である．
Ⅲ度	心疾患患者で日常生活が高度に制限されるもの．安静時は無症状だが，平地の歩行や日常生活以下の労作によっても症状が生じる．	術前にできる限りの心機能の改善をはかり，術中術後も綿密な循環管理が不可欠である．
Ⅳ度	心疾患患者で非常に軽度の活動でも何らかの症状を生ずる．安静時においても心不全・狭心症症状を生ずることもある．	どうしても行わなければならない救急手術，またはこの症状を起こしている原疾患に対する手術以外は禁忌．

リスクを十分に評価する必要がある.

3 術後管理

　術後数時間から数日間は，循環動態が不安定であり，できるだけ早く降圧療法を再開し，経口投与（胃管からの投与を行うこともある）ができない場合は，経静脈的に薬剤投与を行う．呼吸管理と適切な輸液による体液量管理により，循環動態の安定化をはかる．周術期の血圧上昇の因子として，術前の不安，術後の疼痛，興奮，高炭酸ガス血症や循環血液量の過剰などがあり，原因に対する対処が第一である．ニフェジピンカプセルの内容物の投与は降圧の程度，速度を調節できず，勧められない.

　冠動脈疾患を有する場合は，創痛などのために術後に低酸素血症や高血圧・頻脈を起こすことが多い．心筋虚血の発生に注意し，十分な鎮痛をはかる．心機能低下例では Swan-Ganz カテーテルを挿入し，中心静脈圧，肺動脈圧，肺動脈楔入圧，心係数を測定し，輸液量，利尿剤や強心剤，血管拡張剤の投与を行う．経口摂取が再開されるまでの間は水分管理が重要であり，過量の輸液によって心不全が起こることもあるので注意が必要である．術前に抗凝固療法を行っていた場合は術後に出血がないと判断されれば，速やかに抗凝固療法の再開することが重要である．不整脈を有する場合は，常に心電図モニターに注意をはらわねばならない.

B 呼吸器疾患 pulmonary disorder

1 病　態

　呼吸器合併症は頻度が高く，重篤となりやすい．呼吸器疾患合併症例，他の基礎疾患を有する症例，喫煙者，肥満者（BMI 25 以上），高齢者（70 歳以上）に起こりやすい．開胸手術や上腹部の手術など，横隔膜に近い部位の手術ほど術後の呼吸状態は不良となり，呼吸器合併症のリスクが高くなる.

　周術期の管理上注意すべき病態としてCO_2ナルコーシスがある．肺換気の低下によって急激な高炭酸ガス血症をきたし，脳内 pH が急に低下して意識障害を招いた状態である．慢性的に高炭酸ガス血症を伴う II 型呼吸不全（低酸素: 室内空気呼吸時の $PaO_2 \leqq 60$ Torr，高 CO_2: $PaCO_2 \geqq 45$ Torr）の患者に安易に高流量の酸素を投与すると，CO_2ナルコーシスを起こすことがある．このような患者は，貯まった CO_2 が，脳の呼吸中枢を刺激し続けるため，本人も息苦しさをずっと感じ続けることになる．しかし徐々に，脳もこの刺激に慣れていくようになり，呼吸促進の役目を CO_2 がはたせなくなっている．呼吸について脳は，CO_2 を目安にするのをやめ，酸素濃度が下がったら「呼吸しなさい」と命じることになる．このような状態で，高濃度の酸素を与えたら，脳は呼吸を休んでいいと反応してしまう．これで呼吸が止まることがあるので，高 CO_2 血症（ナルコーシス）には，高濃度の酸素は禁忌とされている．$PaCO_2$ 50〜60 Torr 以上では頭痛，筋痙攣，振戦が出現．急激に 80 Torr 以上に上昇すると，意識レベル低下，見当識障害，昏迷がみられ自発呼吸がさらに減弱する．したがって，酸素吸入は低流量より慎重に行い，動脈血液ガス値

表12-2 Hugh-Jones の分類

Ⅰ度	正常	同年齢の健常者と同様に仕事ができ，歩行，坂，階段の昇降も変わらない．
Ⅱ度	軽度の息切れ	同年齢の健常者と同様に歩行はできるが，階段や坂は健常者なみに登れない．
Ⅲ度	中等度の息切れ	平地でも健常者同様には歩行できないが，自分のペースなら 1.6 km（1 マイル）以上歩ける．
Ⅳ度	高度の息切れ	休みながらでなければ 50 m 以上歩けない．
Ⅴ度	きわめて高度の息切れ	会話，衣服の着脱にも息切れがする．息切れのため外出ができない．

を測定しながら吸入流量を調節していく必要がある．24～32％の低濃度の酸素を鼻腔カテーテル，またはカニューレで 0.3～1.5 L/分程度で，動脈血酸素分圧（PaO_2），動脈血炭酸ガス分圧（$PaCO_2$）を測定しながら吸入させる．

2 術前評価

問診で既往歴，喫煙歴，職業歴，環境歴などが参考になる．臨床症状では咳嗽，喀痰，発熱，呼吸困難感などに注意する．理学的所見では聴診の異常所見（副雑音の聴取，左右差など），視診ではバチ指，チアノーゼ，呼吸状態（努力性呼吸，起坐呼吸，側臥位呼吸など），右心不全症状（四肢浮腫，肝腫大，頸静脈怒張など）にも注意する．

呼吸機能の総合的な指標としては Hugh-Jones の分類 **表12-2** があり，Ⅰ・Ⅱ度では肺以外の手術であれば安全である．肺切除術ではⅡ度でも手術危険度は高い．Ⅲ度以上，特にⅣ・Ⅴ度では術後呼吸器合併症の頻度が高い．また，performance status（PS）も状態把握に有用である．

呼吸機能検査としてはスパイロメトリーと動脈血ガス分析を行う．スパイロメトリーは肺機能を評価して，呼吸機能障害を％肺活量 80％以下の拘束性障害（慢性気管支炎，肺気腫，気管支喘息，気管支拡張症など）と 1 秒率 70％以下の閉塞性障害（間質性肺炎，肺線維症，塵肺症，肺結核後遺症など）とに分類する．動脈血ガス分析は呼吸機能の総合的な指標であり，呼吸状態の術後管理に重要である．

気道感染の可能性がある場合，特に体力や免疫力の低下している易感染性宿主の場合は喀痰，咽頭，鼻腔の細菌検査（塗抹，培養）と抗菌薬感受性試験を行う．一般細菌ではメチシリン耐性ブドウ球菌（MRSA）や耐性緑膿菌が特に問題となる．これらの保菌者である場合は術後合併症や院内感染の原因にもなる．血液検査での炎症所見（WBC，CRP の高値）は呼吸器障害の原因疾患による場合も多い．気管支喘息は好酸球や IgE の増加を，間質性肺炎は LDH が高値を示す場合もある．術前の胸部 X 線撮影は必須であり，他の検査で異常がある場合は CT も撮影すべきである．

3 術前管理 **表12-3**

気道浄化の目的で禁煙を励行し，喀痰の多い場合は喀痰溶解剤を使用しネブライザー吸入を行う．呼吸訓練や咳嗽訓練を行う．細菌検査で病原菌が検出されれば感受性のある抗菌薬を投与す

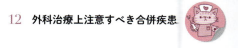

12 外科治療上注意すべき合併疾患

表12-3 呼吸器疾患合併患者の術前管理

1. 禁煙: 厳重な禁煙，特に術前2週間は必須．
2. 栄養管理: 可能な限り経口あるいは経腸栄養を施行する．
3. 理学療法:
   呼吸訓練　呼吸に抵抗を加えて呼吸筋を鍛え，末梢気道の拡張をはかる．
   咳嗽訓練　ゆっくりと吸気し，口をすぼめて十分に呼出する深呼吸や腹式呼吸で横隔膜を利用した深い咳嗽の練習を行う．
   体位ドレナージ　病変部を高くして重力で分泌物の排泄をはかる．
4. 吸入療法: ネブライザーを施行し，気道の浄化に努める．
5. 基礎疾患に対する対処: 気管支喘息，肺気腫，慢性気管支炎，気管支拡張症，心疾患など，それぞれの病態改善をはかる．

る．気管支拡張薬を使用している場合は原則として手術直前まで使用する．ステロイド剤は創傷治癒を遅らせるので減量が望ましいが，肺線維症や気管支喘息では減量による急性増悪をきたすこともあるので緩徐に減量する．ステロイドの長期使用症例に対しては術後ステロイド補充療法を行う．

4 術後管理

呼吸状態悪化を早期発見するためには視診，聴診が重要である．術後は動脈血液ガス分析を定期的に行い，パルスオキシメーターを用いた血中酸素飽和度のモニタリングを行う．血液検査や胸部X線撮影を定期的に行う．細菌検査も適宜行う．

低酸素血症（$pO_2 \leqq 60$ Torr）に対しては酸素投与を行う．低酸素血症，高炭酸ガス血症が長期間続いていた場合は，呼吸調節は主に酸素濃度に依存する．すなわち酸素濃度の急激な上昇は呼吸抑制，高炭酸ガス血症の増悪をきたすので注意が必要である．酸素を投与していてもpO_2 50 Torr以下，またはpCO_2 60 Torr以上の場合は挿管して人工呼吸器で管理することを検討する．

呼吸器障害がある場合，喀痰貯留により合併症発症のリスクが増加するので術後も気道の浄化を心がける．加湿，体位ドレナージ〔通常は頭部と上半身を15°〜30°起こした（20〜30 cm挙上した）セミファウラー体位がよい〕，さらに喀痰融解剤を使用したネブライザー吸入を行い，喀痰排出を促す．ネブライザー吸入などで喀痰排出が難しいときは気管支鏡を使用する．それでも不十分なときは治療目的での気管切開を行う．無気肺の部位での細菌が増殖し肺炎を起こしやすいので無気肺の予防に努める．術後の疼痛は呼吸を抑制するので鎮痛薬を用いた疼痛コントロールも重要である．鎮痛薬の中には呼吸抑制をきたすものもあるので呼吸状態には充分注意が必要である．術前に気道内から病原菌が検出されていた場合は感受性のある抗菌薬を使用する．気管支喘息の発作や間質性肺炎の急性増悪を疑う際はステロイド剤の投与を行う．口腔内浄化も大切で，経口摂取開始後は誤嚥に注意する．酸性度の高い胃内容物の誤嚥は化学性肺炎を引き起こし致命的となることが多い　表12-4．

表12-4 術後呼吸器合併症

合併症	原因と病態	治療
無気肺	十分な呼吸と喀痰排出ができずに気道分泌物による気道閉塞が原因	除痛と肺理学療法: 体位変換, スクイージング, タッピングなどによる喀痰排出, 気道分泌物の吸引.
肺炎	無気肺に細菌感染が生じた肺炎 誤嚥性肺炎	起炎菌に感受性のある抗菌薬の投与, 無気肺の改善, 喀痰排出, 栄養状態改善.
ARDS(adult respiratory distress syndrome)	高度の呼吸困難と頻呼吸 病態は肺毛細血管の透過性の亢進と肺水腫	原疾患の治療と呼吸・循環の管理. PEEP を用いた人工呼吸管理.
肺水腫	水分が肺血管外に貯留した状態で呼吸困難, 起坐呼吸, 泡沫状血性痰を認め湿性ラ音を聴取する. 発生機序で心原性肺水腫と血管透過性肺水腫がある.	利尿薬, 心筋収縮力増強薬（ジギタリス, カテコラミンなど）. アルブミンの投与. ステロイドの投与.
気胸	損傷した肺やブラのある患者への陽圧換気などで発生する.	胸腔ドレナージ.

C 肝硬変 liver cirrhosis

1 病　態

　肝硬変症は肝臓が広範囲に線維化した状態である. 肝硬変になると肝細胞機能不全と門脈圧の亢進が起こり, 種々の肝機能障害を呈する 図12-1 . 外科治療に際しては肝臓の予備力に余裕がないため, 術後に腹水, 黄疸などが出現し, 術後の回復が遅れることがある.

　肝硬変に対する内科的治療法の進歩に伴い, その長期予後が期待できるようになった今日では, 肝硬変に起因する食道静脈瘤や肝細胞癌はもちろん, 消化器癌などの一般外科手術においても, 肝硬変を合併する症例に対して手術を行うことが以前より増えてきている. 以前は, 肝硬変の原因の多くはウイルス性肝炎であったが, 近年は脂肪肝から肝炎, 肝硬変と発展する非アルコール性脂肪肝炎（NASH）が増えてきている.

2 肝硬変の診断および肝予備能の評価

　肝硬変の診断は臨床症状, 生化学検査, 画像診断, 腹腔鏡検査などによるが, 確定診断は組織診断による. 腹水や黄疸を呈しているときは手術侵襲を加えることは避ける. 肝硬変の重症度を理学的所見と一般検査から総合的に評価する基準として 表12-5 に示す Child-Pugh（チャイルド ピュー）分類が広く用いられている. C 群ではできるだけ手術を避ける. A 群および B 群では, 手術侵襲の大きさと, 肝機能の指標であるプロトロンビン時間や ICG（indocyanine green）

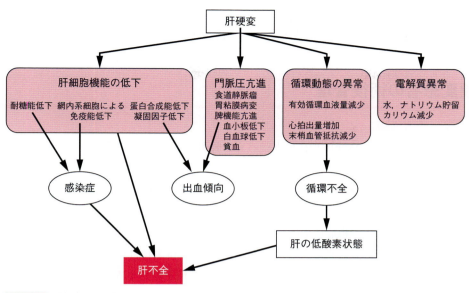

図12-1 肝硬変の病態

表12-5 Child-Pugh 分類（重症度の判定）

	1点	2点	3点
血清ビリルビン値（mg/dL）	<2.0	2.0〜3.0	3.0<
血清アルブミン値（g/dL）	3.5<	2.8〜3.5	<2.8
腹水	（−）	少量	中等量
脳症	（−）	軽度	時々昏睡
プロトロンビン活性値（%）	70<	40〜70	<40

A 5〜6点，B 7〜9点，C 10〜15点

15分値を参考にして慎重に手術適応を決定する．肝硬変の場合には肝細胞癌の合併，消化性潰瘍，食道静脈瘤の検索も必要である．

3 肝硬変患者の術前管理

▶(1) 輸液・栄養管理

中心静脈カテーテルを挿入し，糖質輸液を行う．食後の安静とビタミン剤投与などにより肝庇護療法を行い，AST，ALT は 100 単位以下にすることが望ましい．ただし，筋蛋白崩壊を防止するためには適度な食前の運動も大切である．耐糖能異常のある症例では，糖質輸液を施行しながら，インスリン投与の必要性をあらかじめチェックし，その投与量を調節する．

▶(2) 肝硬変に付随する病態への対策

出血の恐れがある〔Red Color Sign（＋）〕食道静脈瘤に対しては，術前に EVL または硬化療法を施行する．胃粘膜病変のみられる例では proton pump inhibitor や H_2 blocker を用いて治療する．脾機能亢進症に基づく血小板減少がみられる場合は，術前部分的脾塞栓術や術中の脾摘術

を考慮する．凝固因子補充のため術前から新鮮凍結血漿を投与する場合もある．

肝硬変症では低酸素血症が多いので**禁煙**とし，術前**呼吸訓練**を行う場合もある．

4 肝硬変患者の術後管理

▶(1) 循環・輸液管理

利尿剤や低用量（$1\sim3\,\mu g/min/kg$）のドーパミン製剤を用いて，$1\,mL/kg/$時の尿量を確保する．肝硬変によるナトリウム貯留と低カリウム血症を考慮して，維持輸液製剤をベースとする．グルコースをエネルギー源に用いて，カリウムの低下に対しては，KClを用いて補正する．

▶(2) 感染・DIC 対策

肝硬変に付随する網内系機能低下は，感染症を併発した場合，肝不全，DICへと容易に進展する恐れがある．感染予防のために広域スペクトラムをもつ抗生物質を投与する．また，凝固線溶系の異常がないか確認し，DICをきたせば，速やかに治療を開始する．

▶(3) 肝性脳症に対する処置

肝機能が進行性あるいは急速に悪化し，ついには昏睡を誘発して肝不全状態になる場合もある．肝細胞の脱落によって体内の有害物質の解毒が不能となり，脳に障害を及ぼすわけである．**高アンモニア血症**を伴うことが多いので，低蛋白食とし，ラクツロースを投与する．血漿アミノ酸を正常化させるため分岐鎖アミノ酸が多く含まれた特殊アミノ酸輸液療法や血漿交換が行われる場合もある．

▶(4) 腹水・肝不全に対する処置

原則的には利尿剤や蛋白質製剤の投与を行う．難治性の場合はCART（腹水濾過濃縮再静注）や腹腔静脈シャントの造設を考慮する．ビリルビン値が上昇するような肝不全は不可逆的なことが多いが，GI療法や血漿交換などを含めた集中治療を施行する．

▶(5) 消化管に対する処置

消化管出血の予防としてproton pump inhibitorやH$_2$ blockerを用いる．消化管蠕動の低下によりアンモニア産生が増大すると考えられる．ラクツロースの服用などで腸管蠕動を促し，アンモニアの産生を抑えるとともに排便を容易にする．

D 慢性腎不全 chronic renal failure

1 病　態

透析療法の進歩・普及による腎不全患者の生存成績の向上に伴って，透析患者の中でも悪性腫瘍などに対する外科治療を必要とする症例が増加している．今日では，慢性腎不全症例に対して透析療法を行いつつ，ほとんどすべての外科治療を行うことが可能になったが，腎不全に伴うさまざまな病態が周術期の危険因子であることに変わりはない．主要な点は，**高カリウム血症，貧血，易感染性**などであり，さらに周術期に使用する薬剤の選択，用量に対する配慮が求められる．

2 腎不全状態の評価

　術前検査で初めて腎障害が指摘されたものから，すでに透析療法が実施されているものまである．腎機能低下を疑う場合は，クレアチニンクリアランス値（Ccr）で評価し， 表12-6 に示すように腎機能に応じた周術期管理を行う．

表12-6 クレアチニンクリアランス（Ccr）と周術期管理指針

	Ccr（mL/min）	方針	透析
腎予備力減少期	50≦	注意深い観察	不必要
代償性腎不全期	30〜50	充分な補液と利尿剤投与 0.5〜1.0 mL/kg/時の尿量を確保	通常は不要 合併症併発時は必要に応じて
非代償性腎不全期	10〜30	まず上記の方針で，躊躇せず透析を導入	早期に透析導入時に術前日に透析
尿毒症期	<10	通常通り透析を行う．蛋白制限解除，栄養補給を充分に	維持透析＋術前日に透析し，術前目標値に近づける

3 腎不全患者の術前管理

　軽度障害例では脱水症を防ぎ，中等度障害例では浮腫，肺水腫の有無，水-電解質平衡などに注意しながら輸液療法を行う．高度障害例では積極的に**透析療法**を実施して，尿毒症状態を改善させる．透析は手術前日に行う．透析患者では**腎性貧血**を有することが多いので，ヒトリコンビナントエリスロポイエチンにより貧血の改善を行うとよい．術前目標を 表12-7 に示す．

表12-7 透析患者の術前目標

1）胸写での心胸郭比（CTR）	50%以下
2）ヘマトクリット	30%以上
3）血清総蛋白	6.5 g/dL 以上
4）血清 BUN	50 mg/dL 以下
5）血清 Cr	5.0 mg/dL 以下
6）血清 K	4.0 mEq/L 以下
7）HCO_3^-	20 mEq/L 以上

4 腎不全患者の術後管理

　水-電解質平衡の維持に留意して，特に**肺水腫の予防**に努める．中心静脈圧，肺動脈楔入圧の測定，スケールベッドによる体重変化のチェックが必要である．カロリー補給はブドウ糖液を主体として投与し，栄養状態の維持，改善に努める．術後は異化亢進状態となるため，**高カリウム血症**となることが多く，特に大手術でアシドーシスが加わった場合には急速に血清カリウム値が上

昇する．頻回に血清電解質濃度，血液ガスを測定し，心電図をモニターして，血清カリウム濃度の上昇を早期に発見する．カリウムが含まれていない輸液を行うことはもちろんであるが，高カリウム血症をきたした場合には，透析療法が最も確実である．イオン交換樹脂の注腸や GI 療法などもある．術後の透析療法は今日ではヘパリンよりも作用時間が長いメシル酸ガベキサートあるいはメシル酸ナファモスタットが抗凝固剤として用いられるようになり，術後出血のリスクは少なくなった．したがって，術翌日に透析療法を行うことが可能であり，高カリウム血症をきたさなくても実施することが望ましい．抗生物質は必ず薬剤排泄経路を確認し，特に腎排泄の場合はその使用量を減らしたりすべきである．腎毒性のあるアミノ糖類抗菌薬は使用すべきでない．創部の抜糸は創傷治癒の遅延がみられるので，術後 10〜14 日目に行う．

E 糖尿病 diabetes mellitus

1 病　態

　糖尿病は，膵臓のランゲルハンス島でのインスリン分泌低下による，インスリンの不足に伴う代謝不全状態をきたす．糖代謝だけにとどまらず，蛋白代謝，脂質代謝の異常と，全身の細小血管障害から臓器障害を伴う複雑な全身病である．わが国では約1000万人が糖尿病であると推定され，今後も増加すると思われ，糖尿病合併症例に対する適切な管理の重要性が増している．

　日本糖尿病学会の糖尿病診療ガイドラインによると，糖尿病の診断基準は①早朝空腹時血糖 126（mg/dL）以上，②75 g のブドウ糖を飲み 2 時間後の血糖 200 以上，③随時血糖 200 以上，④ヘモグロビン A1c（HbA1c）6.5%以上，のいずれかを満たすことである．

　糖尿病は，成因により，1 型糖尿病，2 型糖尿病に分類される．1 型糖尿病は自己免疫機序による膵 β 細胞の破壊によりインスリンの絶対的な欠乏に至るもので，日本人では全糖尿病の 5%以下と少なく，若年者からの発症が多い．2 型糖尿病は相対的なインスリン不足を伴うが，インスリン分泌障害を主体とするものからインスリン抵抗性を主体とするものまで多様な病態が含まれる．全糖尿病患者の 95%以上を占め，多くは中高年の発症となる．

　一般に麻酔や手術は患者の体にとって強い侵襲刺激であり，激しい生体反応を引き起こす．術後 1〜3 日間は異化期とよばれ，血糖値を上昇させるカテコールアミン，コルチゾール，成長ホルモン，グルカゴンなどの分泌が増し，逆にインスリンの分泌は抑制され，外科的糖尿病 surgical diabetes とよばれる状態が発生する．術前からインスリン治療を行っている場合は，術前の約 1.5 倍量のインスリンを必要とする．

2 糖尿病の診断および術前評価

　入院前から糖尿病と診断されていれば，その罹病期間と治療歴を聴取する．治療歴として無治療なのか，食餌療法，経口糖尿病薬，インスリン療法などのいずれが施行されているか，現在の治療法を詳細に知る必要がある．糖尿病の合併症として，細小血管障害に起因する網膜症，腎症，神経障害や，心疾患，高血圧，肝機能障害，電解質異常などがあり，注意深く問診する．糖尿病

12 外科治療上注意すべき合併疾患

患者の25%は術前の検査によって初めて診断されており，空腹時血糖110 mg/dL以上，血縁者の糖尿病，夜間多尿，年齢に不相応な白内障，高血圧，腎機能低下などの所見を認めた場合には，積極的に糖尿病を疑って検査を進める．糖尿病の診断には75 gブドウ糖負荷試験を行うが，空腹時血糖が126 mg/dL以上の明らかな糖尿病患者や糖尿病歴のある患者に糖負荷試験を行うことは高血糖の発作である**急激なケトーシス**を起こす危険性があり，負荷試験は行わない．また高齢者では糖尿病のみならず耐糖能の低下にも留意する．過去約3カ月の糖尿病のコントロール状態を知るのに血液検査で測定できる**ヘモグロビンA1c（HbA1c）**が大変参考になる．**表12-8**に糖尿病患者の術前評価の要点を示し，**表12-9**に主な合併症をまとめた．

表12-8 糖尿病患者の術前評価

1. 病歴
    糖尿病歴（罹病期間，治療歴）
    糖尿病合併症（網膜症，腎症，神経障害）
2. 血液検査
    空腹時血糖（126 mg/dL以上: 糖尿病）
    75 g糖負荷試験（2時間値200 mg/dL以上: 糖尿病）
    ヘモグロビンA1c: HbA_{1C}（6.5%以上: 糖尿病）
    血清電解質，尿素窒素，クレアチニン
3. 尿検査
    尿量，比重，糖，ケトン体，蛋白，沈渣，微量アルブミン
4. 主要臓器機能
    腎機能（クレアチニンクリアランス），肺機能，肝機能，心機能
5. その他
    感染症の有無，眼底検査，神経所見

表12-9 糖尿病患者にみられる主な合併症

1. 急性合併症	2. 慢性合併症
A. 昏睡	A. 細小血管症
ケトアシドーシス性昏睡	網膜症
高浸透圧性非ケトン性昏睡	腎症
低血糖性昏睡	神経障害
B. 感染症	B. 大血管症
	虚血性心疾患
	脳血管障害
	閉塞性動脈硬化症（足壊疽）

3 糖尿病患者の術前管理

術前管理では空腹時血糖140 mg/dL以下，尿ケトン陰性，尿糖1+以下を目標とする．肝切除術など代謝臓器を扱う手術の場合には1日尿糖排泄量は1 g以下とすることが望ましい．術前検

査に伴う絶食による低血糖に注意する．血糖値 200 mg/dL 以上ではインスリン治療の適応となる．術中・術後の血糖管理を容易にするため，経口糖尿病薬は中止し，速効性インスリンに切り替える．速効性インスリンの1日必要量は（摂取糖質 g）×0.1〜0.2単位であり，これを3分して毎食前30分に皮下注射する．速効性インスリンの効果持続時間は約6〜8時間である．

4 糖尿病患者の術後管理

血糖の管理目標は140〜180 mg/dL に設定する．以前は180〜200 mg/dL と高いレベルに設定していたが，2000年代になり，重症度の低い外科系患者を対象とした術後の維持血糖値についての臨床試験で 80〜110 mg/dL 群の方が 180〜200 mg/dL 群よりも死亡率が少ないことが報告された．しかしその後の臨床試験により，厳格な血糖管理は低血糖発症率を上げ死亡率を増加させるリスクとなることが報告され，現在は140〜180 mg/dL を目標血糖値とすることが推奨されている．術前管理と同じくインスリン使用時の低血糖に注意する．

血糖 250 mg/dL 以上では高浸透圧利尿による脱水をみることがある．インスリン投与は6時間ごとの間欠的皮下注射で十分管理できるが，前胸壁，上腕部などの末梢循環が安定している皮下を選ぶ必要がある．その投与法の目安としてはスライディングスケール法がある 表12-10 ．重症例ではインスリンの持続静注法により早期に比較的安定した血糖値を得ることができ，0.5〜2単位/時間を用いる．ただし，輸液剤にインスリンを混入する簡便法は，アルブミンを加えても容器にインスリンが吸着されるため投与量が確認できないことがある．

表12-10 **血糖管理におけるスライディングスケールの一例**

血糖値（mg/dL）	速攻型インスリン量（単位）
151〜200	2
201〜250	4
251〜300	6
301〜350	8
351〜400	10
401〜	持続静注

持続静注: 微量注入器にて1 U/hr より開始し，適宜増量する

5 糖尿病患者の看護における留意点

① 浸透圧利尿は尿糖が出現すると発生する．水分だけではなく，ナトリウム，クロールなどの電解質も大量に失われる．尿量，尿比重の観察で早期に発見することができる．

② 高血糖性昏睡は糖尿病や高カロリー輸液法の最も重大な代謝性合併症であり，著しい高血糖，意識障害，強い脱水症を主徴とする．手術直後は最も起こりやすい時期であるが，安定期に感染などを契機として起こることも少なくない．多尿による脱水症が進行し，尿量減少が起こる頃に発症するが，発症1〜2日前から失見当識などの精神症状をみることが多い．脱水の補正とイ

ンスリン投与を行う.

③　術後はインスリン感受性の変動が著しいため，**低血糖による意識障害**も起こりやすい．きめ細かく血糖をチェックすると同時に飢餓感，振戦，顔面蒼白，発汗などの症状の有無に注意を払う．治療は通常グルコースの静注を行う（50%グルコース 20 mL で 40 mg/dL ほど血糖値の上昇をみる）．

④　糖尿病では**感染**が起こりやすい．原因としては免疫能低下，細小血管床による血流障害，多核白血球の機能低下などが指摘されているが，ある程度インスリンの効果が認められるので根底には細胞レベルにおける代謝障害が関係しているものと考えられている．ドレーンやチューブ類の排液の性状や量の注意深い観察・管理と早期離床により肺合併症などの回避をはかる．糖尿病性神経・血管障害を有する場合は褥瘡を形成しやすい状態にあり，創傷治癒は遅延しているため頻回に体位変換などを行う．

F　肥　満 obesity

1　病　態

肥満には「内臓脂肪型肥満」と「皮下脂肪型肥満」の2つのタイプが存在し，前者には糖および脂質代謝異常が伴いやすい．肥満度の評価にはいろいろあるが，body mass index〔BMI，体重（kg）÷身長（m）^{2}〕がよく用いられている．BMI は 18.5〜25 が普通体重，25 以上の場合は肥満とされる．

肥満者は**呼吸機能低下，糖尿病，高血圧症，心筋障害，肝障害**などを合併する頻度が高く，手術に際しては組織が脆弱で出血しやすく，術野の展開が困難であり，創感染やヘルニア発生率も高い．

術前期間を十分にとれる場合は1日 1500 kcal 程度の**減食療法と運動療法**の組み合わせで体重減少をはかる．

2　肥満者に特有な合併症

▶（1）呼吸器系合併症

無気肺や肺炎を起こしやすい．肥満者は腹壁の肥厚や腸間膜に沈着した大量の脂肪組織により腹腔内圧が上昇して横隔膜の動きが悪く，胸部の運動も制限されており，体格に比して肺容量が非常に小さくなっている．これが手術のために仰臥位になると胸壁・腹壁の重圧がさらに直接肺を圧迫することになり，換気量が減少する．一方，体重増加に伴って循環血液量は増えており，肺高血圧症と二次性多血症をきたしている．また，高脂血症のために血液粘稠度も高く，血栓を起こしやすい状態である．したがって，なるべく早期に座位または半座位をとらせ，**早期離床**が何よりも重要である．血栓を防止するために低分子ヘパリンを投与したり，手術時間が長くなる場合には両側下肢に弾力ストッキングやフットポンプ（間欠的空気圧迫装置）を装着することによって，肥満者に多い突然死のリスク軽減に努める必要がある．

▶（2）創感染，ヘルニア

　肥満者の創治癒能は非常に悪く，感染の頻度は2倍に達し，創ヘルニアの発生率も高い．創感染防止のためには，カミソリによる剃毛は微細な皮膚損傷を起こしやすく，特に手術前日の剃毛は創感染率を上昇させることが報告されている．剃毛ではなく除毛で，皮膚切開の邪魔になる部分のみ必要最小限の範囲をできるだけ術当日に行うことが望ましい．また，激しい嘔吐や咳により皮膚の縫合部が開くことも稀にある．

G 精神障害 psychic disturbance

術後の特殊病態

▶（1）せん妄（錯乱状態）

　高齢者や長時間の手術，常習大量飲酒家などに起こりやすい．術後2，3日目に突然に幻覚を主訴とするせん妄や錯乱状態となることがある．前駆症状として不眠や不安を訴えることが多く，手術直後から発症までに意識清明期があるものが多い．通常は発症後2〜3日から長くて7日程度で消退し，後遺症を残さないのが特徴とされる．疼痛などの身体的ストレスや不眠などによる精神的ストレスを取り除き，睡眠，覚醒のリズムを取り戻す．長期にわたる持続点滴や胃管・膀胱留置カテーテルの挿入，ドレーンの留置による拘束は高度のストレスを伴うため，可及的に早く抜去し，本人の意思に基づく自由な体動を可能にする．気管内挿管による人工呼吸など長期の拘束を要する場合は十分な sedation を行うのが望ましい．薬物療法として抗精神病薬と睡眠薬を併用したりする．中途半端な minor tranquilizer の使用はせん妄を増悪させることもある．術前の経口薬は全身状態が許せばできるだけ早めに再開し，食事の経口摂取も早めが望ましい．

▶（2）ICU 症候群

　前述のせん妄とほぼ同じ病態であるが，ICU（集中治療室）収容患者に多いため，ICU 症候群ともよばれる．点滴や医療装置につながれて身体的に拘束された状態が続く上，一定の照明と単調な機械音により睡眠が障害されることも多い．外界と遮断され家族との面会が制限されることや時間の感覚がなくなることも大きな要因となっている．手術後の集中治療室への収容の場合には，麻酔の影響や術後精神病などが重なる場合もある．症状は，せん妄・錯乱・幻覚・幻視など．集中治療室における集中的かつ効率的な体の治療と精神管理のバランスは難しい問題である．持続点滴や胃管・膀胱留置カテーテルの挿入，ドレーンの留置による拘束は高度のストレスを伴うため，できるだけ早く抜去し，患者が自由に体を動かせるようにするのが望ましい．気管内挿管による人工呼吸などの場合は充分な鎮静 sedation が必要である．

〈大垣吉平　梶山　潔　前原喜彦〉

総論

13 鏡視下手術

テレビモニターを見ながら体外からの操作で手術操作を進める鏡視下手術は胆嚢摘出術に始まり，外科手術の常識を変えるほどのインパクトを与えたが，現在一般外科，消化器外科，胸部外科のみでなく産婦人科，泌尿器科，小児外科，整形外科，移植外科などの各専門外科領域において広く行われており，臨床上なくてはならない手術手技となっている．

鏡視下手術の最大の利点は患者への侵襲が少ないこと，すなわち疼痛が軽減できること，入院期間が短縮できること，創が小さく美容上有利であること，合併症が少ないこと，などである．このように患者への利点は多大であるが，モニターを見ながらの操作，組織に対する感覚が欠乏すること，使用する器具が一般外科手術と大きく異なっていることなど，手術手技の習得には時間と熟練を要する．さらに，手術に際しては，種々の周辺装置や特殊器械が必要となり，医師のみではなく，看護師，その他のメディカルスタッフの鏡視下手術に対する知識と協力が必須であると考えられる．

本稿では，鏡視下手術の基本手技，周術期管理，適応疾患と術式などについて述べる．

A 鏡視下手術の基本手技

鏡視下手術では，一般外科手術と異なり特殊な装置，器械，手術場のセッティングが必要となる．装置としては光源，ビデオ装置，テレビモニター，洗浄・吸引装置，エネルギー源（電気メス，超音波メス，ハーモニックスカルペル，超音波吸引手術装置，リガシュアなど），気腹装置，二酸化炭素ボンベが必要である．また器械としてはスコープ（光学視管），トラカール，鏡視下手術用剝離鉗子，把持鉗子，剪刀，電気メス，クリップアプライヤー，ステイプラーなどが使用される．鏡視下手術用の超音波プローブも開発され臨床に使用されている．手術台と各装置，器械の配置は術式により異なるが，最も多く行われている腹腔鏡下胆嚢摘出術の場合には，術者，助手，スコピスト（カメラマン）の3人で 図13-1 のように装置，器械を配備して行う．熟練した外科医が行う場合には，術者と助手兼スコピストの2名で安全に行うことも可能となっている．

手術操作は術式により異なっているが，腹腔鏡下胆嚢摘出術を例に手術過程を示す．最初に腹腔鏡用のトラカールを臍下部または臍上部に挿入し，この部から気腹する．当院では気腹圧は6〜3 mmHg に設定している．気腹した後，腹腔鏡にて腹腔内を観察する．その後 図13-2 のように2〜3カ所手術操作のためのトラカールをモニターで観察しながら挿入する（計3〜4カ所）．術中操作はスコピストがモニター上で視野を展開し，助手が把持鉗子などを用いて胆嚢を牽引しながら視野の確保と手術操作の補助を行う 図13-3 ．術者は剝離鉗子，剪刀，電気メスなどを用いて胆嚢動脈，胆嚢管を剝離，露出する．クリップアプライヤーにて，両者を結紮離断する．胆嚢を肝臓付着部から電気メスを用いて剝離し胆嚢を腹腔内に遊離する．胆嚢はエンドパウチ，エンドキャッチなどのバッグに納め腹腔外へ取り出す．胆嚢摘出後は腹腔内とくに肝臓付着部の止

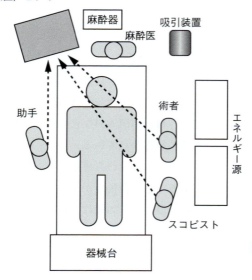

図13-1 鏡視下手術の手術室におけるセッティング（腹腔鏡下胆嚢摘出術）

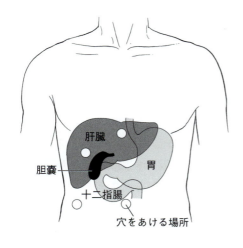

図13-2 トラカール挿入部位（腹腔鏡下胆嚢摘出術）

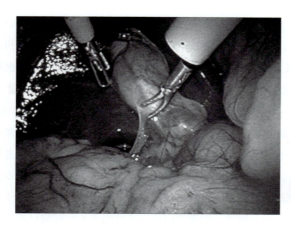

図13-3 腹腔鏡下胆嚢摘出術におけるモニター画面

血を十分に確認するとともに，必要に応じて洗浄を十分に行い，ドレーンを留置する．胆嚢摘出術にかぎらず，鏡視下手術では開腹手術などの通常手術への移行が常にあり得る．したがって，速やかに通常手術への移行ができるように手術器械や装置を準備しておくことが重要である．

B 周術期管理

鏡視下手術においては一般外科手術と同様，疾患ごとに術前術後管理の方法は異なる．しかしながら鏡視下手術において共通の注意すべき点につき解説する．

1 術前管理・処置

▶(1) インフォームド コンセント

鏡視下手術の利点，欠点，合併症につき十分に説明し，同意を得る．この際，開腹手術，開胸手術への移行の可能性についても十分説明し同意を得る．

▶(2) 絶飲食

鏡視下手術では低侵襲性の追求ゆえ可及的に手術直前まで処置をせず，欧米では当日入院のday surgery または 1 日入院も施行されている．しかし我々の経験では腹腔鏡手術においては手術中の良好な腹腔内視野の確保，開腹手術への移行の可能性などを考慮し，通常手術と同様に前日昼から絶食，夜 21 時以降の絶水としている．今後 day surgery が広く行われるようになれば考慮する余地はある．

▶(3) グリセリン浣腸，下剤

腹腔鏡手術では腸管の減圧が視野展開に重要であり，当院では前日の 18 時，当日の 6 時に110 mL のグリセリン浣腸を施行している．下剤も同様の意味で必須であり，前日の 11 時にラキソベロン，マグコロールの服用をさせている．

▶(4) 経鼻胃管

腹腔鏡手術とくに胆嚢摘出術，脾臓摘出術，胃切除術などの上腹部手術においては胃内空気の存在により，視野の展開が悪く，安全性の確保が困難となることがある．したがって麻酔導入した後胃管を必ず挿入している．

▶(5) 尿道カテーテル

膀胱の減圧，術中尿量モニターのため必須である．特に大腸切除術などの下腹部手術においては，視野の良好な展開のためにも重要である．

2 術中管理

▶(1) 剃　毛

原則として行わない．鼠径ヘルニアなどの手術でトラカール挿入部に体毛が存在する場合にに行う．

▶（2）消　毒

鏡視下手術は創が小さいが，消毒はトラカール挿入部を含めて広く行うべきである．また，開腹移行，開胸移行の予想される例ではそれらを考慮した消毒範囲も必要である．

▶（3）麻　酔

通常の手術と同様**全身麻酔**にて行う．硬膜外麻酔の併用については，疾患に応じて異なるが，胆囊摘出術では術後の疼痛はわずかで不要なばかりではなく，硬膜外カテーテルから投与した塩酸モルヒネやアナペインなどの局所麻酔薬により術後尿道カテーテル抜去後の排尿障害も経験しているため，原則として現在は行っていない．大腸切除術の場合には創痛軽減のため1〜2日間のみ使用している．

▶（4）術中モニターリング

鏡視下手術特に**気腹法**を用いる場合にはいくつかの合併症の発生に注意する必要がある．

① 気胸，縦隔気腫: 呼吸不全，血圧低下がみられる．気腹を中止し緊急に胸部X線撮影で確認する．

② 炭酸ガス塞栓: 急激な血圧低下，不整脈，心雑音，チアノーゼ，肺水腫などが出現する．終末呼気炭酸ガス濃度（EtCO$_2$）は急激に上昇した後右心不全のため肺への血流低下が起こり急速に低下する．直ちに手術を中止し，心肺蘇生を行う．腹腔鏡下肝切除術では念頭におく合併症である．

③ 皮下気腫: 広汎および重篤でなければ通常処置は不要である．気胸に続発する徴候であることがあるので注意し，胸部X線撮影で確認する．

④ 血圧低下: 気腹に伴い下大静脈が圧迫され心への静脈灌流が低下し血圧低下がみられることがある．気腹圧の調節により回復することが多い．また血圧低下の原因として，視野に入っていないところでの出血とくに動脈や門脈系の出血も考慮する必要がある．

3 術後処置

▶（1）気腹解除

腹腔内，胸腔内の出血のないことを確認し，手術が終了したら，手術器械を体外に取り出し，気腹を解除する．

▶（2）トラカール創からの止血確認

腹腔内外より出血のないことを確認する．必要に応じトラカール創からドレーンを挿入する．

▶（3）術後の鎮痛剤の投与

鏡視下手術においても術当日に痛みを訴える患者は多い．この場合には躊躇せずに鎮痛薬を投与し，十分な睡眠をとらせることにより，以後の回復が早いと考えられる．

▶（4）術後酸素投与

麻酔時間が短く，覚醒が良好な場合には必ずしも投与は必要ではないが，高齢者，手術時間が長い場合などは数時間から翌朝まで投与する．

▶（5）経鼻胃管，尿道カテーテルの抜去

術当日でも問題ないと考えられるが，我々は翌日朝にともに抜去している．

▶（6）術後抗菌薬投与
鏡視下手術だからといって抗菌薬が不要ということはない．疾患の炎症の程度，感染の合併により必要量を投与する．我々は通常の胆嚢摘出術では翌日朝まで静脈内投与，以後3日間経口投与している．

▶（7）飲水，食事の開始
消化管吻合を伴わない手術では通常翌朝から飲水を開始し，昼より食事開始する．

▶（8）退　院
術式により異なるが，胆嚢摘出術では術後3～5日で退院可能である．

4 クリティカルパスの導入

鏡視下手術においては疾患の術前診断，術前検査，術前処置に加え，手術に際しての特殊装置，器械の準備など複雑な行程が必要である．しかも患者の立場からすれば，低侵襲手術であり，入院期間も短くする必要があり，入院から退院までのスケジュールを無駄のないように綿密に決定しておくことが望ましい．したがってインフォームド コンセントから，術前検査，処置，手術装置，器械のチェック，術後の管理に加え，術後の熱型，食事摂取状況，合併症発現状況なども記入可能なクリティカルパスの作成および施行が望ましいと考えられる．腹腔鏡下胆嚢摘出術に対する医療関係者用のパス，および患者への説明用のパスの例を 図13-4 に示す．

C 適応疾患と術式

現在，鏡視下手術はほとんどの外科系領域において取り入れられ，疾患によっては通常手術に代わって標準手術となっているほどである． 表13-1 に既に保険の適用となっている鏡視下手術術式を示すが，2016年4月に改訂された保険適用手術においては，各外科系領域の主な疾患に対する手術のほとんどが適用となっており鏡視下手術の普及を物語っている．本章では各科別の適応疾患と現況について述べる．

1 消化器外科領域

鏡視下手術は腹腔鏡下胆嚢摘出術から臨床応用された関係上，消化器外科領域での適応は広く，多くの疾患に臨床応用または臨床試行されている．

▶（1）胆嚢摘出術
現在，胆嚢結石，胆嚢良性ポリープ，胆嚢腺筋症などの良性疾患に行っている．胆嚢摘出術の約90％を鏡視下手術で行っている．術前の検査としては腹部超音波とMRCPで十分な例が多いが，胆嚢壁の評価にはdynamic CTを，また合流異常の検出にはERCPが優れており必要に応じ行っている．手術時間は30分から2時間程度である．開腹手術に比較して，疼痛が少ない，術後の回復は著明に早く，ほとんどの症例が術後3～5日で退院可能である．合併症として胆管閉塞，胆汁漏，腹腔内膿瘍（腹腔内への結石遺残による），気胸，皮下気腫などがみられたが，その多く

腹腔鏡下胆嚢摘出術

号室　　　　　　　　　　　様　　　　歳　　　受持医　　　　　　　　受持看護婦

	入院当日（ / ）	手術前日（ / ）	手術当日（ / ）術前	術後	第1病日	第2病日	第3病日	退院日
医師説明	□病歴聴取 □入院診療計画書 □疾患・手術について □インフォームドコンセント（手術承諾書）	□麻酔科往診		□家族への説明	□手術説明			□生活指導
検査	□血型 □出血時間 □心電図 □呼吸機能 □CCR □血ガス □抗菌薬テスト	□胸部XP □採血（血算・化学・凝固系）			□胸部XP □採血（血算・化学）			
精神面	□不安	□不安						
処置		□チェックリストに沿い物品確認 □末梢ライン挿入（18時）						
投薬		午前11時 □ラキソベロン1本 □マグコロール1本 午後6時 □グリセリン浣腸120 mL	午前6時 □グリセリン浣腸 500 mL 入室前 □前投薬					
食事	□常食	□昼より絶食・21時以降絶水	□絶食		□昼3分粥	□朝より全粥	□朝より常食	
内服	□常用薬確認	□洗腸前アモバン1錠						
バリアンス記録								
サイン								

術後経過（モニタリング）

P：250 / 200 / 150 / 100 / 50　　BT：40.0 / 39.0 / 38.0 / 37.0 / 36.0　　BP　尿量

	術後	第1病日
酸素	□マスク	□off
抗菌薬	□帰室時、午後9時	□午前9時
安静度	□ベッド上安静	□制限無し
処置・投薬	□包交（帰室時）□鎮痛薬投与 □抗菌薬静注投与（2回）	□胃管抜去 □バルーンカテ抜去 □ドレーン抜去 □朝抗菌薬静注投与 □昼より抗菌薬内服
検査		□胸部XP □採血（血算・化学）
医師説明	□家族への説明	□手術説明
食事		□昼3分粥
その他		
術後観察		

図13-4　医療関係者用クリティカルパス（腹腔鏡下胆嚢摘出術）

13 鏡視下手術

表13-1 保険適用鏡視下手術術式（2024年12月1日現在）

1）胸部外科領域

コード	術式	点数
[K487.3]	漏斗胸手術（胸腔鏡によるもの）	39,260
[K513-3]	胸腔鏡下良性胸壁腫瘍手術	58,950
[K513-2]	胸腔鏡下良性縦隔腫瘍手術	58,950
[K196-2]	胸腔鏡下交感神経節切除術（両側）	18,500
[K526.3]	食道腫瘍摘出術（腹腔鏡下，縦隔鏡下又は胸腔鏡下によるもの）	50,250
[K529-3]	縦隔鏡下食道悪性腫瘍手術	109,240
[K496-2]	胸腔鏡下醸膿胸膜又は胸膜胼胝切除術	51,850
[K513-4]	胸腔鏡下肺縫縮術	53,130
[K494-2]	胸腔鏡下胸腔内（胸膜内）血腫除去術	13,500
[K496-4]	胸腔鏡下膿胸腔搔爬術	32,690
[D303]	胸腔鏡検査	7,200
[K488-3]	胸腔鏡下試験開胸術	13,500
[K488-4]	胸腔鏡下試験切除術	15,800
[K501-3]	胸腔鏡下胸管結紮術（乳糜胸手術）	15,230
[K502-3]	胸腔鏡下縦隔切開術	31,300
[K513.1]	胸腔鏡下肺切除術（肺嚢胞手術（楔状部分切除によるもの））	39,830
[K513.2]	胸腔鏡下肺切除術（部分切除）	45,300
[K513.3]	胸腔鏡下肺切除術（区域切除）	72,600
[K513.4]	胸腔鏡下肺切除術（肺葉切除又は1肺葉を超えるもの）	81,000
[K524-2]	胸腔鏡下食道憩室切除術	39,930
[K534-3]	胸腔鏡下（腹腔鏡下を含む）横隔膜縫合術	31,990
[K539-3]	胸腔鏡下心膜開窓術	16,540
[K514-2.1]	胸腔鏡下肺悪性腫瘍手術（部分切除）	60,170
[K514-2.2]	胸腔鏡下肺悪性腫瘍手術（区域切除）	72,640
[K514-2.3]	胸腔鏡下肺悪性腫瘍手術（肺葉切除又は1肺葉を超えるもの）	92,000
[K514-2.4]	胸腔鏡下肺悪性腫瘍手術（気管支形成を伴う肺切除）	107,800
[K514-2.5]	胸腔鏡下肺悪性腫瘍手術（肺全摘）	93,000
[K502-5]	胸腔鏡下拡大胸腺摘出術	58,950
[K504-2]	胸腔鏡下縦隔悪性腫瘍手術	58,950
[K529-2.1]	胸腔鏡下食道悪性腫瘍手術（頸部，胸部，腹部の操作によるもの）	133,240
[K529-2.2]	胸腔鏡下食道悪性腫瘍手術（胸部，腹部の操作によるもの）	122,290
[K562-2]	胸腔鏡下動脈管開存閉鎖術	27,400
[K528-3]	胸腔鏡下先天性食道閉鎖症根治手術	76,320

2）腹部外科領域

コード	術式	点数
[K524-3]	腹腔鏡下食道憩室切除術	39,930
[K660-2]	腹腔鏡下食道下部迷走神経選択的切除術	34,100
[K667-2]	腹腔鏡下噴門形成術	37,620
[K671-2.1]	腹腔鏡下胆管切開結石摘出術（胆嚢摘出を含むもの）	39,890
[K692-2]	腹腔鏡下肝嚢胞切開術	28,210
[K718-2.1]	腹腔鏡下虫垂切除術（虫垂周囲膿瘍を伴わないもの）	13,760
[K718-2.2]	腹腔鏡下虫垂切除術（虫垂周囲膿瘍を伴うもの）	22,050
[K719-2.1]	腹腔鏡下結腸切除術（小範囲切除，結腸半側切除）	42,680
[K719-2.2]	腹腔鏡下結腸切除術（全切除，亜全切除）	59,510
[K719-6]	腹腔鏡下全結腸・直腸切除嚢肛門吻合術	75,690
[K740-2.2]	腹腔鏡下直腸切除術・切断（低位前方切除術）	83,930
[K740-2.3]	腹腔鏡下直腸切除術・切断（超低位前方切除術）	91,470
[K740-2.4]	腹腔鏡下直腸切除術・切断（経肛門吻合を伴う切除術）	100,470
[K740-2.5]	腹腔鏡下直腸切除術・切断（切断術）	83,930
[K740-2.1]	腹腔鏡下直腸切除・切断術（切除術）	75,460
[K695-2.1 イ]	腹腔鏡下肝切除術（部分切除）[単回の切除によるもの]	58,680
[K695-2.1 ロ]	腹腔鏡下肝切除術（部分切除）[複数回の切除を要するもの]	63,680
[K695-2.2]	腹腔鏡下肝切除術（外側区域切除）	74,880
[K714-2]	腹腔鏡下腸管癒着剥離術	20,650

C 適応疾患と術式

表13-1 続き

[K647-2]	腹腔鏡下胃，十二指腸潰瘍穿孔縫合術	23,940
[K664]	胃瘻造設術（経皮的内視鏡下胃瘻造設術，腹腔鏡下胃瘻造設術を含む）	6,070
[K710-2]	腹腔鏡下脾固定術	30,070
[K711-2]	腹腔鏡下脾摘出術	37,060
[K530-2]	腹腔鏡下食道アカラシア形成手術	44,500
[K537-2]	腹腔鏡下食道裂孔ヘルニア手術	42,180
[K671-2.2]	腹腔鏡下胆管切開結石摘出術（胆嚢摘出を含まないもの）	33,610
[K672-2]	腹腔鏡下胆嚢摘出術	21,500
[K655-2.1]	腹腔鏡下胃切除術（単純切除術）	45,470
[K655-2.2]	腹腔鏡下胃切除術（悪性腫瘍手術）	64,210
[K657-2.1]	腹腔鏡下胃全摘術（単純全摘術）	64,740
[K657-2.2]	腹腔鏡下胃全摘術（悪性腫瘍手術）	83,090
[K657-2.3]	腹腔鏡下胃全摘術（悪性腫瘍手術［空腸嚢作製術を伴うもの］）	94,780
[K657-2.4]	腹腔鏡下胃全摘術（悪性腫瘍手術［内視鏡手術用支援機器を用いるもの］）	98,850
[K666-2]	腹腔鏡下幽門形成術	17,060
[K719-3]	腹腔鏡下結腸悪性腫瘍切除術	59,510
[K735-3]	腹腔鏡下先天性巨大結腸症手術	63,710
[K751-3]	腹腔鏡下鎖肛手術（腹会陰，腹仙骨式）	70,140
[D314]	腹腔鏡検査	2,270
[K532-3]	腹腔鏡下食道静脈瘤手術（胃上部血行遮断術）	49,800
[K627-2.1]	腹腔鏡下骨盤内リンパ節群郭清術（後腹膜）	40,670
[K627-2.2]	腹腔鏡下骨盤内リンパ節群郭清術（傍大動脈）	35,550
[K627-2.3]	腹腔鏡下骨盤内リンパ節群郭清術（骨盤）	41,090
[K627-2.4]	腹腔鏡下骨盤内リンパ節群郭清術（側方）	41,090
[K633-2.1]	腹腔鏡下ヘルニア手術（腹壁瘢痕ヘルニア）	16,520
[K633-2.2]	腹腔鏡下ヘルニア手術（大腿ヘルニア）	18,550
[K633-2.3]	腹腔鏡下ヘルニア手術（半月状線ヘルニア，白線ヘルニア）	13,820
[K633-2.4]	腹腔鏡下ヘルニア手術（臍ヘルニア）	13,130
[K633-2.5]	腹腔鏡下ヘルニア手術（閉鎖孔ヘルニア）	24,130
[K634]	腹腔鏡下鼠径ヘルニア手術	22,960
[K636-3]	腹腔鏡下試験開腹術	11,320
[K636-4]	腹腔鏡下試験切除術	11,320
[K639-3]	腹腔鏡下汎発性腹膜炎手術	23,040
[K659-2]	腹腔鏡下食道下部迷走神経切除術（幹迷切）	30,570
[K662-2]	腹腔鏡下胃腸吻合術	18,890
[K716-2.1]	腹腔鏡下小腸切除術（複雑なもの）	37,380
[K716-2.2]	腹腔鏡下小腸切除術（その他のもの）	31,370
[K725-2]	腹腔鏡下腸瘻，虫垂瘻造設術	13,250
[K734-2]	腹腔鏡下腸回転異常症手術	26,800
[K742-2]	腹腔鏡下直腸脱手術	30,810
[K627-3]	腹腔鏡下小切開骨盤内リンパ節群郭清術	26,460
[K627-4]	腹腔鏡下小切開後腹膜リンパ節群郭清術	39,720
[K642-2]	腹腔鏡下大網，腸間膜，後腹膜腫瘍摘出術	32,310
[K642-3]	腹腔鏡小切開後腹膜腫瘍摘出術	30,310
[K643-2]	腹腔鏡下小切開後腹膜悪性腫瘍手術	50,610
[K645-2]	腹腔鏡下骨盤内臓全摘術	168,110
[K649-2]	腹腔鏡下胃吊上げ固定術（胃下垂症手術），胃捻転症手術	22,320
[K654-3.1]	腹腔鏡下胃局所切除術（内視鏡処置を併施するもの）	28,500
[K654-3.2]	腹腔鏡下胃局所切除術（その他のもの）	20,400
[K654-4]	腹腔鏡下十二指腸局所切除術	30,000
[K655-2.3]	腹腔鏡下胃切除術（悪性腫瘍手術［内視鏡手術用支援機器を用いるもの］）	73,590
[K655-5.1]	腹腔鏡下噴門側胃切除術（単純切除術）	54,010
[K655-5.2]	腹腔鏡下噴門側胃切除術（悪性腫瘍切除術）	75,730
[K655-5.3]	腹腔鏡下噴門側胃切除術（悪性腫瘍切除術［内視鏡手術用支援機器を用いるもの］）	80,000
[K656-2.1]	腹腔鏡下胃縮小術（スリーブ状切除によるもの）	40,050

表13-1 続き

[K656-2.2]	腹腔鏡下胃縮小術（スリーブ状切除によるもの［バイパス術を併施するもの］）	50,290
[K697-2.1]	肝悪性腫瘍マイクロ波凝固法（一連として）［腹腔鏡によるもの］	18,710
[K697-3.1 イ]	肝悪性腫瘍ラジオ波焼灼療法（2 cm 以内のもの）［腹腔鏡によるもの］	16,300
[K697-3.2 イ]	肝悪性腫瘍ラジオ波焼灼療法（2 cm を超えるもの）［腹腔鏡によるもの］	23,260
[K674-2]	腹腔鏡下総胆管拡張症手術	110,000
[K675-2]	腹腔鏡下胆嚢悪性腫瘍手術	70,220
[K684-2]	腹腔鏡下胆道閉鎖症手術	119,200
[K695-2.3]	腹腔鏡下肝切除術（亜区域切除）	108,820
[K695-2.4]	腹腔鏡下肝切除術（1 区域切除）［外側区域切除を除く］	130,730
[K695-2.5]	腹腔鏡下肝切除術（2 区域切除）	152,440
[K695-2.6]	腹腔鏡下肝切除術（3 区域切除以上のもの）	174,090
[K700-4]	腹腔鏡下膵中央切除術	88,050
[K702-2.1]	腹腔鏡下膵体尾部腫瘍切除術（脾同時切除の場合）	53,480
[K702-2.2]	腹腔鏡下膵体尾部腫瘍切除術（脾温存の場合）	56,240
[K703-2.1]	腹腔鏡下膵頭部腫瘍切除術（膵頭十二指腸切除術の場合）	158,450
[K703-2.2]	腹腔鏡下膵頭部腫瘍切除術（リンパ節・神経叢郭清等を伴う腫瘍切除術の場合）	173,640
[K715-2]	腹腔鏡下腸重積症整復術	14,660
[K726-2]	腹腔鏡下人工肛門造設術	16,700
[K732-2]	腹腔鏡下人工肛門閉鎖術	40,450
[K729-3]	腹腔鏡下腸閉鎖症手術	32,310

3）泌尿器科領域

[K834-2]	腹腔鏡下内精巣静脈結紮術	20,500
[K836-3]	腹腔鏡下停留精巣内精巣静脈結紮術	20,500
[K843-4]	腹腔鏡下小切開前立腺悪性腫瘍手術（内視鏡手術用支援機器を用いるもの）	95,280
[K754-2]	腹腔鏡下副腎摘出術	40,100
[K754-3]	腹腔鏡下小切開副腎摘出術	34,390
[K769-2]	腹腔鏡下腎部分切除術	49,200
[K769-3]	腹腔鏡下小切開腎部分切除術	42,900
[K772-3]	腹腔鏡下小切開腎摘出術	40,240
[K773-3]	腹腔鏡下小切開腎（尿管）悪性腫瘍手術	49,870
[K779-3]	腹腔鏡移植用腎採取術	51,850
[K843-3]	腹腔鏡下小切開前立腺悪性腫瘍手術	59,780
[K913-2.2]	性腺摘出術（腹腔鏡によるもの）	18,590
[K770-2]	腹腔鏡下腎嚢胞切除縮小術	18,850
[K772-2]	腹腔鏡下腎摘出術	54,250
[K773-2]	腹腔鏡下腎（尿管）悪性腫瘍手術	64,720
[K773-5]	腹腔鏡下腎悪性腫瘍手術	70,730
[K778-2]	腹腔鏡下腎盂形成手術	51,600
[K836-2]	腹腔鏡下腹腔内停留精巣陰嚢内固定術	37,170
[K878-2]	腹腔鏡下広靱帯内腫瘍摘出術	28,130
[K843-2]	腹腔鏡下前立腺悪性腫瘍手術	77,430
[K756-2]	腹腔鏡下副腎悪性腫瘍手術	51,120
[K770-3]	腹腔鏡下腎嚢胞切除術	20,360
[K773-6]	腹腔鏡下尿管悪性腫瘍手術	64,720
[K803-2.1]	腹腔鏡下膀胱悪性腫瘍手術（全摘［腸管等を利用して尿路変更を行わない］）	86,110
[K803-2.2]	腹腔鏡下膀胱悪性腫瘍手術（全摘［回腸又は結腸導管を利用して尿路変更を行うもの］）	117,790
[K803-2.3]	腹腔鏡下膀胱悪性腫瘍手術（全摘［代用膀胱を利用して尿路変更を行うもの］）	120,590
[K809-3]	腹腔鏡下膀胱内手術	39,280
[K809-4]	腹腔鏡下膀胱尿管逆流手術（膀胱外アプローチ）	39,280
[K823-4]	腹腔鏡下尿失禁手術	32,440
[K755-2]	腹腔鏡下副腎髄質腫瘍摘出術（褐色細胞種）	47,030
[K785-2]	腹腔鏡下小切開尿管腫瘍摘出術	31,040
[K802-4]	腹腔鏡下小切開膀胱腫瘍摘出術	14,610
[K802-5]	腹腔鏡下膀胱部分切除術	22,410
[K802-6]	腹腔鏡下膀胱脱手術	41,160

表13-1 続き

[K803-3.1]	腹腔鏡下小切開膀胱悪性腫瘍手術（全摘［腸管等を利用して尿路変更を行わないもの］）	74,880
[K803-3.2]	腹腔鏡下小切開膀胱悪性腫瘍手術（全摘［回腸又は結腸導管を利用して尿路変更］）	115,790
[K803-3.3]	腹腔鏡下小切開膀胱悪性腫瘍手術（全摘［代用膀胱を利用して尿路変更を行うもの］）	118,590
[K804-2]	腹腔鏡下尿膜管摘出術	22,030
4）婦人科領域		
[K912.2]	異所性妊娠手術（腹腔鏡によるもの）	22,950
[K863]	腹腔鏡下子宮内膜症病巣除去術	20,610
[K877-2]	腹腔鏡下腟式子宮全摘術	42,050
[K886.2]	子宮附属器癒着剥離術（両側）（腹腔鏡によるもの）	21,370
[K887.2]	卵巣部分切除術（腟式を含む）（腹腔鏡によるもの）	18,810
[K887-2.2]	卵管結紮術（腟式を含む）（両側）（腹腔鏡によるもの）	18,810
[K887-3.2]	卵管口切開術（腹腔鏡によるもの）	18,810
[K888-2.2]	卵管全摘除術，卵管腫瘤全摘術，子宮卵管留血腫手術（両側）（腹腔鏡によるもの）	25,540
[K872-2]	腹腔鏡下子宮筋腫摘出（核出）術	37,620
[K887-4]	腹腔鏡下多嚢胞性卵巣焼灼術	24,130
[K859-2]	腹腔鏡下造腟術	38,690
[K876-2]	腹腔鏡下子宮腟上部切断術	17,540
[K890-3]	腹腔鏡下卵管形成術	46,410
[K879-2]	腹腔鏡下子宮悪性腫瘍手術（子宮体がんに限る）	70,200
[K865-2]	腹腔鏡下仙骨腟固定術	48,240
[K882-2]	腹腔鏡下子宮瘢痕部修復術	32,290

が鏡視下手術導入期のものであり，現在ではほとんど合併症はみられない．また現在では胆囊炎合併例（高度の例は除く），比較的肝機能が良好な肝硬変合併例，粘膜のみにとどまった早期胆囊癌に対しても腹腔鏡手術を第一選択にしている．

▶（2）胃切除術

　ガイドラインでは，早期胃癌（幽門側胃切除術で切除し得る位置）の鏡視下手術が推奨されている．腹腔鏡下にリンパ節郭清，胃周囲の血管処理を行い，腹部に 6〜7 cm の切開を加え，胃を腹腔外に取り出して幽門側胃切除および器械吻合を行う．開腹手術に比べて疼痛が少なく，創が小さい．術後腸管蠕動開始が速やかであり，飲水，食事開始が早い．入院期間も短縮可能である．手術時間は 3〜5 時間で通常手術と差はないが出血量は少ない．一方で進行胃癌に対する鏡視下手術の適応は施設によって異なる．

▶（3）大腸切除術

　鏡視下手術導入期は，早期大腸癌のみを適応としていたが現在では，他臓器浸潤を認めない大腸癌症例を鏡視下大腸切除術の適応とする施設が多いが，術者の技量や経験に応じて決定される．胃切除術と同様の利点を有する．手術時間は 3〜5 時間で通常手術と差はないが出血量は少ない．腹腔鏡下に 3 群までのリンパ節郭清，大腸周囲の血管処理を行い，腹部に 5〜6 cm の切開を加え，大腸を腹腔外に取り出して患部の大腸切除を行う．直腸癌，S 状結腸癌では腹腔内で器械吻合を行うが，他の部では腹腔外で手縫いまたは器械吻合している．トラカール刺入部の再発も報告されている．

▶（4）脾臓摘出術

　種々の血液疾患で脾臓の腫大が軽度の例，脾臓の良性腫瘍，ABO 血液型不適合や抗体陽性の腎移植レシピエントを適応としている．手術の体位は右半側臥位で行う．脾臓への血管処理は，

脾動静脈はステイプラーで一括処理，短胃動静脈はリガシュアまたはハーモニックスカルペルで行っている．用手補助下 hand assisted laparoscopic surgery（HALS）で行う場合もある．脾臓の体外への摘出は血液疾患ではエンドキャッチャーに収納し破砕後摘出することもある．腫瘍ではHALSの創より摘出する．

▶ **(5) 膵体尾部切除術**

膵良性腫瘍，膵嚢胞，漿液性嚢胞腺腫，生体膵臓移植ドナーなどを適応としている．脾動静脈は脾臓摘出術と同様に処理するが，生体膵臓移植ドナーではHALSで行い，直視下で血管処理，膵切離，膵管処理を行っている．膵切離はエンドリニアカッターまたはハーモニックスカルペルで行っている．術後の膵液漏の発生が大きな合併症である．

▶ **(6) 肝切除術**

適応は原発性肝細胞癌とし，腫瘍が外側区域，または肝片縁近くにあり，大きさ5cm未満，単結節型としている．肝切離は microwave tissue coagulator（MWTC）にて行い，深部では超音波吸引手術装置の腹腔鏡用プローベを用いて切離を進める．露出してくる脈管はクリッピングする．太い血管とくに肝静脈の露出する可能性が強い症例では炭酸ガス塞栓が危惧されるため，気腹法ではなく吊り上げ法が推奨される．

▶ **(7) 生体腎移植ドナー手術**

藤田医科大学では生体腎移植ドナー手術として，完全後腹膜鏡下腎臓摘出術を標準術式としている．生体腎移植ドナーは健常人であり，安全性，低侵襲性の追及は必須である．すでに100以上の経験を有するが，1例に皮下血腫，1例に陰嚢水腫を認めたのみであり，ほとんど合併症は認めていない．また疼痛は少なく，術後5日で退院可能であった．提供された腎臓も良好な機能を保持していた．現在わが国の80％以上が鏡視下でドナーの腎臓摘出を行っている．

▶ **(8) その他**

藤田医科大学において，上記の他に食道癌，食道裂孔ヘルニア，乳癌，甲状腺癌，鼠径ヘルニア，膵癌に対し，鏡視下手術を行っている．鏡視下手術の有効性については，長期成績を含め，今後の検討が必要である．

2 呼吸器外科領域

呼吸器外科領域においても胸腔鏡は必須のアイテムとなっており下記の疾患に適応されている．いずれの疾患でも術直後の呼吸機能は開胸手術に比較して良好で，疼痛が少なく，入院日数の短縮が可能である．以下に藤田医科大学の施設における適応疾患をあげる．

▶ **(1) 肺腫瘍，縦隔腫瘍**

末梢型の早期肺癌で単発，リンパ節転移なしの例，転移性肺癌で末梢型の例および過誤腫などの良性腫瘍に対する肺区域切除術および部分切除術は胸腔鏡下または胸腔鏡補助下が第一選択となっている．また奇形腫などの良性縦隔腫瘍も適応としている．

▶ **(2) 気 胸**

自然気胸に対するブラを含めた肺部分切除は胸腔鏡手術の最もよい適応である．

▶（3）その他

　肺気腫に対する肺容量減少術，肺生検，胸膜生検などの検査，四肢多汗症などに対する交感神経遮断術なども胸腔鏡下手術の適応として行っている．

3 小児外科領域

　藤田医科大学において施行されている鏡視下手術を中心に適応疾患をあげる．

▶（1）腹腔内腫瘍，後腹膜腫瘍

　卵巣腫瘍では原則として良性のものを適応としている．後腹膜腫瘍では径 4 cm 以下で遠隔転移のない神経芽腫をよい適応としている．

▶（2）停留睾丸

　腹腔内停留睾丸では鏡視下手術が第一選択である．

▶（3）その他

　脾摘，胆摘，虫垂切除術，大腸全摘術などを施行しているが，他施設においては Hirschprung 病，幽門狭窄症など小児外科領域のほとんどすべての疾患に鏡視下手術が試行されており，今後はさらに症例数の増加，適応の拡大がみられると考えられる．

4 産婦人科領域

　産科婦人科領域でも鏡視下手術は急増しており，欠くことのできない手技となっている．卵巣嚢腫，良性卵巣腫瘍では腹腔鏡手術が第一選択である．子宮外妊娠も腹腔鏡手術のよい適応である．また腹腔鏡補助下子宮摘出術も施行されている．その他，不妊手術にも応用されている．

5 泌尿器科領域

　下記の疾患に対し鏡視下手術が適応される．

▶（1）副腎腫瘍

　褐色細胞腫などの良性腫瘍では原則として鏡視下手術または腹腔鏡補助下の手術が第一選択となっている．現在のところ悪性腫瘍は適応としていない．

▶（2）腎臓腫瘍

　腎臓良性腫瘍は第一選択である．腎癌もリンパ節転移，遠隔転移を認めない例では鏡視下手術の適応と考えている．腎臓部分切除術についても，腫瘍の位置，大きさにより，適応としている．

▶（3）その他

　腹腔内停留睾丸に対する腹腔鏡下固定術などが行われている．今後は適応疾患の拡大により症例数の増加が見込まれる．

6 その他

　整形外科領域，脳外科領域でも最近鏡視下手術が取り入れられており，一般外科のみならず専門外科領域においても重要な手技となっている．

D 鏡視下手術の問題点と今後の展望

　本稿で述べたとおり，鏡視下手術は保険適用の拡大もあり，すべての外科領域において急速に普及している．胆嚢摘出術のように標準手術となった疾患も多い．しかしながら，種々の疾患に拡大適応することに関する問題点も十分考慮しておく必要がある．以下に我々の経験をもとに問題点をあげてみたい．

1 手技の訓練

　鏡視下手術は通常手術と異なりモニターを見ながらの遠隔操作で手術操作を進めてゆく手技であり，その感覚を習得するのにはかなりの時間を要する．また通常手術のように助手を手取り足取り教えることが困難である．このような状況で一定のレベルに達する鏡視下外科医を育成するシステムが必要である．

2 コスト

　鏡視下手術では特殊な装置，器械，特にディスポーザブルの器具を多用するために，そのコストは一般手術に比べ高くなることが多い．保険適用は年々拡大しているが，いまだ適用外での鏡視下手術も行われており，この場合には手術費用自体をどのように支払うかが大きな問題である．

3 悪性疾患に対する鏡視下手術の適応

　本稿でも触れたが，胃癌，大腸癌などの悪性疾患に対する鏡視下手術の適応に関してはいまだ議論されている．患者の術後の短期的な QOL を追求するあまり，長期予後成績を低下させることは，医学的に誤りである．現在，種々の施設で prospective randomized study が進行中であり，悪性疾患に対する鏡視下手術の是非，進行度に応じた適応に関しての明確なガイドラインの作成が我々外科医の使命と考えている．根治性を損なわないのであれば，患者の利点を考慮し，低侵襲手術としての鏡視下手術を第一選択とすべきである．

〈剣持　敬　伊藤泰平〉

> 総論

14 臓器移植

臓器移植の目的は，機能不全に陥った臓器機能を，他人の臓器で置き換え，回復させることである．わが国においても，腎臓移植や肝臓移植をはじめとして，種々の臨床臓器移植が行われ，外科の一分野として確立している．臓器移植は他の外科治療と異なり，拒絶反応や感染症などの医学的問題に加え，倫理的問題が含まれている．

A わが国の臓器移植の歴史

わが国で初めて行われた臓器移植は1956年に急性腎不全に対して新潟大学で行われた腎臓移植である．その後1964年に東京大学で生体腎移植，千葉大学で肝臓移植が行われ，本格的な移植の臨床が開始された．欧米においても1960年代に免疫抑制薬の開発を機として種々の臓器移植が開始されており，わが国も臓器移植開始の時期は世界と同時期であった．1968年に札幌医科大学でわが国初の心臓移植が行われたが，心臓提供者（ドナー）の脳死判定，患者（レシピエント）の移植適応などが社会的問題となり，以後30年間脳死移植はほとんど行われず，わが国の移植医療は世界に遅れをとることとなった．その間においても心停止ドナーからの腎臓移植，角膜移植は実施されていた．わが国独特の生命観，死生観から慎重に脳死の問題が議論され，1997年「臓器の移植に関する法律」（臓器移植法）が成立し，臓器提供の場合に限り脳死を人の死とすることが認められ，その後種々の脳死臓器移植が開始された．また，2010年には改正臓器移植法が施行され，脳死ドナー数が急増している．脳死・心停止臓器移植は現在，公益社団法人日本臓器移植ネットワークにより，公平・公正に実施されている．しかし，わが国では，諸外国に比し，提供数が少ないのが現状であり，生体移植（腎臓，肝臓など）が多く，海外渡航移植などの問題も発生している．

B 臓器移植の種類

臓器移植には亡くなったドナーから臓器を提供していただく死体移植（脳死移植，心停止移植）と健康なドナーから提供される生体移植がある．現在，わが国では 表14-1 に示される種々の移植が行われている．臓器の特性により，心停止でも提供可能である場合があり，腎臓移植はわが国の死体腎移植臨床例の90%以上が心停止移植である．また膵臓移植も心停止でも提供可能であり，わが国でも臓器移植法施行前に14例，施行後3例に施行されている．肝臓，肺，心臓，小腸に関しても医学的に使用可能な場合もあるとされるが，安全性の問題から現在わが国では脳死移植のみである．生体移植が行われているのは腎臓，肝臓，肺，膵臓，小腸の各移植である．特に症例数が多いのは腎臓移植と肝臓移植である．腎臓は2つあり1つを提供しても，ドナーの腎機能は維持されること，肝臓は一部を提供しても再生能力が高く，短期間で元の体積に回復するこ

14 臓器移植

表14-1 わが国で行われている移植医療

1. 臓器移植	2. 組織移植
1）腎臓移植（脳死，心停止，生体） 2）肝臓移植（脳死，生体） 3）心臓移植（脳死） 4）膵臓移植（脳死，心停止，生体） 5）肺移植（脳死，生体） 6）小腸移植（脳死，生体） 7）眼球（角膜）移植（脳死，心停止）	1）皮膚 2）心臓弁・血管 3）膵島 4）骨

となど，臓器により特性があり，生体移植が可能となっている．

C 拒絶反応と免疫抑制療法

臓器移植において，他の医療と決定的に異なる点は，**拒絶反応**の存在であり，多くの基礎的・臨床的研究により，拒絶反応の抑制すなわち**免疫抑制療法**が開発されたことが臓器移植の臨床応用を可能にしてきた．

1 拒絶反応の機序と種類

臓器移植後に起こる拒絶反応は，1）**急性細胞性拒絶反応** acute cellular rejection（ACR），2）**抗体関連性拒絶反応** antibody mediated rejection（AMR），3）**慢性拒絶反応** chronic rejection などに分類され，それぞれ発症の時期や機序が異なるが，合併して起こることも少なくない．最も頻度が高いのは急性細胞性拒絶反応である．ヒトは非自己の臓器・組織を排除する免疫システムを有しており，図14-1のように自分以外の臓器が移植されると，その臓器を攻撃してしまう．

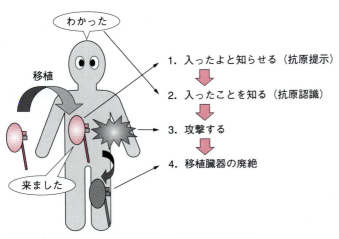

図14-1 急性拒絶反応はどうやって起こるのか？

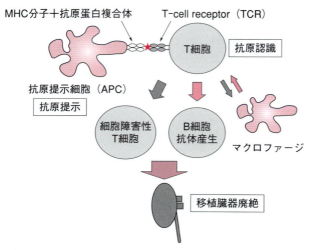

図14-2 臓器拒絶の免疫反応

実際には 図14-2 に示すように，体内に侵入した非自己臓器（組織）はマクロファージや単球などの**抗原提示細胞** antigen presenting cell（APC）に取り込まれ，細胞表面に提示される．その抗原を患者のTリンパ球（T細胞）が認識し，障害性T細胞の活性化・分裂，B細胞の活性化・抗体産生などが次々に起こり，移植臓器内に進入し，臓器を攻撃し廃絶させる．抗原の提示，認識，免疫反応経路についてはこの他にも種々の経路が関与しているが，詳細は他の専門書を参考にされたい．抗体関連性拒絶反応は，現在腎移植，肝移植で導入されている **ABO血液型不適合移植** における，抗A・抗B抗体による拒絶反応や，複数回の移植歴，輸血歴のある患者への移植などで，すでに移植臓器への**既存抗体**（抗HLA抗体）がある場合に出現する．きわめて急速に拒絶反応が進み，血栓形成などで移植臓器が廃絶されることも多い．抗体関連性拒絶反応の診断には抗体価測定，リンパ球クロスマッチ，PRA測定などが有用である．慢性拒絶反応は，いまだ臓器移植の長期の生着に影響する重要な課題である．各臓器移植においてその臨床像は異なるが，移植臓器の線維化と小血管，管腔構造の狭小化がみられ，移植臓器への血流が障害され，廃絶にいたる．数年をかけて進行する．有効な治療法は開発されていない．

2 免疫抑制療法

前述の拒絶反応を防ぎ，移植された臓器を生着・機能させるため，移植医療においては免疫抑制療法が必須である．1960年代から多くの研究，開発がなされ，現在では優れた免疫抑制薬が使用可能である．表14-2 に現在，種々の臓器移植で用いられている免疫抑制薬をあげる．各臓器移植で異なるが，通常は**核酸合成阻害薬（代謝拮抗薬），特異的情報伝達阻害薬，リンパ球表面機能阻害薬，ステロイド薬**などを併用して用いる．われわれの施設での生体腎臓移植の免疫抑制プロトコールを 図14-3 に示す．

複数の免疫抑制薬を使用する目的は，機序の異なる薬剤を使用することにより，拒絶反応の異なる経路を抑制し，免疫抑制効果を高めることである．抗リンパ球抗体製剤（ALGなど）は抗原

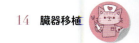

表 4-2 免疫抑制薬の分類

1. 核酸合成阻害
   azathioprine（AZA），mizoribine（MZ），mycophenolate mofetile（MMF）
2. 特異的情報伝達阻害
   - T-cell receptor 情報伝達阻害：カルシニュリンインヒビター
     →cyclosporin（CsA），tacrolimus（FK506）
   - IL-2 情報伝達阻害
     →silorimus（RAPA），evelorimus（RAD）
3. リンパ球表面機能阻害
   →抗リンパ球抗体：抗リンパ球抗体（ALG），抗胸腺細胞抗体（ATG）
     CD3：マウス抗 CD3 モノクローナル抗体（OKT3）
     IL-2 receptor（IL-2R; CD25）：
         キメラ型 CD25 モノクローナル抗体（basiliximab）
         ヒト型 CD25 モノクローナル抗体（daclizumab）
4. その他
   ステロイド，15-deoxyspergualin（DSG）

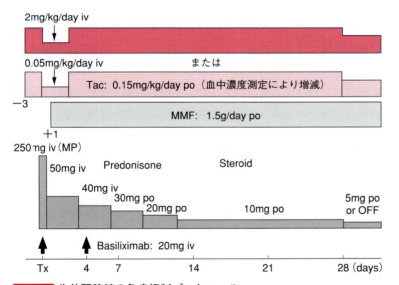

図 14-3 生体腎移植の免疫抑制プロトコール

（血液型適合例，藤田医科大学病院臓器移植科）

提示細胞がレシピエントのTリンパ球により認識されるのを防止し，拒絶反応の初期で抑制しようとするものである．現在臓器移植後の免疫抑制薬の中心的存在である cyclosporin や tacrolimus のカルシニュリンインヒビターは抗原認識したTリンパ球から放出されるインターロイキン 2（IL-2）の産生を抑制し，その後の細胞障害性Tリンパ球の活性化などを抑制する．またバシリキシマブなどの IL-2 receptor 抗体製剤は，さらに IL-2 のレセプターを阻害し，細胞障害性Tリンパ球の活性化などを抑制する．また MMF を代表とする核酸合成阻害薬（代謝拮抗薬）は，細胞障害性Tリンパ球の増殖を抑制し，免疫抑制効果を発揮する．このような免疫抑制薬の進歩

表14-3 免疫抑制薬の主な副作用

1. 核酸合成阻害薬（MMF） 　　1）骨髄抑制（白血球減少，貧血など） 　　2）消化器症状（下痢など） 　　3）感染症（サイトメガロ感染， 　　　　　　ヘルペス感染，PC肺炎など） 2. カルシニュリンインヒビター（CsA） 　　1）腎機能障害 　　2）感染症 　　3）高脂血症	4）手指の振戦 　　5）糖尿・高血糖 　　6）高血圧 　　7）歯肉増生 3. 副腎ステロイド薬 　　1）骨粗しょう症 　　2）感染症 　　3）糖尿病 　　4）白内障・緑内障

により，腎移植では従来30〜40％であった拒絶反応の発生率が，15〜20％と激減し，重症度も低下し腎臓移植においては，急性細胞性拒絶反応で移植腎が廃絶することはほとんどなくなった．また，複数の免疫抑制薬を併用する他の大きな利点は，各薬剤の減量が可能で副作用を軽減できることにある．免疫抑制薬は多種多様な副作用を有しており，臓器移植の大きな課題である．**表14-3** に免疫抑制薬の主な副作用を示す．次項で述べる感染症をはじめ，いずれの薬剤にも副作用を認めるが，個人差がありテーラーメイドの免疫抑制薬の使用が必要である．現在，カルシニュリンインヒビターは血中濃度による投与量の調節が一般的であり，副作用の軽減に有用である．また，免疫抑制薬の長期服用による悪性腫瘍の発症もいまだ解決すべき問題点である．

　このような免疫抑制薬副作用を解決する唯一の方法は，免疫抑制薬非投与で移植臓器の生着をさせることである．免疫寛容誘導いわゆるトレランス誘導は移植医療の究極の夢として多くの基礎的研究がされてきた．しかしながら臨床での有効性はいまだ得られておらず，将来的な課題である．

D 感染症

　臓器移植後合併症の最大の問題点は今なお感染症の発生である．臓器移植後に感染症が死因となることも多く，予防，診断，治療が重要となる．臓器移植後は手術侵襲に加え薬剤の投与で免疫抑制状態であり，易感染状態といえる．また長期の慢性疾患のため全身状態の低下している患者も多い．特に免疫抑制剤の投与量の多い移植後2〜3カ月に感染症が多いが，その後も感染症の発症には十分注意が必要である．

1 ウイルス感染症

　感染症の種類により好発時期があるが **図14-4** ，現在臨床上最も頻度の高いものはサイトメガロウイルス（CMV）感染症である．当院の腎移植例の30％以上が移植後CMV抗原血症を呈する．しかしその多くは無症状または微熱程度であり，免疫抑制薬（特に代謝拮抗薬）の減量ないしは休薬，抗ウイルス薬（ガンシクロビル）投与，γグロブリン製剤投与で治癒するが，時に消

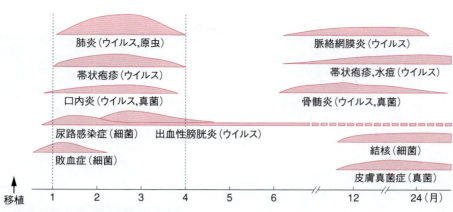

図14-4 移植後の感染症発症時期

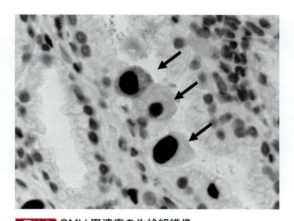

図14-5 CMV 胃潰瘍の生検組織像
封入体細胞（owl's eye cells）がみられる（矢印）.

化管潰瘍 図14-5 ，肺炎，網膜症などを引き起こし重篤化することがある．臨床上はCMVの抗体陽性ドナーから陰性（感染歴のない）レシピエントへの移植が問題であり，CMV 感染症が重篤化，長期化しやすい．このような例では抗ウイルス薬の予防投与も行われるが，効果については一定の見解が得られていない．

　エプスタイン-バーウイルス Epstein-Barr virus（EB virus） の感染はリンパ腫いわゆる**臓器移植後リンパ増殖性疾患 post-transplant lymphoproliferative disorders（PTLD）**の原因として重要である．症状は発熱，全身倦怠感，リンパ節腫脹で全身のリンパ節にみられる．診断は採血で EBV ウイルス量測定，エコー，CT などの画像診断で腫瘍の描出であるが，悪性度も含め最近ではFDG-PET が有効である 図14-6 ．さらにリンパ節生検により表面マーカーの検索，遺伝子検査を行い治療方針を決定する．免疫抑制薬（特にカルシニュリンインヒビター）の減量，中止，抗 CD20 抗体製剤（リツキシマブ）の投与が有効である．さらに悪性度が高い場合には，血液内科で通常の悪性リンパ腫の化学治療を要する例もある．

　その他，帯状疱疹，麻疹，水痘など種々のウイルス感染がみられるが，重症化，長期化することも多く早期発見と治療が重要である．

MRI

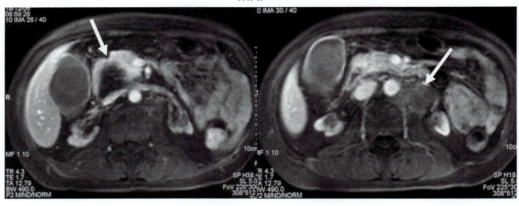

FDG-PET/CT

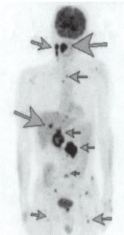
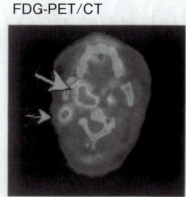
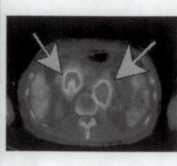

図14-6 生体腎移植後 PTLD 症例
全身のリンパ節に腫脹，FDG の集積がみられる（矢印）．

2 細菌感染症

　細菌感染症は移植後早期，移植手術に伴う合併症として発症することが多い．各臓器移植により，種類が異なる．腎臓移植では尿路感染症，肺炎など，肝臓移植では胆道感染，肺炎，創感染などの頻度が高い．予防あるいは治療として十分な抗菌薬の投与が必要であるが，次項で述べる真菌感染症の発症リスクや腎機能低下などで投与量，期間の調節が必要である．

3 真菌感染症

　真菌感染症も移植後の予後に影響する重大な感染症である．深部臓器に感染する深在性真菌症は重篤であり，敗血症を呈することもある．原因菌としては，カンジダが多いが，アスペルギルス，クリプトコッカスもみられる．ニューモシスチス肺炎の原因は以前カリニ原虫とされたが，遺伝子解析の結果真菌に分類され Pneumocystis jiroveci とよばれる．腎移植後に多発することがあり，注意すべき感染症である．

14 臓器移植

E 倫理的諸問題

　臓器移植は，常に倫理的問題に配慮しながら行う必要がある．それは，臓器移植には必ず臓器提供者（ドナー）の存在が必須だからである．**脳死移植**においては，「脳死がヒトの死か」という根本的な生命倫理の問題点が存在する　図14-7　．現在わが国では，臓器移植の提供候補者のみに脳死がヒトの死と認められる．ヒトの死の定義が脳死と3徴候死（自発呼吸停止，心拍停止，瞳孔散大・反射消失）の2つ存在することになる．わが国での脳死移植は，書面でのドナー本人の意思，ご家族の同意，2回の厳正な**法的脳死判定**の後に実施される．2010年7月に施行の改正臓器移植法により，現在は書面でのドナー本人の意思は不要で，家族の承諾で可能となった一方，心停止ドナーから提供され実施する献腎移植は以前よりご家族の同意のみで可能である　図14-8　．

　脳死，心停止移植の少ないわが国では，生体移植が多く実施されている．特に腎臓移植や肝臓移植は症例数も多く，標準的治療法として保険適用となっている．生体ドナーは健常者であり，

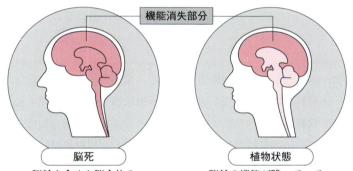

図14-7　脳死と植物状態の違い（日本臓器移植ネットワーク・ホームページより）

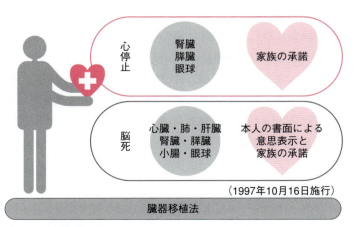

図14-8　臓器移植法に基づく脳死，心停止臓器提供（日本臓器移植ネットワーク・ホームページより）

その安全性，低侵襲性を追及し続けることがわれわれ移植医の責務といえる．また臓器売買やドナーへの強制の排除のため，日本移植学会倫理指針では，ドナーの要件として原則として「親族に限定する．親族とは6親等内の血族，配偶者と3親等内の姻族を指すものとする」としている．また親族であっても，自発的提供意思の確認，金銭授受のないこと，強制のないことを，精神科医などの第三者により確認することを義務づけている．またドナー，レシピエントへの複数回のインフォームド コンセントも生体移植を行う際には重要である．われわれの施設においては生体腎移植，生体膵臓移植実施の際には，ドナー，レシピエントに対し，移植医，看護師，移植コーディネーター，精神科医，臨床心理士（第3者）によりインフォームド コンセントを実施し，意思確認を行っている．

F　各臓器移植

現在，脳死臓器移植は各臓器移植ごとに実施施設が認定されている　**表14-4**．腎臓移植に関しては，日本臓器移植ネットワークの腎臓移植登録施設基準を満たした献腎移植施設（122施設）が脳死腎移植も実施する．

1　腎臓移植

腎機能が廃絶し，生命維持が困難な病態が末期腎不全である．末期腎不全の治療法として透析療法（血液透析，腹膜透析）と腎臓移植の2種類がある．透析療法は生体内に蓄積した尿毒素，水分を除去できるが，造血，骨代謝，血圧調整などに関連した内分泌作用を補うことは不可能である．腎臓移植は代替療法として理想的な治療であり，免疫抑制薬の服用以外は，健常者と同様な生活が可能となる．腎臓移植には，生体腎移植と死体腎移植があり，死体腎移植には心停止腎移植と脳死腎移植がある．わが国では，死体腎移植が少ないために生体腎移植が多く，親子間での移植が主であったが，最近では夫婦間の生体腎移植やABO血液型不適合移植が増加している．また透析導入前に腎臓移植を行うpreemptive transplantationも積極的に行われている．基本的には，すべての末期腎不全の患者が腎臓移植のレシピエントとなり得るが，巣状糸球体硬化症のように移植腎への再発が高率な原疾患に対しては慎重な適応が必要である．

移植の術式は腸骨窩（下腹部）に腹膜外で腸骨動静脈に移植片の動静脈を血管吻合し，移植片の尿管をレシピエントの膀胱に吻合する（異所性移植，自己腎は摘出しない）．手術合併症として，血栓症，尿管・膀胱吻合部縫合不全・狭窄，リンパ嚢腫などがある．通常生体腎移植後は即利尿が得られるので透析は不要のことが多いが，死体腎移植とくに心停止腎移植の場合には，3日〜2週間の透析が必要なことが多い．移植成績は年々向上し，現在では生体腎移植後5年生着（機能）率は90％以上の施設が多い．

2　肝臓移植

肝臓は多機能を有する臓器であり，現在，人工肝臓を作ることはできない．したがって，末期

14　臓器移植

表14-4　脳死移植実施施設（2024年5月現在）

1. 腎臓移植
   日本臓器移植ネットワークの腎臓移植登録施設基準を満たした122施設

2. 肝臓移植（23施設）
   1) 信州大学医学部附属病院
   2) 京都大学医学部附属病院
   3) 東北大学病院
   4) 名古屋大学医学部附属病院
   5) 大阪大学医学部附属病院
   6) 岡山大学病院
   7) 九州大学病院
   8) 北海道大学病院
   9) 東京大学医学部附属病院
   10) 慶應義塾大学病院
   11) 広島大学病院
   12) 長崎大学病院
   13) 自治医科大学附属病院
   14) 国立成育医療研究センター（18歳未満限定）
       ＊18歳以上も継続可能
   15) 金沢大学附属病院
   16) 三重大学医学部附属病院
   17) 神戸大学医学部附属病院
   18) 熊本大学医学部附属病院
   19) 岩手医科大学附属病院
   20) 千葉大学医学部附属病院
   21) 東京女子医科大学病院
   22) 愛媛大学医学部附属病院
   23) 福島県立医科大学附属病院

3. 心臓移植（11施設）
   1) 国立循環器病研究センター（移植時11歳未満移植可能施設）
   2) 大阪大学医学部附属病院（移植時11歳未満移植可能施設）
   3) 東京女子医科大学病院（移植時11歳未満移植可能施設）
   4) 東京大学医学部附属病院（移植時11歳未満移植可能施設）
   5) 東北大学病院
   6) 九州大学病院
   7) 北海道大学病院
   8) 埼玉医科大学国際医療センター
   9) 名古屋大学医学部附属病院
   10) 千葉大学医学部附属病院
   11) 国立成育医療研究センター（登録時11歳未満の患者に限定）

4. 膵臓移植（21施設）
   1) 北海道大学病院
   2) 東北大学病院
   3) 東京女子医科大学病院
   4) 日本赤十字社愛知医療センター名古屋第二病院
   5) 大阪大学医学部附属病院
   6) 福島県立医科大学附属病院
   7) 神戸大学医学部附属病院
   8) 広島大学病院
   9) 九州大学病院
   10) 京都府立医科大学附属病院
   11) 東京医科大学八王子医療センター
   12) 新潟大学医歯学総合病院
   13) 藤田医科大学病院
   14) 香川大学医学部附属病院
   15) 獨協医科大学病院
   16) 京都大学医学部附属病院
   17) 長崎大学病院
   18) 埼玉医科大学総合医療センター
   19) 琉球大学病院
   20) 筑波大学附属病院
   21) 自治医科大学附属病院

5. 肺移植（11施設）
   1) 岡山大学病院
   2) 京都大学医学部附属病院
   3) 大阪大学医学部附属病院
   4) 東北大学病院
   5) 獨協医科大学病院
   6) 福岡大学病院
   7) 長崎大学病院
   8) 千葉大学医学部附属病院
   9) 東京大学医学部附属病院
   10) 藤田医科大学病院
   11) 名古屋大学医学部附属病院

6. 小腸移植（13施設）
   1) 北海道大学病院
   2) 東北大学病院
   3) 慶應義塾大学病院
   4) 名古屋大学医学部附属病院
   5) 京都大学医学部附属病院
   6) 大阪大学医学部附属病院
   7) 九州大学病院
   8) 岡山大学病院
   9) 旭川医科大学病院
   10) 自治医科大学附属病院
   11) 国立成育医療研究センター
   12) 熊本大学医学部附属病院
   13) 長崎大学病院

F　各臓器移植

肝不全に陥った患者の救命は，現時点では肝臓移植しかない．わが国では 1989 年より，血縁者，配偶者などが自分の肝臓の一部を提供する生体部分肝移植が行われ，世界をリードしている．脳死肝臓移植が開始後も症例数が少ないため，生体部分肝移植の症例数は年々増加している．肝臓移植の適応は，進行性肝疾患のため，末期状態に陥ったものであるが，先天性肝・胆道疾患，先天性代謝異常症などの場合には末期ではない場合にも適応となる．手術術式は脳死，生体で異なり，詳細は専門書に譲るが，レシピエントの自己肝臓は摘出し全肝（脳死）または部分肝（生体）を同所性に移植する．肝静脈，門脈，肝動脈，胆管をそれぞれレシピエントに吻合する．術後は ICU にて集中管理が必須であり，手術合併症として，出血，肝動脈血栓症，移植肝血流障害，胆管合併症などに注意を要する．B 型肝炎ウイルス関連肝硬変のレシピエントや B 型肝炎 c 抗体陽性ドナーからの移植の場合には移植後 B 型肝炎ウイルス再発予防として，ラミブジンや高力価 B 型肝炎免疫グロブリン製剤の投与が必要である．移植成績は脳死，生体ともに 5 年生存率は 80%以上と良好である．

3 心臓移植

心臓移植は，いかなる内科・外科的治療を施しても治療不能の末期心不全患者に対し，脳死ドナーから摘出した心臓を移植することにより，患者の救命，延命ひいては quality of life（QOL）改善を目的として行われる．わが国の臓器移植法の下では国内での心臓移植が困難な 10 歳未満の小児を含め，118 人が 1984 年から 2017 年 12 月末までに海外で心臓移植を受けている．適応疾患は，1）拡張型心筋症および拡張相肥大型心筋症，2）虚血性心筋疾患，3）その他，日本循環器学会および日本小児循環器学会の心臓移植適応検討会で承認する心臓疾患である．手術は人工心肺装置下に行い，自己心臓を摘出後，ドナー心臓を移植する．移植後は循環管理として，強心薬の使用，不整脈管理として体外式ペーシングを行う．不整脈の原因として拒絶反応が原因のこともあり，心筋生検も行われる．わが国の脳死心臓移植の 5 年生存率は 92.9%ときわめて好成績である．

4 膵臓移植

膵臓移植は内因性インスリン分泌が枯渇した 1 型糖尿病（インスリン依存型糖尿病）の患者に対し，インスリン分泌を再開させて糖代謝を是正する根治的治療法である．さらに糖尿病性合併症を改善，もしくはその進行阻止により，患者の QOL を改善させることを目的としている．膵臓移植のレシピエントの大部分（80%以上）は，糖尿病性腎症による末期腎不全を合併しており，このようなレシピエントに対して膵腎同時移植 simultaneous pancreas and kidney transplantation（SPK）を行うことは，患者の QOL の改善のみならず，移植後の生命予後をも改善させることが示されている．その他，腎移植後に施行する膵臓移植 pancreas after kidney transplantation（PAK）と腎機能が保たれている 1 型糖尿病の患者に対する膵臓単独移植 pancreas transplant alone（PTA）がある．膵臓移植の適応は，以下に該当する方で，年齢は原則として 60 歳以下が望ましいとされる．1）腎不全に陥った糖尿病患者．臨床的に腎臓移植の適応があり，

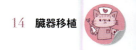

かつ内因性インスリン分泌が著しく低下しており，膵腎両臓器の移植が望ましいもの．患者はすでに腎臓移植を受けていても（PAK）よいし，腎臓移植と同時に膵臓移植を受けるもの（SPK）でもよい．2）1型糖尿病の患者で，糖尿病専門医によるインスリンを用いたあらゆる手段によっても，血糖値が不安定であり，代謝コントロールがきわめて困難な状態が長期にわたり持続しているもの．本例には膵臓単独移植（PTA）が適応となる．移植手術は脳死・心停止移植では，全膵および十二指腸を移植片とするが，死体ドナーでは肝臓の摘出もあり，膵臓と肝臓の血管が一部共有されるため，移植前に血管形成することも多い．移植は腹腔内に腸骨動静脈に血管吻合し，膵液は十二指腸・小腸吻合による腸管ドレナージまたは十二指腸・膀胱吻合による膀胱ドレナージのいずれかを行う．術後合併症は，血栓症，出血，膵液瘻，腹腔内膿瘍などがある．わが国の脳死膵臓移植の成績も 5 年患者生存率 92.2%，膵臓生着率 76.7%，腎臓（SPK 例）生着率 88.8%と欧米を凌駕する好成績である．

5 肺移植

　肺の機能が低下すると血中の酸素量が減少し，さらに悪化すると二酸化炭素量が増加する．血中の酸素量が減少すると最初は運動時の息切れ，やがては安静時呼吸困難を呈する呼吸不全となる．血中の二酸化炭素量が増加すると，呼吸性アシドーシスとなり，腎臓などでの代償機能を越えると体内の pH のバランスが破綻し生命維持困難となる．酸素の不足に対しては酸素の吸入である程度対処できるが，肺の機能が廃絶すると酸素を投与しても生命の維持が困難となる．肺疾患に起因する呼吸不全に対し，片方あるいは両方の肺を交換する治療が肺移植である．肺移植には**脳死肺移植**と**生体肺移植**の 2 つの方法がある．脳死下で両肺が提供された場合は片方ずつ 2 人の患者さんに移植する場合と，両肺を 1 人の患者さんに移植する場合がある．どちらの方法をとるかは移植される患者さんの病態により決定される．生体肺移植は主として 2 人の近親者からそれぞれ肺の一部を提供していただき患者に移植する方法である．生体肺移植では提供される肺の量が少ないために，患者さんと提供者の体格の違いなどの問題から，かなり限定的である．適応は両肺全体に広がる，進行性で有効な治療法のない疾患が対象となる．具体的には肺・心肺移植関連学会協議会の定めた以下の疾患が対象とされる．

① 肺高血圧症
② 特発性間質性肺炎（idiopathic interstitial pneumonias: IIPs）
③ その他の間質性肺炎
④ 肺気腫
⑤ 造血幹細胞移植後肺障害
⑥ 肺移植手術後合併症
⑦ 肺移植後移植片慢性機能不全（chronic lung allograft dysfunction: CLAD）
⑧ その他の呼吸器疾患
⑨ 上記に該当しないその他の疾患

年齢は原則として両肺移植では55歳以下，片肺移植では60歳以下であることとされる．手術は片肺または両肺を同所性に移植する．自己肺は摘出する．ドナー肺の主気管支，主肺動脈，左房をレシピエントに吻合する．手術合併症として，急性グラフト不全，閉塞性細気管支炎，感染症などがあげられる．

わが国の脳死肺移植の成績は，5年生存率74.2%であり，欧州国際心臓・肺移植学会の2008-13年の5年生存70.6%を上回るものになっている．

G 移植看護

臓器移植医療では，慢性疾患で病悩期間の長い患者がレシピエントになることが多く，移植を受けるという重大な決断をしている．また，生体ドナーの提供の決断には，医学的要因のみならず，心理的・社会的要因も働き複雑な心の動きがみられる．また，それぞれのご家族の思いも複雑である．このような背景をもつ臓器移植医療においては，チーム医療の一員としての看護師の役割をはたすことが重要である．すなわち，医師，看護師，移植コーディネーター，薬剤師，栄養士などが移植医療チームを形成し種々の問題を議論，解決してゆく過程が重要である．藤田医科大学ではレシピエントコーディネーターを中心とする移植医療チームを構成しており，多職種移植カンファランスなどで種々の問題点を検討している 図14-9 ．そのなかで討論された看護サイドからの問題点をあげる．

▶ **(1) 患者背景の理解の重要性**

ドナー，レシピエントの人生観，宗教観，社会的側面の他，家族背景，家族内での役割につき十分理解し，肯定的に接することが重要である．

▶ **(2) 不安定な心理状態への共感**

ドナー，レシピエントはともに重大な決断をして移植を受ける状態となっている．特に移植直前になると多かれ少なかれ心理的葛藤がみられることが多い．この心理状態を十分理解したうえで，共感するように関わる．

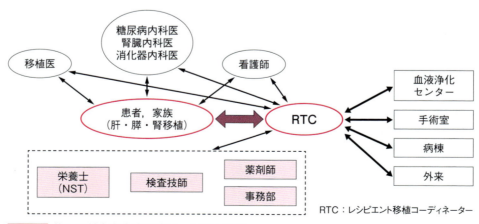

図14-9 藤田医科大学病院移植チーム医療体制

▶(3) セルフケア教育の実施

移植前にパンフレット，視覚的資料（DVD など）を用いて，十分な情報提供を行うとともに，それぞれの患者の今までの服薬，闘病の背景を理解し，患者ごとのセルフケア教育を行い，コンプライアンスの維持に努める．

▶(4) インフォームド コンセント

インフォームド コンセント取得にあたっては，自己決定ができるように移植の長所，短所を含めた情報提供を行うことで，移植後の具体的イメージがもてるように看護サイドからインフォームド コンセントを行う．

▶(5) ご家族へのケア

臓器移植医療においては，他医療にもまして，ご家族へのケアが必要である．共感とともに，患者を今後支えてゆくご家族のためのセルフケア教育も併せて行う必要がある．

〈剣持 敬　伊藤泰平〉

総 論

15 術前術後管理

　外科手術において術前術後管理の重要性は手術自体の重要性に匹敵する．その管理の善し悪しによって手術成績が大きく左右される．特に今後日本においては高齢化が急速に進行し，**予備能**の少ない高齢者に対してはより綿密な術前術後管理が必要となる．また，医療経済の面からも合併症のない入院期間の少ない治療が要請される．看護師，医師，理学療法士などが協力して管理を行っていく必要がある．

　近年，術後早期回復プログラム（enhanced recovery after surgery: ERAS）の概念が様々な外科領域に広がっており，入院期間，絶食期間が大幅に短縮している．しかし，その中でも安全に術前術後管理を行う際に注意すべき点には本質的な変化はない．

A 術前管理

　術前管理を行ううえで重要なことは，その患者にどういう手術が行われるのかをきちんと理解し，その手術における合併症には**どのようなものが好発するかを知り，それに対する予防，早期発見をできるよう努めることが必要**である．また，患者側の状態，既往歴，現病歴から患者自身の把握をきちんと行っておくことも同様に重要である．待機手術が緊急手術より安全に行われるのは当然のことであるが，これらのことがきちんと行われていないと名ばかりの待機手術となってしまう．

1 視 診

　診断学の基本中の基本であり，歩行状態，意識，呼吸，体格，顔貌，結膜の状態，爪・皮膚の色や状態などをチェックする．栄養状態，貧血，黄疸の有無，低蛋白血症，肺気腫，腎機能の低下などの有無を可能な限り読み取るようにする　表15-1 ．

2 医療面接（問診）

　病歴聴取は，その疾患を把握する非常に重要な手段である．また，既往歴についても注意深く聴取する．服用している薬剤については血小板凝集抑制薬，ステロイドなどをはじめ，その後の検査，手術に支障をきたすものが存在するので薬剤師の協力も得て，きちんと把握する．既往歴によって種々の診療科を術前に受診し，評価あるいは治療を要することがあるので十分注意する．その他，アレルギーの有無，食欲，食事の内容，体重減少，便・尿の回数，性状，アルコール，タバコなどをチェックする．

　一方，患者自身が自分の病気についてどこまで把握，認識しているかも把握する．個人情報保

表15-1 入院時の視診，医療面接（問診）

視診:	1) 歩行状態〔介助（車椅子も含め）なしで歩行できるかどうか〕 2) 意識状態，日常生活 3) 呼吸状態（労作後の呼吸の具合い） 4) 体格，顔貌（骨格筋の付き具合い） 5) 栄養状態 6) 眼瞼結膜，眼球結膜，爪（貧血，黄疸） 7) 皮膚の状態（張り具合い，湿潤度など）
医療面接 （問診）:	1) 病名認識の有無（入院前に医師に何といわれたか） 2) 症状経過（主訴，発症時期，その経過—何が，いつ頃，どうなった） 3) 既往歴，家族歴 4) 連絡先，キーパーソン 5) 合併症（高血圧，糖尿病，喘息など） 6) 服用薬 7) アレルギーの有無 8) 食欲，食べている物（普通食，粥食，流動食など），量 9) 便通 10) 体重減少の有無 11) 嗜好品（酒，タバコなど）

表15-2 パフォーマンスステイタス（PS）

グレード	日常生活
0	まったく問題なく生活可能． 発病前と同じ日常生活が制限なく可能．
1	激しい活動は制限されるが，歩行可能であり，軽作業は行うことが可能．
2	歩行可能で身のまわりのことはすべて可能だが軽作業はできない． 日中の 50％以上はベッド外で過ごす．
3	限られた身の回りのことしかできない． 日中の 50％以上をベッドか椅子で過ごす．
4	全く動けない．自分の身の回りのことは全くできない． 完全にベッドか椅子で過ごす．

局所症状で活動性が制限される場合は臨床的に判断する．

護法の施行以来，基本的には病気の情報は患者自身にのみ話され，家族であっても患者の許可なしには本来知ることができない．インフォームド コンセント（説明と同意）という**患者の権利**を守るという視点からもきちんと患者に話をする必要がある．医師が病状説明を行う場合は同席し，その内容，患者がどんな質問をしたか，どういう反応をしたかなどを知ることは非常に有用な情報となる．これらの受け答え，質問などを通して性格などを把握することにより，その後の適切な対応が可能となる．

日常生活の観察，家族からの情報を基に**パフォーマンス ステイタス**（PS）を評価する．PSは手術適応を決定する際に個々の検査値以上に非常に重要な指標となる 表15-2 ．

3 一般的観察事項

入院時のバイタルサインをチェックし，入院後その経過に注意する．最初に述べたように医療経済の観点から短期入院となっており，外来で施行可能な検査は外来で行われるようになってきている．そのため，入院して実施される検査はより侵襲の大きな検査であることが多く，必要に応じ経過表を作成し，バイタルサイン，水分出納，補液の種類，血糖値，酸素飽和度，血液ガスなどをチェックする．チェック項目を **表15-3** に示す．

表15-3 観察事項

1) 血圧
2) 体温
3) 脈拍
4) 尿量: 1日尿量として 800 mL 以上が望ましい（水分摂取量を考慮しなければならないが，500 mL 以下ならば腎不全状態）
5) 尿比重: 比重が高いとき→脱水に注意
　　　　　比重が低いとき→尿量が多ければ補液過剰に気をつける
　　　　　尿量が少なければ腎不全（腎機能低下）に気をつける
6) 補液の種類: Na，K，Cl の含有量と糖濃度を覚えておく
7) 水バランス: 不感蒸泄分（約 10〜15 mL/kg/日で，体温が 1℃上昇するたびに 10%増加）を考慮する
8) 血糖: 高カロリー輸液施行時は 150〜200 mg/dL 位
9) 酸素飽和度，血液ガス: pH，PaO_2，$PaCO_2$，BE をチェックし，低酸素，換気不全，アシドーシス，アルカローシスに注意する
10) 便の性状: 消化管出血の有無

4 検査成績

血算，生化学などの採血検査，胸部 X 線検査，尿検査，呼吸機能，心電図が全身状態をチェックする一般的な術前検査であり，既往歴，合併症，手術法によって種々の検査が追加される．結核の既往，近親者に既往のある場合など積極的にツベルクリン検査，喀痰のガフキー検査などを行っておく．

全身状態のチェックのために行われる実際の検査事項を **表15-4** に示す．

また，手術対象疾患に応じて内視鏡や CT 検査などの各種画像検査も行われる．

5 輸液・栄養・輸血

▶（1）輸　液

ヒトの体液は細胞内液と細胞外液とからなり，そのバランスは生体のホメオスタシス（恒常性）の維持にきわめて重要である．消化器疾患にて経口摂取ができない場合，下痢などにより喪失の

15 術前術後管理

表15-4 検査事項

	検査項目	チェックポイントと目安	異常例に対する対策
循環器系	胸部単純 X 線	心胸比（うっ血性心不全）	利尿剤，ジギタリス製剤，昇圧薬，抗不整脈薬，冠動脈拡張薬，酸素吸入，降圧薬
	心電図	不整脈，虚血性心疾患	
	血圧	高血圧	
呼吸器系	胸部単純 X 線	肺野陰影	肺理学療法（スーフル®，トリフロー®）
	肺機能	%VC 80%以上，1秒率70%以上	
	血液ガス	PaO_2〔105-0.3×年齢（Torr）〕	
肝機能	血清アルブミン値	3.5 g/dL 以上	高カロリー輸液，経腸栄養
	血清トランスアミナーゼ値	GOT，GPT 100 IU/L 以下	
	血清総ビリルビン値	2.0 mg/dL 未満	閉塞性黄疸なら PTCD や ERBD などの減黄術（2.0 mg/dL 未満を目標）
	プロトロンビン時間	70%以上	
	ICG 停滞率	15 分値 10%以下	肝硬変による肝性脳症や血中アンモニア値が高いときは，Fisher 液やラクツロースの投与
	腹水	なし，あるいは少量	
腎機能	血清クレアチニン値	1.3 mg/dL 以下	補液や利尿剤による利尿
	BUN	20 mg/dL 以下	
	クレアチニンクリアランス	70〜130 mL/min	
感染症	B 型肝炎		針刺し事故の回避
	C 型肝炎		
	梅毒		
	AIDS		手洗いの励行，ガウンテクニック
	MRSA		
	HTLV-I		
その他	糖尿病	血糖　100〜150 mg/dL	インスリンによるコントロール（1 日尿糖 10 g 以下）
		尿糖/尿ケトン〔尿糖（1+）以下，尿ケトン（-）〕	低血糖に注意
		尿量（高血糖時には浸透圧↑のため，多尿となる）	脱水に注意
		口渇	
	甲状腺	動悸，発汗（機能亢進）	抗甲状腺末剤
		精神・肉体活動の低下（機能低下）	甲状腺末剤

大きい場合，また発熱など不感蒸泄などが多い場合など，適切に補う必要が生じる．さらに栄養状態不良な場合は中心静脈栄養による高カロリー輸液が行われる．

体液の組成は 図15-1 に示すよう，その約1/3 を占める血漿と組織間液からなる細胞外液と約2/3 を占める細胞内液に分けられる．成人男性では体液は体重の約 60%を占めており，新生児では約80%と多く，逆に高齢者では55%と減少する．一般的成人男性がホメオスタシスを維持するためには最低水分必要量が800 mL/日，尿量 500 mL/日とされている．輸液には細胞外液を補充す

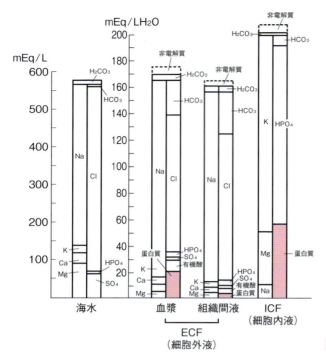

図15-1 人の体液組成

るための細胞外液補充剤と細胞内液の濃度・組成に近い維持輸液剤などがある．市販の輸液剤では細胞外液補充剤として乳酸加リンゲル液，リンゲル液，酢酸加リンゲル液，生理食塩液などがある．維持輸液剤は成人では通常3号液とよばれるものが使われている．また，末梢静脈からの栄養補給目的のアミノ酸とブドウ糖の配合された電解質液，脂肪乳剤などの輸液剤も用いられる．

　高カロリー輸液については，末梢静脈では静脈炎をきたすため，中心静脈から投与する．中心静脈へのルートは鎖骨下静脈，外頸静脈，内頸静脈，上腕皮静脈，大腿静脈などがある．それぞれに利点，欠点があり状態などに応じて選択される．鎖骨下静脈などのルートでは穿刺時の気胸，血胸を見逃さないような血圧，脈拍，呼吸状態などのバイタルチェックが必要である．医療安全調査機構による医療事故の再発防止に向けた提言（第17号）でも中心静脈カテーテル挿入は，致死的合併症が生じ得るリスクの高い医療行為（危険手技）であり，リスクが高い場合は，末梢挿入型中心静脈カテーテル（PICC）による代替を含め，リスク回避策を検討し，適応は合議で決定することが望まれると記載されている．このように致命的になる場合も考えられるので注意を要する．穿刺部位の出血，静脈炎，血栓形成による上肢の浮腫，発熱などを毎日チェックし，ドレッシングの張替えを週1～2回行う．

　高カロリー輸液はその病態に応じて糖およびアミノ酸により35～60 kcal/kg/日のカロリー投与が行われる．窒素代謝には投与熱量とのバランス（カロリー/N比）が重要であり，窒素1gあたり糖150～175 kcal程度が良好な蛋白合成に適しているとされる．直接，血液内に高濃度の糖液が混入されるため，血糖のコントロールがきわめて重要である．特に耐糖能異常のある場合は慎重な管理を要し，尿量・尿糖もきちんと把握し，高浸透圧による利尿など早期にチェックする．インスリン併用時では特に低血糖の注意を要する．ビタミンB₁不足などを含め，高カロリー輸液

15 術前術後管理

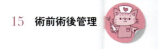

には生死に関わる合併症があるため厳重な管理を必要とする．

▶(2) 経腸栄養

高カロリー輸液のほかに十分な栄養摂取ができない場合，経腸栄養も選択される．経鼻でのチューブ挿入と経内視鏡的胃瘻造設術（PEG）などにより瘻孔を作成し，胃あるいは空腸からチューブが挿入される場合がある．使用する期間，病態により適宜選択される．経鼻の場合は口腔ケアなど，経瘻孔の場合は挿入部の管理が必要である．栄養剤は成分栄養（ED）とよばれる完全消化態を用いた製品，半消化態のもの，自然食品流動体など病態にあわせて選択する．ω3脂肪酸など免疫能の改善をはかる栄養法も行われつつある．

経鼻の場合は気管内への誤挿入，経瘻孔の場合は腹腔への漏出が致命的になることがあるので特に注意して管理する．

▶(3) 輸 血

入院後すぐに血液型（ABO, Rh）および不規則抗体の検査を行っておく．リストバンドに血液型が記載されていることが好ましい．全血輸血は近年，その適応が非常に限られ多くは必要に応じた成分輸血となっている．実際の輸血を行う際は上記，血液型，不規則抗体に加え，クロスマッチ検査が必須である．輸血施行の際の注意点を 表15-5 に示す．

また，近年手術によっては自己血輸血によって対応することが可能となっている．多くは簡便な貯血式が採用されており，術前に1回あたり循環血液量の10%以内（最大400 mL）1週間以上の間隔を空けて採血する．42日間の保存が可能とされている．鉄剤を投与し，貧血のある場合はエリスロポエチンも併用する．

表15-5 輸血の際のチェックポイント

1) 血液交差試験伝票の患者氏名の確認．
2) 患者の血液型と血液製剤の血液型の確認．
3) 有効期限の確認．
4) 血液製剤バッグの番号と血液交差試験伝票に記載されている番号の照合（必ず複数で行い，一方が伝票の番号を読み上げ一方がバッグの番号を確認する）．
5) バッグの破損や内容の色調などを確認．
6) 輸血を行う際には専用の輸血セットを用いて原則単独のルートを確保して投与する．
7) やむを得ず側管から投与する際には輸血前後に生理食塩水でラインをフラッシュする．
8) 輸血施行前には，必ず患者を姓名でよびリストバンドなどでの照合を行い，本人であることを確認してから輸血を行う．
9) 輸血開始後5分間はベッドサイドで患者の状態を観察する．輸血前，輸血開始後15分，終了時にバイタルチェックを行う．

6 術前処置

術後の肺炎予防のため口腔内の清浄化をはかる．歯垢に含まれる細菌が肺炎の起炎菌となることが明らかになっており，含嗽，歯磨きなどによる口腔ケアを行うことは重要である．

喫煙習慣のある場合は必ず禁煙を指導する．気道の清浄化には最低3週間の禁煙が必要とされ

ている．食道，上腹部の手術など術後肺合併症の多い手術では，トリフロー®，スーフル® などにより呼吸訓練を行い，肺合併症を予防する．

手術対象臓器，創分類に応じて手術部位感染予防のために抗菌薬投与を行う．

消化管前処置など脱水になりやすい傾向があるので，不足しないよう補液を行うことが重要である．

術前処置の際のポイントを 表15-6 に示す．

表15-6 術前処置のポイント

項目	処置
口腔内の清浄化	1週間前より消毒薬（ポビドンヨード系）による含嗽，歯みがき
気道内の清浄化	禁煙
剃毛	切開線を中心として必要範囲内のみ行う．電気バリカンで行う．（カミソリによる剃毛は創感染率が他の方法に比べて高い．また，剃毛施行時の切創事例も多い）
清拭	入浴可能な患者は前日に入浴させる．清拭は広範囲に行う．ヘソ，尿道口（女性）を清潔にする．
与薬	前日に下剤，眠剤，H_2ブロッカーなどを使用する．
その他	疾患により特殊な前処置が行われる． 食道アカラシア→食道洗浄 幽門狭窄→胃洗浄 直腸癌→経口抗菌薬（カナマイシン，メトロニダゾール）の内服

B 術後管理

1 手術室

手術終了の際は，気道挿管のチューブが抜管できたか，自発呼吸かを確認し，酸素マスクあるいはジャクソンリースを準備する．酸素ボンベの残量チェックも重要である．体温が低下している場合が少なくないので，寝具を加温しておく．

手術室の引き継ぎでは，手術経過，出血量，尿量，輸液量，最終バイタルチェック，術式の変更の有無，ドレーンの留置部位，輸液ライン，動脈ライン，皮膚の状態などを確認する．

2 帰室時

手術室から病棟，ICU，HCU へ戻る途中は，特に呼吸状態に注意をはらう．経皮的動脈血酸素飽和度（SpO_2）がモニターできるとチェックがしやすい．麻酔からの覚醒が不十分な場合は再度呼吸が抑制，停止してしまうことがあるので十分注意する必要がある．輸液ライン，動脈ライン，膀胱留置カテーテル，ドレーン類が抜けないよう注意する．胸腔ドレーンは途中で接続が外

15　術前術後管理

表15-7　帰室時のチェックポイント

項目	チェックポイント
酸素吸入	帰室時は高め（40%か50%）に設定．その後の血液ガスの値やSpO$_2$をみて変更する
循環動態	血圧，脈拍，体温，CVP，心電図モニター，酸素飽和度
呼吸状態	呼吸回数・大きさ，呼吸音など（イビキをかいている場合は下顎の挙上を行い，それでイビキが消失するときは舌根が沈下しているので，エアウェイを口か鼻より挿入する）
覚醒状態	呼びかけに対する応答，指示に対する応答の有無・疼痛の有無．覚醒を確認したら，手術が終了したことを告げるとともにねぎらいの言葉をかける．
膀胱留置カテーテル，ドレーン	留置部位の確認（ラベルに書いて貼っておく）．量を確認し，以後ここを0として測定する．胸腔ドレーンの場合は接合部をタイガンでしっかり固定する．皮膚にテープ類で固定する際には，関節を越えて固定しないように注意する．ドレナージの方法（開放か閉鎖か，持続吸引の有無）を確認する．
ライン類	挿入部を確認し，不必要なラインは抜去する．ラインが多いときは絡まないよう整理．固定部位を確認．三方活栓の向きや接続のゆるみがないか確認．動脈ラインは300 mmHgで加圧する．
手術創	創の部位確認，汚染状況（出血，消化液など）の確認
その他	わからないオーダーは必ず医師に確認．フットポンプ（間欠的空気圧迫法）使用の有無の確認

B
術後管理

表15-8　術後チェック表

患者名　　　　　　　様

日時	帰室時（ / ）			第一病日（ / ）			第二病日（ / ）		
勤務帯	A	B	C	A	B	C	A	B	C
点滴ラインの確認									
・刺入部は異常ないか（発赤・腫脹・痛み）									
・テープ固定はしっかりされているか									
・ラインは絡まっていないか									
・ラインの接続はゆるんでいないか									
・三方活栓の向きは合っているか									
・輸液ボトルの患者名と本人は合っているか									
・流量は指示通りか									
・フィルター不透過薬剤をフィルタールートから投与していないか									
・加圧バッグの圧は適切に加圧されているか									
ドレーン類の確認									
・胃管はテープ固定されているか									
・胃管の固定で鼻が赤くなっていないか									
・排液バッグの排泄口は閉まっているか									
・膀胱留置カテーテルはテープ固定されているか									
・Jvac・リリアバッグは陰圧がかかっているか									
・持続吸引（チェストドレーンバック）は吸引が効いているか									
・各種ドレーンはテープ固定されているか									
・各種バッグに名前が書かれているか，									
・硬膜外麻酔・PCAポンプの流量は指示通りか									
・硬膜外麻酔・PCAポンプの三方活栓は閉まってないか									
Nsサイン									
Drサイン（帰室時）									

れたりした場合，気胸となり呼吸抑制が起こってしまうため，患者側でダブルクランプする．

　帰室したら，まず酸素マスクをボンベから部屋の配管へ切り替える．点滴速度を合わせ，輸液を開始する．部屋用の心電図，呼吸，酸素飽和度，血圧などのモニター，深部静脈血栓予防のためのフットポンプなどを装着する．この時も呼吸状態には十分注意する．その後，表15-7 に示した点に注意してチェックを行う．この際，表15-8 のようなチェック表が有用である．覚醒が十分でなく，イビキ様の呼吸で舌根が沈下傾向にあるときは必要に応じて経鼻のエアウェイを挿入する．それでも呼吸状態が不良な場合は再挿管が必要なこともある．

3 術当日

　術後は急激な変化を生ずることがあるので，心電図，呼吸，酸素飽和度の持続モニター，血圧の間欠的モニターに十分注意をはらう．また，実際のバイタルチェックも当初は15分ごと，次いで30分ごと，落ち着いたら1時間ごとに行う．経過表に血圧，脈拍，呼吸，体温，輸液量，尿量，尿糖，尿比重，ドレーンからの排液量，性状を記入，イン・アウトのバランスも計算する．尿量が多く，尿糖が陽性の場合は血糖値もチェックする．最近では疾患ごとにクリニカルパスを作成している施設も多く，パスに併せてチェックを行っていくと，ヒューマンエラーを少なくする一助となる．表15-9 に胃切除術でのクリニカルパスの1例を示す．表15-10 に術後7日目までのチェックポイントと対策を記す．

4 術後 1〜3 日

　手術の侵襲と患者の状態に合わせ2〜4時間ごとにバイタルサインをチェックする．特別な理由がない限り，早期離床を促進する．術後，最初の起立時，歩行時に肺塞栓を起こすことがあるので，必ず立ち会い援助する．呼吸困難，血圧低下など肺塞栓が疑われる症状のあるときはすぐに臥床させ，速やかに医師に連絡する．肺塞栓のときに現れる症状を 表15-11 に示す．医療安全調査機構による医療事故の再発防止に向けた提言第2号に「急性肺血栓塞栓症に係る死亡事例の分析」が取り扱われている．日中はなるべく座位にて過ごすよう指導し，この時期に最も起こしやすい合併症である肺合併症の予防を行う．術前に行ったスーフル®，トリフロー®など肺理学療法を再開する．適宜ネブライザーを施行し，排痰を促す．口腔ケアも重要である．座位をとれない場合はファーラー位，セミファーラー位など体位交換を積極的に行う．疼痛はADLを制限するので，呼吸抑制，血圧低下，腸管運動の抑制などの有害事象に注意しつつ，積極的に鎮痛剤を使用する．夜間は不安になるため不眠を訴える患者は少なくない．あまり眠れない場合は睡眠薬を使用し昼夜逆転しないよう努める．ベンゾジアゼピン系睡眠薬はせん妄を誘発する危険性があるので，なるべく使用を避ける．

表15-11　肺塞栓の兆候

胸痛	下肢の腫脹
突然発症する呼吸困難	頻呼吸
喀血	低酸素血症
頻脈	失神

表15-9 胃切除術でのクリニカルパス

日付		入院当日	手術前日	手術当日 術前	手術当日 術後	術後1日目	術後2日目
活動	安静度	特に制限はありません			ベッド上安静です	看護師と一緒に歩きます	特に制限はありません
	排泄				尿を出すために管が入っています		
	清潔	特に制限はないので、シャワーを浴びたり体を拭いたりできます	シャワーを浴びてください	浴衣に着替えます		体をきれいにしてお着替えをします	
食事		普通食です	夕食まで食事が食べられます	許可された時間まで水(OS-1)が飲めます	絶飲食です	お水が飲めます	
検査			採血があります			採血、レントゲンがあります	
処置		21時に下剤を内服します	看護師がおへその処置をします		酸素を吸入します 心電図モニターを装着します 血栓予防の下肢マッサージ機を装着します	酸素、心電図モニターを外します 下肢マッサージ機を外します	
注射				手術時間に合わせて点滴が入ります			
内服薬		常用薬を内服して良いか確認します	眠れなければ睡眠薬を飲むことができます 常用薬を預かります	指示のある薬だけ内服します			
教育 説明 その他		病棟の案内をします パンフレットを基に手術のオリエンテーションを行います	管理栄養士の検査があります				
備考							

表15-9 続き

日付		術後3日目	術後4日目	術後5日目	術後6日目	術後7日目	術後8日目	退院日
活動	安静度	特に制限はありません						
	排泄	尿の管を抜きます						
	清潔	体をきれいにしてお着替えをします	シャワーに入ることができます					
食事		お昼からゼリーやジュースの食事が開始となります	お昼から7分粥となります			お昼から全粥となります		
検査		採血、レントゲンがあります			胃の流れをみる検査をします	採血、レントゲンがあります		
処置		背中の痛み止めを抜きます			お腹のホッチキスをとります			
注射		お食事量に合わせて点滴を行います				点滴が抜けます		
内服薬		医師の指示で常用薬が再開となります						
教育 説明 その他		お食事はゆっくり時間をかけて食べましょう 食事摂取方法について看護師から説明があります				栄養士より栄養指導があります		退院に向けて看護師から「胃の手術を受けられる患者様へ」のパンフレットを基に退院後の生活について説明があります
備考								

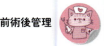

15 術前術後管理

表15-10 術後管理のチェックポイント

	術当日	第1～3病日	第4～7病日
呼吸	● 呼吸状態（呼吸の大きさ，呼吸回数，呼吸音）の確認 ● 酸素マスク，カニューラ（装着具合，酸素濃度）の確認 ● 人工呼吸器（換気モード，分時換気量，1回換気量，換気回数，PEEP圧，加湿温度，アラーム設定値，酸素濃度）の確認 ● 血液ガス（pH，PaO_2，$PaCO_2$，BE）の確認 ● 血液一般検査（RBC，Hb，Ht，WBC，血小板）の確認 ● 胸部X線所見の確認 ● ネブライザーの施行	● 肺理学療法（スーフル®，トリフロー®など） ● スクイージング，体位ドレナージによる喀痰排出 ● ネブライザー	厳重な呼吸管理が要求される状態であれば，引き続き同様の管理を行う
循環	● 血圧・脈拍測定 ● 時間尿・尿比重の測定 ● 輸液ライン，内容，速度の確認 ● 水分バランス（ドレーン排液を含め）の計算 ● 電図モニターの確認 ● CVPの測定	（患者の状態に応じて必要な事項を行う）	
ドレーン，バルーン	● ドレナージ法（オープンかクローズドか）の確認 ● 吸引法（ウォーターシールド，持続陰圧吸引，大気圧）の確認 ● 排液量，性状，刺入部の確認 ● ドレーン内容の呼吸性移動などの確認 ● ドレーンのミルキング ● ドレーンの皮膚固定，テープ固定の確認		尿道バルーン訓練・抜去およびドレーン類の抜去
睡眠		夜間不穏，不眠に対する投薬	
疼痛	麻薬・非麻薬系鎮痛剤の投与（硬膜外カテーテル，筋注，静注）		
体位	仰臥位（覚醒良好で意識のはっきりしている患者は枕も可）	ファーラー位，セミファーラー位	
その他	保温・創汚染の確認	創部発赤や膿の確認，起立・歩行訓練	

5 術後4〜7日

重症患者を除き，積極的にリハビリテーションを行い，ADLの拡大をはかる．合併症ではこの時期に縫合不全が発生することが多い．症状は，脈拍の増加に引き続き起こる発熱と縫合部近傍の疼痛で，特に経口摂取開始後や排便後に起こることが多い．吻合部付近にドレーンが留置してある場合は，その性状に注意することが肝要である．食道の手術などでは誤嚥による肺炎も起こしやすいので嚥下のリハビリテーションも積極的に行っていく．

創部の観察により，皮下膿瘍の発見は比較的容易である．発赤，腫脹を伴っていることが多い．頻脈を伴わない発熱を併発することもある．手術の清潔度により創感染のリスクは異なるため，行われた手術の清潔度を理解しておく．

腸管運動回復後，激しい水様性の下痢を呈した場合にはMRSA腸炎，偽膜性腸炎などを疑う必要がある．このとき，頻回の下痢と発熱による脱水に注意する．

6 7日目以降

順調に経過した場合，食事が固形食へ徐々に上がっていき，退院の前段階となる．体重の変化，尿量，経口摂取量をチェックする．退院へ向けてのリハビリテーションと食事などを含めた生活指導を行う．食事に関しては管理栄養士，NSTなどによる栄養指導を行う．人工肛門を作成した場合はWOC看護師の指導により自分自身あるいは家族による管理を習得する．

おわりに

術前術後管理が適正になされるためには，患者，家族と医師，看護師，コメディカルとの間の信頼関係がきちんと築かれていることが大前提である．そのためには，何をどうすべきかを考えながら行動すること，そしてコミュニケーションをきちんととることが重要である．

〈大平 学　松原久裕〉

総論

16 | 術後合併症と ICU 管理

　手術は，生体にとっては外部から加えられる侵襲であり，手術侵襲によって生体にはさまざまな反応が起こる．手術侵襲が過度になると，生体の恒常性維持機構が破綻して，さまざまな術後合併症をきたすことになる．そのため従来から，いかに手術侵襲を低減させるかが外科領域の大きな課題となっていた．近年の腹腔鏡下手術や体外循環を用いない冠動脈バイパス手術（off pump CABG）をはじめとする**低侵襲手術**は，術後合併症を大幅に低減させ早期退院を可能にした．しかし，依然として食道癌手術や肝切除術，膵頭十二指腸切除術などの大手術では，さまざまな術後合併症が問題となっている．また，高齢化社会を迎え，手術を受ける患者の年齢が上がり，術前から糖尿病や心疾患などさまざまな合併症を有している場合も多い．これらの患者では，適切な術中・術後管理を行わないと，さまざまな合併症を併発し，手術はうまくいったが合併症のために死亡したということも起こりうる．世界的には術後死亡は虚血性心疾患，脳血管障害に次ぐ全死亡原因の第3位との報告もある．

　本稿では，ICU 管理を必要とする主な術後合併症について概説するとともに，とくに重要な術後感染症や**多臓器不全**について解説する．

A 主な術後合併症とその管理

1 中枢神経系

▶（1）脳血管障害

　脳出血や脳梗塞などの脳血管障害は，動脈硬化や高血圧などの併存病変をもつ高齢患者で起こりやすい．しかし，術後人工呼吸管理下にある患者では，鎮痛・鎮静が行われるため意識レベルや運動麻痺の評価が困難であり，脳血管障害を発症しても診断が遅れる場合がある．このような患者では瞳孔所見や呼吸・循環動態の変化に注意するとともに，昼間は一時的に鎮静を解除して，意識レベルをグラスゴー コーマスケール Glasgow coma scale（GCS）で評価したり，運動麻痺の有無をチェックすることが重要である．

　術後の高血圧は脳出血の危険因子であり，術前から降圧薬を内服している場合には**適切な降圧治療**を行う必要がある．また，動脈硬化の高度な患者では術後の循環血液量減少や低血圧などにより，容易に脳梗塞を発症する可能性がある．これらの患者では ICU で適切な循環管理を行い，**低血圧や循環血液量減少に注意**する必要がある．

▶（2）せん妄

　重症患者はしばしば，見当識障害を伴う意識障害であるせん妄状態に陥り，過去には ICU 症候群と呼ばれて ICU 環境が原因とされていた．実際，ICU における昼夜を問わない人の出入りや照明やアラームを始めとする騒音，多数の点滴や機器による行動制限などはその一因となりう

る．一方で循環障害や炎症をはじめとする全身状態の悪化や疼痛，薬物の影響などが大きく影響することがわかってきて，成人ICU患者に対する鎮痛・鎮静・せん妄のガイドラインであるPADISガイドライン等も発表され，適切な薬剤管理や早期離床の重要性が提唱されている．

2 心・循環器系

▶ショック

術後は様々な要因により循環不全状態を呈することがある．その中でも全身に必要な量の酸素が供給あるいは利用されずに組織酸素代謝失調dysoxiaに陥り，生命に危機を及ぼすような全身的な血流の異常をショックと呼ぶ．以前は血圧の低下〔収縮期血圧（SBP）＜90mmHgあるいはベースラインから40mmHg以上の低下，または平均血圧（MAP）＜65mHg〕を指標としていたが，ショックの初期段階では心拍出量:酸素供給量は低下しはじめているにも関わらず，全身血管抵抗や心拍数の増加による代償によって血圧は保たれていることもあり，末梢組織での嫌気性代謝を反映する乳酸値なども加味した総合的な判断が求められるようになっている．また，脳血流低下による意識変容や乳酸アシドーシスによる呼吸数の増加のような身体所見の変化も早期発見に重要である．

ショックは原因別に以下の4つに分類される．

A）循環血液量減少性ショック

周術期において最も多い原因であり，出血やその他の体液喪失，輸液不足などで生じやすい．術中も含めた水分バランスに注意し，輸液・輸血などにより喪失分を補う必要がある．

B）血液分布異常性ショック

手術侵襲や体外循環，麻酔薬，感染などの影響により末梢血管抵抗の低下や血管透過性の亢進などが生じる事がある．輸液の他，ノルアドレナリンなどの血管収縮薬を用いる．敗血症性ショックについては後述する．

C）心原性ショック

手術患者の高齢化に伴い，術前から虚血性心疾患，心筋症，弁膜症，先天性心疾患などに伴う心機能低下がみられる患者も増えている．これらに大量出血や長時間手術などの侵襲が加わることで心機能が一層低下し，ショックに至ることがある．また，抗血小板・抗凝固薬の中止や脱水などによる冠動脈の急性閉塞や心筋酸素需要の増加と供給の不均衡に伴って急性冠症候群（acute coronary syndrome: ACS）の発症や心房細動などの不整脈に伴いショックに至ることもある．心電図モニタリングが早期対応に重要であり，ACS発症時にはカテーテル治療，不整脈発症時には電気ショックや電解質補正，抗不整脈投与などが必要となる．

心拍出量低下に対しては病態によってペースメーカ，大動脈内バルーンパンピング（intra-aortic balloonpumping: IABP）や体外式膜型人工肺（extracorporeal membrane oxygenation: ECMO）の使用も考慮される．また，肺うっ血をきたすような場合には，利尿薬や血液浄化法による除水や血管拡張薬の使用も考慮する．

D）閉塞性ショック

胸部操作を伴う手術の術後早期には心タンポナーデや緊張性気胸による閉塞性ショックも考慮

する必要がある．また，床上安静が続いた場合などは肺塞栓症にも注意する．肺塞栓症の原因となる深部静脈血栓症については後述する．

3 呼吸器系

▶(1) 無気肺

胸部外科領域の開胸手術や食道癌手術では，疼痛のために術後早期の排痰が十分にできずに，無気肺に陥ることがある．このような患者では疼痛管理を行うとともに，適切な体位管理や理学療法を行って無気肺を防止する必要がある．

▶(2) 人工呼吸器関連肺炎（VAP）

術後，気管挿管されたまま人工呼吸管理を受ける患者では，肺炎に注意が必要である．人工呼吸管理下の患者で，気管挿管後 48 時間以後に発症した肺炎を人工呼吸器関連肺炎 ventilator associated pneumonia（VAP）という．

VAP は，口腔内や上部消化管に定着（colonization）した細菌が，気管チューブ周囲を伝わって気管内に侵入すること（microaspiration）によって起こり，ICU における院内感染症として最も頻度の高いものである．起炎菌としては，MRSA や緑膿菌などの院内感染起炎菌が多い．VAP 予防のために口腔ケアやカフ上吸引などが行われるが，人工呼吸管理中の患者はできるだけ 30〜45°の頭部高位（ファーラー位）にしておくことが重要であり，大規模臨床試験でその有用性が報告されている．

▶(3) 急性呼吸窮迫症候群 acute respiratory distress syndrome（ARDS）

ARDS は，手術や外傷，感染症などに続発して発症する急性の呼吸不全であり，1994 年に発表された診断基準では，①急性発症，②低酸素血症: PaO_2/FIO_2（P/F 比）≦300，③胸部 X 線上，両側びまん性浸潤影，④肺動脈楔入圧≦18 mmHg，または臨床上左房圧の上昇を認めない（心原性肺水腫の否定）の 4 つを満たすものとされたが，その後 2011 年にベルリンで開催された国際会議で見直され，新しい定義（ベルリン定義）が提案され，表16-1 のように ARDS を mild, moderate, severe の 3 段階に分けることが提案された．また，従来肺酸素化能を P/F 比のみで評価していたが，PEEP も評価の中に含めることとなった．現在は，このベルリン定義が広く用いられている．

表16-1 ARDS の新しい診断基準（ベルリン基準: 2012 Berlin Definition）

	mild ARDS	moderate ARDS	severe ARDS
発症経過	1 週間以内の既知の臨床的侵襲，または呼吸症状の出現あるいは増悪		
胸部画像診断	両側浸潤影―胸水，無気肺，結節などで説明がつかないもの		
肺水腫の原因	心不全や輸液過剰で感染に説明のつかない呼吸不全 危険因子が存在しない場合は客観的評価（心エコーなど）によって静水圧肺水腫の除外が必要		
肺酸素化能	200＜P/F≦300 mmHg with PEEP or CPAP≧5 cmH$_2$O	100＜P/F≦200 mmHg with PEEP≧5 cmH$_2$O	P/F≦100 mmHg with PEEP≧5 cmH$_2$O

A 主な術後合併症とその管理

直接的傷害（pulmonary）	間接的傷害（non-pulmonary）
一般的原因 　肺炎 　　（細菌性，ウイルス性， 　　カリニ肺炎など） 　胃液誤嚥性肺炎 比較的少ない原因 　肺挫傷 　脂肪塞栓 　溺水 　Inhalation injury 　再灌流による肺水腫 　　（肺移植，肺血栓摘除後）	一般的原因 　敗血症 　重症外傷（ショックや大量輸血） 比較的少ない原因 　人工心肺 　薬物中毒 　重症急性膵炎 　輸血

図16-1 ARDS の発症原因

(1994 American-European Consensus Conference on ARDS)

　ARDS は，各種の侵襲に対する全身性炎症反応症候群 systemic inflammatory response syndrome（SIRS）によって引き起こされ，後述する多臓器障害の一分症として発症する．ARDS はその原因により，直接的肺傷害と間接的肺傷害に分類される **図16-1**．直接的肺傷害では，術後では人工呼吸器関連肺炎（VAP）や誤嚥性肺炎など，また肺切除や肺移植，肺血栓摘除術などの後に起こる虚血/再灌流障害による ARDS が重要である．また，間接的肺傷害ではショックや敗血症によるもの，輸血後に起こる ARDS が多い．このうち特に輸血後に起こる ARDS を，輸血関連急性肺傷害 transfusion related acute lung injury（TRALI）と称している．

　ARDS の治療は，SIRS の原因となっている病態に対する治療が第一であるが，一方では ARDS に対する人工呼吸管理が転帰を左右することも明らかになっている．つまり，従来から人工呼吸管理の合併症として知られている肺胞を膨らませすぎたり，圧をかけ過ぎることによって起こる容量損傷 volutrauma や圧損傷 barotrauma に加え，肺胞が虚脱と過伸展を繰り返すことによって肺内の免疫担当細胞が刺激され，それによってサイトカインをはじめとするメディエータが過剰産生されて新たな肺傷害や他臓器の障害を引き起こす生物学的損傷 biotrauma が知られるようになった．そしてこれらを人工呼吸器関連肺傷害 ventilator-associated lung injury（VALI）と総称している．

　そして近年 ARDS に対する人工呼吸管理として，VALI を起こさないような肺に優しい人工呼吸管理が肺保護戦略 lung protective ventilation strategy とよばれ，推奨されている．肺保護戦略の実際は，1 回換気量を従来の 10 mL/kg から 6 mL/kg へ少なくすることと，最高気道内圧を 30 cmH$_2$O 以下にすること，呼気終末陽圧 positive end-expiratory pressure（PEEP）を肺胞虚脱を起こさないレベルで従来より高めに設定することである．ただし，このような条件で呼吸管理を行うと，換気量が少ないために高炭酸ガス血症（PaCO$_2$の上昇）をきたす．しかし，この高炭酸ガス血症は循環に影響を与えない限り容認する（permissive hypercapnia）．これらの肺に優しい人工呼吸管理を行うことで ARDS 患者の救命率が有意に改善したことが多施設共同研究で報告され，現在では広く推奨されるようになっている．

16 術後合併症と ICU 管理

4 腎

▶急性腎傷害

術中のショックや敗血症によって急激に尿量が低下し、尿素窒素 urea nitrogen（UN）やクレアチニンの上昇をきたす病態は、従来急性腎不全とよばれていたが、現在では腎機能悪化を動的な病態として捉え、早期から診断・治療を行うために、**急性腎傷害 acute kidney injury（AKI）** という概念が用いられている。診断基準として 2012 年に腎疾患研究の国際的な組織である Kidney Disease Improving Global Outcomes（KDIGO）が発表したもの 表16-2 が広く用いられている。これは血清クレアチニンと尿量の時間経過により規定され、1〜3 の重症度で示される。

周術期の AKI は、術中・術後の低血圧や脱水、人工心肺の使用や NSAIDS、バンコマイシンなどの薬剤使用により生じる事が多く、また術前から腎機能が低下している患者で生じやすい。AKI の治療に特異的なものはないが、十分な輸液や血圧の維持など上記要因をできるだけ回避することを心がける。尿量低下時の利尿剤の低下は腎保護にはつながらないが、水分バランスの維持のために用いられることがある。これらの保存的治療に反応しない場合、特に溢水による呼吸障害、高カリウム血症、高度アシドーシスなどを生じた場合には腎補助療法が必要となる。ICU での腎補助療法としては、CHDF をはじめとする**持続腎補助療法 continuous renal replacement therapy（CRRT）**が施行されることが多い。現在までの検討では、急性腎不全に対する治療法として従来から行われている**間欠的血液透析 intermittent hemodialysis（IHD）**と CRRT では転帰に差がないとされているが、循環動態不安定な重症患者では、より安全に施行できる CRRT が推奨されている。

表16-2 AKI の病期（KDIGO 分類）

病期	血清クレアチニン	尿量
1	基礎値の 1.5〜1.9 倍 または ≧0.3 mg/dL の増加	6〜12 時間で＜0.5 mL/kg/時
2	基礎値の 2.0〜2.9 倍	12 時間以上で＜0.5 mL/kg/時
3	基礎値の 3 倍 または ≧4.0 mg/dL の増加 または 腎代替療法の開始	24 時間以上で＜0.3 mL/kg/時 または 12 時間以上の無尿

5 消化器系

▶（1）術後イレウス

腹部手術後は、癒着性イレウスが一定の頻度で起こりうる。イレウスを予防するために、腸管蠕動を促す早期離床や早期経腸栄養が推奨されている。癒着性イレウスではイレウス管を挿入して保存的治療が選択されるが、腸管虚血を伴う絞扼性イレウスでは緊急手術が必要である。

▶（2）消化管出血

ICU で治療を受ける患者ではストレスによって急性胃粘膜病変 acute gastric mucosal lesion（AGML）を起こし，びまん性の消化管出血をきたすことがある．そのためリスクの高い患者では，H_2ブロッカーが予防的に投与される．しかし，一方では，VAP や後述する bacterial translocation を助長する可能性があるため，リスクと効果を考慮して行う必要がある．

▶（3）腸管虚血

動脈硬化の高度な高齢者では手術中の血圧低下や脱水により，腸管虚血を呈することがあるため注意が必要である．心房細動を有する患者では，上腸間膜動脈血栓症 superior mesenteric artery occlusion（SMAO）をきたす可能性がある．また，長時間の低血圧や高度の脱水は非閉塞性腸管虚血 non-occlusive mesenteric ischemia（NOMI）をきたすことがある．これらの疾患は，治療が遅れると広範囲に腸管壊死を起こし致死的となるため，早期診断が重要である．しかし，ICU で鎮静下に人工呼吸管理を受けている場合は診断が困難であり，原因不明の乳酸値上昇など腸管虚血が疑われた場合は直ちに造影 CT や緊急血管造影を行い，診断を確定する必要がある．

▶（4）bacterial translocation

腸管内で定着，増殖した病原細菌や真菌が，腸管粘膜バリアーを通過して，血流やリンパ流に乗って全身に移行する病態を bacterial translocation（BT）とよび，多臓器不全の発症・増悪因子の1つとして注目されている．BT は，感染巣の同定できない菌血症や敗血症性ショックの原因とされている．動物実験では長期絶食による腸管粘膜の萎縮や，腸管免疫能の低下によるバリアーの破綻，H_2ブロッカー投与による上部消化管での病原細菌の増殖などが原因になるとされている．長期の中心静脈栄養（TPN）管理や，肝硬変の存在などが増悪因子となることも指摘されている．

BT を予防するために，重症患者においても術後24〜48時間以内の早期経腸栄養の施行が推奨されている．また，主にヨーロッパを中心として，非吸収性の抗菌薬や抗真菌薬を腸管内に投与して，内因性感染の原因となる好気性グラム陰性菌と真菌を選択的に除菌する，選択的腸管内除菌 selective digestive decontamination（SDD）や，善玉の乳酸菌を投与して腸内細菌叢を維持するプロバイオティクスなどが試みられている．SDD は，BT の可能性の高い肝移植手術や重症急性膵炎患者などで施行される．現在までに，SDD は抗菌薬の全身投与と併用することで院内感染の発症を有意に抑制し，重症患者の転帰を改善する可能性が報告されている．

▶（5）腸 炎

術後に起こる腸炎としては MRSA 腸炎や *Clostridium defficile* による偽膜性腸炎が重要である．MRSA は，上部消化管に定着したメチシリン耐性黄色ブドウ球菌が腸管内で繁殖することで起きる．偽膜性腸炎では，広域抗菌薬の使用により腸管内細菌叢が乱される結果，*C. defficile* が増殖し，この細菌が産生するトキシンによって著明な下痢を発症する．いずれの場合も個室隔離して接触予防策をとり，発症契機となった抗菌薬を可能な限り中止して，バンコマイシン等の治療薬の経腸投与を行う．著明な下痢による水分・電解質異常に加え，しばしば重症敗血症，敗血症性ショックへ進展するため十分な注意が必要である．

16 術後合併症と ICU 管理

▶(6) 急性肝不全

　肝機能が急激に悪化し，黄疸や血液凝固障害による出血傾向，肝性脳症による意識障害をきたす病態である．術中，術後の肝血流低下（ショック肝）や，腹膜炎をはじめとする敗血症に伴う敗血症性肝障害，肝切除後や肝移植後の肝不全などが含まれる．2011年の「難治性の肝・胆道疾患に関する調査研究」班から提案された急性肝不全の診断基準では，「正常肝ないし肝予備能が正常と考えられる肝に肝障害が生じ，初発症状出現から8週以内に，高度の肝機能障害に基づいてプロトロンビン時間が 40％ 以下ないしは INR 値 1.5 以上を示すものを「急性肝不全」と診断するとされている．さらに肝性脳症が認められない，ないしは昏睡度がⅠ度までの「非昏睡型」と，昏睡Ⅱ度以上の肝性脳症を呈する「昏睡型」に分類する．また，「昏睡型急性肝不全」は初発症状出現から昏睡Ⅱ度以上の肝性脳症が出現するまでの期間が10日以内の「急性型」と，11日以降56日以内の「亜急性型」に分類するとしている．一方，肝切除後の診断基準としては同じく2011年に International Study Group of Liver Surgery（ISGLS）が定義した「術後5日目以降にPT-INRが高値，および総ビリルビン値高値を認めるもの」が用いられており，程度により Grade A（検査値異常はあるが術後管理に影響なし），Grade B（血液製剤や利尿剤などの非侵襲的治療介入が必要），Grade C（人工呼吸管理や血液透析などの侵襲的治療介入が必要）に分けられる．

　肝不全に対する特異的治療はなく，肝血流の改善や感染の治療，被疑薬の中止など肝障害の原因となっている病態の治療の他に，血漿交換 plasma exchange（PE）や血液濾過透析 hemodiafiltration（HDF）などの人工肝補助療法が施行される．しかし，多くの場合，原因が除去されなければ回復は困難であり，障害を受けた肝細胞が再生しない場合は予後不良である．

▶(7) 術後急性胆嚢炎

　術後早期に発症する無石胆嚢炎であり，絶食や脱水，長期にわたる中心静脈栄養（TPN）による胆汁濃縮などが原因となる．上腹部痛や38℃以上の発熱，黄疸などを呈する．正確な診断が困難なことが多く，術後早期の上腹部痛の診断では，必ず考慮する必要がある．重症化すると壊疽性胆嚢炎から胆汁性腹膜炎へ進展することもある．

6 血液凝固系

▶(1) 消費性凝固障害

　外傷手術や，術中の大量出血により，凝固因子が大量に失われると，止血機構が破綻して消費性凝固障害を起こす．いったん発症するとあらゆる部位から湧き出すような出血（woozing）が持続し，循環を維持できずに失血死する可能性が高い．消費性凝固障害の増悪因子として，低体温，アシドーシス，凝固異常が知られており，外傷死の3徴（deadly triad）とよばれている．消費性凝固障害に陥った場合はそれ以上の手術は死を招くのみであり，可及的に圧迫止血（パッキング）を行って簡単に創を閉鎖し，いったん ICU で凝固障害に対する治療（保温，アシドーシスの補正，凝固因子の補充）を行い，止血機構の回復を待ってから再手術を行うダメージコントロールサージェリー damage control surgery が選択される．

225

▶（2）DIC

播種性血管内凝固症候群 disseminated intravascular coagulation（DIC）は，侵襲によって凝固系が活性化され血管内で微小血栓を形成して臓器虚血を生じるとともに，凝固因子の消費により出血傾向をきたす病態である．従来一般に，悪性腫瘍や産科疾患による出血を主徴とする DIC が知られていたが，最近 SIRS によって引き起こされる DIC が臓器障害の原因となっていることが明らかにされた．すなわち，SIRS に起因する凝固・線溶系異常は，微小血栓形成と線溶系の抑制が特徴的であり，出血傾向よりも臓器虚血による臓器障害を主徴とする．そのため従来の DIC の診断基準では早期診断が困難なため，2004 年に日本救急医学会から**急性期 DIC 診断基準**が提唱された **表16-3** ．この SIRS に伴う DIC に対する治療としては原疾患の治療が第一であるが，わが国ではリコンビナント・トロンボモジュリン製剤やアンチトロンビンⅢ製剤も用いられている．

表16-3 **日本救急医学会の急性期 DIC 診断基準**（日救急医会誌．2005; 16: 188-202）

	SIRS	血小板（/mm^3）	PT 比	FDP（μg/mL）
0	0〜2	≧12 万	<1.2	<10
1	3	8 万，<12 万 あるいは 24 時間以内に 30%以上の減少	≧1.2	10，<25
2	—	—	—	—
3		<8 万 あるいは 24 時間以内に 50%以上の減少		≧25
DIC 4 点以上				

▶（3）深部静脈血栓症

術後は，出血に対する生体反応として止血機構が活性化され，血液が凝固しやすい状態となる．また，多くの術後患者は安静を余儀なくされるため静脈うっ帯をきたし，**深部静脈血栓症 deep vein thrombosis（DVT）**を発症する危険性が高い．

下肢に DVT を発症すると，離床直後に血栓が遊離して肺動脈に詰まり，いわゆる**肺血栓塞栓症 pulmonary thromboembolism（PTE）**を発症する危険性が高い．最悪の場合，突然心停止を起こし死亡することもある．術後の安静や下肢へのカテーテル留置は，DVT のリスクを増大させる．DVT の予防には，弾性ストッキングを下肢に巻いたり，間欠式電動フットポンプを用いるなどの理学的予防に加え，リスクの高い症例では**ヘパリン投与**が推奨されている．2017 年改訂の「**肺血栓塞栓症および深部静脈血栓症の診断，治療，予防に関するガイドライン**」でも同様の治療が推奨されているが，具体的な使用基準については施設毎の取り決めに従う．

16 術後合併症とICU管理

B 術後感染症

1 手術部位感染

先に述べた術後肺炎（VAP）や腸炎に加え，頻度の高い術後感染症として**手術部位感染 surgical site infection（SSI）**がある．SSIは，通常術後30日以内に発症する手術部位に起こる感染症と定義され，皮膚・皮下組織に限局する表層切開創SSI，筋膜・筋層に及ぶ深部切開創SSI，手術操作を加えた臓器やその周囲の腹腔内，胸腔内などに感染を起こす臓器・体腔SSIに分類される．術後予防抗菌薬は，このSSIの発症予防を目的としている．従来，術後予防抗菌薬は5日から1週間にわたり投与されることが多かったが，現在では，エビデンスに基づいて術直前（執刀直前）と術中，あるいは術後24時間以内に再投与する．

切開創SSIは重篤化することはまれであるが，縫合不全や膿瘍などの臓器・体腔SSIはしばしば重症化して，敗血症性ショックや敗血症性多臓器不全（septic MOF）へ伸展することがある．SSIの起炎菌は，院内感染の原因となるMRSAや緑膿菌などの耐性菌であることも多いため，しばしば治療が困難となる．したがって，できるだけ早期に診断して感染巣に対する処置を行うとともに，重症敗血症に陥った場合には，適切な呼吸・循環管理を行い，多臓器不全への伸展を防止することが重要である．

2 敗血症/敗血症性ショック

術後感染症が重症化すると，**敗血症**へ伸展し臓器障害を合併して転帰不良となる．1992年のACCP/SCCMコンセンサスカンファレンスで敗血症は，**感染によって引き起こされた全身性炎症反応症候群 systemic inflammatory response syndrome（SIRS）**と定義され，そのうち高乳酸血症や乏尿，意識混濁などの臓器灌流異常を呈するものを重症敗血症 severe sepsis，さらに十分な輸液を行っても低血圧（収縮期血圧90 mmHg以下，または通常よりも40 mmHg以上の低下）がみられる場合を**敗血症性ショック**と定義された．そして2016年に，長く使われてきた1992年のSIRSの概念に基づく敗血症の診断基準が見直され，新しい敗血症の定義—Sepsis-3が発表された．新しい敗血症の定義は，「敗血症は感染に対する制御不十分な生体反応に起因する，生命に危機を及ぼす臓器障害と定義される」としている．従来は，感染によって引き起こされた全身性炎症反応症候群（SIRS）を敗血症と定義していたが，新しい定義ではSIRSの概念は削除され，臓器障害を起こした感染症，すなわち従来の重症敗血症を，敗血症と定義している．また，臓器障害は 表16-4 に示すSOFAスコアで評価し，総スコアが2点以上変化した場合に，敗血症と診断する．また，敗血症性ショックは，死亡率を著しく上昇させる循環・細胞・代謝異常を伴う敗血症のサブセットであり，「適切な輸液負荷にもかかわらず，低血圧が持続し，平均血圧≧65 mmHgを保つために血管収縮薬を要する，かつ血中乳酸値≧2 mmol/Lを示す場合」と定義された．また，敗血症をICU以外でスクリーニングするためのツールとして，Quick SOFA（**qSOFA**）が提案された．これは感染症が疑われる場合に，呼吸数≧22回/分，精神状態の変容

表16-4 Sequential Organ Failure Assessment（SOFA）Score

	0	1	2	3	4
呼吸 PaO_2/FiO_2（Torr）	>400	≦400	≦300	≦200 with respiratory support	≦100 with respiratory support
凝固系 Platelets（×10^3/mm^3）	>150	≦150	≦100	≦50	≦20
肝 Bilirubin（mg/dL）	<1.2	1.2～1.9	2.0～5.9	6.0～11.9	≧12.0
心血管系 低血圧	低血圧 なし	MAP <70 mmHg	dopamine≦5 or dobutamine （any dose）	dopamine>5 or epi≦0.1 or norepi≦0.1	dopamine>15 or epi>0.1 or norepi>0.1
中枢神経 Glasgow Coma Scale	15	13～14	10～12	6～9	<6
腎 Creatinine（mg/dL） または尿量	<1.2	1.2～1.9	2.0～3.4	3.5～4.9 or<500 mL/day	>5.0 or<200 mL/day

（GCS≦14），収縮期血圧≦100 mmHg のうち，2つ以上を満たす場合に敗血症を疑い，SOFA スコアを評価することを推奨している．

　敗血症に対する治療では，原因となる感染源の除去や抗菌薬投与だけでは救命率の十分な向上が得られないことから，2004年に重症敗血症の救命率向上を目指して「Surviving Sepsis Campaign（敗血症救命キャンペーン）」という国際的な取り組みが開始され，その一環として 2004年に初めての重症敗血症の診断・治療のガイドラインである Surviving Sepsis Campaign guidelines（SSCG）が発表された．SSCG で取り上げられている項目は，単に抗菌薬投与や感染巣のコントロールなどの感染症治療にとどまらず，臓器灌流異常を是正するための初期輸液や，昇圧剤の選択と使用法，敗血症に続発する ARDS に対する人工呼吸管理や腎不全に対する腎補助療法，厳密な血糖管理など多岐にわたっており，重症患者の ICU 管理に関わる項目が網羅されている．これは重症敗血症の治療は，単なる感染症の治療ではなく，以下に述べる多臓器障害への進展をいかに防ぐかが救命の鍵であることを示している．現在では日本版のガイドラインも作成され定期的に改訂されている．

C 多臓器不全

1 多臓器障害

　従来，肺や腎などの重要臓器が同時に，あるいは次々と機能不全に陥る病態を多臓器不全 multiple organ failure（MOF）とよんでいた．しかし，臓器不全に陥ってから治療を開始したのでは救命困難になるため，各臓器の機能不全の程度を段階的に評価し，早期診断，早期治療を行うこ

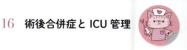

16 術後合併症と ICU 管理

とを目的に，近年は**多臓器障害** multiple organ dysfunction syndrome（MODS）という用語を用いることが提唱されている．**表16-4** は，MODS の診断や重症度評価に広く用いられている **sequential organ failure assessment（SOFA）score** を示したものである．このスコアでは，対象臓器として呼吸，凝固系，肝，心・血管，中枢神経，腎を取り上げ，それぞれの機能を 0～4 の 5 段階で評価してその総和を算出して重症度を評価するようになっている．このスコアの特徴は，検査データだけでなく，人工呼吸器やカテコラミンなどの治療も臓器機能評価に用いている点である．従来の臓器不全は，各臓器のスコアで 3，4 にあたる．この SOFA スコアは，ヨーロッパ集中治療医学会から発表され，ヨーロッパを中心に行われた多施設共同研究で ICU 患者の転帰とよく相関することが確認されている．現在わが国でも多くの施設でこの SOFA スコアを MODS の診断や重症度評価に用いており，また診療報酬上も ICU 入室患者や敗血症患者で算出することが求められている．

MODS は，**手術侵襲やショック等による臓器虚血，敗血症などに続発**するが，MODS に対する治療は，原因となっている病態への治療，人工補助療法を含めた ICU での呼吸・循環管理，栄養管理，免疫賦活などである．しかし，依然として MODS の救命率は低く，現在でも多くの ICU 患者が MODS に陥り死亡している．したがって最も有効な MODS 対策は，MODS に陥ってから治療するのではなく，MODS の発症を予防することである．先に述べた SSCG のように，MODS の原因となる疾患や病態を早期に診断し，治療することが重要である．

2 腹部コンパートメント症候群

近年，術後に MODS をきたす病態として，**腹部コンパートメント症候群** abdominal compartment syndrome（ACS）が注目されている **図16-2**．ACS は，腹部大動脈瘤手術や腹部外傷の術後，あるいは重症急性膵炎などで，腹腔内出血や腹水，腸管浮腫などのために**腹腔内圧** intra-abdominal pressure（IAP）が急激に上昇して横隔膜挙上による換気障害や後負荷増大による心拍出量の減少，腹部血管の圧迫による臓器血流の低下をきたし，呼吸不全，腎不全，循環不全などの MODS を呈する病態である．腹部への直接的な手術や腹部疾患のみでなく，出血性ショックや広範囲熱傷に対する大量輸液などによっても大量の腹水や腸管浮腫をきたし，二次的に ACS を発症することもある．通常 IAP の測定は，尿道バルーンから生理食塩水 20 mL を膀胱内に注入して測定した膀胱内圧で代用される．IAP＞12 mmHg を腹部高血圧とし，**IAP が 20 mmHg 以上となり臓器障害をきたした場合を ACS と定義**している．

従来，本症候群は，あまり注目されていなかったが，近年外傷に対するダメージコントロールサージェリー後にしばしば発症することから，術後 MODS の原因病態として注目されるようになった．ACS を発症した場合は呼吸・循環管理に加え，CHDF による除水などが試みられるが，これらの保存的治療で ACS が解消しない場合には，減圧のために開腹し，創を閉鎖せずに管理する **open abdomen management** が施行される．

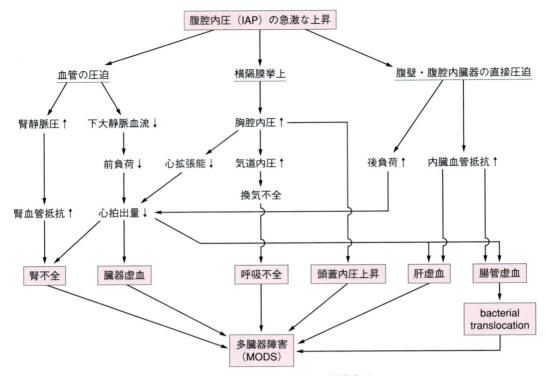

図16-2 Abdominal compartment syndrome（ACS）の病態生理

D 術後患者の ICU 管理

　本邦においては ICU 入室患者は非手術緊急症例が 5 割，予定手術が 4 割，緊急手術が 1 割程度を占める．ICU でどのような術後患者を管理するかは，施設ごとの患者の重症度や ICU の運営方針，手術経験などにも左右されるが，以下に一般的に ICU での術後管理を要する患者を列挙する．

① 開心術後，胸部食道癌手術，拡大肝切除，骨盤内臓器全摘術などの大手術後
② 肝硬変，虚血性心疾患，慢性閉塞性肺疾患，慢性腎不全などの重篤な併存病変合併例
③ 術中大量出血や長時間手術症例
④ 肝・肺・心移植症例
⑤ ダメージコントロールサージェリー後
⑥ 穿孔性腹膜炎や重症急性膵炎などで，重症敗血症/敗血症性ショックを併発している症例
⑦ 高齢者
⑧ 高度肥満患者

などである．

　これらの症例に対して集中治療室では人工呼吸器，腎代替療法，ECMO などをはじめとする各種人工補助療法を行うほか，様々なモニタリングや栄養管理，リハビリなども含めた包括的医療が必要となる．そのためには呼吸・循環管理をはじめとする重症患者管理に精通した集中治療専

門医を中心として集中治療に習熟した多職種がチームで管理することが望ましい．アメリカでの研究では，集中治療専門医が管理するいわゆるクローズド ICU と各科の担当医が管理するオープン ICU を比較すると，クローズド ICU のほうが救命率は有意に高いことが報告されている．したがって，上述したような術後合併症を有する，あるいは発症する可能性が高い重症患者を管理する場合は，集中治療専門医が常駐している ICU で管理することが望ましい．

〈立石順久〉

総論

17 腹部救急

　腹部救急疾患は臨床現場において遭遇する頻度の高い疾患の一つであり，急性発症の腹痛で受診する症例は救急外来の5～10%を占めると報告されている[1,2]．腹痛の原因の多くは消化器疾患であるが，汎発性腹膜炎や敗血症性ショックなどを呈する急性炎症性疾患では，緊急の手術やIVR（Interventional Radiology）による処置が必要となる．そのため，早期に適切な治療を行わなければ重篤となる可能性があり，迅速な診断が重要となる．しかし，腹痛をきたす疾患は消化器疾患だけでなく心血管疾患，呼吸器疾患，婦人科疾患などきわめて多く，初療の段階では20～40%の症例は診断がついていない．そこで，本稿では腹痛患者の適切な診断を行うために，理解しておかなければならないポイントを解説する．

腹部救急疾患の診断

　腹痛患者に限らず，救急患者の診察に際しては，限られた時間内に必要最小限の検査を行い，手術の必要性や緊急性について大まかな診断を行わなければならない．そのため，まずバイタルサイン・外観を確認し，緊急度・重症度を推定することが重要である．特に，ショックの徴候5P: pallor（顔面蒼白），prostration（肉体的・精神的虚脱），perspiration（冷汗），pulselessness（脈拍微弱），pulmonary function insufficiency（肺機能減弱）があれば，緊急対応が必要となる．重篤な状態の症例では，まずはじめに最も危険な疾患（急性心筋梗塞，腹部大動脈瘤破裂，肺動脈塞栓症，大動脈解離）でないかどうかを確認することが重要である．
　一般的には，①病歴聴取②身体診察③一般検査④画像検査により，診断・治療方針を決定する 図17-1 ．腹痛をきたす疾患はきわめて多いため，他科へのコンサルテーションの必要性も判断する必要がある．

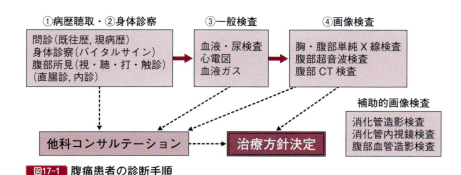

図17-1 腹痛患者の診断手順

17 腹部救急

1 病歴聴取

腹痛を訴える患者からの病歴聴取は難しい場合も多いが，正確な診断のために順序だった的確な病歴聴取を行うことが重要である．最小限かつ有用な情報を得るための"SAMPLE"と，病歴を漏れなく系統的に聴取する項目である"OPQRST"を常に念頭に置いて聴取を行う 表17-1，17-2 [1,3,4]．

特に，既往歴，現病歴，月経異常については詳細に聴取する．

▶(1) 既往歴

消化器疾患，心疾患，外傷・開腹手術歴，飲酒歴，内服歴などを聴取する．

特に，尿路結石，胆嚢結石，胃・十二指腸潰瘍は再発例が多いため，既往歴＝診断名となることも多い．そのため，類似の腹痛のエピソードの有無は必ず確認する．

▶(2) 現病歴

発症時の状態，時間的推移（持続性か間欠性か，増強しているか減弱しているか），疼痛の局在と関連痛，随伴症状（悪心・嘔吐，排ガス・排便の有無，下痢，血便など）を聴取する．

また，急性膵炎の痛みは臥位で増強し，坐位で軽減することが多く，十二指腸潰瘍では摂食や制酸剤の投与で痛みが軽減することが多い．このように，食事内容・体位変換・体動など痛みの軽快・憎悪因子の確認をすることも重要である．

▶(3) 月経異常

月経の周期，最終月経，妊娠の可能性などを聴取する．

表17-1 病歴聴取 SAMPLE（急性腹症診療ガイドライン出版委員会，編．急性腹症診療ガイドライン 2015．東京: 医学書院; 2015. p.42[1]）より作成）

Symptom；症候，腹部のどの辺りが痛いか
Allergy；アレルギー疾患，薬・食物アレルギー
Medication；内服中の薬（ステロイド，NSAIDs，抗凝固薬，降圧剤，血糖降下剤など）
Past History；病歴，外傷，手術歴，心臓・血管疾患，妊娠の有無，最終月経
Last meal；一番最後の食事，食事の内容
Event；どのような状況下で腹痛が始まったか

表17-2 症状聴取 OPQRST（急性腹症診療ガイドライン出版委員会，編．急性腹症診療ガイドライン 2015．東京: 医学書院; 2015. p.54[1]．Lawrence MT. The patient history evidence-based approach, McGaw-Hill Medical, 2012. より作成）

Onset；発症様式
Palliative/Provocative；増悪・寛解因子
Quality/Quantity；症状の性質・ひどさ
Region/Radiation；場所・放散の有無
Symptom associated；随伴症状
Time course；時間経過

2 身体診察

患者が診察室に入室して来た時の様子から注意深く観察することが大切である．

身体診察は，患者の苦痛が少ない順に行うべきで，視診→聴診→打診（触診）→触診（打診）の順に診察する．診察時の患者の体位は仰臥位とし，上肢は両脇か胸に置き，上は胸骨下半分から恥丘まで十分に腹部を露出させ，腹壁の緊張を取り除くために下肢は両膝屈曲位を原則とし，患者の右側から診察を行う[5]．

腹痛の部位は原因疾患の存在部位と一致することが多いため，痛みの局在から病変部位・疾患をあらかじめ予測する 図17-2 ．特に，上腹部痛の場合には，原因を腹部疾患と決めつけず，心筋梗塞など心血管疾患の可能性も念頭に置いて診察をすることも重要である．

▶（1）視　診

手術瘢痕，腹部膨隆，皮膚の着色，臍部の異常，静脈怒張などを観察する．両膝を伸展させた状態で視診を行うと，腹部の輪郭・形状および腫瘤の有無の判断が容易となる．

鼠径ヘルニアや大腿ヘルニアの嵌頓を見逃さないためにも，鼠径部まで十分に露出し診察することが重要である．

▶（2）聴　診

腸雑音の程度は，亢進，正常，減弱，消失（30秒以上腸雑音を聴取しない）の4段階に分けて評価する．

機械的腸閉塞では腸雑音が亢進し，金属性雑音を聴取できる．逆に，（麻痺性）イレウスでは，腸雑音は減弱・消失する．

聴診器で腹壁を押したり揺らしたりしながら腸雑音がどのように変化するか聴取することも診断に有用である．

▶（3）打　診

腹壁直下の臓器あるいは内容物の状態を鑑別する手段で，腹部全体で観察を行う．

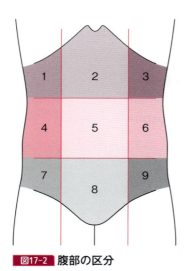

1. 右季肋部
2. 心窩部
3. 左季肋部
4. 右側腹部
5. 臍部
6. 左側腹部
7. 右下腹部
8. 恥骨上部
9. 左下腹部

図17-2 腹部の区分

打診の音は，高い鼓音（ガスが充満した腸管など）と低い濁音（肝臓や脾臓などの実質臓器など）の2種類がある．腹部膨満症例では，鼓腸は鼓音を呈し，腹水は濁音を呈する．

▶ **(4) 触　診**

まず，手掌全体で軽く触れて，腹壁の緊張，腫瘤の表面の性状，ヘルニアの有無などを観察する．

腹壁の緊張は，正常は「軟」であるが，汎発性腹膜炎のときには「板状硬」を呈する．

次に，少し指先に力を入れて臓器や腫瘤の状態を観察する．圧痛がある場合には，その範囲，程度，再現性を確認する．

腹壁を軽く圧迫したときに，反射的に筋肉の緊張が増強して固く触れるようになる現象を「筋性防御」という．

腹腔内に液体が多量に貯留すると，左手掌を一側の腹壁に当てて対側の腹壁を右手ではじくように打つと，その波動が左手掌に伝わることによる「波動運動」がみられる．

触診では，図17-3 のように腹部を9つの部位に分けて，腹部全体の観察を行うことが重要である．

腹部救急疾患における代表的な腹部徴候を 表17-3 に示す[5]．

また，必要な場合には，直腸診や内診を行う．

- 直腸診: 便の性状（下血），骨盤内の炎症性疾患，ダグラス窩膿瘍，前立腺肥大など．
- 内診: 卵巣捻転，卵管炎，子宮外妊娠破裂など

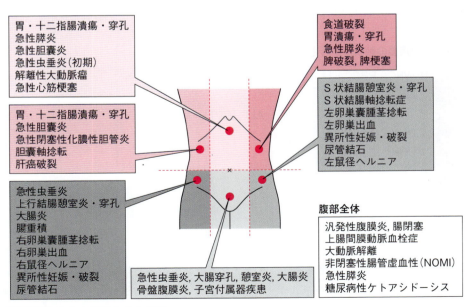

図17-3 痛みの部位と主な疾患

表17-3 腹部救急疾患の代表的な徴候（田邉稔, 他, 編: 標準外科学. 第 16 版. 東京: 医学書院; 2022[5]）

徴候	内容	示唆される疾患
Blumberg 徴候	反跳痛（rebound tenderness）	腹膜炎
Charcot 三徴	右上腹部痛, 黄疸, 発熱	急性胆管炎
Cullen 徴候	腹腔内出血を反映した臍周囲皮膚の褐色調変化	急性膵炎, 異所性妊娠破裂
Dance 徴候	回盲部が上行結腸に引き込まれ, 上腹部に腫瘤を触知. 下腹部が空虚で相対的に陥没.	腸重積
Gray Turner 徴候	腹腔内出血を反映した左側腹部皮膚の褐色調変化	急性膵炎
Murphy 徴候	右季肋部を手で圧迫すると痛みで深吸気を行えない現象	急性胆嚢炎
Reynolds 五徴	Charcot 三徴＋ショック, 意識障害	急性胆管炎
Rovsing 徴候	左下腹部の圧迫による McBurney 点の痛み	急性虫垂炎
Rosenstein 徴候	McBurney 点の圧痛が仰臥位より左側臥位で増強	急性虫垂炎
Wahl 徴候	絞扼部が局所的な鼓腸を示し, 腫瘤として触れる	絞扼性イレウス

3 一般検査

病歴聴取と身体診察所見から予測される診断に必要な検査を行う. 通常は血液検査, 尿検査を行うが, 全身状態に応じて動脈血ガス分析や心電図検査も行う.

▶（1）血液検査

ヘモグラムは, 出血, 炎症, 脱水の程度を評価するのに必要である. また, 肝・胆道系酵素, 膵酵素は急性閉塞性化膿性胆管炎や急性膵炎などの診断に有用である. しかし, 血液検査だけで確定診断することはできないため, 病歴や身体所見, 画像検査などと合わせて総合的に診断しなければならない.

腹痛症例に通常施行される血液検査項目を **表17-4** に示す.

表17-4 腹部救急疾患の診断に施行される血液検査項目

血算	WBC, RBC, Hb, Ht, MCV, MCH, MCHC, PLT
電解質	Na, K, Cl, Ca
肝胆道系酵素	T-Bil, D-Bil, AST（GOT）, ALT（GPT）, ALP, LDH
腎機能	BUN, Cre
炎症反応	CRP
筋逸脱酵素	CK
血糖	Glu
膵酵素	リパーゼ, アミラーゼ

▶（2）尿検査

尿定性検査は, 尿管結石, 尿路感染症, ケトアシドーシスの診断に有用である. しかし, 尿管結石でも 20～30%は尿潜血陽性を示さず, 偽陽性もあるため, 尿管結石の診断には, 尿潜血だけで診断せずに超音波検査などの画像診断を併用することが望ましい.

妊娠の可能性を否定できない妊娠可能年齢の女性患者に対しては，尿検査による妊娠検査（hCG 定性検査）を行うことは重要である．

▶ **(3) 動脈血ガス分析**

汎発性腹膜炎，腸管虚血，重症膵炎などでは，代謝性アシドーシスがみられる．強い腹痛を訴える場合やショック状態では，可及的速やかに施行するべき検査である．

▶ **(4) 心電図**

上腹部痛を認める場合，虚血性心疾患の可能性も考慮し心電図検査を行う．また，腸管や脾臓，腎臓の虚血・梗塞性病変が疑われる場合は，心房細動の有無を確認する必要がある[1]．

代謝性アシドーシス，DIC（播種性血管内凝固症候群），腎不全を合併する場合は，重篤な感染・炎症・臓器の循環不全を意味し，緊急手術（あるいはそれに代わる治療）を必要とする[5]．

4 画像検査

腹部救急では画像検査による診断は必須である．

▶ **(1) 胸部単純 X 線検査**

腹痛を主訴にしていても，胸部単純 X 線検査は必要である．

画像所見により，肺炎，気胸，胸水，心肥大，大動脈瘤，食道破裂（胸腔内液体貯留像，縦隔気腫像など），消化管穿孔（横隔膜下遊離ガス像）などの病態・疾患を予測する．

▶ **(2) 腹部単純 X 線検査**

背臥位正面像が基本となり，ガスや液体貯留の評価には立位正面像（立位ができない場合は左下側臥位像）を撮影し，画像所見より下記のような病態・疾患を予測する．

- 消化管穿孔（腹腔内遊離ガス像）
- 腸閉塞（消化管内異常ガス像，鏡面像）
- S 状結腸軸捻転症（coffee been sign）
- 急性膵炎（sentinel loop sign, colon cut-off sign）
- 胆石・膵石・虫垂結石・尿路結石（石灰化像）

また，腹腔内液体貯留像として，floating sign, flank stripe sign, dog's ears sign などがみられる．

▶ **(3) 腹部超音波検査**

ベッドサイドで簡便に施行できる非侵襲的な検査である．腹腔内実質臓器の検査だけでなく，腹腔内液体貯留像やイレウス像（keyboard sign: 小腸の Kerckring 雛襞）などの検出は診断に有用である．X 線陰性の胆石（純コレステロール結石）でも，超音波検査ではほぼ 100％描出することができる．

▶ **(4) 腹部 CT 検査**

腹部単純 X 線検査では検出できない少量の腹腔内遊離ガス像や，腸管ガスにより超音波検査では描出できない部位の検査が可能である．また，造影剤を使用した CT 検査では，臓器の循環動

態を把握することができるため，治療方針に大きく影響する壊死性変化を判定することが可能となる．

▶(5) 補助的画像検査

必要に応じて，消化管造影検査，消化管内視鏡検査，血管造影検査を行う．また，腹水の性状検査のための腹腔穿刺や，緊急手術の診断のための腹腔鏡検査を行う場合もある．

1) 急性腹症診療ガイドライン出版委員会, 編. 急性腹症診療ガイドライン 2015. 第 1 版. 東京: 医学書院; 2015.
2) Lawrence MT. The patient history evidence-based approach, McGaw-Hill Medical, 2012.
3) Dickinson E, Limmer D, O'Keefe, et al. Emergency Care, 11th ed, Englewood Cliffs. N. J. Prentice Hall. 2008; 242.
4) Stone R. Acute abdominal pain. Lippincott's Primary Care. Practice. 1998; 2: 341-57.
5) 田邉　稔, 池田徳彦, 大木隆生, 編: 標準外科学. 第 16 版. 東京: 医学書院; 2022.

〈渡邉　学　萩原令彦〉

総論

18 | 救急看護

　救急看護とは，時として生命を脅かすような状態で即時医療を必要とする人々に対する，迅速かつ適切な看護実践を行うことである．対象患者は新生児期〜老年期まで幅広く，妊産婦など特殊な対応が必要な患者もいる．また，十分な情報が得られない患者や，感染リスクのある患者，精神疾患・自殺企図などの特別な配慮が必要であったり，事故・犯罪に関連する場合など様々な対応が求められる．

　救急看護の特色と役割は，

- 緊急度・重症度の高い患者の病態を理解し，予測性を含めた情報から判断し幅広い選択肢から優先度に応じた治療処置や介助
- 危機的状況にある患者・家族の支援と擁護
- 起こり得る結果を予測しながら多職種連携の必要性の判断や，場の調整

A 感染予防対策

　救急外来に来る患者は，既往歴などがわからない状態で来院したり，新たな感染症に罹患している場合もあるため，対応するスタッフは自身の感染予防対策を十分に行うこと，また伝播させないことが重要である．

　感染経路は，空気感染・飛沫感染・接触感染の3種類があり，標準予防策に加え感染経路別予防策も必要となってくる．

B 基本となる観察

　救急外来では患者の主訴から連想する病態を予測し対応にあたる．そのうえで最も重要な観察項目は以下の通りである．

A	気道	発語の有無，気道閉塞の有無，気道確保の必要性の判断
B	呼吸	呼吸状態の確認
C	循環	ショックの有無
D	意識	意識レベルの確認，瞳孔所見
E	体温	低体温の有無

　患者接触時にAから順に観察しどこに異常があるのかを探し出す．また心肺停止など緊急度が高い場面ではCから開始していく．

C 緊急を要する病態

1 ショック

ショックとは，生体に対する侵襲あるいは侵襲に対する生体反応の結果，重要臓器の血流が維持できなくなり，細胞の代謝障害や臓器障害が起こり，生命の危機にいたる急性の症候群をいう．酸素の供給と需要の不均衡が生じることでショックが起こる．

ショックの分類	主な疾患
循環血液量減少性ショック	大量出血，脱水など
心原性ショック	心筋梗塞，僧帽弁閉鎖不全症，重症不整脈など
血液分布異常性ショック	敗血症，アレルギー，脊髄損傷など
心外閉塞・拘束性ショック	心タンポナーデ，重症肺塞栓症，緊張性気胸など

ショックの原因を明らかにし，適切な処置を行うことが重要となってくる．

救急領域において，遭遇する機会が多いのが敗血症によるショックである．

▶（1）ショックの 5 徴候

①皮膚・顔面蒼白
②冷汗
③呼吸不全，呼吸促迫
④虚脱
⑤脈拍不触

初期対応として上記のショックの 5 徴候を見逃さず，必ず患者に接触して「何か違う」に気づくことが重要である．特に呼吸数は状態悪化する 6〜8 時間前から変化が出ているため，モニターで観察するのではなく直接測定を行う．

▶（2）q-SOFA（敗血症をスクリーニングするためのツール，ICU 以外で使用）

①呼吸数 22 回/分以上
②GCS 14 点以下
③収縮期血圧 100 mmHg 未満

※感染症または感染症を疑う病態で quick SOFA（qSOFA）スコアの 3 項目中 2 項目以上が存在する場合に敗血症を疑う．q-SOFA の単独使用は推奨されていない．

▶（3）ケアのポイント

人を集め，モニター装着，酸素投与，ルート確保，救急カートの準備し，原因検索を行う．

また患者はせん妄や不穏症状が出る可能性もあるため，精神症状の観察も怠らない．

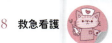

18 救急看護

2 心肺停止

救急外来では心肺停止状態で搬送されてくることもあるため一次救命処置 basic life support（BLS）アルゴリズムや，二次救命処置 advanced cardiovascular life support（ACLS）アルゴリズムを熟知しておく必要がある．

▶（1）心肺停止の対応（救急外来）

家族の心情の変化を察知し，家族の支援を行うことも必要である．

① 患者が搬送される前に受け入れ準備をする．

心電図モニター，除細動器，酸素，挿管セット，末梢確保セット，薬剤，体温計，エコーなど

② 患者到着後

- モニターを装着し，脈拍確認．
- 速やかに末梢静脈路を確保する．
- 致死的不整脈が確認できたら，蘇生行為を継続する．
- 必要な場合は気管挿管も実施する．

致死的不整脈の種類	対応
心房細動（VF）	胸骨圧迫，除細動，薬剤投与
無脈性心室頻拍（pulseless VT）	胸骨圧迫，除細動，薬剤投与
無脈性電気活動（PEA）	胸骨圧迫，薬剤投与
心静止（asystole）	胸骨圧迫，薬剤投与

③ 家族対応

救急車に家族が同乗してくる場合もあるため，看護師は早めに挨拶に行き医療スタッフ全員で救命していることを伝える．また来院した家族の動揺が激しい場合は，他の家族を呼ぶよう助言したり，スタッフが傍にいるよう配慮する．

患者の既往歴やアレルギーなど診療に必要な情報を聴取する．

④ 心拍再開後

バイタルサイン測定し意識レベルの確認をする．

原因検索のための検査を実施する．

▶（2）心肺停止の判断（入院患者の場合）

① 呼びかけや痛み刺激に反応がない．→その場を離れず応援を呼び，必要物品を集めてもらう．

② 正常な呼吸をしていない．

③ 頸動脈の触知なし．

上記3つが当てはまった場合は，速やかに胸骨圧迫を開始する．

また施設によって院内急変対応システムがある場合は速やかに要請を行う．

3 急性腹症

急激に発症した腹痛の中で緊急手術を含む迅速な対応を要する腹部疾患群を急性腹症と呼ぶ．

腹部の急性疾患は主に，炎症・閉塞・血行障害で起こる．

症状	主な疾患
炎症（壁側腹膜の炎症: 体性痛）	急性虫垂炎，急性胆囊炎，消化管穿孔など
閉塞（管腔臓器の閉塞: 内臓痛）	ヘルニアや腫瘍による腸閉塞，腸捻転など
血行障害（体性痛，内臓痛）	上腸間膜動脈閉塞，大動脈瘤破裂，外傷など

▶（1）急性腹症への対応

突然発症した腹痛や消化器症状，さまざまな局所的または全身的な反応に対し，緊急手術を含めた緊急治療が求められる．

腹部の急性疾患には，病歴・既往の聴取，身体所見など，時間をかけた検査ではなく，血液検査，生理検査，画像検査などより明確で迅速に答えの出る検査や診察を行わなければならない．

▶（2）ケアのポイント

突然の発症であり，また緊急の対応が求められる．疾患に適した検査などを即座に行う必要性があるが，患者や家族の理解度や認識を確認しながら行う．

4 外傷

外傷診療においては初期の段階から多発外傷の可能性を念頭に置き，総合的に判断して治療優先順位を決定することが極めて重要である．そのために部位ごとの確定診断や治療に固執せず，全身的緊急度を重視し，生命に関わる損傷に対する処置を最優先とする．

① 収容前準備

患者情報の入手，蘇生用具一式，加温輸液，モニター類，エコー，画像診断，感染対策のための個人防護具一式，スタッフ招集など

② 標準化診療手順に準じて診療を行う

Primary survey: ABCDE アプローチに基づき，生命維持のための生理機能の維持・回復を最優先として検索・対処するもの．

Secondary survey: Primary survey において生命維持に直結する問題を確認・対処したのちに，全身の損傷を系統的に検索するもの．

▶（1）Primary survey

①: 気道確保と頸椎保護

- 気道閉塞の有無
  - ▶開放されている→酸素投与
  - ▶閉塞気味→吸引，異物除去，下顎挙上，必要時は気管挿管，外科的気道確保（輪状甲状靱帯切開）
- 頸椎カラーの継続
- 挿管時，頸部観察時は頸椎カラーを外し，用手的に頭部保持

18 救急看護

②: 呼吸と致死的な胸部外傷の処置
- 頸部
  外表上の損傷，気管の偏位，頸静脈怒張，皮下気腫，圧痛
- 胸部
  外表上の損傷，胸郭運動，奇異性呼吸，呼吸音の左右差，圧痛，皮下気腫，礫音，動揺
- 致死的外傷の有無
  → 気道出血，フレイルチェスト，緊張性気胸，開放性気胸，大量血胸
  ▶ 異常ありの場合 → 気道確保と人工呼吸，陽圧換気の開始，胸腔ドレナージ

③: 循環維持と止血
- ショックの認知
  皮膚の冷感・湿潤，脈の強弱・速拍，意識レベル
- 外出血の有無
- 頸静脈怒張の有無
- バイタルサイン（呼吸数，脈拍，血圧，心電図モニター）
  ▶ 異常ありの場合 → 外出血があれば圧迫止血
  　　　　　　　　　　採血
  　　　　　　　　　　静脈路確保（2本）：末梢 → 大腿 → 中心静脈
  　　　　　　　　　　初期輸液療法（加温した細胞外液 1〜2 L を急速輸液）
  　　　　　　　　　　FAST*
  　　　　　　　　　　輸血オーダー

*FAST（Focused Assessment with Sonography for Trauma）
ショックの原因となる大量血胸，腹腔内出血，心嚢液貯留の検索を目的とした迅速簡易超音波検査法．Primary survey に限らず，必要があれば繰り返し行う．
心嚢，モリソン窩，左胸腔，脾周囲，膀胱直腸窩にエコーをあて出血の有無を確認する．

C 緊急を要する病態

表18-1 JCS（Japan Coma Scale）

Ⅰ：刺激しないでも覚醒している状態	
0	意識清明
Ⅰ-1	だいたい清明であるが，今ひとつはっきりしない
Ⅰ-2	見当識障害がある（場所や時間，日付がわからない）
Ⅰ-3	自分の名前，生年月日が言えない
Ⅱ：刺激で覚醒するが，刺激をやめると眠り込む	
Ⅱ-10	普通の呼びかけで容易に開眼する
Ⅱ-20	大きな声または身体を揺さぶることにより開眼する
Ⅱ-30	痛み刺激を加えつつ呼びかけを繰り返すことにより開眼する
Ⅲ：刺激しても覚醒しない状態	
Ⅲ-100	痛み刺激に対し，払いのける動作をする
Ⅲ-200	痛み刺激に対し，少し手足を動かしたり，顔をしかめたりする
Ⅲ-300	痛み刺激に反応しない

表18-2 GCS（Glasgow Coma Scale）

E: 開眼	自発的に開眼	4
	呼びかけに開眼	3
	痛み刺激で開眼	2
	開眼しない	1
V: 発語 （気管挿管時はT）	見当識が保たれた会話	5
	会話に混乱がある	4
	言葉に混乱がある	3
	理解不能な発語	2
	発声がない	1
M: 運動機能	命令に従う	6
	痛み刺激を払いのける	5
	痛み刺激に対して逃避的屈曲	4
	痛み刺激に対して異常な屈曲	3
	痛み刺激に対して伸展する	2
	痛み刺激に反応なし	1

3つの反応のスコアの合計点（E＋V＋M＝3〜15点）で表す.
最重症3点，最軽症15点となる.

表18-3 病歴聴取

S	Symptoms（症状）
A	Allergies（アレルギー）
M	Medication（内服薬）
P	Past history（病歴）
L	Last oral meal（最終食事）
E	Event preceding the incident（事故前の出来事）

SAMPLEに従い，抜けがないよう聴取していく.

④: 中枢神経障害の評価
- 意識レベル（JCSとGCS），瞳孔所見，対光反射，四肢運動
  - ▶異常ありの場合 → ABCの再チェック
    - 気道確保の要否再確認
    - 切迫するDはあるか（JCS≧30，GCS≦8）

⑤: 脱衣と体温管理
- 着衣を完全裁断し，背面からの除去
- 体表被覆（毛布やタオルケットなど）
- 体温測定
  - ▶異常ありの場合 → 体表加温（ブランケット）
    - 深部加温（加温輸液など）

18 救急看護

▶ **(2) Secondary survey**

系統だった全身の損傷検索と診断をし，根本治療の必要性を判断する．

受傷機転や病歴の聴取をし，全身の診察を行う（頭〜つま先，全面・背面，すべての孔）

D 小児への対応

小児患者は単に小さい大人ではなく機能自体に未熟性があるが，運動，知能，コミュニケーション，情緒・社会性などは著しく発達する．一概に小児と言っても新生児期，乳児期，幼児期，学童期，思春期と発達区分によって能力は大きく異なる．

小児患者との関わりには Preparation が重要

Preparation とは「準備する，覚悟する，心構えをする」などの意味で，子どもが医療を受ける際に，子どもに分かる形で説明を行い，子どもや親の対処能力（頑張ろうとする力）を引き出す環境や機会を整えることである．

▶ **Preparation のプロセス**
- 第 1 段階: 処置前のアセスメント
  子どもに会ったその瞬間から表情を読み取る
  発達状況のアセスメント
- 第 2 段階: 子どもへの説明
  処置の開始を伝える
  子どもの感情を受け止める
- 第 3 段階: 処置中の関わり
  処置の内容を予測し，実況中継的な説明を行う
  年齢が低いほど理由よりも方法に重点を置く
- 第 4 段階
  がんばりの承認
  子ども・親・医療者で共に喜び合う

E 高齢者への対応

日本の人口の年齢別比率が劇的に変化して「超高齢化社会」となってきている．

そのため救急外来に運ばれる患者のほとんどは高齢者となってきているため，その対応も必要とされている．

▶ **(1) 高齢者の特徴**
- 認知症や独居で本人または家族などからの主観的情報が得にくい．
- 自覚症状が乏しい．
- 複数の病気に罹患している．

245

- 高齢者は正常な場合であっても加齢による様々な生理学的な変化がもたらされる.
- 医学的診断に基づく症状であっても，成人でみられるような定型的症状を呈するとは限らず一方で急激な悪化をもたらす可能性がある.

▶**(2) 高齢者に増える疾患**
- 健康管理・介護を必要とする慢性疾患
- 慢性疾患の急性増悪
- 急性疾患
  転倒等による四肢・骨盤骨折，誤嚥・窒息，急性肺炎．急性冠症候群，脳卒中など
- 緩和ケアを必要とする悪性腫瘍（末期）
- 老衰

F 妊産婦への対応

- 妊産婦とは，妊娠から出産，そして産後6〜8週間の産褥期と呼ばれる期間が終わるまでの女性を指す.
- 救急外来に運ばれてくる女性を見たら，妊娠しているか不明の場合もあり，その場合は検査に支障が出る可能性もあるため妊娠しているかもという視点をもって関わる.
- 突然生じた傷害や急激な疾病の発症により，母体と胎児の二人の命に影響が出る可能性がある.
- 妊娠中の出血は妊娠週数により原因が変わってくるため，速やかに検査ができるように注意する.
- 産科危機的出血に注意する.
- 母体の安全の考慮しながら，母親や家族の様々な意向を尊重し，どのような治療を選択するのか，また胎児や新生児を1人の人間として捉え，その尊厳を尊重していく必要がある.

G 倫理的な意思決定支援と心理的ケア

- 急激に状況が変化し患者やその家族は現状を把握するのも困難な状況になり得る．そのため，看護師は医師と患者家族の間に入り，病状の理解ができているか，この先の治療方針について納得しているかなどの確認をし，誠意ある態度や声かけにより不安や恐怖の緩和に心がける必要がある.
- 時として家族は患者の生命に直結する判断をしなくてはいけないこともある．看護師は患者家族に寄り添い意見を尊重し，変化するニーズをふまえながら意思決定支援をすることが求められている.
- 脅威のストレスにさらされ危機的状況にある患者には，危機の原因，その患者の認知的評価能力，問題解決能力，患者へのサポートシステムを明らかにする．そして患者が危機への対処ができ，適応へと導けるよう看護を実践する.

〈山田香織〉

2. 各 論

各論

1 顔面の疾患（口腔）

　口腔は上部消化管の入口で，摂食，咀嚼，嚥下，味覚，消化に関与し，生命維持のために大切な栄養と水分を食道経由で胃に送り込む役割を果たしている．また，上気道の入口でもあり，呼吸機能に関与し，これらの機能が障害されることにより誤嚥性肺炎や窒息を惹起し，生命に直接影響することもある．さらに発音，構音機能にも関与し，自分の意思を伝達するとともに，顔貌を整え，表情を作る等，社会生活におけるコミュニケーションに際しても重要な役割を担っている．

　口腔顎顔面領域に発現する疾患には，口腔顎顔面に原発する特有な疾患や外傷，奇形のほかに，全身疾患の部分症状として発現する病変など極めて多彩であり，その病名は数百以上となる．このうち，う蝕と歯周病を除くほとんどすべての疾患が口腔外科診療の対象となる．具体的には，口腔顎顔面外傷，埋伏歯や歯槽部における器質的疾患，歯性感染症，嚢胞や腫瘍，奇形や変形症，さらには口腔顎顔面領域の欠損に対する再建手術まで，口腔外科手術の対象となる病態は非常に多く，多彩である．

　口腔顎顔面領域の手術には以下の目的がある．

> ① 形態を旧位に復元し，機能を回復させる（外傷）
> ② 切開排膿し，病勢の進行を防ぐ（炎症，歯性感染症）
> ③ 病巣の除去（嚢胞，腫瘍）
> ④ 形態を修正し，機能を発揮させる（唇顎口蓋裂）
> ⑤ 組織欠損を修復し，形態と機能を回復する（再建外科）

　言い換えるとこれらは，「科学的管理下に患者に外傷を加える行為」であることに変わりはない．したがって手術に際しては，患者の全身状態（患者の年齢，栄養状態，持病の有無と程度）を把握し，管理計画を立てるとともに，口腔顎顔面の手術解剖と創傷治癒に関する根本的な理解が不可欠である．

A 解 剖

1 口腔顎顔面の骨

　頭蓋骨は 15 種 23 個の骨から構成され，下顎骨と舌骨以外はすべて縫合により連結されているが，下顎骨は顎関節により連結し，舌骨は他の骨と接することなく頭蓋骨から遊離し，筋や靱帯によって支持されている．頭蓋骨の一部は脳を入れる脳頭蓋（6 種 8 個）と顔面を構成し，消化器および呼吸器の初部を入れる顔面頭蓋（9 種 15 個）に分けられる．

▶ (1) 脳頭蓋
　前頭骨（無対），頭頂骨（有対），後頭骨（無対），側頭骨（有対），蝶形骨（無対），篩骨（無

1 顔面の疾患（口腔）

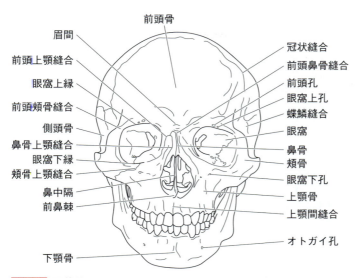

図1-1 頭蓋骨正面

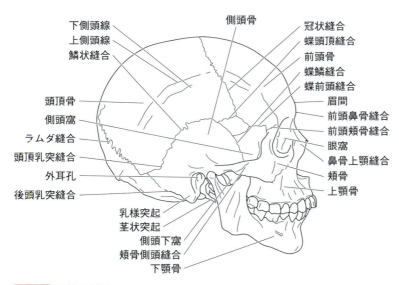

図1-2 頭蓋骨側面

対）．

▶ **(2) 顔面頭蓋**
　鼻骨（有対），鋤骨（無対），涙骨（有対），下鼻甲介（有対），上顎骨（有対），頬骨（有対），口蓋骨（有対），下顎骨（無対），舌骨（無対） 図1-1, 1-2 ．

2 口腔顎顔面の筋

▶ **(1) 表情筋**
　表情筋は骨から起こり顔面皮膚に停止しているため，収縮により皮膚を動かし，表情を変化さ

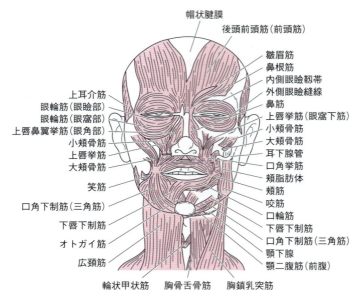

図1-3 顔面の筋肉正面

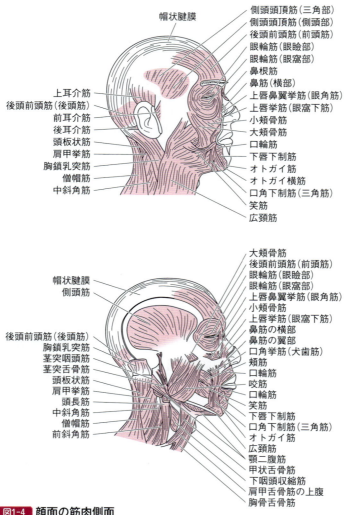

図1-4 顔面の筋肉側面

1 顔面の疾患（口腔）

せる．

▶ **(2) 咀嚼筋**

　咀嚼筋は側頭筋，咬筋，内側翼突筋，外側翼突筋の 4 つがある．これらの筋はすべて頭蓋から起こり，下顎骨に停止しており，収縮により下顎骨を動かし咀嚼運動を行う 図1-3, 1-4 ．

3 口腔顎顔面の脈管系

　口腔周囲の脈管は，血液を運ぶ血管系とリンパを運ぶリンパ系に分けられる．血管系はさらに酸素の豊富な動脈血を末梢組織へ運ぶ動脈系と酸素の少ない静脈血を心臓へ戻す静脈系，周囲の組織と物質のやりとりを行う毛細血管に分けられる．リンパ系は，毛細血管から出て組織の隙間に存在するリンパ（組織液，間質液）がリンパ管を通って静脈に戻る一方通行の流れで，途中にリンパ節が存在する．炎症や腫瘍により腫脹した場合は皮膚の上から触れることができる．

▶ **(1) 動脈系**

　口腔顎顔面付近には外頸動脈の経過中に分枝する上甲状腺動脈，舌動脈，顔面動脈と，外頸動脈の終枝である顎動脈と浅側頭動脈の枝が分布する 図1-5 ．

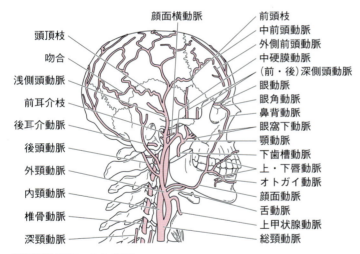

図1-5 顔面の主な動脈

▶ **(2) 静脈系**

　動脈と同名の静脈から血液を集め，大部分は内頸静脈に合流し，一部は皮下を経過する外頸静脈に流入する．

▶ **(3) リンパ系**

　口腔顎顔面のリンパ管は，顔面静脈に沿って顎下リンパ節に集まる．正中部はオトガイ下リンパ節を経て深頸リンパ節へ流入する．顔面部側面は浅耳下腺リンパ節から浅頸リンパ節に流れる．顎下リンパ節の輸出管は，深頸リンパ節へ流入する．深頸リンパ節から出たリンパは頸リンパ本管に集められ，やがて腕頭静脈へと流入する 図1-6 ．

A 解剖

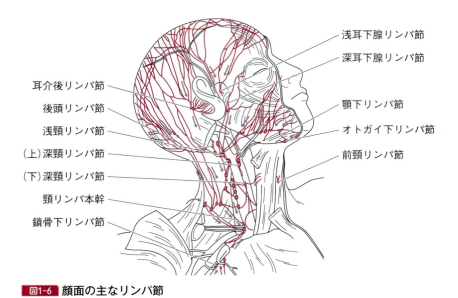

図1-6 顔面の主なリンパ節

4 口腔顎顔面の神経系

　口腔顎顔面には脳から発する末梢神経である12対の脳神経が分布している（嗅神経，視神経，動眼神経，滑車神経，三叉神経，外転神経，顔面神経，内耳神経，舌咽神経，迷走神経，副神経，舌下神経）．口腔とその付近には三叉神経の枝である上顎神経と下顎神経，顔面神経，舌咽神経，迷走神経および舌下神経が分布している　図1-7　．

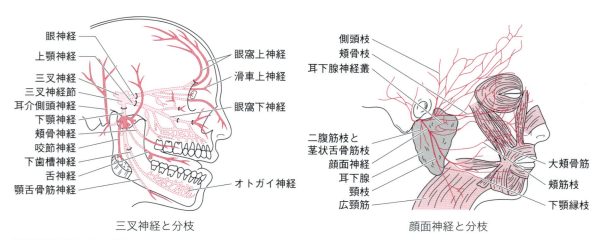

三叉神経と分枝　　　　　　　　顔面神経と分枝

図1-7 顔面の主な神経

1　顔面の疾患（口腔）

B 検査，診断

　口腔内や皮膚の表層は視診と触診が可能であり，異常所見を診査することができる．顎骨内や粘膜および皮膚の下などの深部組織の病変には画像検査が有用である．画像検査は歯科用デンタルX線写真検査（口内法），頭部X線写真検査，CT検査，MRI検査，超音波検査，PET検査，シンチグラフィ検査などが行われる．最近では口腔インプラント治療の普及により，口腔・顎顔面用としてコーンビームCT装置が用いられることも多い．コーンビームCTは歯科に特化したCT装置で，撮影時間が短く，被曝線量も一般のCTに比較して少なく，高画質なので，歯科疾患の診断に適しているが，撮影範囲が狭く顎顔面全体の検査には不向きである．

　また，血液検査，生化学検査，尿検査も疾患の診断と病状の経過確認に欠かせない．

　口腔粘膜疾患，囊胞，口腔腫瘍などの軟組織の病変および顎骨内病変などの硬組織病変の確定診断には，病理組織検査（生検）が行われる．

　口腔に原発する疾患に対しては，その疾患が口腔以外の部位に影響しているか否かも診査すべきであり，また，皮膚科疾患や内科疾患に伴う口腔症状では，原疾患の十分な精査を行う必要があり，関連診療科との共同診療を要する．

1 理学的所見

　局所所見のみならず，全身状態を観察し病状を把握することが重要である 表1-1 ．

表1-1　理学的所見チェックポイント

	チェック項目	備考
医療面接 （問診）	① 主訴	受診に至った患者の症状，部位
	② 現病歴	患者の訴える症状がいつからどのような経過で現在に至っているか
	③ 既往歴	基礎疾患，服薬歴，アレルギー歴，手術歴など
	④ 家族歴	遺伝性疾患，感染症など
	⑤ 嗜好品など	喫煙，アルコールなど
局所診査 （視診，触診）	① 疼痛	発症様式，時間的経過，性質，強さなどを診査 骨折部に一致した圧痛: Malgaigneの圧痛点など
	② 腫脹，腫瘤	大きさ，形態，表面性状，硬さ，波動の有無，触感など 発育速度も疾患の鑑別に重要
	③ 色調の変化	白，赤，黒などの色の変化　表面か粘膜下かなどの深さ
	④ びらん，潰瘍	上皮欠損の深さ，周囲の硬結の有無
	⑤ 開口障害	上下中切歯間40 mm（2横指）以下 炎症性，腫瘍性，外傷性，瘢痕性，神経性など
	⑥ 口腔乾燥	異常な乾燥状態など　唾液の正常な1日分泌量は1-1.5 L
	⑦ 神経麻痺	三叉神経，顔面神経など
全身診査	① バイタルサインのチェック	体温，脈拍，血圧，呼吸
	② 瞳孔反射，瞳孔サイズ	

2 血液生化学検査

貧血，炎症所見，出血傾向，栄養状態などのチェックを行う．

3 診　断

▶ (1) X 線写真検査

A）歯科用デンタル X 線写真（口内法 X 線写真）

口の中にフィルムを入れて撮影される．主として歯や歯槽骨部の診断に用いる．唾石の診断には咬合法が使われる．

B）パノラマ X 線写真

口腔外科の主な領域が 1 枚に納まるため頻繁に撮影される．

C）頭部 X 線写真

後頭前頭方向撮影（P→A），側方向撮影（lateral），ウォータース（Waters）法，軸方向撮影（軸位）などがある．歯科矯正治療では，特別な頭部固定装置（イヤーロッド）を用いて規格写真を撮影する．ウォータース法は上顎洞の診断，軸方向撮影は頬骨弓骨折の診断に用いられる．

D）顎関節 X 線写真

顎関節部の骨の精査に用いる．側斜位経頭蓋撮影法［シュラー（Schüller）変法］や眼窩下顎頭方向撮影などがある．

▶ (2) CT 検査

立体的に口腔顎顔面の状態を精査可能で，病変の三次元的な大きさおよび性状や病変と重要な解剖学的構造物との位置関係を精査できる．骨表示画像モードでは歯や顎骨および顎骨内などの硬組織の精査を行い，軟組織表示画像モードでは軟組織の観察を行う．

▶ (3) MRI 検査

核磁気共鳴（NMR）現象を利用して断層像を得，放射線を使用する CT とは原理が異なる．特に軟組織病変の診断に威力を発揮する．

▶ (4) 超音波検査

超音波を組織に照射して断層像を得，顎下部，頸部などの軟組織病変の精査に用いる．特に悪性腫瘍のリンパ節転移の精査に有用である．

▶ (5) PET 検査

ポジトロン（陽電子）を放出する標識薬剤を用いて体内に投与された薬剤の集積状態を定量的な画像として表示する．悪性腫瘍の診断や経過観察に用いられる．

▶ (6) シンチグラフィ検査

放射線同位元素（RI）で標識した化合物を投与し，その体内での分布を画像化したもの．テクネシウムを用いた骨シンチグラフィーは骨破壊の診断に用いる．

▶ (7) 病理組織検査

腫瘍性病変の確定診断に用いられる．

1　顔面の疾患（口腔）

C 疾　患

1 外　傷

▶**（1）歯の外傷**

歯の外傷には脱臼と破折がある．

A）歯の脱臼

[概念]
外力により歯が歯槽窩から逸脱した状態．程度により不完全脱臼と完全脱臼がある．

[症状]
不完全脱臼では自発痛，咬合痛，歯の挺出，動揺に加え，軟組織の損傷や歯槽骨骨折を伴うことがある．完全脱臼では歯が完全に脱落しているため，出血と歯槽骨骨折がみられる．

[診断]
X線写真にて歯根膜腔の拡大と歯槽骨骨折の合併を診断する．

[治療]
歯を整復固定し，経過観察する．変色をきたした場合は抜髄を行う．感染や予後不良時は抜歯する．

B）歯の破折

[概念]
外力により歯が破折した状態．歯冠部破折と歯根部破折がある．

[症状]
歯冠部破折では歯冠の実質欠損，自発痛，冷水痛．歯根部破折では自発痛，咬合痛，歯の挺出，動揺．

[診断]
X線写真にて歯の破折線を診断する．

[治療]
歯冠部破折では保存修復処置を行う．歯根部破折では歯根端切除または抜歯を行う．

▶**（2）骨　折**

A）歯槽骨骨折

[概念]
歯槽骨に限局した骨折．上顎前歯部に多く，歯の外傷と合併することが多い．

[症状]
歯肉の裂傷，粘膜下に斑状出血，歯の外傷，骨折片断端の触知・動揺・偏位．

[診断]
X線写真にて骨折線を確認する．

[治療]
歯肉粘膜の損傷を伴う場合は，汚染した小さな破折片は除去し，軟組織の汚染部はデブリード

マンを行い，粘膜を縫合する．徒手整復を行う．徒手整復が困難な場合は牽引整復や観血的整復を行う．固定は隣接歯の骨植が問題なければ線副子や連続歯牙結紮による顎内固定を行う．残存歯が少数な場合や固定できる歯がない場合は床副子による固定を行う．

B）下顎骨骨折

概念

下顎骨体部，下顎枝，筋突起，関節突起など下顎骨に発生した骨折．オトガイ部（直達骨折），下顎角部（直達骨折，埋伏智歯の存在），関節突起部（介達骨折）に多い．

症状

咬合異常，顔貌の変形，骨折部の痛み（Malgaigneの圧痛点），下唇，オトガイ部皮膚の知覚異常（下歯槽神経障害），開口障害，骨折片の偏位など．下顎骨に付着した開口筋群（顎舌骨筋，オトガイ舌骨筋，顎二腹筋）および閉口筋群（側頭筋，咬筋，内側翼突筋，外側翼突筋）の牽引により特有な骨折片の偏位がみられる 図1-8．

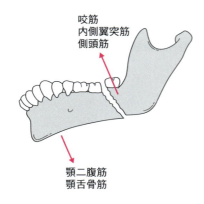

①片側骨体部骨折
閉口時には小骨片だけ上方に偏位する．

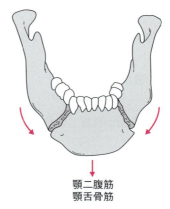

②両側骨体部骨折
前方部の小骨片は後下方へ偏位する．

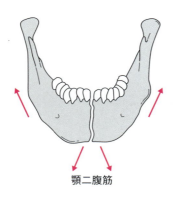

③オトガイ部正中骨折

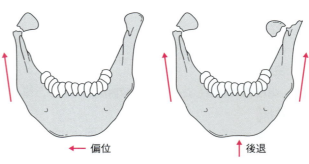

④関節突起骨折

a：片側関節突起骨折
下顎は患側に偏位する．

b：両側関節突起骨折
下顎は後退し，開咬を生じる．

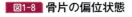
図1-8 骨片の偏位状態

診断

X線写真にて骨折線を確認する．CT検査の有用性が高い．

治療

骨片の整復・固定により咬合を回復する．非観血的整復固定法は，新鮮骨折，咬合異常や骨片の偏位が軽度，小児などに適応され，徒手的に整復したり，上下顎に装着した線副子や連続歯牙結紮を行ったワイヤーに，顎間ゴムや金属線を装着し，骨片を整復・固定する．口腔外からチンキャップ（オトガイ帽）を装着して牽引する方法もある．近年では，上下歯槽骨に直接チタン製スクリューを埋め込み固定源として整復する方法も頻用される．観血的整復固定法は口腔粘膜や皮膚を切開し，骨膜を剥離して骨折部位を直接明示して整復し，金属性あるいは吸収性ミニプレートを用いて骨接合する．術後は顎間固定を行う．

C）上顎骨骨折

分類

骨折線の走行により縦骨折と横骨折に分類される．横骨折はルフォー（Le Fort）の分類が用いられる 図1-9．

a）ルフォー（Le Fort）Ⅰ型：

両側の梨状孔下部から犬歯窩，上顎洞前壁・内外側壁を通り，頰骨下縁に沿い翼口蓋窩から蝶形骨翼状突起下部に至る骨折で上顎骨横断骨折あるいは水平骨折ともいわれる．

b）ルフォー（Le Fort）Ⅱ型：

両側の鼻骨，上顎骨前頭突起，涙骨，篩骨を経て眼窩内壁，眼窩底を通り，下眼窩裂から頰骨上顎縫合を通って上顎洞側壁から翼口蓋窩に及び，蝶形骨翼状突起ルフォー（Le Fort）Ⅰ型よりやや高位置に至る（上顎骨錐形骨折）．

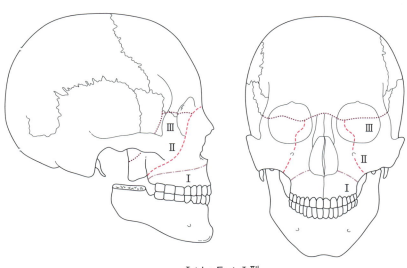

Ⅰ：Le Fort Ⅰ型 —・—
Ⅱ：Le Fort Ⅱ型 ----
Ⅲ：Le Fort Ⅲ型 ……

図1-9 Le Fort 分類

c) ルフォー（Le Fort）Ⅲ型:

両側の鼻骨前頭縫合，上顎前頭縫合を通り，眼窩内壁から下眼窩裂，頬骨前頭突起を経て後方に向い上顎骨と蝶形骨の間を通る．顔面骨と頭蓋が分離する．

d) 縦骨折:

梨状孔から鼻中隔を通って硬口蓋を二分する．

症状

咬合異常，顔貌の変形，骨折部の痛み（Malgaigne の圧痛点），頬部・上唇の知覚異常（眼窩下神経障害），口蓋の知覚異常（大口蓋神経障害），眼症状（失明，視力低下，複視），メガネ状血腫，鼻出血，脳髄液瘻など．

診断

X 線写真にて骨折線を確認する．CT 検査の有用性が高い．

治療

下顎骨骨折に準じる．

D) 頬骨骨折および頬骨弓骨折

概念

頬骨および頬骨弓への直達外力による骨折で内側に偏位することが多い．上顎骨骨折と合併することが多い．頬骨弓骨折は M 字に陥没した骨折が生じる．

症状

顔貌の変形，眼球運動障害，複視，頬部・上唇の知覚異常（眼窩下神経障害），開口障害など．

診断

X 線写真にて骨折線を確認する．CT 検査の有用性が高い．

治療

偏位が少なく機能障害の少ない場合は経過観察．新鮮例では整復のみ行い，固定を行わないこともある．偏位が大きい場合や陳旧例では観血的整復固定を行う．頬骨弓骨折では側頭部からのアプローチ（ギリー Gillies のアプローチ）で，ロウ Rowe のエレベータを用いて整復する．

E) 鼻骨骨折

概念

直達外力により鼻骨に生じた骨折．

症状

鼻周囲の腫脹・皮下出血，斜鼻，鞍鼻，鼻出血，鼻閉など．

診断

X 線写真にて骨折線を確認する．CT 検査の有用性が高い．

治療

鼻骨に変形がない場合は経過観察．新鮮例では局所麻酔下で鼻骨整復鉗子を用いて整復し，鼻骨スプリントで外固定する．陳旧例では観血的整復固定を行う．

F) 眼窩底骨折（眼窩底吹き抜け骨折）

概念

外力が眼窩に加わり，眼窩内圧力亢進のため，最も菲薄で弱い眼窩底部が骨折し，骨折部から

I　顔面の疾患（口腔）

眼筋や眼窩脂肪などの上顎洞内への脱出が起こる．

症状

眼球陥凹，眼球運動障害，複視，眼窩下神経障害など．

診断

X線写真にて骨折線を確認する．CT検査の有用性が高い．

治療

眼球陥凹，眼球運動障害，複視がみられない場合は経過観察．眼窩下縁部切開や下眼瞼切開または結膜切開を加え，骨移植，チタンメッシュ，合成ポリマーなどを挿入して眼窩内容の上顎洞への陥入を防止する．犬歯窩あるいは半月裂孔から上顎洞内へバルーンを挿入し，眼窩底を挙上することもある．

▶（3）軟組織の損傷

原因によって機械的損傷，温度的損傷（熱傷，凍傷），化学的損傷，放射線損傷，電気的損傷などに分類される．

A）顔面軟組織の損傷

概念

単独で起こることもあるが，骨折を伴うことが多い．原因では機械的損傷が多く，擦過傷，挫創，切創，刺創，裂創などの開放性損傷と，皮下出血，皮下剝離などの閉鎖性損傷とがある．

症状

創部の出血・腫脹・疼痛，三叉神経・顔面神経損傷による知覚異常・運動麻痺，咀嚼障害，開口障害，嚥下障害，唾液腺および導管損傷による唾液瘻など．

診断

受傷機転と視診，触診．複雑や深部に至る場合はCT検査，MRI検査．

治療

a）開放性損傷に対する処置

局所麻酔後，創部を生理食塩水で洗浄し，局所止血する．異物があれば除去し，汚染創や壊死組織があればデブリードマン．感染がなく，創の閉鎖が可能であれば，筋層，真皮，皮膚の順に縫合して一次治癒させる．創が感染している場合や実質欠損がある場合は開放創として二次治癒させる．感染予防のため抗菌剤を投与する．

b）閉鎖性損傷に対する処置

著しい腫脹を生じた新鮮な皮下血腫は切開して排出し，必要に応じて抗菌剤を投与する．打撲では冷罨法を行う．

B）口腔軟組織の損傷

概念

口唇や舌，頰粘膜を歯で嚙んで生じる咬傷や血腫，う蝕歯や不良補綴物などの慢性刺激による褥瘡性潰瘍，箸や歯ブラシを加えたまま転倒した刺創，歯科治療時の切削器具による口腔粘膜の損傷などがある．

症状

口腔軟組織は毛細血管が豊富であり出血が多い．特に舌動脈や大口蓋動脈などを損傷すると大

量出血する．舌神経損傷による舌の知覚異常や導管損傷による唾液瘻なども生じる．褥瘡性潰瘍は接触痛が強い．

診断

受傷機転と視診，触診．複雑や深部に至る場合はCT検査，MRI検査．

治療

顔面軟組織の損傷に準じる．潰瘍は原因となる機械的因子を除去し，除痛および創被覆の目的でステロイド軟膏などを塗布する．

2 炎 症

▶（1）歯周組織の炎症

A）智歯周囲炎

概念

智歯（親知らず）は萌出方向の異常を起こしやすく，歯冠周囲の食片圧入や清掃不良により歯冠周囲に慢性炎症が起こる．それが急性炎症に転化したものが智歯周囲炎で下顎智歯に多い．

症状

智歯周囲の歯肉の腫脹・発赤・疼痛，周囲歯肉からの排膿，咀嚼筋へ波及すると開口障害・嚥下障害．

診断

上記臨床症状に加え，X線写真で第二大臼歯遠心歯頸部の不正三角形透過像や智歯遠心部の三日月形透過像がみられる．

治療

局所洗浄・抗菌剤の投与・切開排膿などにより消炎後，智歯抜歯を行う．

B）歯槽膿瘍

概念

化膿性炎が歯槽部に限局して膿汁が貯留した膿瘍を総称して歯槽膿瘍と呼ぶ．口腔領域の膿瘍にはその部位によって，歯肉膿瘍，粘膜下膿瘍，骨膜下膿瘍，皮下膿瘍などの名称がある．

症状

歯肉の腫脹・発赤・疼痛，周囲歯肉からの排膿，圧痛．

診断

上記臨床症状に加え，双指診にて波動を触知する．X線写真にて原因歯を特定する．

治療

切開排膿および抗菌剤の投与による消炎後，原因歯の治療（保存治療または抜歯）．

▶（2）顎骨の炎症

A）歯槽骨炎

概念

顎骨炎の中で，歯の植立部である歯槽骨に限局したもの．

顔面の疾患（口腔）

症状

急性歯槽骨炎では自発痛，咬合時痛が著しく，歯槽膿瘍や骨膜下膿瘍を形成して慢性化する．慢性歯槽骨炎は自覚症状が乏しいが，長期にわたると歯根嚢胞や歯根肉芽腫が形成される．

治療

切開排膿および抗菌剤の投与による消炎後，原因歯の治療（保存治療または抜歯）．

B）顎骨骨髄炎

概念

炎症の主体が顎骨骨髄にあるもの．慢性経過により骨組織の循環障害をきたし，骨壊死となり腐骨を形成することが多い．

症状

病期により以下の症状を呈する．
① 第1期（初期）：発熱，悪寒戦慄，倦怠感，原因歯の自発痛・打診痛・挺出感．
② 第2期（進行期）：自発痛強度，腫脹・発赤の拡大，患側多数歯の打診痛（弓倉氏症状），患側下唇，オトガイ部の知覚異常（ワンサン Vincent 氏症状）．
③ 第3期（腐骨形成期）：急性症状改善，腐骨形成．
④ 第4期（腐骨分離期）：急性症状消失，腐骨分離．

治療

安静と栄養補給を図り，抗菌剤を開始する．外科的に骨穿孔術，皮質骨除去術，腐骨除去術などを行う．

C）歯性上顎洞炎

概念

上顎洞炎には歯性と鼻性があり，一般的に蓄膿症と呼ばれる．歯性は片側性が多い．上顎臼歯の歯根は上顎洞底に近接あるいは穿孔しているため，上顎臼歯の根尖性歯周炎，辺縁性歯周炎，抜歯後感染が上顎洞へ波及したもの．

症状

咬合時痛，歯の動揺，悪臭の鼻汁や鼻閉，眼窩下部・頬部の腫脹および疼痛，頭痛など．

診断

X線写真やCT検査で患側上顎洞の不透過性が亢進．

治療

抗菌剤を投与し，急性症状軽快後に原因歯に対する処置（保存治療または抜歯）を行う．上顎洞根治術を要する場合があるが，侵襲や術後性上顎嚢胞が発現することがあり，近年は上顎洞根治術よりも耳鼻科での内視鏡下鼻内副鼻腔手術が主流となっている．

D）薬剤関連顎骨壊死 Medication-Related Osteonecrosis of the Jaw（MRONJ）

概念

ビスフォスフォネート（BP）製剤は，悪性腫瘍に伴う高カルシウム血症，乳癌や前立腺癌の骨転移，骨粗鬆症の治療薬として広く使用されている．近年，BP製剤投与患者において，抜歯などの観血的処置を契機とした顎骨壊死や骨髄炎の発症が大きな問題となり，BP関連顎骨壊死（BRONJ）と呼ばれてきた．その後，改良薬として抗RANKL抗体製剤デノスマブが用いられる

ようになったが，BRONJ と同様の骨壊死が同じ頻度で発生することが判明した（デノスマブ関連顎骨壊死 DRONJ）．BRONJ と DRONJ を包括して骨吸収抑制薬関連顎骨壊死（ARONJ）という名称が使われるようになった．さらに，抗癌剤と併用される血管新生阻害薬（抗 VEGF 抗体製剤ベバシズマブ）や分子標的治療薬投与患者は ARONJ の発生率が増加することから薬剤関連顎骨壊死（MRONJ）の名称を使用している 図1-10 ．

症状

ステージ 0：骨壊死なし．非特異的疼痛，知覚異常，歯の動揺．
ステージ 1：無症候性で感染を伴わない骨露出と壊死．
ステージ 2：疼痛と感染を伴う骨露出と壊死．
ステージ 3：骨露出と壊死が歯槽骨周囲より広がり病的骨折，皮膚瘻，口腔上顎洞瘻，口腔鼻腔瘻，下顎下縁や上顎洞に及ぶ骨融解を起こした場合．

診断

以下の 3 項目を満たす場合に MRONJ と診断する．

① BP やデノスマブ製剤による治療歴がある．
② 8 週間以上持続して，口腔・顎・顔面領域に骨露出を認める．または口腔内，あるいは口腔外から骨を触知できる瘻孔を 8 週間以上認める．
③ 原則として，顎骨への放射線照射歴がない．また顎骨病変が原発性がんや顎骨へのがん転移でない．

治療

どのステージでも腐骨の分離があれば腐骨除去術を行う．
ステージ 0：対症療法，必要に応じて鎮痛薬・抗菌剤の投与．
ステージ 1：抗菌性含嗽薬，3 カ月ごとの経過観察，患者教育．
ステージ 2：抗菌性含嗽薬，抗菌剤投与，鎮痛剤投与，軟組織を刺激する壊死骨表層の除去．
ステージ 3：抗菌性含嗽薬，抗菌剤投与，鎮痛剤投与，壊死骨の外科的除去・顎骨切除．

※BP 製剤投与中患者の抜歯（観血的処置）：観血的処置は原則避けるが，BP 経口投与期間が 4 年未満で，副腎皮質ステロイド剤投与や糖尿病などのリスク因子がなければ BP 製剤を休薬せずに行う．経口投与期間が 4 年以上の場合は，BP 処方医と相談し，少なくとも 2 カ月は休薬し，処置後も骨の治癒を認めるまで再開しない．

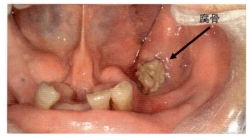
口腔内写真

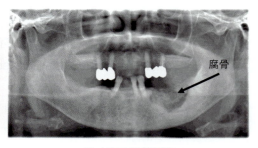
パノラマ X 線写真

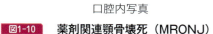
図1-10　薬剤関連顎骨壊死（MRONJ）

▶（3）顎骨周囲隙の炎症

顎骨周囲には比較的結合の緩い疎性結合組織で構成される組織隙が存在するため，顎骨からの炎症の拡大は組織隙に向って波及し，膿瘍あるいは蜂窩織炎を起こす．組織隙は互いに連絡しているので容易に炎症が拡大する 図1-11．

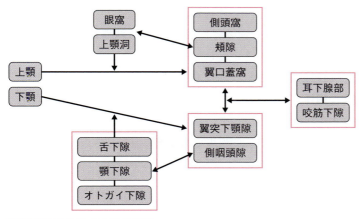

図1-11 歯性炎症の波及経路

3 口腔粘膜疾患

▶（1）分類

口腔粘膜疾患は，口腔粘膜に肉眼的に変化を生じる疾患である．口腔は粘膜疾患を直視でき且つ触知できることから，臨床症状による分類が診断，治療上有用であるため広く用いられている 表1-2．

表1-2 口腔粘膜疾患の臨床症状による分類

水疱を主徴とする疾患	ヘルペス性口内炎，口唇ヘルペス，水痘，帯状疱疹，手足口病，ヘルパンギーナ，麻疹，伝染性単核症，天疱瘡，類天疱瘡，先天性表皮水疱症，熱傷，（薬疹）
紅斑・びらんを主徴とする疾患	紅板症，全身性エリテマトーデス，円板状エリテマトーデス，移植片対宿主病，多形滲出性紅斑，薬物性口内炎，放射線性口内炎，正中菱形舌炎，地図状舌，口角炎，口腔カンジダ症，接触性口唇炎，薬疹，地図状舌，（熱傷，口腔扁平苔癬）
潰瘍を主徴とする疾患	アフタ，アフタ性潰瘍，再発性アフタ，ベーチェット病，壊疽性口内炎，梅毒結核，褥瘡性潰瘍，ベドナーアフタ，リガーフェーデ病
白斑を主徴とする疾患	白板症，口腔扁平苔癬，毛状白板症，ニコチン性口内炎，白色海綿状母斑，（口腔カンジダ症，移植片対宿主病，地図状舌）
色素沈着を主徴とする疾患	アジソン病，ポイツジェガース症候群，色素性母斑，メラニン色素沈着症，レックリングハウゼン病，マッキューン・オルブライト症候群，黒毛舌
萎縮性変化を主徴とする疾患	貧血に伴う舌炎

▶（2）口腔潜在的悪性疾患（Oral Potentially Malignant Disorders: OPMDs）

　口腔癌発生に深く関連する粘膜の病的状態として前癌病変と前癌状態に分類されてきた．前癌病変は「あきらかに正常な部分と比較して癌がより一層生じやすいように形態的に変化した組織」と定義され，白板症と紅板症が該当する．前癌状態は「癌の危険性を著しく増加させるような一般的な状態」と定義され扁平苔癬，梅毒，粘膜下線維症，鉄欠乏性嚥下困難症などがあげられる．2017年にWHOは前癌病変と前癌状態を一つの疾患概念としてまとめて口腔潜在的悪性疾患OPMDsという概念を提唱し「臨床的に明確な前駆病変であるか正常粘膜であるかにかかわらず，口腔癌へ進展する危険性を有する臨床症状」と定義した．OPMDsには現在のところ白板症，扁平苔癬，紅板症，紅板白板症，口腔粘膜下線維症，先天性角化不全症，無煙タバコ角化症，リバーススモーキング関連口蓋病変，慢性カンジダ症，円板状エリテマトーデス，梅毒性舌炎，日光性角化症（口唇のみ）の12の疾患と状態が分類されている．特に白板症と扁平苔癬は日常歯科口腔外科臨床においてきわめて頻回に遭遇する代表的疾患である 図1-12．白板症の癌化率は，わが国では3.1～16.3％，扁平苔癬の癌化率は，0.4～12.5％と報告されている．

A）白板症（口腔白板症）

概念

　口腔粘膜に角化亢進により白斑を生じる臨床診断名で，「摩擦によって除去できない白色の角

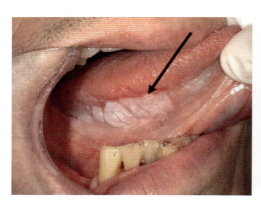
口腔白板症

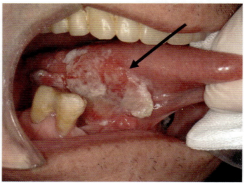
舌癌（扁平上皮癌）

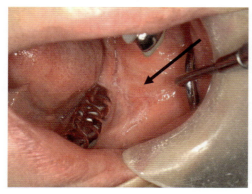
口腔扁平苔癬

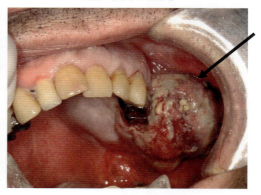
歯肉癌（扁平上皮癌）

図1-12 口腔潜在的悪性疾患と扁平上皮癌

I **顔面の疾患（口腔）**

化性病変で，臨床的あるいは病理組織学的に他の診断可能な疾患に分類できないもの」と定義される．原因は不明であるが，誘因として鋭利な歯や不良補綴物による慢性機械的刺激，アルコール，タバコ，ビタミンA，B欠乏，貧血，低タンパク血症などが考えられている．

症状

白色の斑状，板状の病変で，粘膜からやや隆起している．肉眼的には平滑で均一に白色を呈する均一型と疣贅状，びらん状，紅斑を混じえた斑点状を呈する結節型あるいは斑点型などの不均一型に大別される．悪性転化率は均一型よりも不均一型の方が高い．

診断

ガーゼで白斑部を拭って除去できない時に疑う．白板型の口腔扁平上皮癌との鑑別や上皮異形成の程度ががん化との関連において重要であり，生検による組織検査が必要である．

治療

誘因があれば除去し，次いで切除術．広範なものは凍結療法やレーザー療法．長期にわたる経過観察が必要である．

B）扁平苔癬（口腔扁平苔癬）

概念

口腔粘膜の慢性炎症性角化病変で，上皮直下の粘膜下組織にT細胞を主体としリンパ球の帯状浸潤が認められる．原因は不明であるが，薬物や歯科金属アレルギー，ストレスなどが考えられている．頬粘膜に好発し，両側性に発症しやすい．

症状

口腔粘膜にレース状，網状，線状の白斑が生じる．白斑の周囲に紅斑を認める．接触時痛がある．

診断

臨床症状と生検．

治療

根本治療はない．金属アレルギーなどの誘因があれば除去．対症療法として副腎皮質ステロイド軟膏，噴霧剤，貼付剤などを用いる．長期にわたる経過観察が必要である．

4 囊　胞

▶（1）顎骨に発生する囊胞

組織学的に歯原性上皮に由来する囊胞を歯原性囊胞といい，その他を非歯原性囊胞という．

A）歯原性囊胞

a）歯根囊胞

概念

慢性化膿性根尖性歯周炎に引き続いて起こる歯の歯根に連続してできる囊胞．顎骨囊胞の中で最も頻度が高い．

症状

原因歯の歯根相当部歯肉の腫脹，発赤，疼痛．

C

疾患

診断

X線写真で原因歯の失活と根尖部の歯根膜腔と連続したX線透過像を確認する.

治療

小さいものは根管治療.大きいものは歯を保存する場合は摘出術と歯根端切除術を併用する.歯根の大部分を含むような場合は,抜歯し,抜歯窩から囊胞を摘出する.

b）含歯性囊胞

概念

未萌出歯または埋伏歯の歯冠を取り囲むように形成される囊胞.歯冠形成後のエナメル器の退縮エナメル上皮に由来.

症状

一般的に無症状で萌出遅延歯や歯の欠損部のX線検査で埋伏歯とともに発見されることが多い.

診断

未萌出歯または埋伏歯の歯冠を含む単房性のX線透過像.エナメル上皮腫や歯原性角化囊胞との鑑別が必要で生検し確定診断を得る.

治療

摘出術.

c）歯原性角化囊胞

概念

歯堤の残遺上皮から発生する囊胞.再発が多く,癌抑制遺伝子の異常があることから2005年のWHO分類では角化囊胞性歯原性腫瘍として腫瘍に分類された.現時点では腫瘍を裏付ける十分な証拠がないため,2017年の改定で再び囊胞に分類された.

症状

小さい場合は無症状で,X線検査で偶然に発見される.大きくなると無痛性の顎骨の膨隆がみられ,羊皮紙様感や波動を触知する.内容物はおから状の角化物.

診断

単房性あるいは多房性のX線透過像.エナメル上皮腫や含歯性囊胞との鑑別が必要で生検し確定診断を得る.娘囊胞を形成する.

治療

局所浸潤性が高いため,単純な摘出術のみでは再発しやすい.摘出後の骨面を1層削去する摘出掻爬術を行う.

B）非歯原性囊胞

a）鼻口蓋管囊胞

概念

鼻口蓋管（切歯管）の上皮遺残に由来する囊胞で,切歯管内に発生する切歯管囊胞と切歯管開口部付近の口蓋粘膜下に発生する口蓋乳頭囊胞に分けられる.

症状

口蓋乳頭部に軽度の腫脹と疼痛がみられ,発見されるが無症状のものも多い.

1 顔面の疾患（口腔）

【診断】

X線写真上，上顎骨正中部にハート型のX線透過像.

【治療】

摘出術.

b）球状上顎囊胞

【概念】

上顎側切歯と犬歯の間にある球状突起と上顎の接合部の上皮遺残に由来する囊胞.

【症状】

ほとんど無症状で，増大に伴い腫脹を認める.

【診断】

X線写真上，上顎側切歯と犬歯の間の歯根が開大し，その間にX線透過像を認める.

【治療】

摘出術.

c）術後性上顎囊胞

【概念】

上顎洞炎の根治術後，十数年を得て発現する囊胞.上顎洞根治術後の修復組織内に封入残存した洞粘膜上皮に由来すると考えられている.

【症状】

上顎臼歯部の歯肉頬移行部の腫脹，疼痛，異和感.

【診断】

試験穿刺でチョコレート様の内用液を吸引.X線検査，CT検査.

【治療】

洞根治術に準じた囊胞摘出術あるいは，内視鏡下鼻内副鼻腔手術.

▶（2）軟組織に発生する囊胞

A）粘液囊胞

【概念】

小唾液腺あるいは大唾液腺から唾液の流出経路が遮断され，唾液が貯留したもの.下唇を咬んだことによる下唇に発生することが多い.舌下面に生じたものをブランディン・ヌーン囊胞，口底部に生じたものをガマ腫（ラヌーラ）と呼ぶ.

【症状】

軟性の半球状の無痛性腫瘤.外力で容易に破れ，内容液が流出して一時的に縮小や消失するが，短時間に再発する.

【診断】

臨床症状から診断する.

【治療】

摘出術.

B）類皮嚢胞・類表皮嚢胞

概念

　胎生期の外胚葉組織が陥入して発生するとされる嚢胞．嚢胞壁に皮膚付属器官（汗腺，脂腺，毛包など）を含む類皮嚢胞と含まない類表皮嚢胞がある．口底正中部に好発する．ガマ腫との鑑別を要する．

症状

　小さいうちは無症状．大きくなると舌の挙上による二重舌がみられる．

診断

　MRI 検査，CT 検査，超音波検査が有用．

治療

　摘出術．

C）甲状舌管嚢胞

概念

　胎生期の甲状舌管の残遺に由来する嚢胞．

症状

　甲状腺と舌盲孔との間の頸部正中線上に発生し，通常は無症状に経過する．大きくなると波動を触れる腫脹を呈する．

診断

　MRI 検査，CT 検査，超音波検査が有用．

治療

　シストランク法による摘出術．

D）側頸嚢胞

概念

　胎生期の鰓裂，鰓弓の遺残上皮に由来する嚢胞．鰓嚢胞，リンパ上皮性嚢胞とも呼ばれる．

症状

　無痛性で徐々に増大する．

診断

　MRI 検査，CT 検査，超音波検査が有用．

概念

　摘出術．

5 腫　瘍

▶（1）良性腫瘍

A）顎骨に発生する良性腫瘍（歯原性腫瘍）

a）エナメル上皮腫

概念

　代表的な歯原性腫瘍で，本邦においては全歯原性腫瘍の中で最も発生頻度が高い．腫瘍実質は

歯胚の上皮成分であり，エナメル器に類似する．局所浸潤性を有し，再発傾向が強い．

症状

無痛性の顎骨の膨隆．発症初期には自覚症状がないまま経過することが多く，歯科治療の際に撮影されたX線写真上で偶然発見されることも多い 図1-13．

診断

単房性あるいは多房性のX線透過像．歯原性角化嚢胞や含歯性嚢胞との鑑別が必要で生検し確定診断を得る．

治療

顎骨切除と開窓療法縮小後切除の2つがある．若年者の場合は顎骨が発育途上のため摘出開放創として経過観察する．

b）歯牙腫

概念

歯の硬組織の増殖を主体とする腫瘍．歯原性腫瘍の中でエナメル上皮腫とともに発生頻度が高い．正常な歯に類似した多数の歯牙様構造物からなる集合性歯牙腫と，エナメル質，象牙質，セメント質の不規則な集塊物様を呈す複雑性歯牙腫に分けられる．

症状

一般的に無症状．大きくなると顎骨の膨隆．

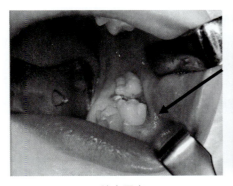
口腔内写真

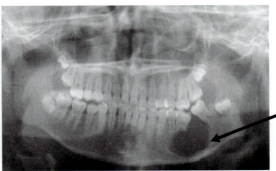
パノラマX線写真

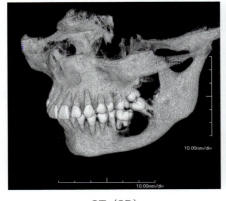
CT（3D）

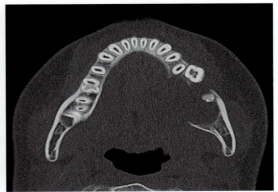
CT（水平断）

図1-13 エナメル上皮腫症例

診断

萌出遅延歯または埋伏歯がみられ，X線不透過像を認める．

治療

摘出術．

B）顎骨に発生する良性腫瘍（骨原性腫瘍）

a）骨　腫

概念

成熟した緻密骨あるいは海綿骨からなる腫瘍．顎骨内部に発生する中心性骨腫と骨膜から発生し，顎骨の外側に発育する辺縁性骨腫がある．

症状

単発性が多いが，多発性は Gardner 症候群の部分症としてみられることがある．無痛性で骨様硬の腫瘤．

診断

周囲と連続した境界明瞭な X 線不透過像．

治療

摘出術，切除術，大きな場合は顎骨切除術．

b）骨形成線維腫

概念

顎骨中心性に発生する腫瘍で，線維性組織の増殖と骨様硬組織の形成からなる．

症状

徐々に増大し，顎骨の膨隆や歯の動揺をきたす．

診断

境界明瞭な単房性の X 線透過像中に様々な不透過像を示す霜降り状所見を呈す．

治療

摘出術．

C）軟組織に発生する良性腫瘍

a）乳頭腫

概念

皮膚や粘膜などの上皮由来で上皮性良性腫瘍の中では最も発生頻度が高い．慢性刺激による反応性の増生の場合とヒトパピローマウイルス感染の感染による場合とがある．

症状

有茎性に発育し，乳頭状，疣贅状，カリフラワー状などの様々な外観を呈す境界明瞭な腫瘤．

診断

臨床症状から診断する．初期の扁平上皮癌との鑑別を要す．

治療

切除術．

顔面の疾患（口腔）

b）線維腫

概念

線維性結合組織の増殖からなる腫瘍．その多くは局所刺激により生じた線維性結合組織の過形成であり，真の腫瘍は稀である．

症状

境界明瞭で，表面粘膜は正常かつ平滑で，ポリープ状であり，自発痛や圧痛はない．

診断

臨床症状から診断する．

治療

局所刺激の除去および切除術．

c）血管腫

概念

血管の異常増殖であり，過誤腫と考えられているが，血管腫の中には増大を続けるものがあり，これらは真の腫瘍として扱われる．

症状

表面暗紫色，弾性軟の腫瘤で，被圧縮性を示し，ガラス板試験で退色性を示す．

診断

X 線写真上，静脈石を認める．出血の可能性があるため，生検は禁忌で CT 検査，MRI 検査，超音波検査，血管造影が有用である．

治療

外科的切除，梱包療法，凍結療法，レーザー療法，組織硬化療法（無水エタノール），電気凝固法など．

d）リンパ管腫

概念

リンパ管の異常増殖であり，多くは過誤腫である．血管腫に類似するが，血管腫より頻度は少ない．

症状

半透明の小顆粒状の隆起．境界が不明瞭なことが多い．

診断

CT 検査，MRI 検査，超音波検査が有用である．

治療

切除術（減量術），凍結療法，レーザー療法，組織硬化療法（ピシバニール注入療法）など．

▶（2）悪性腫瘍

A）癌腫（悪性上皮性腫瘍）

a）扁平上皮癌（口腔扁平上皮癌）

概念

本邦においては年間約 8,000 人が口腔癌に罹患し，その罹患数は増加傾向である．約半数が舌に発生し，次いで上下歯肉に発生することが多い 図1-12 ．その他，頬粘膜，硬口蓋，口底，口

唇などにも発生する．病理組織学的には約90%以上が扁平上皮癌であり，残りの約10%に肉腫や唾液腺癌などが含まれる．発生原因は，喫煙，飲酒，口腔粘膜への慢性刺激など，多要因に及ぶ．進行すると，頸部リンパ節に転移をきたし，さらに肺や骨などの遠隔臓器にまで転移が及ぶ．

症状

肉眼所見は，臨床視診型として，膨隆型，潰瘍型，肉芽型，白斑型，乳頭型に分類される．

診断

臨床所見に加えて画像検査と病理組織検査（生検）による確定診断が必須である．CT検査，MRI検査，PET検査などの複数の画像検査を実施し癌の進行，進展範囲を診断する．

治療

主に外科療法（外科的切除），化学療法（抗癌剤），放射線療法に分類される．癌を制御するうえで外科的切除が最も確実な治療である．外科療法を基本として，必要に応じて化学療法，放射線治療を併用する．頸部リンパ節に転移をきたしている場合は頸部郭清術を施行する．進行例では，切除に伴い口腔顎顔面に大きな欠損が生じるため再建手術が必要となる．治療後も再発・転移の確認のため定期的な診察と画像検査などの経過観察が必要である．

B）肉腫（悪性非上皮性腫瘍）

口腔領域の癌腫と比較した肉腫の特徴は，発生頻度は癌腫と比較して極めて低く，若年者に多い傾向である．放射線感受性が低く，血行性の遠隔転移が多く，予後は極めて不良である．

a）骨肉腫

概念

骨を形成する間葉組織から発生し，骨組織を形成する骨原発性悪性腫瘍である．多くは原発性であるが，放射線治療後，ページェット病や線維性骨異形成症などの骨病変に続発して発生する場合もある．

症状

初期症状は顎骨の無痛性あるいは有痛性の腫脹や骨膨隆で，歯や歯槽部の疼痛や知覚異常，歯の動揺，歯列不正がみられる．下顎ではオトガイ部皮膚の知覚異常（下歯槽神経障害）がみられる．腫瘍は骨髄内を増殖するとともに皮質骨を破壊し軟組織にも及ぶ．

診断

骨皮質の膨隆と破壊がみられ，X線透過像と不透過像が混在した虫食い状の境界不明瞭な骨破壊像がみられる．病巣周辺の骨膜下に旭日像と呼ばれる反応性骨増生像が特徴．臨床検査では血清アルカリフォスファターゼの上昇が診断に重要．

治療

顎骨の腫瘍を含めた広範囲切除が基本であるが，術前術後の放射線・化学療法の併用も行われる．

1 顔面の疾患（口腔）

6 神経疾患

▶（1）三叉神経痛

概念

三叉神経の分布領域あるいは走行路に沿って発作性に生じる電撃様疼痛を特徴とする疾患．原因は不明とされていたが，近年は脳幹から出た三叉神経が周囲の血管に圧迫されるために痛みが発生するとされる．

症状

間欠的な発作性の電撃様疼痛が神経の末梢から求心性にあらわれて反復．発作は片側性で，第Ⅱ枝，第Ⅲ枝領域にみられることが多い．

診断

疼痛の部位，疼痛の性質，Patrick の発痛帯，Valleix の圧痛点により診断は容易である．

治療

抗てんかん薬カルバマゼピン（テグレトール®）が有効．神経ブロックは局所麻酔薬や無水アルコールを用いて，神経の末梢から順次ブロックしていく方法で，効果がない場合は，正円孔や卵円孔ブロックを行う．また，脳神経外科的療法としてジャネッタ Janneta の神経血管減圧術が行われており，効果を上げている．

▶（2）顔面神経麻痺

A）末梢性顔面神経麻痺（Bell 麻痺）

概念

脳神経に生じる麻痺の中で最も頻度が高く，中枢性と末梢性に大別される．末梢性が多く，原因不明の突発性末梢性顔面神経麻痺を Bell 麻痺という．末梢性顔面神経麻痺は，障害部位により発現する症状が異なるため，障害部位が判定できる．

症状

① 鼓索神経分岐部より末梢の障害: 前額部の皺消失，閉眼不能（Bell 症状: 無理に閉眼すると眼球が上方に回転し白眼を呈する），口笛不能，口角下垂などの顔面表情筋の運動障害のみ．

② アブミ骨筋神経分岐部より末梢の障害: 顔面表情筋の運動障害に加え，舌前 2/3 の味覚障害を伴う．

③ 膝神経節よりも末梢の障害: 顔面表情筋の運動障害，舌前 2/3 の味覚障害に加え，アブミ骨筋神経反射障害（聴覚過敏）を伴う．

④ 膝神経節よりも中枢側の障害: 顔面表情筋の運動障害，舌前 2/3 の味覚障害，アブミ骨筋神経反射障害（聴覚過敏）に加え涙，唾液の分泌障害を伴う．

診断

臨床症状から診断する．涙量の検査: Schirmer テストろ紙にて行う．アブミ骨筋神経反射: インピーダンスオージーメータを用いる．味覚検査: ろ紙ディスク法を用いる．

治療

副腎皮質ステロイド剤，ビタミン B 製剤，ATP 製剤の投与，星状神経節ブロックや理学療法を行うが，効果がない場合は顔面神経管開放術や神経移植が行われる．

C

疾患

273

B）Ramsay-Hunt 症候群

概念

顔面神経の膝神経節への水痘-帯状疱疹ウイルス（VZV）の再活性化で発症する．

症状

①外耳道や耳介周囲のヘルペス様発疹，②末梢性顔面神経麻痺，③難聴，めまい，耳鳴りを3主徴とする．

診断

臨床症状から診断する．血清学的診断法として，CF 法 Comlement Fixation Test（補体結合試験）で4倍以上の血清ウイルス抗体価上昇があれば有意と判定．

治療

原因療法として抗ウイルス剤の投与．対症療法として副腎皮質ステロイド剤，ビタミンB製剤，ATP 製剤の投与，星状神経節ブロックなど．

7 先天異常

▶（1）口唇裂・口蓋裂・唇顎口蓋裂

概念

口唇裂・口蓋裂・唇顎口蓋裂は口唇，口蓋，歯槽部に裂がみられる疾患で，胎生期の顔面隆起の癒合不全により生じる．本邦においては出生児550人に1人の発生頻度であり口腔顎顔面領域に発生する先天異常の中で最も多い．遺伝的要因と環境的要因（放射線被曝，薬剤，化学物質，母体環境など）とが相互に影響しあうことにより発生するとされる．

症状

吸啜障害，哺乳障害，摂食障害，歯列不正，多発齲蝕，上顎劣成長，言語（発音）障害，精神心理学的障害，審美障害，呼吸器疾患，耳疾患（中耳炎）．

治療

出産直後から成人するまで長期間にわたる，一連の治療が必要となる．出生直後に口蓋裂を補綴的に閉鎖するために Hotz 床と呼称されるレジン製のプレートを口腔内に装着する．これにより哺乳障害が改善するとともに構音や顎発育にも良好な結果が得られる．口唇形成術は生後3カ月，体重6kg 以上になった頃に行う．Tennison 法，Randall 法，Cronin 法といった三角弁法や Millard 法: Rotation advancement 法，LeMesurier 法などの方形弁法が用いられる．口蓋裂では言葉を覚え始める1歳6カ月頃に口蓋形成術を行う．Wardill 法，Push back 法，Von Langenbeck 法，Furlow 法などの1回法と Perko 法などの2回法がある．2回法は口蓋形成術による顎発育抑制を防止するため，この時期には軟口蓋部のみを閉鎖し，硬口蓋部の閉鎖は5歳以降に行う．口蓋裂術後に鼻咽腔閉鎖不全により開鼻声，子音の弱音化，異常構音が生じることがあり，言語聴覚士による言語訓練が行われる．顎裂があると歯の萌出異常，歯列不正が生じるため，顎裂部に犬歯の萌出に合せて8〜12歳頃に腸骨海綿骨細片が移植される．鼻咽腔閉鎖不全によって言語治療のみでは正常構音が獲得できない場合は，スピーチエイドの装着や咽頭弁移植術が行われ，口唇や鼻に変形が目立つ場合には口唇・外鼻修正術が行われる．また，上顎の劣成長が著し

1 顔面の疾患（口腔）

く，顎変形が生じた場合は顎矯正手術が行われる．

▶(2) 第一第二鰓弓症候群

[概念]

第一第二鰓弓由来器官の形成不全で，唇顎口蓋裂に次いで多い．遺伝性疾患として扱われるが不明な点が多い．本症に眼球結膜類上皮腫や脊椎異常が合併すると Goldenhar 症候群と呼ばれる．

[症状]

上顎骨，頬骨，下顎骨の形成不全．時に巨口症（横顔裂），唇顎口蓋裂を伴う．顔面非対称を生じ顔面半側萎縮症と呼ばれる．その他，小耳症，副耳，耳介低位，聴力障害などを認める．

▶(3) ロバンシークエンス Robin sequence

[概念]

生下時に小下顎症，舌根沈下，口蓋裂の3徴候を認める．子宮内で胎児の頭位が過度に前屈することで，オトガイ部が胸骨に圧迫されることで下顎の低形成（小下顎症）と下顎の後退が生じ，舌根が沈下する．遺伝的要素はなく，関与する場合は Pierre Robin 症候群として扱われる．

[症状]

小下顎症，舌根沈下，口蓋裂，呼吸困難，チアノーゼ，吸気時の胸骨下部陥凹．

[治療]

呼吸不全に対して舌の前方牽引固定や舌下唇縫合手術．胃管栄養．

▶(4) ベックウィズ・ウィーデマン症候群 Beckwith-Wiedmann syndrome

[概念]

臍帯ヘルニア，巨舌症，巨人症を3徴候とする．

[症状]

巨舌による哺乳障害，不正咬合，下顎前突．

[治療]

巨舌に対しては舌縮小術．下顎前突，反対咬合には歯科矯正治療および顎矯正手術を行う．

▶(5) トリチャーコリンズ症候群 Treacher Colins syndrome

[概念]

遺伝子異常により頬部や下顎および外耳の低形成を主症状とする．

[症状]

眼瞼裂斜下，頬骨・下顎骨・外耳の形成不全，口蓋裂，伝音難聴．

[治療]

顎骨には顎矯正手術，骨延長術．眼部には眼窩下縁への骨あるいは軟骨移植など．

▶(6) アペール症候群 Apert syndrome

[概念]

遺伝子異常により先天的な頭蓋．顔面形成異常を呈する．

[症状]

頭蓋骨縫合の早期癒合による尖頭，眼球突出，両眼隔離，合指趾症，上顎低形成による相対的下顎前突症．

C

疾患

▶(7) クルーゾン症候群 Crouzon syndrome

概念

遺伝子異常が原因であるが，詳細は不明である．

症状

頭蓋骨縫合の早期癒合による尖頭，頭蓋内圧亢進による頭痛，痙攣，知能低下．眼球突出，両眼隔離，視力低下．上顎低形成による相対的下顎前突症．

治療

頭蓋内圧亢進による神経症状，視力障害がある場合は生後6カ月頃に脳神経外科で手術が行われる．顎骨の変形には顎矯正手術を行う．

▶(8) ダウン症候群 Down syndrome

概念

21番染色体のトリソミーに起因する．原因不明であるが高齢出産が多く，本邦においては出生児650人に1人の発生頻度．

症状

内眼角贅皮，つり目，両眼隔離，小頭症．高口蓋，口蓋裂，巨舌，歯の先天異常と萌出遅延，歯列不正．四肢および指趾の奇形，心奇形，精神発達遅延など．

治療

各種異常については各々の専門医にて治療を行う．心奇形（心室中隔欠損など）を有することが多く，観血処置を行う場合は抗菌剤を術前投与する．

〈恩田健志〉

各論

2 頭頸部の疾患

▶はじめに

　頭頸部（耳鼻咽喉科・頭頸部外科）は耳・鼻・のど（口腔・咽頭・喉頭）・頸部と，鎖骨から上の脳と眼球以外を診療の対象としており，めまい平衡や頭頸部腫瘍なども含まれる．

A 耳

1 耳の解剖と機能

　耳は外耳・中耳・内耳から構成され，聴覚と平衡覚を司る感覚器である．

▶(1) 外 耳

　耳介・外耳道・鼓膜からなり，中耳に音を伝える．外耳道の外側 1/3 は軟骨部外耳道で耳毛があり，内側 2/3 は骨部外耳道である．鼓膜は厚さ約 0.1 mm の膜であり，外耳道と鼓室とを隔てている 図2-1．

▶(2) 中 耳

　耳小骨・鼓室・耳管からなり，鼓膜の振動を内耳に伝える．耳小骨はツチ骨・キヌタ骨・アブミ骨の 3 つで構成されており 図2-1，鼓膜の振動を増幅する．鼓室の内壁は内耳を構成する骨の外壁であり，前庭窓（卵円窓）と蝸牛窓（正円窓）がある．このうち前庭窓にアブミ骨が付着しており，耳小骨で増幅された振動を内耳に伝達する．耳管は鼓室と上咽頭を連絡する管状の構造物で，普段は閉鎖しているが，嚥下時などに開放される．また，線毛運動により鼓室内の分泌

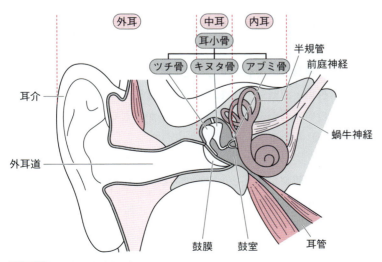

図2-1 耳の解剖（右耳）

物を咽頭側に排出している．

▶(3) 内 耳

内耳は蝸牛・前庭（耳石器）・半規管で構成される **図2-1**．前庭は球形嚢と卵形嚢，半規管は前・外側・後半規管に分かれる．蝸牛はアブミ骨経由で内耳に達した振動を電気信号に変換して蝸牛神経に伝達する．一方，前庭（耳石器）は重力などの直線加速度を，半規管は頭部回転などによる角加速度を電気信号に変換して前庭神経に伝達する．蝸牛神経と前庭神経は第8脳神経である．

▶(4) 顔面神経

顔面神経は第7脳神経で，顔面の表情筋をはじめとする筋の運動神経，涙液や唾液の分泌神経，味覚などの知覚神経で構成されている．

2 耳の症状

▶(1) 難 聴

会話を含む音が聞こえづらい状態が難聴である．難聴は本人が自覚することが多いが，小児や高齢者では自覚がないこともある．難聴には伝音難聴（主に外耳ならびに中耳の病変で生じ，内耳までに音を伝達する機械的な部分の障害で生じる）と，感音難聴（主に内耳ならびにより中枢で生じ，神経の障害で生じる）に分類される．感音難聴は，蝸牛に障害がある内耳性難聴と，蝸牛神経またはさらに中枢に障害がある後迷路性難聴に分類される．難聴が伝音難聴と感音難聴の両方の性質をもつ場合には，混合性難聴に分類される．

▶(2) 耳 鳴

実際には外界で音が鳴っていないにもかかわらず，音として認識するものを耳鳴という．本人だけが認識できる自覚的耳鳴と，他人にも認識できる他覚的耳鳴がある．

▶(3) 耳 漏

外耳道から排出される液体などで，外耳や中耳の病変に由来することが多い．

▶(4) 耳 痛

耳が痛いという症状で，外耳・中耳・咽喉頭や顎関節など原因となる部位は多岐にわたる．

▶(5) めまい

広義のめまいは回転性めまい・浮動性めまいをはじめとして立ちくらみや眼前暗黒感など多くの症状を含む．身体の平衡は，視覚・前庭覚・体性感覚からの情報を統合して骨格筋に反映することで保たれているが，これらのいずれかの障害によりめまいが生じる．また，不安やうつなどに関連しためまい（心因性めまい）もある．

▶(6) 顔面神経麻痺

一側あるいは両側顔面の表情筋の運動が低下した状態である．顔面神経の障害部位に応じて聴覚過敏・涙液や唾液の分泌障害・味覚障害などを伴う．

3 耳の検査

▶**(1) 視　診**
　直視または顕微鏡やファイバースコープを用いて外耳道や鼓膜を観察する．

▶**(2) 聴力検査**
　A）耳鏡検査
　鼓膜の状態（感染・陥凹・穿孔や真珠腫の有無など）を評価する．

　B）自覚的聴力検査
　純音聴力検査では難聴の程度，伝音難聴 **図2-2a** と感音難聴 **図2-2b** の鑑別が可能である．幼児に対しては，条件詮索反応聴力検査や遊戯聴力検査を行う．また，語音聴力検査は日常生活で用いる語音を用いた検査で，補聴器の調整や人工内耳植え込み術後のリハビリテーションでも使用する．

　C）ティンパノメトリー
　鼓膜の位置（正常・陥凹など）と中耳貯留液の有無などを確認できる．

　D）他覚的聴力検査
　聴性脳幹反応（ABR），聴性定常反応（ASSR），耳音響反射（OAE）などがある．自覚的聴力検査が困難な小児や機能的難聴の鑑別に有用である．

　E）画像検査
　側頭骨 CT では外耳・中耳・内耳の状態（耳小骨の状態・中耳貯留液や骨破壊の有無など）が確認できる．MRI は真珠腫の進展範囲の評価や聴神経腫瘍の診断に有用である．

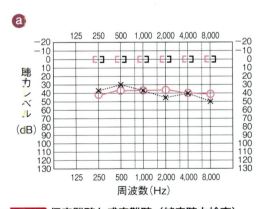 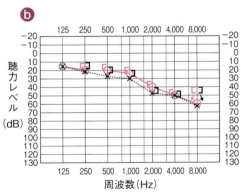

図2-2 伝音難聴と感音難聴（純音聴力検査）
ⓐ: 伝音難聴: 右左の骨導閾値（[,]）と気導閾値（○，×）に差があり，骨導閾値は正常であるため，伝音難聴である．ⓑ: 感音難聴: 右左の骨導閾値（[,]）と気導閾値（○，×）に差がなく閾値が上昇しているため，感音難聴である．

▶（3）平衡機能検査

A）注視・頭位・頭位変換眼振検査

眼振（不随意で規則的な眼球運動）の有無や性状を評価する．

B）生理学的検査

主に外側半規管機能を評価する温度刺激検査（カロリックテスト），耳石器機能を評価する前庭誘発筋電位（VEMP），全半規管（6つ）を評価するヘッドインパルステスト，全身のバランス（体平衡）を評価する両脚起立検査・足踏検査・重心動揺検査などを行う．聴力検査も行い，難聴を伴うめまいか否かを評価する．

C）画像検査

必要に応じて MRI も施行する．

▶（4）顔面神経の検査

A）視診など

主に顔面神経麻痺に対して行い，顔面運動の左右差を確認する．

B）聴力検査

難聴を伴う顔面神経麻痺か否かを評価する．

C）流涙・唾液腺検査

流涙量や唾液分泌量を検査して，顔面神経の障害部位を評価する．

D）電気生理学的検査

ENoG，神経興奮性検査（NET）などで顔面神経麻痺の程度を評価する．

E）血液検査

水痘帯状疱疹ウイルスの抗体価などを確認する．

F）画像検査

必要に応じて側頭骨 CT や MRI も施行する．

4 耳の疾患

▶（1）外耳炎

外耳道の全体あるいは一部に炎症が生じた状態を指す．頻回の耳かき（外傷）や，水泳（耳垢のバリア機能低下）などが原因となることが多い．抗アレルギー薬の内服やステロイドの局所投与などにより治療する．耳かきをしすぎないように説明することも重要である．

▶（2）急性中耳炎

咽頭や鼻腔が細菌・ウイルス感染し，耳管経由で中耳に至ることにより生じる．通常は耳痛が生じ，発熱を伴うこともある．中耳に膿が貯留し，鼓膜を穿破して耳漏が生じることもある．視診で診断でき，抗菌薬の投与や鼓膜切開術により治療する．

▶（3）滲出性中耳炎

急性中耳炎のあと中耳に貯留した滲出液が残存し，慢性化した状態を指す．通常耳痛は欠くが，難聴や耳閉感をきたしうる．視診ならびに純音聴力検査やティンパノメトリーで診断する．まずは保存的治療（マクロライド少量長期投与や抗アレルギー薬の投与など）で経過観察し，改善が

みられない場合には鼓膜切開術や鼓膜換気チューブ留置術を行う.

▶ (4) 慢性中耳炎

鼓膜穿孔が生じ，残存した状態を指す．鼓膜穿孔が一定以上の大きさである場合などには難聴を，感染した場合には耳漏を伴う．視診で診断可能で，純音聴力検査や側頭骨 CT で中耳の状態などを評価する．通常，難聴は伝音難聴であり，鼓膜形成術や鼓室形成術で穿孔の閉鎖や中耳伝音系（耳小骨周囲など）の障害の解除を行う．感染を伴い耳漏がある場合などには保存的治療により消炎する．

▶ (5) 真珠腫性中耳炎

母膜とデブリで形成される病変で，増大すると骨を破壊する．中耳に隣接して蝸牛・外側半規管・顔面神経・頭蓋底・S状静脈洞などがあるため，骨破壊により内耳障害（難聴・めまい）・顔面神経麻痺・髄膜炎などが生じうる．診断は局所所見と側頭骨 CT・MRI などの画像検査によって行われる．外来処置で清掃可能であれば通院治療が可能であるが，困難な場合には真珠腫摘出術・鼓室形成術が必要となる．

▶ (6) 耳硬化症

本来卵円窓にゆるく結合しているアブミ骨底板が周囲に固着する疾患である．緩徐に進行する伝音難聴あるいは混合性難聴がみられることが多く，難聴が軽度な状態では経過観察されるが，一定以上になるとアブミ骨手術（またはアブミ骨可動化術）が行われる．

▶ (7) 突発性難聴

原因不明で通常急性に発症する一側性の感音難聴を指す．数日間かけて難聴が増悪する場合や両側発症することも稀にある．原因としては内耳の循環障害やウイルス感染などが挙げられているが，明らかでない．純音聴力検査で診断し，通常はステロイド薬の投与が行われる．一般的に聴力が不良であるほど治癒は困難で，難聴が軽度である場合には自然回復することもある．

▶ (8) 聴神経腫瘍

第8脳神経である聴神経（蝸牛神経と前庭神経からなる）のうち，多くの場合は前庭神経から生じる神経鞘腫である．緩徐に進行する難聴で受診して頭部 MRI で診断されることが多いが，急性感音難聴が生じることもある．治療としてはγナイフや手術が選択されるが，大きさや年齢，増大速度によっては経過観察されることもある．

▶ (9) 良性発作性頭位めまい症

特定の頭位（頭の位置と角度）で誘発されるめまいである．耳石器から半規管に耳石が迷入することで生じ，後半規管型が最多で外側半規管型がこれに続く．後半規管型と外側半規管型（半規管結石症）の場合には，めまいと眼振は通常1分以内に消失するが，特定の頭位を再度取ることにより再出現する．外側半規管型（クプラ結石症）の場合には，めまいの持続時間はより長い．理学療法（特異的理学療法としての浮遊耳石置換法や非特異的理学療法）で治療するが，自然治癒することも多い．

▶ (10) 前庭神経炎

通常一側の末梢前庭機能が急激に低下して生じる末梢性めまいである．蝸牛症状（難聴や耳鳴など）を伴わず，持続時間は数日から1週間程度である．原因としては内耳の循環障害やウイルス感染などが挙げられているが，明らかでない．急性期は安静にして抗めまい薬や鎮静薬の投与

を行う．突発性難聴の治療に準じてステロイド薬の投与も行う．

▶（11）メニエール病

蝸牛症状（難聴や耳鳴など）を伴い，反復する末梢性めまいである．持続時間は数時間程度であり，病態としては内リンパ水腫が知られている．純音聴力検査で患側聴力の変動が認められる．また，内耳造影 MRI で内リンパ水腫を確認できる．治療としては，減塩やストレス回避などの生活指導と，利尿薬の投与が行われる．これらが奏効しない場合には，中耳加圧療法や内リンパ嚢開放術も行われる．

▶（12）ベル麻痺

特発性顔面神経麻痺の総称で，顔面神経麻痺の原因として最多である．単純ヘルペスウイルスⅠ型の再活性化との関連も指摘されている．皮疹や第8脳神経症状（難聴・耳鳴・めまい）は伴わないが，耳周囲痛を生じることがある．ステロイド薬と抗ウイルス薬の投与が治療の中心となり，比較的予後良好である．

▶（13）ラムゼーハント症候群

ベル麻痺に次いで頻度の高い顔面神経麻痺である．第8脳神経症状（難聴・耳鳴・めまい）を伴い，耳介周囲の皮疹や口腔の粘膜疹がみられることが多い．ステロイド薬と抗ウイルス薬の投与が治療の中心となるが，ベル麻痺と比較して重症例が多く予後不良である．

B 鼻副鼻腔

1 鼻と副鼻腔の解剖と機能

▶（1）鼻

鼻は外鼻と鼻腔から構成されている．嗅覚を司り，気道の一部として加温・加湿や塵芥の除去を行う．

外鼻は顔面の中央に位置し，骨部と軟骨部で形成されている．外鼻の下端には外鼻孔がある．

鼻腔は主に鼻前庭・鼻中隔・鼻腔側壁から構成されており，前方では外鼻孔で体外と，後方では後鼻孔経由で上咽頭に交通している．鼻前庭は外鼻孔に続く皮膚で覆われた部分である．鼻中隔は左右鼻腔の隔壁であり，粘膜で被覆され，粘膜下は骨と軟骨から構成されている．鼻中隔の前方は動静脈の血管網が発達しており，キーゼルバッハ部位と呼ばれる鼻出血の好発部位である．鼻腔側壁には上・中・下鼻甲介があり，鼻腔内の表面積を増すことにより鼻腔の加温・加湿効果を高めている　図2-3．また吸気・呼気の整流効果もあると考えられている．下鼻甲介と鼻腔側壁の間（下鼻道）には鼻涙管の開口部がある．

▶（2）副鼻腔

副鼻腔は篩骨洞（篩骨蜂巣）・上顎洞・前頭洞・蝶形骨洞で構成されており　図2-3，鼻腔と交通する空洞である．各副鼻腔は生下時には原型があるが，その後数年から10数年かけて完成する．存在意義については明らかではないが，発声器官の一部としての共鳴腔，頭部の軽量化，成長の段階での効率化などが挙げられている．副鼻腔は粘膜で被覆されており，線毛運動によって鼻腔と交通する自然口経由で分泌物などが排出される．

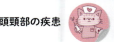

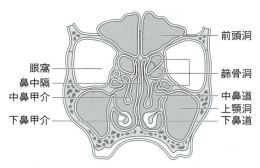

図2-3 鼻中隔・鼻副鼻腔の解剖（冠状断）

　篩骨洞は複数の蜂巣から構成され，前部篩骨洞と後部篩骨洞に分けられる．外側壁は眼窩内側壁でもあり，上方は頭蓋底でもある．上顎洞は通常最大の容積をもつ副鼻腔で，上壁は眼窩下壁でもある．前頭洞は前頭骨内（眉部）の副鼻腔であり，後壁は前頭蓋底でもある．蝶形骨洞は蝶形骨内にある副鼻腔で，後壁にはトルコ鞍（下垂体を容れるスペース）がある．また，後壁の上外側には視神経管がある．

2 鼻副鼻腔の症状

▶（1）鼻汁・鼻漏

　健常者の鼻腔でも1日1リットル程度の粘液が分泌されているが，これが過剰になった状態を鼻汁という．一方，鼻・副鼻腔で感染が生じると，膿性の粘液が分泌される．腫瘍などにより血性の鼻漏がみられることもある．

▶（2）鼻閉

　鼻がつまった状態である．鼻腔の粘膜が腫脹・ポリープや腫瘍などにより呼吸に用いられるスペースが狭小化あるいは閉塞することにより生じる．視診上鼻閉の原因がみられなくても，心因性に鼻閉を訴えることもある．

▶（3）鼻出血

　鼻出血は「鼻血」のことである．鼻中隔前方（キーゼルバッハ部位）に出血しやすい部位があるなど鼻腔からの出血が大きな割合を占めるが，副鼻腔や上咽頭からの出血も鼻出血として自覚される．

▶（4）嗅覚障害

　においの感覚が弱いあるいは無い状態を指す．実際のにおいと別のにおいに感じる障害もある．嗅上皮がある嗅裂が物理的に閉塞する呼吸性（気道性）嗅覚障害，嗅覚に関連する細胞や神経が障害される嗅神経性（嗅上皮性）嗅覚障害，頭蓋内の障害による中枢性嗅覚障害に分類される．

▶ (5) 頭痛・顔面痛

鼻副鼻腔炎があると，頭痛が顔面痛や頭重感などが生じることがある．

3 鼻副鼻腔の検査

▶ (1) 鼻副鼻腔の検査

A) 視　診

直視ならびにファイバースコープを用いて，鼻腔粘膜や鼻中隔の状態（腫脹・弯曲など）やポリープ・腫瘍の有無などを評価する．

B) 画像検査

鼻副鼻腔 CT や MRI を施行し，病変の状態（進展範囲や性状，骨破壊の有無など）を評価する．

▶ (2) 嗅覚の検査

A) 鼻鏡検査，鼻腔・嗅裂ファイバー

嗅裂の粘膜や，ポリープ・腫瘍の有無などを確認する．

B) Ｔ＆Ｔオルファクトメトリーなど

Ｔ＆Ｔオルファクトメトリーでは各種嗅素を実際に嗅ぎ，定性あるいは定量的に嗅覚の状態を評価する．

C) 画像検査

鼻副鼻腔 CT や MRI を施行し，嗅裂の状態を評価する．

4 鼻の疾患

▶ (1) アレルギー性鼻炎

くしゃみ・水様鼻汁・鼻閉を3主徴とする，鼻粘膜のⅠ型アレルギー疾患である．スギ・ヒノキ・ブタクサ・カモガヤなどによる季節性アレルギー性鼻炎とダニやハウスダストなどによる通年性アレルギー性鼻炎がある．問診や局所所見，血液検査などによる原因抗原の同定などを行い診断する．治療としては原因抗原の除去と回避，抗アレルギー薬などの内服とステロイド薬の局所投与などが一般的であるが，下鼻甲介の焼灼や切除などの手術治療，根本的な治療法として免疫療法（舌下免疫療法）も行われる．

▶ (2) 慢性鼻副鼻腔炎

細菌感染などにより副鼻腔粘膜の線毛運動や膿汁の排泄能力が障害されて生じる（細菌性鼻副鼻腔炎）．また，粘膜肥厚などにより鼻腔と副鼻腔の交通路が閉塞することも原因となる．真菌が原因となる鼻副鼻腔真菌症や，増加傾向にある好酸球性鼻副鼻腔炎もある．局所所見や鼻副鼻腔 CT・MRI 所見から診断する．細菌性鼻副鼻腔炎に対する治療としては，マクロライド系抗菌薬の少量長期投与などが行われるが，保存的治療が奏効しない場合には内視鏡下鼻副鼻腔手術を行う．鼻副鼻腔真菌症に対しては手術が行われ，好酸球性鼻副鼻腔炎に対してはステロイド薬の投与や手術，生物学的製剤の投与が行われる．

▶（3）鼻中隔弯曲症

多くの人の鼻中隔は弯曲しているが，鼻閉や反復性副鼻腔炎などを伴う場合などには疾患として扱う．鼻閉の軽減を目的に鼻中隔矯正術や下鼻甲介粘膜切除術などが行われる．自覚的な鼻閉（感）と実際の鼻腔のひろさとが一致しないことがある．

▶（4）上顎洞癌

副鼻腔のがんとしては，上顎洞癌が最多である．病理学的には扁平上皮癌が多い．上顎洞は多くの部分が骨で囲まれているため，初期には症状を欠くことが多い．鼻出血・鼻閉・悪臭などで気付かれるが，上方に進展すると眼球突出や複視などの眼症状，前方に進展すると頬部腫脹，後方に進展すると開口障害，下方に進展すると歯痛，内側に進展すると鼻閉や鼻涙管閉塞による流涙・眼脂などが出現する．局所所見や副鼻腔 CT・MRI 所見から推定し，生検して病理学的に診断する．治療は手術・放射線療法・化学療法を組み合わせて行う．頸部リンパ節転移をきたした症例の予後は不良である．

C 口腔，咽頭

1 口腔，咽頭の解剖と機能

口腔には舌・歯肉・頬粘膜・口腔底などが含まれる．一方，咽頭は上方から上咽頭・中咽頭・下咽頭に分けられる．上咽頭の前方は鼻腔に，中咽頭の前方は口腔と交通し，下咽頭の前方は喉頭に連続し，下咽頭の下方は食道に交通している 図2-4 ．

▶（1）上咽頭

上咽頭は頭蓋底から硬口蓋と軟口蓋の移行部の高さに位置している．上方は蝶形骨洞で，上から後壁にかけて咽頭扁桃がある．側壁には耳管咽頭口があり，中耳と交通している．

▶（2）中咽頭

中咽頭は，硬口蓋と軟口蓋の移行部から舌骨上縁または喉頭蓋谷底部の高さに位置し，前壁・側壁・上壁・後壁に分けられる．前口蓋弓と後口蓋弓の間の陥凹に口蓋扁桃があり，舌根部に舌扁桃がある．扁桃は節外性のリンパ組織で，気道や消化管への細菌の侵入を防御している．

▶（3）下咽頭

下咽頭は舌骨上縁または喉頭蓋谷底部の高さから輪状軟骨下縁までの高さに位置している．左右の梨状陥凹（梨状窩，側壁），輪状後部（前壁）・後壁に分けられる．下咽頭は食道の入口部にあたり，嚥下にも関与している．

2 口腔，咽頭の症状

▶（1）口腔・咽頭痛

「のどの痛み」のことであり，原因疾患は炎症・腫瘍・外傷・熱傷・異物など多岐にわたる．

▶（2）嚥下障害

嚥下は口腔期，咽頭期，食道期の 3 期（口腔期の前に準備期を追加して 4 期，さらに準備期の

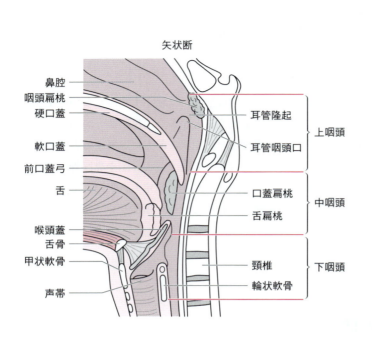
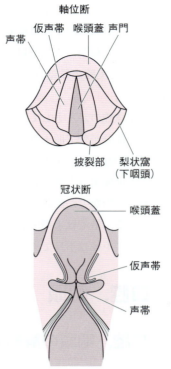

図2-4 咽頭・喉頭の解剖

前に認知期（先行期）を追加して5期とも）に分類されている．これらのいずれかが障害されると嚥下障害が生じる．声帯の可動性低下・咽喉頭の腫瘍・神経疾患・加齢などにより嚥下障害が惹起される．

▶（3）味覚障害

　味覚には塩味・酸味・甘味・苦味・旨味があり，これらの一部（乖離性味覚障害）あるいは全部が障害された状態である．味覚障害には味覚減退・味覚脱失・自覚性異常味覚（実際には口内に食物がないが特定の味が持続する）などがある．

3 口腔，咽頭の検査

▶（1）視　診

　直視ならびにファイバースコープを用いて咽頭を観察する．また，口腔・舌に関しては触診も有用である．炎症や腫瘍の有無，気道としての状態などを確認する．

▶（2）嚥下機能検査

　造影剤を用いた透視下（食道透視），あるいは喉頭ファイバーを使用して（嚥下内視鏡検査），嚥下の状態（スムーズさ・誤嚥の有無や程度など）を評価する．

▶（3）味覚検査

　電気味覚検査では単一の味覚を定量的に評価する．一方，濾紙ディスク法では塩味・酸味・甘

2　頭頸部の疾患

味・苦味を定性的に評価する.

▶（4）**画像検査**

頸部 CT や MRI を施行し，咽頭や頸部腫瘍の有無などを確認する.

4　口腔，咽頭の疾患

▶（1）**急性咽頭炎**

急性喉頭炎と共に急性咽喉頭炎と診断される頻度の高い炎症性疾患であり，急性上気道炎の一部ともいえる．症状としては咽頭痛や喀痰などがある．消炎治療が中心となる.

▶（2）**急性・慢性扁桃炎，扁桃周囲炎・膿瘍**

口蓋扁桃の細菌感染が原因であることが多い．咽頭痛・発熱・頸部リンパ節腫脹などをきたし，抗菌薬を含む消炎治療が中心となる．口蓋扁桃の炎症が周囲に波及すると扁桃周囲炎となり，さらに膿瘍形成すると扁桃周囲膿瘍となる．扁桃周囲膿瘍は視診・触診に加えて頸部造影 CT や局所穿刺で診断され，切開排膿術を要する．膿瘍が頸部に進展すると，頸部切開などによる排膿術や，場合によっては気管切開術が必要になる．さらに，縦隔に進展している場合には，胸腔鏡下あるいは開胸による排膿術が必要になることがある．EB（エプスタン・バール）ウイルス感染による伝染性単核症では口蓋扁桃に灰白色の白苔付着がみられ，特に後頸部リンパ節が腫脹する.

▶（3）**アフタ性口内炎・舌炎**

感染・外傷などにより粘膜に生じる潰瘍性の病変で，周囲に発赤を伴う．再発することが多い．咳嗽などによる口腔内の保清やステロイド軟膏の塗布などが行われる.

▶（4）**口腔・咽頭腫瘍**

良性腫瘍（乳頭腫や脂肪腫など）と悪性腫瘍（がん）がある．悪性腫瘍について述べる.

　A）**舌癌**

口腔癌の中では最多であり，飲酒・喫煙・不良義歯などによる刺激が誘因となって生じることが多い．舌縁や舌裏面が好発部位であり，潰瘍と硬結を伴うことが多い．診断は生検により行う．原発巣の大きさと深さ，所属リンパ節転移の状態（有無・大きさなど）・遠隔転移の有無によりステージ分類を行い，治療方針を決定する．治療は手術・放射線療法・化学療法の単独あるいは組み合わせで行う．切除範囲が大きくなると咀嚼・嚥下・発音など機能面での問題が生じるため，遊離皮弁などを用いた再建術が行われる．頸部リンパ節転移に対しては頸部廓清術を行う.

白板症と紅板症は前がん病変として知られている．生検を行って診断し，厳重に経過観察を行う.

　B）**上咽頭癌**

EB ウイルス感染の関与が指摘されており，扁平上皮がんが多い．早期に発見されることは少ないが，鼻出血・鼻閉・患側の耳管咽頭口閉塞による滲出性中耳炎などは発見の契機となる．進展すると，三叉神経麻痺や外転神経麻痺をきたすことや，海綿静脈洞に浸潤することがある．上咽頭が手術困難な部位で，上咽頭癌の分化度は低いことが多いため，化学放射線療法が選択される．頸部リンパ節転移が残存した場合には頸部廓清術も追加する.

C）中咽頭癌

飲酒・喫煙などが原因になる中咽頭癌と，ヒトパピローマウイルス感染に関連した中咽頭癌があり，扁平上皮癌が多い．咽頭違和感や咽頭痛で気付くことが多いが，進行すると開口障害も生じる．食道をはじめとする重複がんの頻度も高い．頸部リンパ節転移も高率にみられ，手術が選択される．病変の切除により嚥下や発声機能が障害されるため，再建術が必要になることも多い．ヒトパピローマウイルス感染に関連した中咽頭癌の予後は比較的良好である．

D）下咽頭癌

発生部位により梨状窩・後壁・輪状後部癌に分類される．梨状窩・後壁癌は喫煙・飲酒が危険因子で男性に多く，輪状後部癌はプラマー・ヴィンソン症候群が関連するとされている．咽頭痛・嚥下時痛・嚥下障害で気付くことが多いが，頸部リンパ節腫脹から発見されることもある．局所所見に加えて頸部 CT などで病変を評価し，生検により診断確定する．食道をはじめとする重複がんの頻度も高い．頸部リンパ節転移も高率にみられ，頸部廓清術を含む手術が選択される．下咽頭・喉頭・頸部食道が摘出されるため，主に遊離空腸による再建術が同時に行われる．

D 喉　頭

1 喉頭の解剖と機能

喉頭は前頸部の正中に位置し，甲状軟骨，輪状軟骨，披裂軟骨などの軟骨で構成されている 図2-4 ．喉頭は声門部（声帯の部分）・声門上部（声帯より上方）・声門下部（声帯より下方から輪状軟骨下縁まで）の 3 部に分類されている．

喉頭は呼吸・発声・嚥下に関連している．声門は気道の中で最も狭く，吸気時にはやや開大し，呼気時にはやや狭小となる．発声・咳嗽・いきみなどの際には声門を閉じ，胸腔内圧を高めている．発声の際には声帯が内転し，声門は閉鎖する．肺からの呼気が声門を通過すると声帯が振動して発音する．嚥下や嘔吐の際には喉頭（披裂喉頭蓋・仮声帯・声帯のレベル）が閉じ，異物の下気道（声門以下）への侵入を防ぐ．

2 喉頭の症状

▶（1）嗄　声
声には高さ・強さ・音質の 3 要素があるが，主に音質の障害を嗄声という．

▶（2）嚥下障害
「C 2．口腔，咽頭の症状」を参照

▶（3）呼吸困難
鼻腔・口腔・咽頭・喉頭・気管以下など呼吸困難の原因となる部位は多岐にわたる．声門（声帯レベル）は気道で最も狭小であるため，喉頭浮腫や喉頭腫瘍などで呼吸困難が生じやすい．

3 喉頭の検査

▶（1）視　診

ファイバースコープを用いて喉頭を観察する．炎症や腫瘍の有無，気道としての状態などを確認する．

▶（2）音声検査

ファイバースコープや喉頭ストロボスコープを使用して，声帯運動などを評価する．また，音声を GRBAS 尺度（Grade: 嗄声の全体的な重症度，Rough: 粗糙性，Breathy: 気息性，Asthenic: 無力性，Strained: 努力性）で評価する．ただし，検者の主観となる．

▶（3）画像検査

頸部 CT や MRI を施行し，喉頭や頸部腫瘍の有無などを確認する．

4 喉頭の疾患

▶（1）急性喉頭炎・急性喉頭蓋炎

急性咽頭炎と共に急性咽頭喉頭炎と診断される頻度の高い炎症性疾患であり，急性上気道炎の一部ともいえる．抗菌薬の投与や消炎治療が中心となるが，浮腫がみられる場合にはステロイドの投与も行われる．さらに，急性喉頭蓋炎などで高度な気道狭窄を伴う場合には，窒息のリスクを回避するために気管切開術が必要になることもある．

▶（2）声帯結節・声帯ポリープ・ポリープ様声帯・喉頭肉芽腫

主に声の濫用により生じる声帯結節は，通常両側声帯の前方 1/3 の部位に生じる．声の安静をすすめつつ消炎治療を行うが，縮小傾向がみられない場合には外科的に切除する．一方，声帯で粘膜下出血が生じ，隆起性病変として器質化したものが声帯ポリープである．消炎治療を行うが，縮小しない場合には外科的に切除する．喫煙などによる慢性的な刺激により両側声帯全体が浮腫状に肥厚するのがポリープ様声帯である．禁煙をすすめつつ消炎治療を行うが，改善傾向がみられない場合には外科的に粘膜下病変を減量・除去する．主に逆流性食道炎で生じるのが喉頭肉芽腫である．生活指導や内服などで保存的に治療を行うが，縮小しない場合などには外科的に切除する．

▶（3）声帯麻痺

一側あるいは両側の声帯運動の障害により，声帯が動かなくなることである．嗄声や液体を嚥下した際のむせなどが生じるが，両側麻痺が生じると呼吸困難をきたすことがある．声帯自体の病変や反回神経（迷走神経の分枝で声帯運動を司る）の障害により生じる．画像検査などにより反回神経領域の病変（甲状腺癌・食道癌・胸部大動脈瘤など）の有無を確認し，原因が明らかになれば原疾患の治療を行う．全身麻酔などに伴う気管内挿管後であれば，ステロイドを投与する．披裂軟骨の脱臼があれば，まずは経過観察し，改善がみられないようであれば整復を試みる．両側声帯麻痺の場合には気道閉塞の恐れがあるため，緊急気管切開術を検討する．

▶（4）喉頭腫瘍

良性腫瘍（乳頭腫や肉芽腫など）と悪性腫瘍（がん）がある．喉頭ファイバースコープによる

観察で腫瘍が疑われた場合には，生検を行い病理組織学的に診断する．症状としては主に嗄声・嚥下時痛・血痰などが出現する．頻度の高い声門癌と声門上癌について述べる．

A）声門癌

喉頭癌では最多である．初期の段階で嗄声をきたすことが多く，リンパ節転移の頻度は低く，転移があっても一側性であることが多い．早期の声門がんは放射線療法単独で治療する．レーザー治療を行うこともある．放射線療法後に残存・再発した場合には，喉頭全摘出術や喉頭垂直部分切除術などを行う．頸部リンパ節転移の状態に応じて頸部廓清術も行う．進行した声門癌に対しては，喉頭全摘出術と頸部リンパ節転移の状態に応じて頸部廓清術を行うことが多い．失声を避けるべく，喉頭温存を目的とした化学放射線療法を行うこともある．

声帯白板症はがんではないが，前がん病変として知られる．生検を兼ねた切除術を行い，厳重に経過観察を行う．

B）声門上癌

早期の声門上癌に対しては，放射線療法を中心とした治療を行う．進行した声門上癌に対しては，喉頭全摘出術と頸部リンパ節転移の状態に応じて頸部廓清術を行うことが多い．声門癌よりリンパ節転移の頻度が高く，両側転移もみられる．失声を避けるべく，喉頭温存を目的とした化学放射線療法を行うこともある．

E 唾液腺，甲状腺

1 唾液腺，甲状腺の解剖と機能

唾液腺には大唾液腺（耳下腺・顎下腺・舌下腺）と小唾液腺があり，唾液を分泌している．唾液の粘度は舌下腺・顎下腺・耳下腺の順で高い．小唾液腺は口腔粘膜などに広く分布する．甲状腺は気管の前面に付着しており，前頸部下方に位置している．甲状腺は，下垂体前葉から分泌される甲状腺刺激ホルモンの刺激により，甲状腺ホルモンを分泌している．

2 唾液腺，甲状腺の症状

▶（1）腫脹・疼痛

唾液腺炎や甲状腺炎では該当部位の腫脹や疼痛などをきたす．また，悪性腫瘍が進展しても疼痛をきたすことがある．

▶（2）嗄　声

甲状腺悪性腫瘍が反回神経に浸潤すると，嗄声をきたす．

▶（3）甲状腺機能亢進・低下による症状

甲状腺機能亢進により体重減少・食欲亢進・発汗・手指振戦などが生じる．一方，甲状腺機能低下により体重増加・全身倦怠感・皮膚乾燥・浮腫などが生じる．

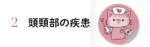

3 唾液腺，甲状腺の検査

▶ **（1）視診・触診**
　唾液腺や甲状腺の疾患は，まず視診や触診で確認する．

▶ **（2）血液検査**
　唾液腺疾患に対しては，炎症反応・アミラーゼなどを検査する．甲状腺疾患に対しては，甲状腺機能（free T3，free T4 など）・甲状腺刺激ホルモン（TSH）・甲状腺腫瘍マーカー（サイログロブリン・カルシトニンなど）を検査する．

▶ **（3）画像検査**
　頸部 CT・MRI で唾液腺や甲状腺の腫瘍性病変や唾石の性状を評価する．

▶ **（4）頸部エコー**
　唾液腺や甲状腺の評価には頸部エコーが有用である．腫瘍性病変などが疑われる場合には，エコー下に穿刺吸引細胞診を行い，診断を推定あるいは確定する．

▶ **（5）核医学検査**
　シンチグラフィ（ヨード・テクネシウムなど）ではがんや甲状腺機能の評価を行い，PET ではがんの原発巣や転移を検出する．

4 唾液腺，甲状腺の各論

▶ **（1）唾液腺炎**
　口腔内から唾液腺管（ワルトン管・ステノン管）経由で細菌感染が生じることにより顎下腺炎や耳下腺炎が生じる．また，ムンプスウイルス感染などによる耳下腺炎も生じる．唾石や腫瘍などにより唾液がうっ滞した場合にも唾液腺炎が生じる．消炎治療や原疾患の治療（唾石の摘出術や該当する唾液腺腫瘍・唾液腺の摘出術）を行う．

▶ **（2）唾石症**
　顎下腺唾石症が最多である．食事の際に顎下腺と周囲が腫脹し，疼痛を伴う．唾石が顎下腺管内に存在して口腔内から摘出できる場合には，口腔から唾石摘出術を行う（口内法）．一方，唾石が顎下腺管と顎下腺の移行部や顎下腺内にある場合には，外切開による顎下腺摘出術を行う．大きさや部位についての条件を満たせば，内視鏡下に唾石を摘出する．

▶ **（3）ガマ腫**
　舌下腺から唾液が漏出することにより，唾液を内容物とする偽囊胞が生じる疾患である．口腔底（舌下型）や顎下部（顎下型），あるいは双方にまたがって（舌下顎下型）腫脹する．穿刺吸引して内容物が唾液であることを確認し，唾液の出口を作成する開窓術や根治治療としての舌下腺摘出術が行われる．

▶ **（4）唾液腺腫瘍**
　唾液腺腫瘍としては耳下腺腫瘍が最多であり，病理組織学的には多形腺腫に次いでワルチン腫瘍が多い．多形腺腫は女性に多く，組織学的に腺腫様・粘液腺腫様・軟骨様・硝子様の部位が混在した腫瘍で，稀に悪性化する．治療の第一選択は手術である．一方，ワルチン腫瘍は喫煙歴の

ある中高年男性に多い．治療の第一選択はやはり手術であるが，悪性化することはないため経過観察とされることも多い．唾液腺癌は耳下腺癌と顎下腺がんが多く，舌下腺癌は稀である．頭頸部の悪性腫瘍の組織型としては扁平上皮癌が多いが，唾液腺癌の病理組織型は多彩である．病理組織型や浸潤傾向・顔面神経などとの位置関係（神経に腫瘍が浸潤しているか否かなど）により，たとえば耳下腺癌に対しては，耳下腺浅葉切除術や耳下腺全摘出術，拡大耳下腺全摘出術などが行われる．顎下腺癌に対しては，顎下腺摘出術や拡大顎下腺摘出術などが行われる．頸部リンパ節に転移が疑われる場合には，頸部廓清術も同時に行う．舌下腺癌の治療は口腔底がんに準じて行われる．

▶(5) 甲状腺機能亢進症

バセドウ病とプランマー病がある．バセドウ病は，TSH（甲状腺刺激ホルモン）受容体に対する自己抗体が甲状腺細胞を刺激し，甲状腺ホルモンが過剰に産生される自己免疫疾患である．薬物療法・アイソトープ療法などが行われるが，有効でない場合などには甲状腺亜全摘術あるいは全摘術が行われる．プランマー病は単発または多発性の甲状腺結節から過剰な甲状腺ホルモンが自律的に分泌される疾患である．術前に甲状腺機能を正常化し，摘出術を行う．

▶(6) 慢性甲状腺炎

臓器特異性自己免疫疾患であり，橋本病ともよばれる．びまん性の甲状腺腫大がみられるが，進行すると甲状腺機能低下症を伴う．甲状腺機能低下症があれば，甲状腺ホルモン補充療法を行う．

▶(7) 亜急性甲状腺炎

疼痛を伴う片側の甲状腺腫大が比較的急激に生じ，次第に対側に及ぶとともに初期の病変の腫大は軽減する（移動性甲状腺炎）．2-3カ月で自然治癒するが，消炎治療を行い，症状が強い場合にはステロイド薬を投与する．

▶(8) 甲状腺腫瘍

良性腫瘍としては腺腫と腺腫様甲状腺腫がある．頸部腫脹がみられ，大きくなると局所の圧迫症状をきたす．甲状腺癌と鑑別がつかない場合，機能性甲状腺腫である場合，整容面で問題がある場合などには手術適応となる．悪性腫瘍としては乳頭癌・濾胞癌・未分化がん・髄様がん・甲状腺原発悪性リンパ腫などがある．多くの甲状腺癌は緩徐に進行するが，進展すると反回神経麻痺による嗄声・呼吸困難・気管浸潤による血痰などが出現する．組織型や進展範囲によって治療は異なるが，甲状腺片葉切除術（葉峡切除術）・全摘出術・頸部廓清術・甲状腺全摘出後のヨードによる残存甲状腺組織除去（アブレーション）などが行われる．

▶(9) 原発性副甲状腺機能亢進症

副甲状腺が腫大して，PTH（副甲状腺ホルモン）を自律的に分泌し高カルシウム血症を生じる疾患である．大部分は散発型であるが，一部は遺伝型である．副甲状腺腫瘍の多くは単発性で，腎結石症や線維性骨炎などをきたす．血液検査・頸部エコー検査・テクネシウムシンチグラフィなどで診断する．高カルシウム血症が軽度で無症候性である場合には経過観察や薬物療法を行うが，手術が最も有効である．

F その他頸部疾患

▶(1) 頸部リンパ節腫脹

　頸部リンパ節炎には急性・亜急性壊死性・慢性・結核性のものがある．理学所見・穿刺吸引細胞診などで診断し，急性・亜急性壊死性リンパ節炎に対しては消炎治療やステロイド薬の投与などを行う．結核性リンパ節炎に対しては抗結核薬の投与を行う．一方，炎症以外のリンパ節腫脹ではリンパ系腫瘍が多くを占め，悪性リンパ腫とがんのリンパ節転移がある．頸部腫脹以外には無症状であることが多く，頸部エコー検査・穿刺吸引細胞診・CT・MRIを施行する．また，悪性リンパ腫などで病理組織確定が必要な場合には外切開による生検などを行う．

▶(2) 正中頸嚢胞

　甲状腺の発生過程で退縮する甲状舌管の遺残に生じる嚢胞である．頸部エコー検査やCT・MRI・穿刺吸引細胞診で診断し，舌骨中央部と甲状舌管を含めて摘出する．

▶(3) 側頸嚢胞

　胎生期の鰓裂の遺残から生じる嚢胞である．頸部エコー検査やCT・MRI・穿刺吸引細胞診で診断し，摘出する．

▶(4) その他

　神経鞘腫・血管腫・リンパ管腫・脂肪腫などがあり，病変の状態に応じて経過観察・摘出術などが行われる．

〈牛尾宗貴〉

各論

3 胸壁，胸膜の疾患

A 解剖，生理

1 胸壁，骨の解剖，生理 図3-1

　胸壁は胸部の皮膚から胸腔に達する部分を指す．胸壁はおおまかに皮膚・皮下組織・筋肉・骨・壁側胸膜からなる．胸壁のうち骨によって構成される骨格を骨性胸郭と呼ぶ．骨性胸郭に対して，軟部組織からなる部分を軟性胸郭と呼ぶ．

　骨性胸郭は肋骨・胸骨・胸椎などからなる．肋骨は左右に12本ずつ存在する．肋骨は背側では胸椎と関節を形成している．前方では第1〜10肋骨は肋軟骨に移行しており，肋軟骨は胸骨に付着している．肋骨と肋骨の間には肋間筋が存在する．肋間筋は体表から見て浅い層の外肋間筋と

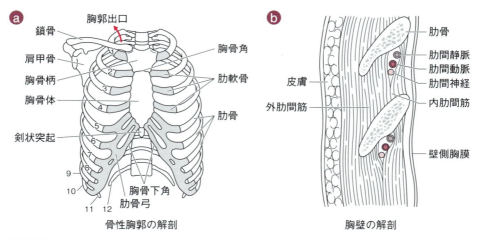

図3-1 胸郭・胸壁の解剖
ⓐ 骨性胸郭の解剖
前方には胸骨が存在し，胸骨は胸骨柄・胸骨体・剣状突起からなる．胸骨柄と胸骨体のつなぎめを胸骨角と呼ぶ．肋骨は左右12本ずつあり，前方では肋軟骨を介して胸骨とつながり，後方では胸椎と関節を作る．
ⓑ 胸壁の解剖
体表から見て皮膚の下層には大胸筋・前鋸筋・広背筋などの筋肉が存在する．その下層には肋骨と肋間筋が存在する．肋間筋は肋骨の間に存在し，外肋間筋と内肋間筋からなる．外肋間筋と内肋間筋は走行する向きが違っている．内肋間筋を内肋間筋・最内肋間筋に分ける分類法もあり，肋間静脈・肋間動脈・肋間神経は内肋間筋と最内肋間筋の間の肋骨下縁を走行している．胸腔穿刺や胸腔ドレナージでは肋間動脈・肋間静脈を損傷しないように注意する．肋間神経がここに存在することが胸腔ドレナージ中の痛みの原因となる．

3 胸壁，胸膜の疾患

深い層の内肋間筋の2層となっている．肋骨の下縁には肋間動脈・肋間静脈・肋間神経が走行している．胸骨は胸部の前面に存在する板状の骨であり，鎖骨とで胸鎖関節を形成し，左右の肋軟骨が付着している．胸骨は上部の胸骨体と下部の胸骨丙に分けられ，その間を胸骨角と呼ぶ．

横隔膜は第10肋骨から第10肋間レベルに存在し左より右が少し高い．横隔膜によって胸部と腹部が隔てられている．横隔膜は横紋筋でできており，第3～5頸髄から分枝する横隔神経によって支配されている．

呼吸筋と呼ばれる呼吸に主に関わる筋肉は横隔膜であり，補助的に関わる呼吸補助筋には肋間筋・胸鎖乳突筋がある．肺は自立的に伸縮して呼吸することはできず，呼吸筋・呼吸補助筋の収縮・弛緩によって換気が行われる．

2 胸腔，胸膜の解剖，生理　図3-2

胸部は左右それぞれに肺が収められている胸腔というスペースが存在する．左右の胸腔は縦隔によって隔てられている．胸腔は壁側胸膜によって覆われており，肺の表面は臓側胸膜によって覆われている．壁側胸膜と臓側胸膜は連続した組織である．壁側胸膜のうち，縦隔を覆う部分を縦隔胸膜と呼ぶ．

胸腔には少量の胸水が存在し，胸水は常に産生・吸収されている．胸腔には通常は空気が存在せず，肺は胸腔の中で壁側胸膜と臓側胸膜が密着した状態で広がっている．胸腔は大気中に開放されると空気を吸い込む．これを大気圧に対して陰圧であると表現する．言い換えると，胸腔が陰圧であるために肺は胸腔内で拡張している．

通常は呼吸の際に壁側胸膜と臓側胸膜は互いに自由に動くが，肺炎や膿胸などの感染・胸腔や肺の手術・外傷によって壁側胸膜と臓側胸膜がくっつくことがあり，これを癒着と呼ぶ．

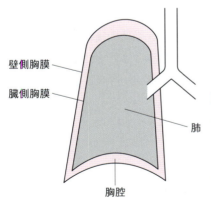

図3-2 胸腔の解剖
肺の表面は臓側胸膜で覆われており，胸腔の内面は壁側胸膜で覆われている．この臓側胸膜と壁側胸膜の間を胸腔と呼ぶ．通常，胸腔には気体は存在せず，少量の液体（胸水）が存在する．胸腔は大気圧に対して陰圧であり，胸腔と体外が交通すると体外から胸腔に空気が吸い込まれる．

B 検査，治療

1 胸腔穿刺

胸腔に溜まった液体（胸水）を検査目的もしくは治療目的で穿刺して排液する．時に脱気など

表3-1 胸腔穿刺

【目的】
・胸水の検査・排液
・気胸の脱気

【準備物品】
・超音波検査装置
・局所麻酔薬
・注射器・注射針
・穿刺針（点滴留置針を用いることが多い）
・消毒・滅菌覆い布・滅菌手袋
・検査提出用のスピッツ（生化学用，細菌検査用など）
・パルスオキシメーター

【合併症】
・出血
・局所麻酔によるアレルギー・局所麻酔中毒
・迷走神経反射
・気胸（肺損傷）
・再膨張性肺水腫

他の目的で胸腔穿刺を行うこともある **表3-1** ．

　座位で行うことが多い．超音波検査で胸水の存在および肝臓などの周囲臓器の位置関係を確認する．局所麻酔を行い，長い注射針や点滴留置針を用いて胸腔まで穿刺を行う．採取した胸水は細菌検査・生化学検査などに提出する．胸水による呼吸苦の改善のために，胸水の排液を行うこともある．

　胸腔穿刺の合併症としては局所麻酔によるアレルギー・中毒，血管損傷による出血，迷走神経反射に気をつける必要がある．また，多量の排液を行った場合，数時間後以内に起こる再膨張性肺水腫に注意する．再膨張性肺水腫は虚脱していた肺が急に膨張することによって起こる肺水腫で，ドレナージ開始後から数時間以内に発症する．ピンク色の喀痰・呼吸苦を症状とし，症状の程度によって酸素投与や人工呼吸を行う．

2 胸腔ドレナージ

　気胸・血胸・胸水貯留・膿胸などで胸腔内の空気・血液・胸水・膿を排出する目的で胸腔ドレナージを行う．また，胸部の手術後に胸腔の空気・血液を排出し，また術後経過を観察する目的でも胸腔ドレナージを行う．

　胸腔ドレナージは仰臥位または側臥位で行うことが多い．目的が排液か脱気かでドレーンを入れる位置は異なる．必要に応じて超音波検査で胸腔を確認した後に，皮膚を消毒する．局所麻酔を行ってメスで皮膚を切開した後にペアン鉗子などの鉗子を用いて胸壁の筋肉を分けていき，壁側胸膜を貫いて胸腔に達する．その経路にチューブ（ドレーン）を入れ，縫合固定する．

　胸腔ドレナージでは胸腔内から体外へ繋がるチューブを留置する．留置したチューブを解放す

3 胸壁，胸膜の疾患

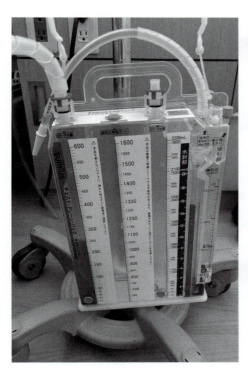

図3-3 胸腔ドレナージシステム

胸腔ドレーンを留置した場合，体外から体内に空気を吸い込まないための機構が必要である．そのために図のような胸腔ドレナージシステムが用いられる．
ドレーンから接続された一番左の排液室には胸腔からの排液が貯められる．排液室の右は水封室であり，水の重みによって体外から胸腔へ吸い込まないようになっている．水が青いのはわかりやすいための着色である．一番右は陰圧を制御する目的で水が入っている．ここの水の量（高さ）を用いて，大気と胸腔の圧力差を設定する．胸腔を持続的に設定した陰圧にするためには一番右の欄から出ているチューブを持続吸引する必要がある．
胸腔ドレナージシステムを倒して水封室の水がこぼれると，水封が効かなくなって体外から胸腔に空気を吸い込む．したがって胸腔ドレナージシステムは絶対に倒さないようにする必要がある．
近年はそれらのシステムを電動・コンピュータ制御で行うシステムも使われている．

ると外気を胸腔に吸い込むため，胸腔ドレナージを行う時には閉鎖式ドレナージにする必要がある．閉鎖式ドレナージには3ボトルシステムの製品や電動のドレナージシステムが用いられる 図3-3 ．これらのシステムを用いることによって胸腔内の空気は体外に排出されるものの，体外の空気は胸腔内に入らず，また胸腔内を外気より陰圧に設定することによって肺の膨張を促すことができる．

　胸腔ドレナージの合併症として局所麻酔によるアレルギー・出血・ドレーン挿入部の疼痛・ドレーン挿入部からの胸腔内感染がある．それに加えて，再膨張性肺水腫に注意する必要がある 表3-2 ．

C 胸壁，胸膜の先天性疾患

漏斗胸

　漏斗胸は胸壁の先天性疾患である．胸骨が肋骨に対して陥凹しており，程度が強いと心臓などの縦隔臓器を圧迫する 図3-4 ．マルファン症候群の患者に合併しやすい．
　治療は手術である．縦隔臓器の圧迫を生じている場合には手術の適応となる．軽度の陥凹の場合でも整容性の観点から希望があれば手術を行う．
　手術は胸骨挙上法や胸骨翻転法が行われる．胸骨挙上術では肋軟骨の一部を切除し，胸骨と縫合することによって胸骨を挙上して陥凹を改善させる．胸骨翻転法では左右の肋軟骨を切断し陥凹した胸骨を裏返して固定し，陥凹を解除する．

JCOPY 498-07599　297

表3-2 胸腔ドレナージ

【目的】
- 胸水の排液
- 気胸の脱気
- 膿胸の治療

【準備物品】
- 超音波検査装置
- 局所麻酔薬
- 注射器・注射針
- ドレーン（トロッカーカテーテルを用いることが多い）
- 消毒・滅菌覆い布・滅菌手袋・縫合セット
- パルスオキシメーター
- ドレナージシステム

【合併症】
- 出血
- 局所麻酔によるアレルギー・局所麻酔中毒
- 迷走神経反射
- 肺損傷
- 疼痛
- 再膨張性肺水腫

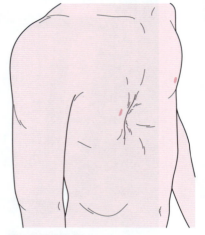

図3-4 漏斗胸

胸の前面に対して胸骨が凹んでいるのを漏斗胸と呼ぶ.

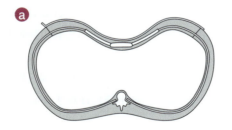
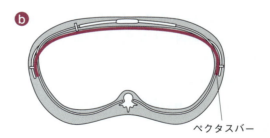

ペクタスバー

図3-5 Nuss 手術

全身麻酔で行う手術である．ペクタスバーと呼ばれる金属のバーを，目標とする胸郭の形に成形する．ペクタスバーを右胸腔から左胸腔へ入れ，反転することによって胸郭の陥凹を改善させる．ペクタスバーは 2〜3 年後に抜去する．
胸郭を変形させる手術であるので，手術後に疼痛を伴う．

近年は Nuss 手術も普及している．胸骨の裏に金属の板（ペクタスバー）を挿入して胸骨の陥凹を改善させる 図3-5．2〜3 年後にペクタスバーは抜去する．主に若年者に行われる手術である．

D 胸部外傷

胸部外傷は胸部に対する外傷である．胸部外傷の特徴としては，
① 骨性胸郭により胸部臓器は守られているため，まずは胸郭の損傷が起こること
② 胸部臓器は心臓・大血管・肺といった重要臓器が存在するため，臓器損傷が起こると重症となりやすいことが挙げられる．

外傷は鋭的外傷（刺さることによる外傷）と，鈍的外傷（ぶつかることによる外傷）に分類される．日本では胸部外傷においては転倒・転落・交通事故などによる鈍的外傷が圧倒的に多いが，自傷などによる鋭的外傷も見られる．

1 肋骨骨折

肋骨の骨折である．肋骨は胸郭の多くの部分を占めているので，胸部外傷による骨折では肋骨骨折が最多である．疼痛を伴い，体表から骨折部位の骨の変位がわかることもある．X線やCTで診断する．

骨折の変位が強い場合には手術によって整復・固定を行う．変位が小さい場合や見られない場合には手術は不要であり，胸帯（バストバンド）によって固定する 図3-6 ．

1本の肋骨に複数箇所の骨折が起こった場合には，呼吸による胸腔内の圧力の変化によって肋骨の動揺が起こる．これが複数の肋骨に起こると，胸郭が動揺するフレイルチェストが起こる．フレイルチェストでは吸気の際に動揺した胸郭が凹み，呼気の際には動揺した胸郭が膨らむため，換気量が減少する 図3-7 ．フレイルチェストによって呼吸不全をきたす場合には，人工呼吸管理や肋骨固定術が必要となる．

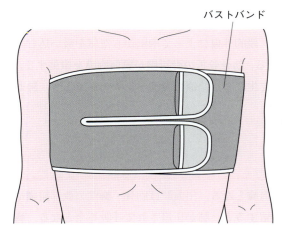

図3-6 胸帯（バストバンド）

胸帯は伸縮性のある帯で，マジックテープで止める．胸郭を固定し，胸郭の動きを抑えることによって，体動や咳嗽時の疼痛を抑える．
腋窩のすぐ下で巻くのがコツであり，低すぎると上腹部が締まって食欲に影響する．

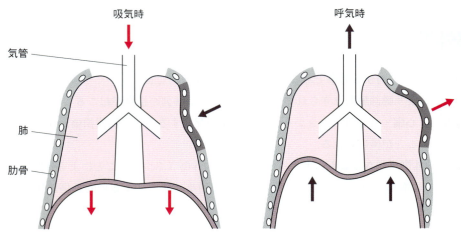

図3-7 フレイルチェスト
肋骨の複数箇所が骨折して胸郭が動揺するようになると，フレイルチェストが生じる．フレイルチェストの状態では，息を吸おうと横隔膜を下げても，動揺した胸郭が凹むために有効に息が吸えない．息を吐く時には逆で，横隔膜を上げても動揺した胸郭が膨らむために有効に息が吐けない．
これによって呼吸機能が低下し，場合によっては人工呼吸が必要となる．人工呼吸を用いると胸郭の動揺に関わらずに換気ができるが，フレイルチェスト自体を改善させるためには手術による肋骨固定術を行う．

2 胸骨骨折

　胸骨の骨折である．胸骨は丈夫であるため軽い衝撃では骨折しにくいが，自動車の衝突などで胸骨骨折が起こる．変形が強い場合には手術で整復・固定を行うが，変形が強くない場合は胸帯による固定を行う．

　胸骨が骨折するほどの強い衝撃を受けた際には，縦隔や胸腔に出血をきたしていないかを厳重に観察することが重要である．

3 外傷性気胸

　胸部外傷により気胸が起こることがある．鋭的外傷によって胸壁から空気を吸い込む（開放性気胸），鋭的外傷によって臓側胸膜が損傷する，肋骨骨折の骨折端が臓側胸膜を損傷する，外傷の際に気道内圧が高まる，などの機序によって生じる．治療は胸腔ドレナージであり，肺からの空気漏れが続く場合には手術が必要となる．

4 外傷性血胸

　胸部外傷により胸腔に出血すると外傷性血胸となる．出血源は肋骨・胸壁の軟部組織や肺・胸腔内の血管がある．胸腔に血液が多量に貯留すると，肺が圧迫されて呼吸不全となる．胸腔ドレ

3 胸壁，胸膜の疾患

ナージによって血液を除去するとともに，出血の程度を観察する．止血されていない場合には止血剤や血液製剤の投与によって止血を図るが，一定以上の出血が続いている場合には手術や経カテーテル血管塞栓術によって止血する必要がある．

5 心臓，大血管損傷

鋭的外傷によっても鈍的外傷によっても起こることがある．鋭的外傷の場合には，刺さった部位から心臓・大血管損傷の可能性を予測する．心臓・大血管損傷は出血から致死的になりやすい．救命のためには早期の手術が必要である．

6 その他の臓器損傷

外傷性横隔膜損傷では腹腔内の臓器が胸腔へ突出する．手術によって腹腔内の臓器を戻し，横隔膜を縫合する．

胸郭の下部には腹部臓器も存在する．胸部外傷とされる患者においても，胸郭の下部の外傷の場合には肝臓・脾臓・腎臓の損傷が起こることがある．

E 胸壁，胸膜の非腫瘍性疾患

気　胸

▶ **(1) 気胸の定義・分類** 表3-3

気胸は胸腔に空気の存在する状態である．気胸の原因によって自然気胸・外傷性気胸・医原性気胸などに分類される．

自然気胸は内因性の気胸，つまり外からの要因がなく，体内で起こった気胸である．肺疾患のない人に起こる自然気胸を特発性自然気胸（原発性自然気胸ともいう）と呼び，肺疾患によって起こった自然気胸を続発性自然気胸と呼ぶ．続発性自然気胸の原因となる肺疾患には慢性閉塞性肺疾患（COPD）・間質性肺炎・肺腫瘍・肺リンパ脈管筋腫症などがある．

特発性自然気胸は10歳代から30歳代に起こりやすく，女性より男性の方が多い．肺疾患は持っていないものの，肺表面に肺囊胞（ブラ・ブレブ）が形成され，これが破裂することによって気

表3-3 気胸の分類

●自然気胸	内因性の気胸
・特発性自然気胸 　　（原発性自然気胸）	肺疾患のない自然気胸
・続発性自然気胸	肺疾患によって起こる自然気胸
●外傷性気胸	外傷によって起こる気胸
●医原性気胸	医療行為によって起こる気胸

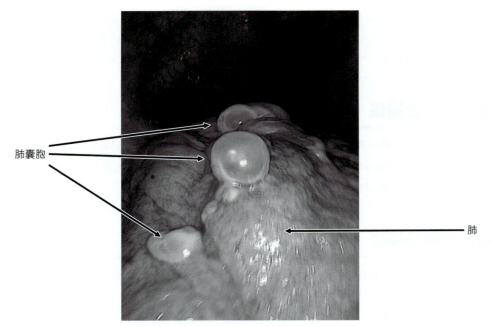

図3-8 肺囊胞
特発性自然気胸の肺囊胞の写真である．正常な肺に薄い壁の囊胞（ブラ）ができており，これが破裂することによって自然気胸が起こる．気胸を繰り返す場合には手術でこの囊胞を切除する．

胸となる 図3-8 ．
　医原性気胸は医療行為によって起こる気胸である．原因となる医療行為には中心静脈カテーテル留置・経静脈ペースメーカ留置・胸腔穿刺などがある．それぞれの手技によって臓側胸膜を損傷し，肺からの空気漏れを起こすものである．

▶**(2) 診断方法**
　気胸では胸腔に空気が貯まることによって肺が圧迫され，呼吸苦が生じる．また，胸腔内の空気の圧力によって胸痛を生じる．診察所見としては聴診での呼吸音の減弱が見られる．片側に起こった気胸では，反対側の呼吸音と比較することによって減弱していることが確認できる．外傷性気胸などで壁側胸膜に損傷が生じている場合には胸腔の空気が胸壁に広がって皮下気腫が出現する．
　気胸の診断には胸部X線検査が主に用いられる．胸部X線でわからない程度の軽度の気胸は胸部CTで診断できる．続発性自然気胸の場合にはその原因となる肺疾患の検索も胸部CTで行う．
　気胸の程度を表現する方法として日本では胸部X線によって1度・2度・3度に分類される．肺の頭側の縁（肺尖）が鎖骨より頭側にあるものが1度，肺尖が鎖骨の尾側まで虚脱しているのが2度，肺が高度に虚脱しているものが3度である 図3-9 ．国際的には胸部X線の頭尾側方向と内外側方向で測定した虚脱率が用いられる．胸部X線の肺の虚脱と症状の程度が一致しないことも多く，症状を加味して軽度・中等度・高度の気胸と表現することもある．

3 胸壁，胸膜の疾患

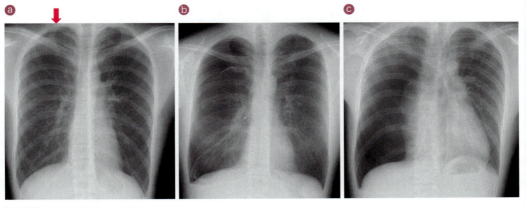

図3-9 気胸の程度の分類

胸部X線では肺は内部に血管を伴っているのに対して，肺の外側の気胸となっているスペースは血管が伴っていないことによって見分ける．その境目に肺の辺縁を追うことができる．それによって肺の虚脱の程度を見極める．
ⓐ 1度の気胸: 肺尖が鎖骨より頭側まである．
ⓑ 2度の気胸: 肺尖が鎖骨より尾側まで右肺が虚脱している．
ⓒ 3度の気胸: 高度に肺が虚脱した気胸．

▶(3) 治療方法

A) 胸腔ドレナージ

軽度の気胸では安静にして経過観察を行う．胸部X線を撮影して，気胸が悪化したり呼吸苦の症状が強くなったりするようなら胸腔ドレナージを行う．

初診時から中等度以上の気胸である場合や気胸が進行する場合，胸腔ドレナージを行う．胸腔ドレナージを行うと胸腔の空気が排出され，肺が広がる．呼吸苦も改善する．

胸腔ドレナージを行っている間は肺からの空気漏れ（エアリーク）の有無を中心に観察する．空気漏れが停止すれば胸腔ドレーンを抜去できるが，空気漏れが持続していると胸腔ドレナージの継続が必要である．

B) 手術

胸腔ドレナージを開始して，肺からの空気漏れが見られなくなったら胸腔ドレーンの抜去が可能となる．空気漏れが続く場合，空気漏れを止める治療が必要である．空気漏れを止める治療は手術が最も確実である．その他に気管支鏡下気管支塞栓術や胸膜癒着術があるが，いずれも手術と比較して確実性は劣るため手術ができない場合に選択する．

特発性自然気胸の場合，肺からの空気漏れが停止しても，原因となる肺嚢胞が残存していると気胸を繰り返しやすい（再発）．そのため，再発を予防するための手術を行うことがある．特に再発した特発性自然気胸の場合では半分以上の確率で再発するとされているため，手術を勧める．

気胸の手術は全身麻酔で胸腔鏡を用いた手術が主流である．肺からの空気漏れの部位を確認し，その原因部分の切除・結紮・縫合を行う．また，再発予防の目的での手術の場合には原因となる肺嚢胞の切除・結紮を行う．切除部付近の補強や微小な空気漏れ部位の閉鎖の目的で血漿分画製剤の組織接着剤や吸収性人工素材が用いられる．

E 胸壁，胸膜の非腫瘍性疾患

手術後は胸腔ドレーンを留置し，空気漏れが停止しているのを確認してからドレーンは抜去する．

C）胸膜癒着術

手術に耐える体力がない場合や手術後に肺からの空気漏れが残存する場合に，肺と壁側胸膜を癒着させて肺からの空気漏れを停止させる胸膜癒着術が行われる．胸膜癒着術は胸腔ドレーンから自己血・ピシバニール®・ミノマイシン・ユニタルク®・50％ブドウ糖などを入れて行う．入れた物質が胸腔内で凝固したり，胸腔内で炎症を引き起こしたりして癒着を促進する．入れる物質によっては副作用として発熱・疼痛を起こしたり，肺障害を引き起こしたりすることがある．効果が不十分な場合は複数回，胸膜癒着術を行う．空気漏れが停止したのを確認してから胸腔ドレーンは抜去する．

胸膜癒着術は悪性胸水貯留に対して胸水産生を減らす目的でも行われる．その場合にはユニタルク®・ピシバニール®が用いられることが多い．

▶(4) 自然血気胸

気胸を発症して肺が虚脱する際に，胸腔内の癒着の中に通っている血管が切れて胸腔へ出血が起こることがある 図3-10．気胸と血胸が同時に起こる状態を血気胸というが，こういう機序で起こる血気胸を外傷によって起こる外傷性血気胸と区別して自然血気胸と呼ぶ．

気胸であるので胸腔ドレナージを行うが，出血が続く場合には緊急手術が必要となる．

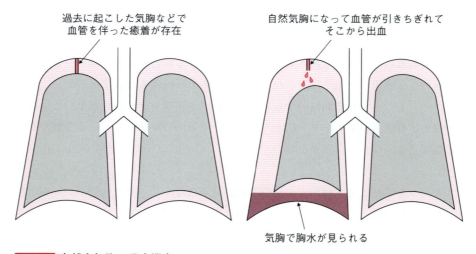

図3-10 自然血気胸の発症機序

気胸を起こすと治る時に癒着ができ，その中に血管が新生する．次に気胸を起こした時に肺が虚脱すると血管が切れ出血する．胸部X線で見ると気胸と同時に胸水が貯留していることで血気胸と診断される．

気胸になっている時には胸腔の圧力が高まっているので，それによって止血されることもある．胸腔ドレナージを行うと胸腔の圧力が下がり，再び出血が起こることがあり要注意である．

自然気胸患者の胸腔ドレーンから出血が見られる場合，自然血気胸である可能性を考える必要がある．出血が続く場合，緊急手術を行う．

▶(5) 膿胸

膿胸とは胸腔の感染であり，主な原因は肺炎からの波及であるが，他の感染源からの波及が原因となることもある．また，開胸手術の術後に膿胸になることもある．細菌感染がほとんどである．近年は日本では少なくなっているが，かつては結核による膿胸が多く見られた．

膿胸は発症からの時間によって急性膿胸と慢性膿胸やⅠ期（滲出期）・Ⅱ期（線維素膿性期）・Ⅲ期（器質化期）に分類される．また，肺やその他の臓器との間に瘻孔を作っている有瘻性膿胸と，瘻孔を持たない無瘻性膿胸に分類される 表3-4 ．

急性膿胸では症状は発熱である．肺炎に引き続いて起こることが多いため，喀痰や呼吸苦の症状を伴うことも多い．有瘻性膿胸で肺や気管支と瘻孔を作っている場合には，胸腔の膿が肺に流出するため，喀痰を伴う．

診断は胸部 X 線や CT で行う．胸腔に液体の貯留が見られ，炎症反応・発熱が見られる場合に膿胸を疑う．胸腔に空気が入っていると肺や気管支との間に瘻孔を形成した有瘻性膿胸を疑う．

治療としては抗菌薬投与と胸腔ドレナージを行うが，発症から時間の経った膿胸では膿の粘稠度が増し，胸腔に隔壁も形成されるために有効にドレナージできない．その場合には手術で膿胸腔の掻爬を行う．

有瘻性膿胸では胸腔の膿を肺内に吸い込むことによって重症肺炎となる．重症肺炎を回避するために早急に胸腔ドレナージを行う必要があるが，胸腔ドレナージだけで無効の場合には開窓術を行うことがある．

開窓術は胸壁の一部を切除して膿胸腔を体外に開放し，効率的にドレナージする方法である．開窓術を行うと皮膚・胸壁に穴が空いて，胸腔・肺が見える状態になる．この中にガーゼを入れ，毎日ガーゼを交換することによって効率的に膿を胸腔から除去することができる．十分に胸腔の膿が減少したら，肋骨を切除する胸郭成形術や胸腔を筋肉・大網で埋める筋肉充填術・大網充填術によって膿胸となるスペースをなくしてきずを閉じ，膿胸が再燃しないようにする．

▶(6) 乳び胸

A）病態

小腸で吸収された脂肪分は腹腔内の乳び槽で集められ，食道の背側を走行する胸管を通って右鎖骨下静脈と左内頸静脈の合流点である静脈角で静脈に入る．胸管は縦隔を通っているため，何らかの原因で胸管から胸腔へ脂肪分が漏れると乳び胸となる．特に誘引がなく起こる特発性乳び胸や，外傷の結果起こる外傷性乳び胸，食道の手術後などに起こる術後合併症としての乳び胸，悪性腫瘍によって起こる乳び胸がある．

乳び胸では脂肪が消化されたカイロミクロンを多く含む乳び胸水が貯留する．乳び胸水は白濁しているのが特徴である．脂肪分を含む食事によって乳び胸水は増加する．食道の手術，縦隔の手術，縦隔リンパ節郭清を伴う肺癌の手術後などで，食後に白濁した胸水がドレーンから流出した場合に乳び胸を疑う．ドレーンの入っていない状態では胸水穿刺によって診断する．

表3-4 膿胸の分類

瘻孔の有無での分類
- 有瘻性膿胸
- 無瘻性膿胸

発症からの時間での分類
- 急性膿胸
    - 滲出期（Ⅰ期）
    - 線維素膿性期（Ⅱ期）
    - 器質化期（Ⅲ期）
- 慢性膿胸

広がりによる分類
- 全膿胸
- 部分膿胸

B）治療方法

乳び胸水によって肺が圧迫されるので胸腔ドレナージを行う．また，絶食にすると乳び胸水は減少するので，絶食にして改善を待つ．

絶食にしても改善しない場合に手術で乳びの漏れを止める．手術中に漏出部位を特定するため，手術中に牛乳などの脂肪分の多いものを胃管から投与して確かめる．

▶（7）胸囲結核

胸囲結核とは肺外結核の1つであり，胸壁の軟部組織に結核が感染したものである．かつては胸壁冷膿瘍と呼ばれていた．膿瘍でありながら熱感はなく，腫瘤として認識される．

結核性胸膜炎の結核菌が胸壁に及んだり，穿刺した際に胸壁に播種されたり，血行性に結核菌が胸壁に到達したりすることによって起こる．

診断は膿瘍の穿刺によって結核菌を検出することによって行うが，すでに結核性胸膜炎の治療歴がある場合も多く，結核菌の検出率は高くない．結核菌を証明できない場合，クォンティフェロンやT-SPOTといった結核菌群特異抗原を血液検査で検出する検査によって診断する．

治療は抗結核薬による薬物治療を行うとともに，薬物治療で膿瘍が残存する場合には外科的な掻爬術を行う．

F 胸壁，胸膜の腫瘍性疾患

1 胸壁腫瘍

胸壁を構成する肋骨・筋肉・神経などからできる腫瘍を胸壁腫瘍という．胸壁にできる良性腫瘍としては神経鞘腫，外骨腫などがある．胸壁にできる悪性腫瘍としては骨肉腫，軟骨肉腫などがある．

腫瘤触知や疼痛などの自覚症状で発見される場合や，胸部X線やCTなどの画像で発見されることがある．治療方法は主に手術である．

▶手術方法

良性腫瘍の場合，腫瘍を取り残さないように切除する．肋間神経から発生した神経鞘腫では胸腔内に突出する腫瘍であることが多く，胸腔鏡での手術がよく行われる．

悪性腫瘍の場合，再発させないために腫瘍から余裕を持って切除する必要がある．場合によっては複数の肋骨を切除する必要がある．肋骨の切除を広い範囲で行った場合にはその部分で胸腔内臓器を守る胸郭が欠損する上に，呼吸によって胸壁が動揺するフレイルチェストが起こる．それを防ぐため，人工皮革のePTFE（ゴアテックス®）などを用いて胸壁を再建する 図3-11 ．

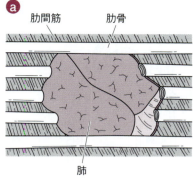 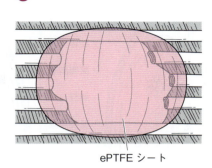

図3-11 ePTFEによる胸壁再建

ⓐ 肋骨を含む胸壁を切除したところ．このまま皮膚を閉じると皮膚の下にすぐ肺がある状態になる．そうすると肺などの胸腔内臓器が守られないとともに，呼吸によって皮膚が動揺してフレイルチェストが起こる．そのために，ある程度の範囲の胸壁を切除した場合は再建が必要である．

ⓑ ePTFEシートで再建したところである．肋骨・肋間筋にePTFEのシートを縫合して固定する．これによって肺が物理的に守られ，フレイルチェストも防げる．

2 胸膜腫瘍

▶（1）悪性胸膜中皮腫

A）原因，診断

悪性胸膜中皮腫は胸膜にできる悪性腫瘍である．かつて建築などで断熱材として多く用いられた石綿（アスベスト）が発症の原因となる．石綿に関連した悪性胸膜中皮腫では手続により医療費の公的補助の対象とするため，悪性胸膜中皮腫の患者で職業歴・石綿曝露歴を聴取することは重要である．

胸水貯留として見つかることが多い．局所麻酔や全身麻酔による胸膜生検によって診断をつける．組織学的には上皮型・2相型・肉腫型に分類され，上皮型が予後が最も良く，肉腫型の予後が悪い．

B）治療法

上皮型で胸腔に限局している場合には手術の対象となる．かつては胸膜とともに片肺を全て切除する胸膜肺全摘が行われていたが，近年は壁側胸膜と臓側胸膜を切除する胸膜切除/肺剝皮術が行われる様になってきている 図3-12 ．いずれも手術時間が長く，出血量も多くなる手術である．

手術以外の治療法としては薬物療法が行われる．抗がん剤のシスプラチン・ペメトレキセドや免疫チェックポイント阻害薬のニボルマブ・イピリムマブが用いられる．

悪性胸膜中皮腫は肺癌と比べても予後が悪く，悪性度の高い腫瘍の一つである．

▶（2）孤立性（孤在性）線維性腫瘍

主に壁側胸膜からできる線維成分の多い腫瘍である．悪性度の低い腫瘍であるが，時に再発す

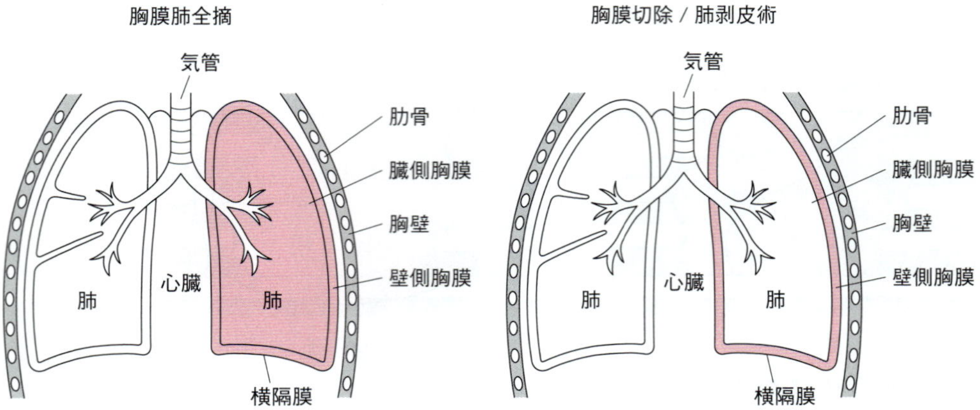

図3-12 胸膜肺全摘と胸膜切除/肺剝皮術

胸膜肺全摘は壁側胸膜・臓側胸膜とともに，片方の肺も全部切除する術式であり，以前より行われてきた．片方の肺の機能が失われる手術であり，手術後の死亡率の高い術式である．

胸膜切除/肺剝皮術は壁側胸膜・臓側胸膜を切除する術式である．肺自体は温存する．胸膜肺全摘よりも剝離する胸膜の面積が広いので，時間のかかる手術である．また，肺の表面を覆う臓側胸膜を全て切除するので，肺からの空気漏れの制御が重要である．肺は温存されるので，胸膜肺全摘よりも手術後の呼吸機能の低下は少ない．

ることがある．胸部 X 線や CT で診断される．

　治療は手術による切除である．

G 手掌多汗症の手術

　交感神経は胸部では左右の胸腔を走行している．そのうち第2,3交感神経節からの分枝が手掌の発汗を支配している．

　手掌多汗症は交感神経の活動により手掌の発汗が過剰になる病態である．思春期に手を繋いだり勉強したりする際に支障が出るなどの理由で病院を受診することがある．この症状に対して交感神経の切除や切断を手術で行うことによって発汗を低下させることができる．

　手術は主に胸腔鏡で行われる．胸腔鏡下に交感神経を確認し，切除や切断を行う．手術後は代償性発汗として全身の発汗が増加する．また，処置が第1交感神経節に及ぶと Horner 徴候が出現する．

〈佐野　厚〉

各論

4 乳腺の疾患

A 概要

　わが国では乳癌が増え続け，いまや女性が罹るがんの中で最多となり，2019年の全国がん登録では年間で約9.7万人が罹患し，約1.5万人が死亡している．

　乳腺の検診や乳腺疾患の診察にあたって最も大切なことは，乳癌を見逃さないことである．したがって，乳腺疾患では最重要の乳癌についてその臨床像をまず学習し，そのうえで，他の乳腺疾患について鑑別のポイントを踏まえながら理解を広げるとよい．

　近年の乳癌の治療戦略は，病期によって手術と薬物療法を組み合わせるだけではなく，乳癌の性格（サブタイプや遺伝子変異）により，手術，薬物療法，放射線療法を合わせて戦略をたてる．さらに，手術自体も，生殖細胞系列の遺伝子変異により，検診だけでなく，手術法や，がんの発生していない臓器の予防切除まで計画する必要がある．もちろん，新しい治療戦略の進歩の背景には，世界中の患者さんが参加して実施された臨床試験の成績に基づく科学的根拠があり，ガイドラインに採用されている．

B 解剖，生理

　前胸部に一対ある乳房は，一側で15～20個の乳腺葉から構成されている．乳腺葉は**腺房**，**小葉**，**乳管**からなる小さな房様構造の集合体で，各腺葉は独立して乳頭に開口している 図4-1 ．乳腺は円盤状で，腋窩側に余分に張り出し，さらにその腋窩側には時に副乳 accessory breast が認められる．また副乳組織からも乳癌が稀に発生する．乳腺からのリンパ流は，主に腋窩リンパ

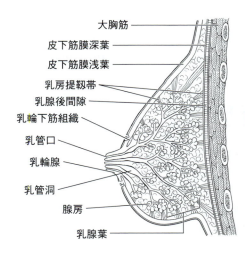

図4-1 乳房の断面図と乳腺の構造
乳腺の最小単位である腺房が集まったものが小葉で，この集合体が細い乳管から太い乳管へと集まって腺葉となり，各腺葉は独立して乳頭に開口している．乳腺は片側15～20個の腺葉（小さなブドウの房状）から構成される．

節に，一部は内胸動脈・静脈に沿う胸骨傍リンパ節に向かう，腋窩リンパ節の上位には鎖骨下リンパ節，鎖骨上リンパ節があり，また大胸筋と小胸筋との間には，胸筋間リンパ節（Rotter）がある．

　乳腺の発育は小学生の中頃から始まり，初潮後は月経周期と同調した変化を続けながら発育を続ける．月経前数日間に認められる乳房膨張感，軽度の圧痛などは，月経開始後2〜3日で軽快し，乳腺の容積は月経開始後7〜14日頃に最小となる．この卵胞期前半には自覚的にも乳房容積が最小で，自己検査や視触診の診察に最適時期である．乳房がさらに大きく変化するのは妊娠時で，乳腺組織がさらに増生し，出産直前には一側で200 mLほど普段よりも容積が増大する．乳汁分泌は出産直後の初乳に始まり，授乳を終えるまで続くが，授乳停止後，年余にわたって微量の乳汁分泌が持続することも稀ではない．乳腺は閉経後次第に退縮するが，閉経後に女性ホルモン補充療法を受けている女性では退縮が遅れる．

　乳腺には多くのホルモンが関与する．**エストロゲン** estrogen は乳腺上皮の増殖に，**プロゲステロン** progesterone は腺房細胞の増殖に促進的に作用し，妊娠中は胎盤産生の各種性ホルモンなどの影響が大きく，また脳下垂体からのプロラクチン prolactin は乳汁分泌を促進する．

C 検査，診断

1 診　察

　乳腺疾患の主訴として最も多いのが「しこり（腫瘤，結節，硬結）」で，その発見時期，その後の変化，月経との関係などを聴取する．

　遺伝的な要素を調べるために，母方ならびに父方の第3度近親者に *BRCA* 遺伝子の変異（病的バリアント）保持者の方，乳癌とくに45歳以下で発症した方，異時性，同時性を含む両側乳癌の方，同一乳房に複数の病変がある乳癌の方，あるいは，卵巣癌や膵癌の方がいないか聴取 表4-1 する．

　BRCA1/2 遺伝子検査は，*BRCA1*，*BRCA2* 遺伝子に乳癌や卵巣癌などの病気の原因となる遺伝子の変異があるかどうかを，血液を用いて調べる検査である．乳癌の方で *BRCA1/2* 遺伝子に病的バリアントが認められるのは，5％程度であるが，遺伝性乳癌卵巣癌症候群と診断される．この病的バリアントは，親，兄弟，姉妹，子などの血縁者に受け継がれている可能性がある．遺伝性乳癌卵巣癌であるかどうかを診断する場合，一定の条件に該当すると *BRCA1/2* 遺伝子検査は，

表4-1 *BRCA1/2* 遺伝学的検査の保険適用（2024年4月現在）

- 45歳以下発症乳癌
- 60歳以下発症乳癌で，かつサブタイプがトリプルネガティブ
- 両側または片側に2個以上の原発乳癌を有する
- 男性乳癌
- 乳癌診断時に，卵巣癌，卵管癌，腹膜癌のいずれかを合併している
- 血縁者（第3度近親者内）に乳癌，卵巣癌，膵癌患者の家族歴を有する

保険の適用となる 表4-1 ．治療の術式の選択，すなわち乳癌発症の際，温存手術より全摘が推奨されている．癌の発生していない対側乳房のリスク低減乳房切除術やリスク低減卵管卵巣摘出術の適応を考えるうえでも重要な情報である．検査自体は血液を採取するだけであるが，米国で検査が行われるため，3週間程度必要であり，手術前に結果を入手できるよう手配する必要がある．

さらに，*BRCA1/2* 遺伝子の病的バリアントを有する細胞，すなわち遺伝子が正常に機能していない細胞にパープ（PARP）を阻害するとDNAの修復酵素が働かず，細胞死にいたる．したがって，臨床試験の結果から，手術不能または再発乳癌に対しパープ阻害薬のオラパリブ®が適応となる．*BRCA*病的バリアントを有する進行，再発乳癌に薬剤の適応を決定するための検査をコンパニオン診断という．以上のように家族，血縁者への影響も同様に考える必要があり，遺伝カウンセラーとの話し合いも重要である．

また，乳癌のリスクを高めることが知られている経口避妊薬やホルモン補充療法の有無や中止を勧める．あわせて，既往歴や，抗血小板薬など，手術時に休薬すべき内服薬を聞いておく．

2 検 査

▶（1）マンモグラフィ mammography（MMG）

乳癌の診断のための軟X線写真検査で，専用機器を用いる．頭尾方向と斜め内外方向で圧迫した乳房の厚みを左右別々に一枚の画像に撮影する（2Dマンモグラフィ， 図4-2 ）．撮影時の圧迫でとくに若い女性では痛みを伴うので，この検査は高齢者の方が受け入れられやすい．最近では，X線管球を移動させながら薄い断面画像を再構成する乳房トモシンセシス（3Dマンモグラフィ）と呼ばれる技術が導入され，検診後の診断精度の向上が図られている．マンモグラフィの

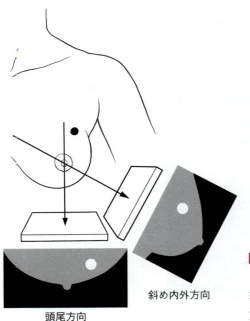

図4-2 乳房単純X線検査: マンモグラフィ mammography（MMG）
乳房は左右別々に頭尾（上下）方向と斜め内外方向で撮影し，読影は左右を対照しながら行う．

重要な所見は，腫瘤陰影と微細石灰化の有無で，左右乳房の画像を比較して読影する．腫瘤陰影は良性腫瘍では類円形で辺縁が円滑なものが多く，乳癌では不整形で辺縁も不規則なものが多い 図4-3 ．なお，血性乳頭分泌を認める症例には，微量の造影剤を注入して撮影する乳管造影法 ductography が施行される．

▶(2) 超音波（エコー）検査 ultrasounds（US）
　表在臓器用のプローブを用いる．乳腺の病変は一般に低エコー腫瘤像として描出される 図4-4 ．なお，乳癌例に対するエコー検査では腋窩リンパ節なども検査対象になる．

▶(3) 乳房造影 MRI 検査，造影 CT 検査
　乳房内病変の質的診断および乳房内での広がり診断，またリンパ節腫大の有無およびその質的診断に有用であるので，手術前などにしばしば用いられる．

	良 性	悪 性
マンモグラフィ	腫瘤陰影: 整，類円形，辺縁整 石灰化像:（粗大） 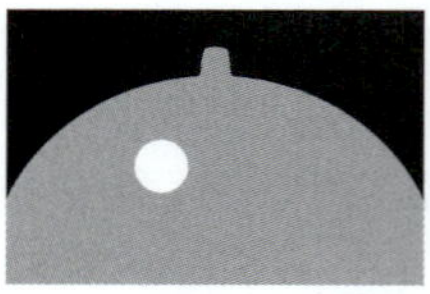	不整形，辺縁不整 微細，不規則集簇性 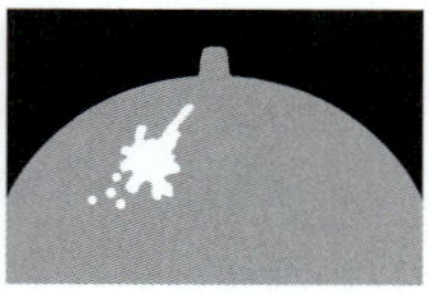
超音波検査	低エコー腫瘤像: 平たい類円形，辺縁整 内部エコー: 整 外部エコー: 増強 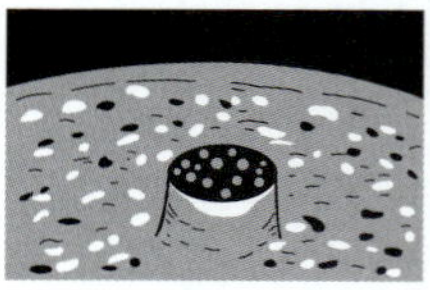	縦長不整形，辺縁不整 不整，微細石灰化像 減弱 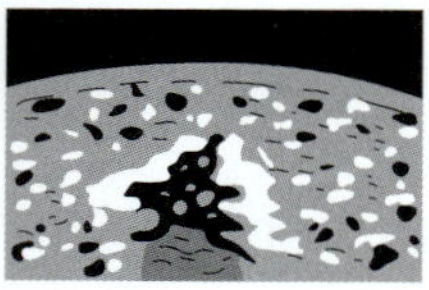

図4-3 乳腺腫瘍性疾患の画像診断: 良悪性の特徴

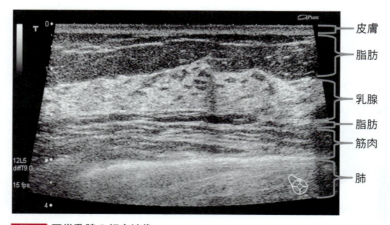

図4-4 正常乳腺の超音波像

▶(4) 乳管鏡検査 mammary ductoscopy

単一乳管口からの乳頭分泌, 特に血性乳頭分泌を認める例で, 乳管口を涙管ゾンデで徐々に拡張させ, 極細（0.7 mm径など）の内視鏡を挿入して観察する. 非浸潤性乳管癌や乳管内乳頭腫などを直視できることがあり, 一部の施設で施行されている.

▶(5) 細胞診, 生検, 病理学的検査

乳腺腫瘍の外科的治療に先立って, 細胞診（サイトロジー cytology）または生検（バイオプシー biopsy）によって病理学的な診断を確立する. 穿刺吸引細胞診（fine-needle aspiration cytology: FNAC）図4-5 は, 通常22ゲージ針で行い, 診断がつかない場合には, 太針によるコア針生検で小さな栓状組織片を採取する. コア針生検には自動/手動の1回ごとの採取機器と, 吸引式連続的組織採取機器（マンモトーム 図4-6 ）とがあり, 後者を使えば, 小腫瘤の摘除も可能である.

腫瘤として触知できなくても, USで腫瘤陰影が認められれば, US画像をみながら生検針を誘

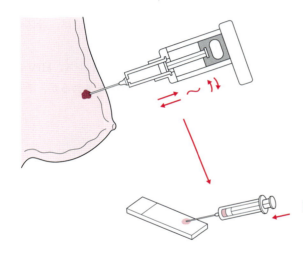

図4-5 乳腺腫瘍に対する穿刺吸引細胞診 cytology（FNAC）

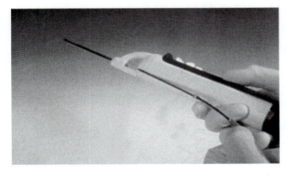

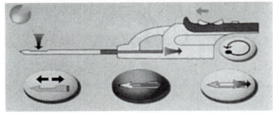

図4-6 乳腺腫瘍に対するマンモトームによる生検

局所麻酔下に太い11ゲージ針によって組織診断のための小組織片を連続的に採取する機器. 図はハンディータイプで他に通常タイプがある
（ジョンソン・アンド・ジョンソン提供）

導し，組織検査（超音波ガイド下針生検）が可能である．また，US では，同定できず，MG による微細石灰化だけが認められる病変では，ステレオタクティック X 線装置を使って立体的位置決めをしながら生検針を誘導して，組織検査（MMG ガイド下針生検）ができる．これにより，石灰化が分泌によるものか，がん細胞や異型細胞に伴うものか，区別が可能である．病理検査の結果，がん組織が認められた場合には，MMG ガイド下針生検時に留置しておいたチタン合金製のマーカーを目印に全身麻酔下に外科的切除術を行う．

手術によって組織を取って調べる方法が外科的生検で，腫瘍の一部を採取する切開生検 incisional biopsy と，腫瘍を丸ごと摘出する切除生検/摘出生検 excisional biopsy とがあり，良性腫瘍では後者を施行すれば治療にもなる．

▶（6）術前検査

全身麻酔下の手術に先立つ検査には 2 系統ある．1 つは手術対象病変の性質や進行度を判定する検査で，その結果は治療法の選択に反映される．もう 1 つは全身麻酔前の検査として，重要臓器機能障害の有無や全身状態を調べる血液検査，尿検査，胸部 X 線写真，肺機能検査，心電図などである　表4-2 ．胸部 X 線写真は乳癌転移の有無の診断をかねる．進行乳癌では，骨スキャン bone scan/scintigraphy，肝 US（CT）検査，PET/CT 検査なども行う．

血液検査では，末梢血一般，血液生化学検査，血液型，梅毒反応，肝炎ウィルス，HIV 検査などの他に，腫瘍マーカーとして CEA，CA15-3，*BRCA1/2* 遺伝子などが検査されるが，手術可能乳癌の術前例で腫瘍マーカーが高値を示すものは少ない．

表4-2 乳癌患者の術前検査

乳癌の進行度検査	重要臓器機能障害などの検査
医療面接，視触診	医療面接，全身診察
超音波（乳房，腋窩）	心電図
MRI/CT，PET/CT	肺機能検査
超音波（肝臓）	血液検査一般
骨スキャン（シンチ）	感染症チェック（梅毒，肝炎ウイルス，HIV など）
血中腫瘍マーカー	尿検査
胸部 X 線写真	BRCA1/2 検査

D 乳腺の疾患

1 発育・発達異常

▶（1）乳腺症，マストパチー

この病名は便宜的に広く使われるが，独立した 1 つの疾患ではなく，乳腺の退行性変化と増殖性変化とが共存する多様で雑多な病変を含む病態である．30〜40 歳代に好発し，閉経後には減少する．エストロゲンの相対的過剰状態によって起こる乳腺の変化が増強された状態とされる．

病態の 1 つである嚢胞がめだつ場合に乳腺嚢胞（症）breast cyst　図4-7 とよばれ，この場合

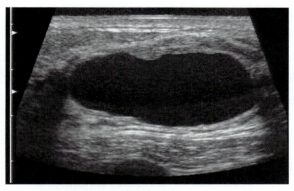

図4-7 乳腺嚢胞症例の超音波像
平たく円滑な形で，内部エコーのない腫瘤像で，後方エコーが増強している．

の乳癌発生率は高くはないが，一方で，乳腺症には異型乳管過形成 atypical ductal hyperplasia などの前癌病変も含まれるので，乳腺症での乳癌発生の頻度は相対的に高くなる．

症状としては両側の乳腺，特に組織が厚い外上部に，疼痛や圧痛のある硬結を触れることが多く，これらの症状や所見は月経前に増強し，月経2～3日以降に軽快する傾向を示す．乳癌でないことが確認できれば，通常治療は不要である．

▶**(2) 女性化乳房 gynecomastia**

男性での乳腺肥大で，両側性に起こることが多いが，片側のこともある．病因は，エストロゲンの相対的過剰状態とされ，思春期や高齢者などで，性ホルモンの状況が体内で変化することに伴って発症することが多い．また薬剤（利尿薬，ホルモン製剤など），内分泌腫瘍，甲状腺機能亢進症，肝硬変などによることもある．圧痛のある円盤状肥大組織を触れることから鑑別診断は容易であるが，中高年者では，がんと鑑別するために細胞診あるいは組織診が必要になることもある．

2 炎症性疾患

▶**(1) 急性乳腺炎 acute mastitis**

初産婦は授乳に不慣れなために乳腺炎を発症しやすい．乳汁が部分的にうっ滞した状態がうっ滞性乳腺炎で，乳汁うっ滞が続いて細菌感染が加わると急性化膿性乳腺炎となり，化膿が進んで膿瘍を形成すると乳腺膿瘍 breast abscess となる．原因菌は黄色ブドウ球菌，連鎖球菌，大腸菌などで，症状や所見は感染と化膿の程度に応じたものになり，診断は**授乳期における疼痛の強い炎症**所見から容易である．なお乳腺炎ではないのに炎症様外観を示すのが炎症性乳癌（後述）である．

治療では乳汁のうっ滞を解除し，局所の安静，冷湿布などで対応し，感染徴候に応じて抗菌薬を投与し，膿瘍化すれば穿刺または切開して排膿する．

なお急性乳腺炎が治りきらずに，慢性乳腺炎を繰り返し，慢性乳輪下膿瘍を合併することもあ

り，また先天性陥没乳頭では分泌液貯留による炎症も稀にみられる．

▶ **(2) 乳腺脂肪壊死 fat necrosis**

　比較的まれな炎症性の病態で，中年以降の肥満傾向の女性にみられる．乳房部を強打した後に，脂肪組織の変性壊死に伴う肉芽腫性炎症反応を起こすもので，触診で境界が比較的明瞭な腫瘤を触れることから，**乳癌との鑑別**のために細胞診や生検が施行される．

3 良性腫瘍

▶ **(1) 線維腺腫 fibroadenoma（FA）**

　乳腺良性腫瘍のなかで最も多い．10歳代後半から30歳代前半に発生する球状，結節状の境界明瞭な腫瘤で，乳腺の上皮成分と間質結合組織の増殖による混合腫瘍である．多発することもある．発育は緩徐で2～3 cm大で停止し，閉経後に退縮傾向を示すことが多い．稀に若い女性に発生する巨大線維腺腫がある．がんを合併することはきわめて稀である．

　US画像では，後部エコーが増強し，弱い均一な内部エコーを伴う，形として整ったやや平たい低エコー腫瘤像が特徴的である　図4-8 ．中高年者の場合には粗大な石灰化像を伴うことも多い．原則としてがんおよび葉状腫瘍を鑑別することが重要である．針生検で診断が確定すれば，切除の必要はないが，急速な増大がないことを見極めるために3カ月後，6カ月ごとに2年，その後は，1年ごとのUSによる経過観察が望ましい．きわめて稀であるが，腫瘍組織内の正常乳管からがんが発生することもあり，組織診で葉状腫瘍が否定できない場合，急速に増大する場合や身体的・精神的苦痛を訴える場合は，摘出生検を行う．

▶ **(2) 乳管内乳頭腫 intraductal papilloma（IDP）**

　中年女性，多くは40歳前後にみられる**良性腫瘍**で，乳頭近くの**乳管に発生**する．腫瘍は一般に小さく，軟らかいので，触知し難く，また脆いために，しばしば出血して**血性乳頭分泌**が起こる，分泌物のスタンプ細胞診で悪性細胞が見つかったり，乳管造影で陰影欠損像が認められ　図4-9 ，乳管鏡検査で直視可能なこともある．治療は局所麻酔，あるいは全身麻酔下に乳頭腫

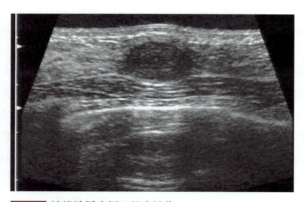

図4-8 線維腺腫症例の超音波像
平たく円滑な形で，内部が均一な低エコー腫瘤像で，後方エコーが増強している．

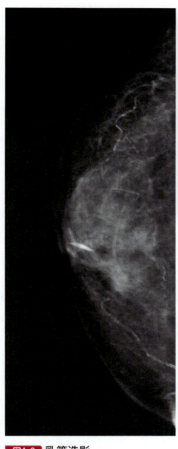
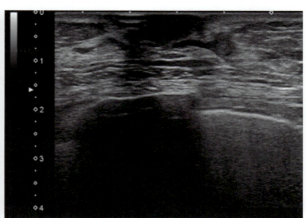
拡張乳管と腫瘍（粘液癌）

造影乳管の途絶

図4-9 乳管造影

を含む乳腺葉を切除する．原因乳管を同定するために，生体色素を用いた乳管造影後，腺葉区域切除を行う．切除標本の検索により，非浸潤がんが見つかることもある．

▶**(3) 葉状腫瘍 phyllodes tumor**

若年者から中年にみられる乳腺特有の腫瘍で，**多くは良性**であるが，転移を起こす悪性のものから，線維腺腫と区別できないようなものまで多彩である．病理学的には，良性，境界，悪性に分類される．病理学的に良性でも臨床的に悪性の場合もある．断端陰性とするために，広範囲切除を行うが，乳房切除術が必要となることもある．悪性の場合でも原則としてリンパ節郭清は不要である．補助放射線療法や化学療法の有効性は確立していない．

4 悪性腫瘍

▶**(1) 乳 癌**

A）疫 学

2019年の全国がん登録では年間で女性の癌罹患数は，約9.7万人が罹患し，第1位であった．死亡者は約1.5万人と増え続けているが 図4-10 ，WHOによると日本人女性の乳癌の年齢調整

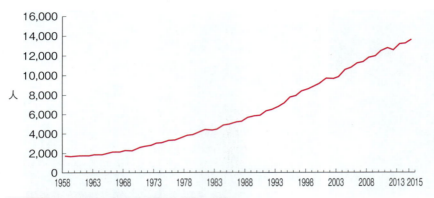

図4-10 わが国における乳癌死亡者数の増加
（国立がん研究センターがん対策情報センター資料）

罹患率は，欧米諸国に比べて1/2程度である．年次推移をみると日本では，近年横ばいないしは，減少傾向を示している．日本人女性の乳癌の年齢調整死亡率は，欧米諸国の2/3程度である．喫煙，肥満，糖尿病の既往はリスクを高め，出産経験のない女性や，初産年齢の高い女性は，リスクが高い．また，授乳期間が長くなるほど，リスクは低下する．運動もリスクを減少させる．アルコール摂取については，乳癌診療ガイドライン（2022年）によると診断前後に関わらず，再発リスク，死亡リスクが増加する可能性は低いとのことである．病理学的に増殖性変化を示す病変，特に異型過形成は，リスクを高める．乳癌家族歴は，リスク因子であり，全乳癌のうち約10%が遺伝性とされる．遺伝性乳癌の特徴は，若年での発症，乳癌と卵巣癌の重複発症，両側乳癌，男性乳癌などであり，家族性乳癌・卵巣癌の発症に関与する遺伝子が*BRCA1*, *BRCA2*遺伝子である．病的変異を受け継いでいると乳癌の発症リスクは70歳までに約80%，卵巣癌のリスクは約40%と報告されている．遺伝性乳癌家系の可能性がある場合には，地域中核病院の遺伝性腫瘍の専門家（遺伝カウンセラーや遺伝専門医）に紹介する．そこでは，遺伝学的検査，早期発見のための検診の仕方，さらには，リスク低減乳房切除術，リスク低減卵巣卵管切除術などの情報が入手可能である．なお，低用量経口避妊薬や低用量エストロゲン，プロゲステロン配合薬の使用は，乳癌発症リスクを増加させる可能性がある．閉経後のホルモン補充療法は，長期投与で発症リスクを増加させる．

　比較的広い年齢層で罹患するが，30歳代から増加しはじめ，40歳代後半から50歳代の前半にピークを迎え，その後は次第に減少する 図4-11 ．

B) 乳がん検診

　集団検診が普及してきているが，これまで一般に施行されてきた視触診による乳癌発見率は1,000人に1人以下と低い．科学的に死亡率の減少効果が示されているのは，MMGによる検診のみである．そこで，40歳以上，2年に1回の検MMG検診導入を厚生労働省が決定し，その成果が期待される．しかし，国民生活基礎調査2022年によると40歳から69歳の乳がん検診受診率は，47.4%であった．またわが国ではUSによる検診の実績も上がりつつある．MMGとUSとの併用は，感度の上昇が確実で，早期乳癌の発見に寄与することが期待される．しかし，US単独の健診での感度は，MMGを超えるものではない．

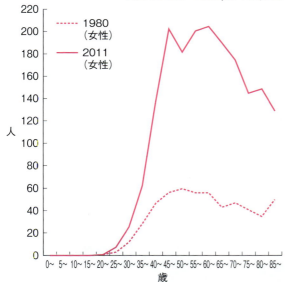

図4-11 乳癌の年齢別分布（国立がん研究センターがん対策情報センター資料）

比較的広い年齢層に発生する乳癌であるが，20代まではまれで，40歳後半から60歳代の前半にピークがあり，最近は高齢者の罹患も少なくない．

乳房自己検査 breast self-examination（BSE）は乳癌早期発見のための最も安価で効率的な方法であるが，上海での最近の臨床研究でBSEには検診の目標である乳癌死減少効果がないとされた．しかしながらこの研究では背景などに問題があり，乳房自己検査法は引き続いて推奨されるべきであろう．乳房の状態を自分の指先に覚えさせてしまうことがコツで，毎月励行するように指導する．BSEにより，MMG検診の中間期がんの減少が期待される．

C）症状，所見

日本乳癌学会全国乳がん患者登録調査報告2020年によると登録数93,784例（男性591例を含む）のうち，乳癌の発見状況はしこりの自己発見が51.5%を占め，32.9%が検診や健診による．まれに血性乳頭分泌，乳頭の慢性湿疹〜びらんで発見されることもあり，また遠隔転移による腰痛などが初発症状のこともある．

視触診上で乳癌腫瘤は一般に孤立性で，表面は凹凸不整，境界はやや不鮮明，可動性が不良で，弾力性がなく，硬固で，無痛性で圧痛もないが，肥満者や高齢者では，芯は硬いが，周囲脂肪組織を巻き込んで軟らかく，脂肪腫まがいに触れることも少なくない．腫瘤上の皮膚を引き寄せて調べる方法がプラトーテスト plateau test で，皮膚引きつれによる陥凹所見が認められる場合に「えくぼ症状 dimpling sign 陽性」 図4-12 と判定され，この所見は多くの症例で認められる．これは乳腺を支えるクーパー靱帯が巻き込まれて起こる所見で，この引きつれが進行すると，皮膚陥凹 skin retraction なども認められるようになる．乳癌原発巣が局所で進行すれば，皮膚への直接浸潤，壊死，潰瘍形成，出血なども出現し，周囲の衛星結節病変もしばしば伴い，深部方向に進展すれば，大胸筋や胸壁に浸潤する．

D）診　断

◎ 画像診断のポイント

MMG: 乳癌原発巣は辺縁不整で不整形の濃厚な腫瘤陰影を示し，腫瘤から周囲に向かって放射状〜棘状突起（スピクラ spiculation）を伴うことが多く，また病巣内部から周辺に向けて多

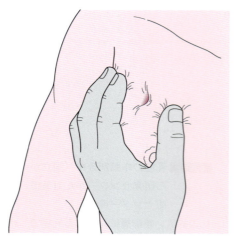

図4-12 乳癌でみられる「えくぼ症状 dimpling sign」
腫瘍上の皮膚を引き寄せて調べると，乳癌ではその部位が凹む所見が認められることが多い．

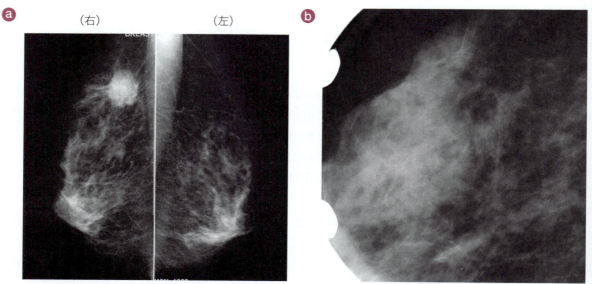

図4-13 乳癌のマンモグラフィ像
ⓐ（右）形，辺縁が不整な濃厚腫瘤陰影で周囲にスピクラを伴う．
ⓑ微細石灰化（ジョンソン・アンド・ジョンソン提供）

数で不規則な砂粒状・線〜棍棒状の微細石灰化像を認め 図4-13 ，また周囲組織を巻き込む所見もうかがえる．

US: 乳癌原発巣は不整形で辺縁不整な低エコー腫瘤像で，後方エコーが減弱し，縦横比が大きく，縦長のことが多く，内部にはしばしば小石灰化を示す高輝度点が認められる 図4-14 ．術前検査の一部として腋窩リンパ節腫大の有無も検査する．

◎ 特殊な乳癌

　a）炎症性乳癌 inflammatory breast cancer

乳房の皮下リンパ管にがん細胞が塞栓し，乳房皮膚の1/3以上の範囲に浮腫や発赤の炎症様所見を呈するもので，一般的に予後が悪いとされてきたが，近年の集学的治療によって治療成績は向上している．

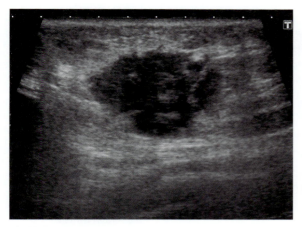

図4-14 乳癌の超音波像
辺縁および形状が不整で，不規則で帯状の境界エコー，不均一な内部エコーを有する低エコー腫瘤像で，後方エコーの減弱が明らかでない．

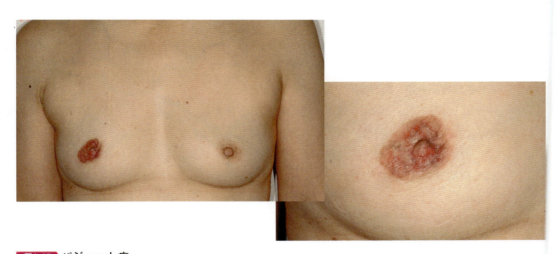

図4-15 パジェット病

b）妊娠・授乳期乳癌

妊娠中や授乳期に発見される乳癌は，乳房の腫脹で診断も比較的困難であり，発見の遅れたものが多く，リンパ節転移陽性率も一般よりも高く，予後も比較的悪いが，病期ごとの比較では，一般的な乳癌との差はあまりない．

c）パジェット病 Paget disease

一種の非浸潤癌で，乳頭皮膚に慢性湿疹～びらん形成を認める **図4-15**．腫瘤を触れないものは予後がきわめてよい．

d）男性乳癌

乳癌診療ガイドライン（2022年版）によると，全乳癌の0.6％程度の頻度で，女性乳癌に比べて，好発年齢がやや高齢で，ホルモン受容体陽性，HER2陰性が約90％を占める．15～20％に乳

表4-3 乳癌の臨床病期分類の概略

臨床病期	T 因子	N 因子		M 因子	
0	Tis 非浸潤癌	0		0	
I	≦2 cm	0		0	
II	2 cm<	0		0	
	≦5 cm	1	1〜3 個		
III	5 cm<	0		0	
	皮膚浸潤, 胸壁固定	1	1〜3 個		
	炎症性乳癌	2	4〜9 個		
		3	10 個≦		
IV				1	遠隔転移あり

0, I, II: 早期, 手術可能乳癌

III: 局所進行乳癌

IV: 進行乳癌

癌家族歴がある. *BRCA1*病的バリアントは，少なく，*BRCA2*病的バリアントが 4〜16％にみられる．女性乳癌に準じて治療する．注意すべきは，男性における女性ホルモンは，アロマターゼを介して産生されるだけでなく，精巣も直接産生している．したがって，アロマターゼ阻害薬は，LR-RH アナログを併用する．

E）臨床病期分類，病理学的グレード，組織型

乳癌は比較的早い時期から微小な遠隔転移巣を有することが多いとする乳癌全身病説が受け入れられているが，転移は腋窩リンパ節，鎖骨下〜鎖骨上リンパ節，胸骨傍リンパ節，縦隔リンパ節，骨，肺，胸膜，肝，脳，髄膜などの多くの部位や臓器に起こり得る．

臨床病期分類の TNM 分類は，腫瘍の大きさなどを示す T（tumor），リンパ節転移状況を示す N（node），遠隔転移を示す M（metastasis）の各因子の組み合わせで決定される **表4-3** ．この解剖学的ながんの広がり以外の予後因子，治療効果予測因子などの形質の重要性が近年認識され，これらを勘案して治療方針が総合的に決定される．代表的には患者の年齢（閉経前・後），エストロゲンレセプター estrogen receptor（ER），プロゲステロンレセプター progesterone receptor（PgR），細胞や核の異型性などで判断される病理学的グレード，増殖指数，約14％の乳癌症例では乳癌細胞膜に増殖因子の受容体として機能する HER2 蛋白があり分子生物学的予後因子および治療標的として注目されている．

病理学的に上皮性悪性腫瘍に分類される乳癌は，組織学的に非浸潤癌と浸潤癌の 2 つに大別される．非浸潤癌は細い乳管〜小葉の内膜面に発生し，乳管にそって非浸潤性に発育進展し，転移を起こさないので予後は絶対的によいが，時間の経過で浸潤癌に進行する．浸潤癌は浸潤性に発育進展し，転移能を有し，その代表的な組織型には硬癌（スキルス）scirrhous carcinoma，乳頭腺管癌 papillotubular carcinoma，充実腺管癌 solid-tubular carcinoma がある．

F）治療，周術期管理，術後フォロー

◎ **乳癌治療の概要**

早期治療の主役は現在も手術であるが，最近では薬物療法が占める役割が次第に大きくなって

いる．薬物療法には抗がん化学療法，ホルモン（内分泌）療法，分子標的療法があり，乳癌手術後の大多数の例に術後補助療法として追加されるが，最近では術前にネオアジュバント療法/術前化学療法 neoadjuvant therapy/primary chemotherapy が施行されることも多くなっている．術前化学療法の目的には，切除不能な局所進行乳癌を切除可能にしようとする場合と，乳房切除術の代わりに術式を乳房温存手術に縮小化しようとする場合とがあり，また抗がん剤に対する感受性を調べることができるという利点もある．背景には，手術後に行う化学療法と同一のものを，手術前に行っても，予後は同じであるというエビデンスがある．

ランダム化比較試験の臨床成績からとくにHER2陽性タイプの場合は，腫瘍径が10 mm以上では，抗HER2薬を含む，術前化学療法および術後の化学療法が推奨されている．また，トリプルネガティブタイプの場合には，5 mm以上で，免疫チェックポイント阻害薬と術前化学療法および，術後の免疫チェックポイント阻害薬の投与が推奨されている．

◎ 手術治療

乳癌手術の対象部位は，乳腺と領域リンパ節である．乳腺では乳房温存術 breast conserving surgery（乳房部分切除術）または乳房切除術（いわゆる全摘）mastectomy が施行され，領域リンパ節では，腋窩リンパ節郭清術が施行される．

腋窩リンパ節の手術では，リンパ節に転移があれば郭清し，なければ郭清しなくてよいが，転移有無に関する術前診断が不正確であるために，ほとんどの例で一律にリンパ節郭清が施行されていた．しかし，徹底したリンパ節郭清後には，高度な上肢浮腫などの後遺症が起こることもあり，手術規模は縮小方向にある．最近はリンパ節転移が起こるとしたら最初に起こるリンパ節〔センチネル（見張り）リンパ節：色素およびアイソトープを注入して同定する〕を術中迅速検査で調べ（センチネルリンパ節生検）ここに転移がなければ郭清をしない方法が標準である 図4-16．

乳癌手術の規模は，局所でのがん根治性と整容性との兼ね合いで決定され，乳房温存術では残存乳腺からの多中心性の発生の予防のため，術後放射線照射が標準である．また，乳腺切除断端を病理学的に厳密に検索し，陽性であれば，原則として追加切除あるいは，術後ブースト照射が追加される．

術後の整容性を向上させるために，局所組織弁（片）が工夫され，また乳房再建術の施行も多

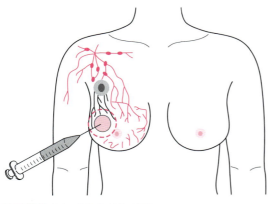

図4-16 センチネルリンパ節

い．再建のための自家組織では腹直筋皮弁や広背筋皮弁などが用いられる．また，血管吻合を伴う遊離脂肪皮弁また人工乳房（ティッシュエクスパンダー，シリコンバッグ，生食バッグ）挿入法なども利用される．なお，整容性向上の工夫として，皮膚に残る手術痕を小さく，場所をめだたない部位におくことのできる内視鏡補助手術も行われている．

◎ 周術期ケアとリハビリテーション

乳癌手術では輸血は不要で，また術後の創痛は開胸手術や開腹手術に比較すると軽度で，翌朝には膀胱留置カテーテルが抜去され，歩行，経口摂取が開始される．したがって，乳房温存術およびセンチネルリンパ節生検では，通常ドレーンもなく，術後2～3日で退院可能である．一方，乳房切除術では，腋窩，乳房手術部に留置されるドレーンの貯留バッグとの接続や，チューブが折れ曲がっていないように留意する 図4-17 ．稀にはドレーンから出血が続き，再手術が必要になることもある．ドレーンの抜去時期は，手術の内容にもよるが，排液量の減少を待って，術後2～3日から10日が目安である．あまり早期に抜去するとリンパ液が貯留し，穿刺吸引処置が必要になる．したがって，ドレーンの抜去が退院の目安となる．

手術側の手関節，肘関節の運動は手術当日あるいは翌日から始めるが，肩運動は手術創の安静を妨げないほうがよい場合もあり，術者と相談しながら対応する．いずれの場合も，数日～10日以降は積極的に肩運動を実践し，術後1カ月以内には完全に術前の状態に，またその後の2～3週間以内に普通の日常生活に戻れることを目標にする．以上より，わが国では術後1～2週間後の退院が多いが，欧米では2～3日での退院が多い．

乳房手術後用のパッドや下着の種類は多く，手術創は6～8週間でほぼ完全に治癒過程が安定するので，装具などはこの時期にあわせるとよい．手術側の腕には外傷をできるだけ受けないよ

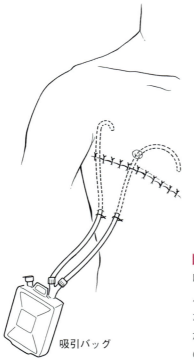

図4-17 乳癌手術の術後ドレーン管理
吸引バッグの吸引が持続されているか，吸引カテーテルの接続が外れていないか，チューブに屈曲がないか，また皮膚の色はどうか，血液の貯留などで創全体が腫れていないかなどに留意する．図は乳房切除術後の例であるが，乳房温存術式もこれに準ずる．

うに指導する．妊娠は再発リスクを上げないとされるが，ホルモン療法は，避妊が必要のものもあり，術後 2〜3 年は，避けるのが一般的である，閉経後女性の場合にはホルモン補充療法はすべきではない．腋窩リンパ節郭清後の患側上肢の点滴，採血，および運動は，リンパ浮腫の発生の誘因とはならない．しかし，腋窩への放射線照射や外傷に伴う蜂窩織炎は，リンパ浮腫のリスクを高めることが知られている．

◎ 術後補助療法

再発リスクが無視できないと判断されれば，**術後補助療法**（通称アジュバント adjuvant 療法）の適応となる．リンパ節転移陽性例では，高齢者を除いて，抗がん化学療法が施行されることが多く，またホルモン受容体陽性（ER 陽性: 後述）例は，ホルモン（内分泌）療法の適応となる．補助化学療法は，通常は外来で，多剤併用療法（薬品一般名の頭文字を連ねた名称で呼称: AC あるいは EC，E（A）C→taxane など），3〜4 週間に 1 度，合計 4〜8 コース施行される．ホルモン療法では，抗エストロゲン薬のタモキシフェンが広く使われ，LH-RH アゴニスト薬（月 1 回のゾラデックス®，リュープリン® 皮下注）または卵巣摘除術が有効で，閉経後の患者にはアロマターゼ阻害薬（アリミデックス®，フェマーラ®，アロマシン®）の有効性が示されている **表4-4** ．ホルモン療法の期間は，最近では 10 年が推奨されている．ホルモン療法と併用する CDK4/6 阻害薬（後述）も登場し，ハイリスク症例では，術後の補助療法でも使用される．

また，HER2 蛋白陽性例には，HER2 蛋白に対するマウス抗体をヒト化した分子標的療法薬ハーセプチン® やパージェタ® を投与する．

一方トリプルネガティブ乳癌に対しては免疫チェックポイント阻害薬を術前化学療法と術後化学療法に投与する（前述）．

術前に化学療法を施行するネオアジュバント neoadjuvant 療法については前述した．

乳癌細胞は発生母地である乳腺上皮細胞の性質を受け継いで，がん発生当初は乳癌細胞全部にホルモン受容体が存在しているが，臨床的に乳癌の診断がつけられる頃にはエストロゲン受容体 estrogen receptor 陽性と判定される例は約 50〜60% に減少し，治療経過が長くなると陽性率はさらに低くなる．

プロゲステロン受容体 progesterone receptor（PgR）も同時に検査され，これらの陽性/陰性度はホルモン依存性の程度，ひいては内分泌療法の治療効果とよく相関し，両方が陽性の場合はホルモン療法に対する効果が最も良好である．一般に ER（＋）例は高分化型乳癌に多く，陽性率は閉経前よりも閉経後乳癌例のほうが高い傾向にある．

最近では，切除標本の乳癌細胞の遺伝子解析により，再発リスクを評価して，ホルモン療法に化学療法を追加することによる上乗せ効果の評価を行う検査法が保険適用の検査として導入された．オンコタイプ Dx は手術時に切除した乳癌組織のホルマリン固定標本を用いて 21 の遺伝子の発現を測定し，それを再発スコア recurrence score（RS）という数値でスコア化する検査である．この再発スコア（RS）と，閉経前か閉経後か，リンパ節転移があるかないか，その他の因子などから，抗がん剤治療を行うメリット，デメリットを十分に評価して治療の選択を行う．

◎ 術後フォローと治療成績

乳癌術後には，診察，遠隔転移や局所再発対側乳癌発症の有無のための検査，腫瘍マーカーを含めた血液検査が施行され，術後経過がモニターされる．術後 10 年間は 3 カ月ごとに視触診によ

表4-4 乳癌に使われる主な化学療法薬，CDK4/6 阻害薬，抗 HER2 薬，免疫チェックポイント阻害薬，内分泌療法薬

化学療法薬
アドリアマイシン（ドキソルビシン，アドリアシン®）
シクロホスファミド（エンドキサン®）
エピルビシン（ファルモルビシン®）
カペシタビン: ゼローダ®，S-1（ティーエスワン®）
タキサン（ドセタキセル: タキソテール®，パクリタキセル: タキソール®）
エリブリン（ハラベン®）
ゲムシタビン（ジェムザール®）
カルボプラチン
エリブリン（ハラベン®）
ビノレルビン（ナベルビン®）
CDK4/6 阻害薬（ベージニオ®，イブランス®）
PARP 阻害薬（オラパリブ: リムパーザ®）
抗 HER2 薬（トラスツズマブ: ハーセプチン®，ペルツズマブ: パージェタ®）（トラスツズマブと DM1 の抗体薬物複合体: カドサイラ®，トラスツズマブとカンプトテシン誘導体の抗体薬物複合体: エンハーツ®）
免疫チェックポイント阻害薬（ペムブロリズマブ®，アテゾリズマブ®）
内分泌療法薬
アロマターゼ阻害薬（アリミデックス®，フェマーラ®，アロマシン®
LH-RH アゴニスト（リュープリン®，ゾラデックス®）
タモキシフェン　エストロゲン受容体モジュレーター（ノルバデックス®）
フルベストラントエストロゲン受容体分解薬（フェソロデックス®）

る診察，1 年毎に MMG，US による画像検査を実施する．再発の約80％は丸 4 年後までに発症するが，15〜20 年後の再発や新規発生例も稀にはある．したがって，10 年以降も可及的に年 1 回の画像検査を実施すべきである．

◎ **再発乳癌の治療**

　乳癌の再発は，骨，肺，胸膜，肝，脳など多くの臓器に発生し得る．再発は手術創近辺の皮膚，領域リンパ節などの局所再発も含めて，全身再発の一部であることも多く，切除療法の対象となる病変は一般的には少ない．しかしながら乳房温存手術後の同側乳房内での再発は別で，乳房切除術を選択することが多いが，放射線照射をしていない場合，再度の温存手術および放射線照射を試みることも可能である．

　再発乳癌では，腫瘍量にもよるが，腫瘍マーカーが上昇することが多く，また血中アルカリホスファターゼ（ALP）値の上昇は骨・肝転移を，乳酸脱水素酵素（LDH）値の上昇は肺・肝転移を，高カルシウム血症は多発性骨転移を示唆する．

　再発乳癌の治療では，初回治療の際の術後補助療法の項で記述したホルモン療法や抗がん化学療法が中心になる．遠隔転移が認められる臓器と転移の数や大きさから，予後に時間的な余裕があると判断され，ホルモンレセプター陽性であれば，内分泌療法がまず選択される．種類を変え

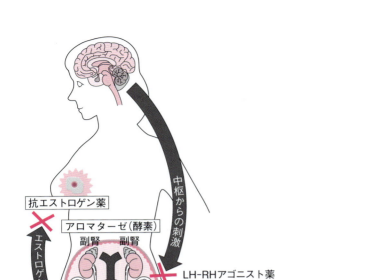

図4-18 ホルモン療法の概略

表4-5 乳癌のサブタイプと主な治療法

サブタイプ	臨床病理学的特徴	主な治療
Luminal A	ER 陽性, PgR 陽性, HER2 陰性 増殖能 低	内分泌療法
Luminal B	ER 陽性, PgR 陽性, HER2 陰性 増殖能 高	内分泌療法 化学療法追加
HER2-enriched	HER2 陽性 ER 陰性, PgR 陰性	化学療法 抗 HER2 薬追加
Basal-like	トリプルネガティブ ER 陰性, PgR 陰性, HER2 陰性	化学療法 免疫チェックポイント阻害薬

て，各種の薬剤を試みる．最近，ホルモン受容体陽性，HER2陰性の再発乳癌に対して，内分泌療法と併用する分子標的治療薬 CDK4/6 阻害薬（ベージニオ®，イブランス®）がランダム化比較試験により有効性が明らかとなり，承認された．

ホルモン療法後は，時期を失しないように，化学療法に移行する．乳癌に対して有効な抗がん剤の種類は多く，各種の組み合わせや投与法が工夫され，制吐剤や白血球増多因子G-CSFなどの支持療法も進歩している．

トリプルネガティブの再発乳癌に対して，PD-1阻害薬（ペムブロリズマブ®/PD-L1阻害薬（アテゾリズマブ®）と化学療法との併用の有効性が示され，承認されている．しかし，どのレジメンがより優れているかについては，明らかにされていない．両薬剤とも，免疫関連有害事象に留意する必要がある．

再発巣によっては局所療法として切除療法や放射線療法の適応になる場合もある．なお，乳癌

は骨転移を起こす代表的ながんで，溶骨性の骨転移に対しては，破骨細胞の働きを抑制するビスホスホネート製剤やランマーク®が推奨されている．また抗 HER2 薬は，単剤での効果や，抗がん剤との併用による上乗せ効果が認められている．さらに，ハーセプチン®に抗がん剤を結合させた ADC 薬（antibody drug conjugate），カドサイラ®やエンハーツも有用である

▶（2）乳腺肉腫 breast sarcoma

乳腺悪性腫瘍の中で，約 0.5% と低く，病理学的には非上皮性悪性腫瘍で，悪性葉状腫瘍，血管肉腫，悪性リンパ腫などがある．手術治療は乳癌に準ずるが，多剤併用化学療法として有用性が確立された組み合わせはない．悪性リンパ腫は，全身性の疾病であり，原則として薬物療法が中心となる．したがって可及的すみやかに腫瘍内科を紹介する．

〈德田　裕〉

各論

5 呼吸器の疾患

A 解剖，生理

1 解剖

　気道の出入口は鼻腔・口腔になり，終点は肺胞である．まず，主気管支のレベルで第1回の分岐を行い，右主気管支と左主気管支になる．右主気管支は第2回目の分岐を行って右上葉気管支，右中葉気管支，右下葉気管支となり，左主気管支も左上葉気管支と左下葉気管支になる．そして次には区域気管支となり，最終的には23回の分岐を繰り返して肺胞に至る 図5-1 ．肺葉気管支に支配される領域は**肺葉**とよばれ，右肺には3葉，左肺には2葉ある．また，区域気管支に支配される領域は**肺区域**とよばれ，右肺には10区域，左肺には8区域存在する．そして，1つの細気管支に支配される領域は**小葉**とよばれる．

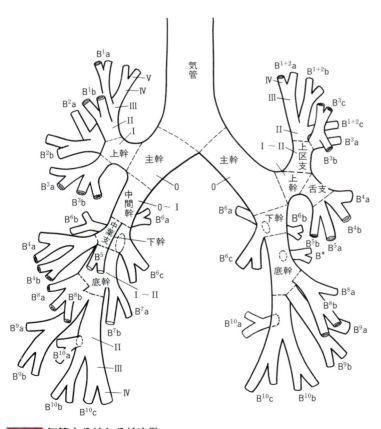

図5-1　気管支分岐と分岐次数

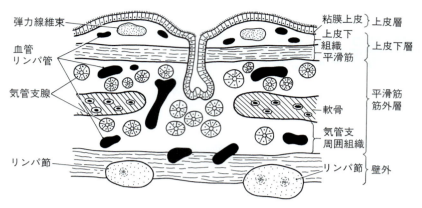

図5-2 気管支壁の構造

　気管，主気管支から区域気管支枝までの構造はほぼ同一である．
　気管支の内腔は，主として線毛上皮細胞に裏打ちされている．線毛上皮細胞は活発な線毛運動を行い，異物を口腔側に排出している．また，線毛上皮細胞の間には，埋もれるように，杯細胞が存在する．杯細胞は分泌顆粒を蓄えており，粘液を分泌して異物が線毛運動によって排除されやすくしている 図5-2 ．さらに，粘液中にはIgAが含まれており，局所免疫にも関与している．線毛上皮細胞の下は弾性線維を豊富に含んだ粘膜固有層となり，ここには，気管支腺が散在している．気管支腺は杯細胞よりも多量の粘液を分泌し，同様の機能を有する．粘膜固有層の下には平滑筋があり，その外側には軟骨が存在する．
　他方，細気管支より末梢になると，軟骨がなくなり，平滑筋の量も減少する．杯細胞がほとんどなくなり，その代わりにClara細胞が出現する．

2 生　理

▶(1) 呼　吸

　安静時の呼吸数は12〜15回/分で，1回換気量は約500 mLである．したがって，1分間の換気量は12×500 mL＝6 Lと計算される．
　肺胞ではガス交換を司るため，構造が大きく異なる．95％を占めるⅠ型肺胞上皮細胞と残りの5％を占めるⅡ型肺胞上皮細胞で成り立っている．前者はガス交換に関与し，後者は丈の高い大型の細胞で，表面活性物質 surfactant を分泌する．

▶(2) 循　環

　肺動脈は右心室から出て，肺門部から肺に入り，左右の主肺動脈に分かれる．そして，気管支に沿って下行し，気道に準じて分岐を繰り返し，最後は肺胞で毛細血管を形成する．
　肺動脈圧は収縮期で24 mmHg，拡張期で9 mmHgと低圧系の血管である．
　末梢静脈は次第に集まって，上下の肺静脈になり（左右で合計4本），肺門部から，左心房に注ぐ．

5　呼吸器の疾患

B 検査，診断

1 検査

表に主な検査項目を示した 表5-1 ．

表5-1 検査項目

問診	主訴	（咳嗽，喀痰，血痰，発熱，呼吸困難，胸痛，チアノーゼ，嗄声など）
	現病歴	（発症時の状況，経過，治療の有無など）
	既往歴	（過去に罹患した疾患，喫煙歴，アレルギー歴，嗜好品，常用薬，ツベルクリン反応，BCG 接種歴など）
	家族歴	（罹患した疾患，死因，遺伝性疾患，アレルギー疾患，悪性腫瘍など）
	職業歴	（生活状態，粉塵曝露の有無，宗教など）
理学的検査	視診	（顔色，顔面・頸部の浮腫，静脈の怒張，ホルネル症候群，胸郭変形，呼吸の型，腹部の状態，下腿の浮腫，ばち指，チアノーゼの有無など）
	触診	（頸部・腋下・鎖骨上リンパ節の腫脹，甲状腺の腫脹，乳房・胸背部・腹部の圧痛・腫瘤の有無など）
	聴診	（異常呼吸音，副雑音の有無，心雑音の有無など）
	打診	（濁音・鼓音・清音）
血液・尿検査	血液一般，血液生化学，腫瘍マーカー，尿一般，尿沈渣など	
喀痰検査	肉眼所見（量，色調，臭気など），塗抹・培養検査（一般細菌，結核菌），細胞診（悪性腫瘍）	
腎機能検査	クレアチニンクリアランス（90〜100 mL/分），eGFR（推算糸球体濾過量（60 mL/分/1.73 m^2 以上））	
肺機能検査	スパイロメトリー　%肺活量（%VC）と 1 秒率（$FEV_{1.0\%}$）により呼吸障害の型を分類　%VC>80%，$FEV_{1.0\%}$>70%	
	フローボリュウム曲線　末梢気道閉塞障害の検出	
	クロージングボリュウム曲線　末梢気道閉塞障害の検出	
	拡散機能（DLco）一酸化炭素（CO）を用いて測定	
	動脈血ガス分析　酸素分圧（PaO_2），炭酸ガス分圧（$PaCO_2$），pH を測定　肺機能の総合的な指標	
心機能検査	心電図，心超音波検査，負荷心電図，24 時間心電図	
	右カテーテル検査（大動脈・右心房・右心室・肺動脈の各圧，肺動脈楔入圧，心拍出量の測定）	

JCOPY 498-07599

2 画像

▶**（1）胸部単純 X 線**

　　胸部疾患の診断の基本となる．腫瘤陰影 図5-3 ，浸潤影，無気肺 図5-4 ，胸水などの異常所見がある．

▶**（2）X 線コンピュータ断層撮影 computed tomography（CT）**

　　胸腔内病巣の局在と性状や肺門・縦隔リンパ節腫大の様子がわかる．最近では，肺癌検診へ導入され始めている 図5-5 ．

▶**（3）核磁気共鳴断層 magnetic resonance imaging（MRI）**

　　肺野の情報は CT と比較してやや劣るが，胸壁や隣接臓器への浸潤の判断に優れる 図5-6 ．

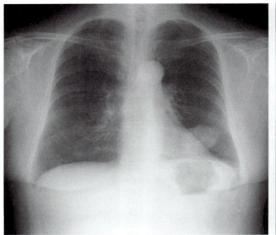
図5-3 胸部単純 X 線（左下葉腺癌）

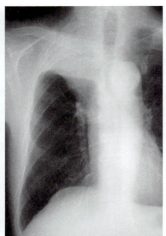
図5-4 右上葉無気肺

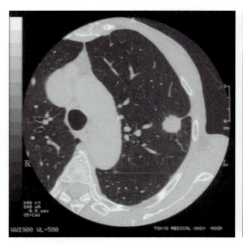
図5-5 胸部 CT　左上葉腺癌

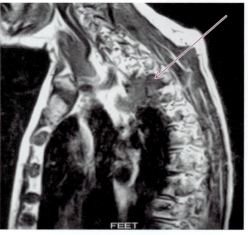
図5-6 胸部 MRI　椎体に浸潤した肺癌

5 呼吸器の疾患

▶（4）肺血管造影

腫瘍の血管への浸潤の程度や肺分画症，肺動静脈瘻などの診断に有用である．

▶（5）核医学検査

肺換気・血流シンチグラフィによる肺塞栓の診断や，肺気腫，肺機能の程度を解析する．

▶（6）陽電子放射断層撮影 positron emission tomography（PET）

がん細胞が吸収しやすい物質（^{18}F-FDG：フルオロデオキシグルコース）を投与し，その物質の代謝の違いに基づきがん細胞の分布や活動状態を画像化する診断技術である．肺癌のリンパ節転移，他臓器転移の有無の診断に利用することが多い 図5-7 ．しかし早期がんでは偽陰性，肉芽腫や炎症などでは偽陽性になることが多い．

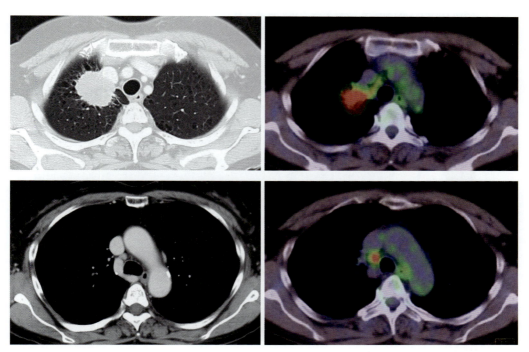

図5-7 PETの画像

▶（7）高精度 3D 画像ソフト 図5-8

最近では画像情報に医工連携技術を応用し高精度 3D 画像ソフトの CYNAPSE VINCENT（Fuji film Co., Ltd. Tokyo, Japan）による術前シミュレーション解析システムを導入し，主に胸腔鏡手術で活用されている．これにより安全かつ正確な手術アプローチと術中操作が可能となっている．

また呼吸器内視鏡イメージガイドに導入されインターベンションに応用する事により，ターゲット病巣の確認，血管走行の把握，周囲組織の自動抽出が容易に理解できプランを組み立てるのが容易となっている．

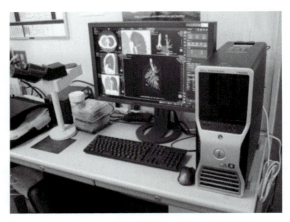

「SYNAPSE VINCENT」（富士フイルム株式会社）

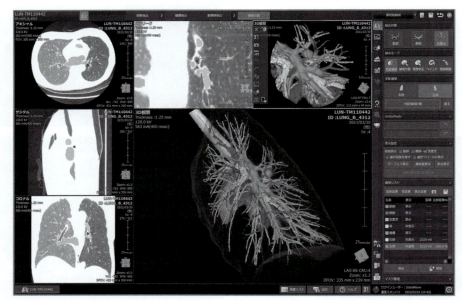

図5-8a 高精度 3D 画像ソフト①

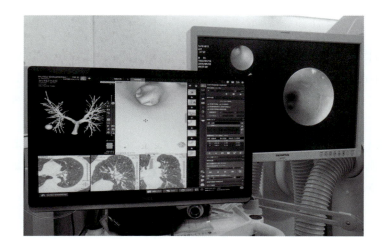

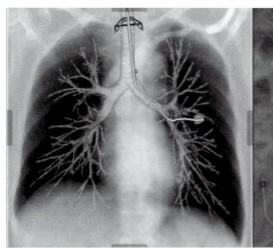
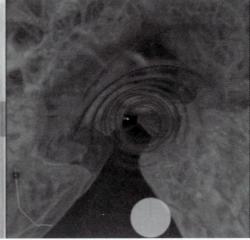

図5-8b 高精度3D画像ソフト②

3 確定診断法

▶(1) 気管支鏡検査

　通常の気管支鏡では亜区域枝までが可視範囲である．異常所見を認めた場合，部位，範囲，所見の種類をとらえる 図5-9 ．また，胸部X線，胸部CTで末梢肺野に異常陰影が発見された場合，関与する気管支に気管支鏡を可及的に挿入する．生検チャンネルより鉗子を末梢気管支に導き，X線透視下に陰影に的中していることを確認する（transbronchial lung biopsy: TBLB） 図5-10，5-11 ．細胞診材料をブラシで採取したり（TV-brushing），針で採取する（TBAC）ことも行われる 図5-10 ．

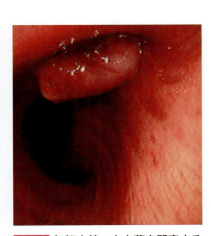

図5-9 気管支鏡　右上葉を閉塞する肺癌

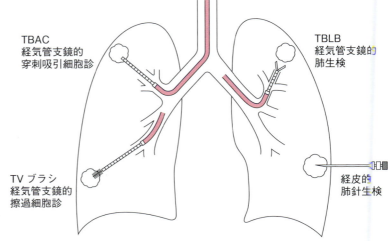

図5-10 末梢病変に対する主な診断法

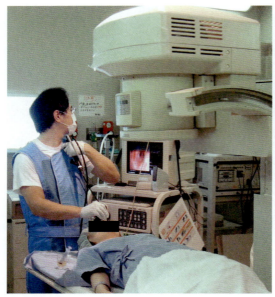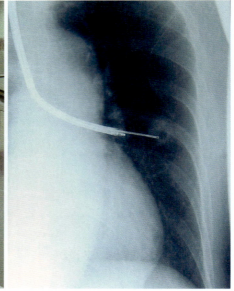

図5-11 TBLBの画像

▶（2）超音波気管支鏡 endobronchial ultrasonography

超音波プローブを気管支内腔に挿入し，気管支壁および壁外の断層像をリアルタイムに描出する診断技術である．主にEBUS-GS（ガイドシース）による生検診断，EBUS-TBNA（ガイド下針生検）による縦隔リンパ節診断などに使用される 図5-12．

▶（3）CTガイド下肺生検

末梢の腫瘍でCT上，肺の外側に位置する陰影やTBLBで確定診断が得られなかった陰影を主な検査対象とする．皮膚を局所麻酔し，CTで病変の位置を測定したうえで体表から生検針を刺入する 図5-13．主な合併症は気胸で頻度は15％程度とされる．稀に空気塞栓などの合併症も報告されている．

▶（4）胸腔鏡検査

TBLBや経皮的針生検で診断が得られなかった肺結節で画像上，悪性が強く疑われる場合に，本法を考慮する．全身麻酔下に胸腔鏡下に肺部分切除を行い組織学的に確定診断を得る．悪性病変の場合はそのまま根治手術に移行する．また，原因が明らかでない胸水の検査にも利用される．

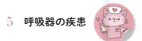

5 呼吸器の疾患

Endobronchial ultrasonography (EBUS-GS)

Endobronchial ultrasonography with a guide sheath (EBUS-GS)

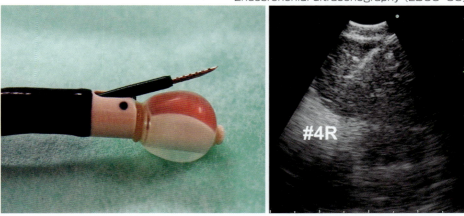
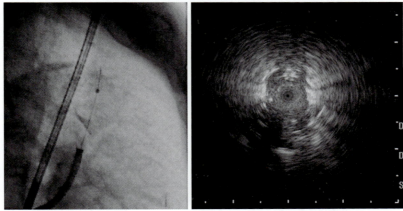

図5-12 EBUSの画像

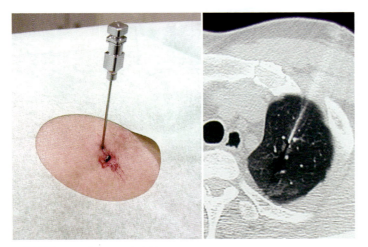

図5-13 CTガイド下肺生検

B 検査，診断

C 手術（概論）

▶（1）皮膚切開・開胸

図5-14 のごとく，種々のアプローチがある．**後側方切開**は，通常の肺癌手術に用いられる．腋窩切開は比較的小規模な手術に用いられ，美容的である．胸骨正中切開は縦隔腫瘍や大血管の操作が必要なときに行われる．

▶（2）術　式

肺全摘，肺葉切除，区域切除，部分切除などがある．**肺葉切除は肺癌に対する一般的な術式であり**，気管支や肺血管への浸潤の程度により，必要に応じて肺全摘術を施行する．肺機能が不良

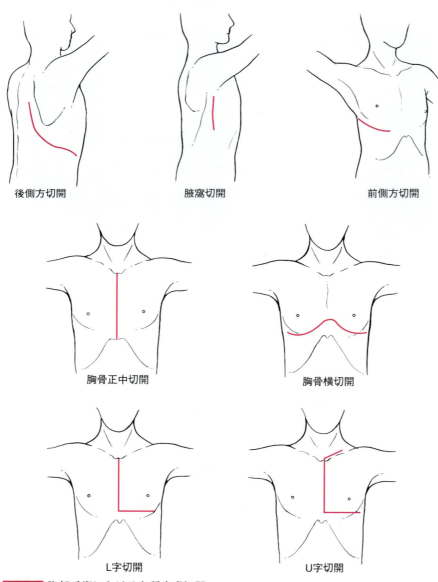

図5-14 胸部手術における各種皮膚切開

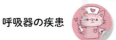

であったり，全身状態が根治術を許さない場合は，区域切除，部分切除などの縮小手術を行うこともある．部分切除は転移性肺腫瘍，肺良性腫瘍などに行われる．

術後は十分なガス交換が行えるようになるまで，酸素吸入を行う．

胸腔ドレーンからの出血量とエアリークの程度に注意をはらう必要がある．術後合併症には肺炎，間質性肺炎，不整脈，乳び胸，膿胸，気管支瘻などがある．

▶**(3) 胸腔鏡手術** video-assisted thoracoscopic surgery（VATS）

胸腔鏡手術は開胸術と比較して低侵襲なアプローチ法であり，主に術後疼痛の軽減，呼吸機能の保持，美容上の利点から本法の選択となる．肺癌診療ガイドライン2023年版（日本肺癌学会）では「臨床病期Ⅰ期非小細胞肺癌に対して胸腔鏡補助下肺葉切除を行うよう提案する．エビデンスの強さはB[※]，また総合的評価では行うよう弱く推奨（2で推奨[※]）できると判断」された．図5-15，5-16．

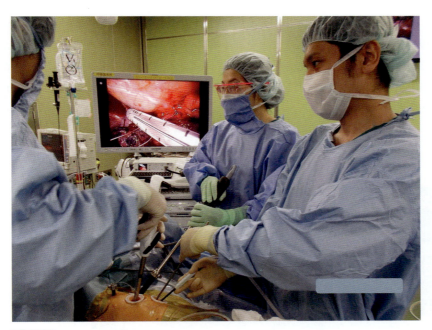

図5-15 VATSの画像

開胸アプローチ　　　　　　VATSによる3ポート・アプローチ

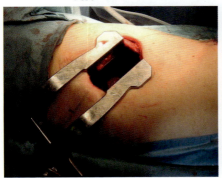
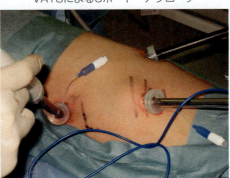

図5-16 開胸とVATSの創部

▶(4) ロボット支援手術

　1990年代に米国で手術支援ロボット「ダビンチ」が開発され，日本でのダビンチによるロボット支援手術は2012年4月に前立腺腺摘出術において先行して保険適用開始となり，呼吸器外科領域の手術に関しても2018年4月に新たに胸腔鏡下縦隔悪性腫瘍手術（縦隔癌），胸腔鏡下良性縦隔腫瘍手術（縦隔良性腫瘍），胸腔鏡下肺悪性腫瘍手術（肺癌）が保険適用となり，2020年度診療報酬改定では，胸腔鏡下肺悪性腫瘍手術（区域切除）および胸腔鏡下拡大胸腺摘出術も保険適用となった．

　執刀医は手術台から離れた操縦席でロボットを遠隔操作して手術を行う 図5-17 ．患者の皮膚数カ所をそれぞれ1～2 cm程切開して，ロボットアームの先端に取り付けた鉗子や3Dカメラを体内に挿入する．ダビンチには人間の腕のような働きをする複数本の「アーム」が装備されており，アームの先端は七つの関節で可動域が広く，執刀医の指の動きを忠実に再現できる 図5-18 ．従来の内視鏡手術では届かなかった場所の手術も容易となった．肺癌診療ガイドライン2023年版では，「臨床病期Ⅰ期非小細胞肺癌に対してロボット支援下肺葉切除は胸腔鏡手術と同様に，低侵襲手術の1つとして行うことを弱く推奨する．エビデンスの強さはB，また総合的評価では行うよう弱く推奨（2で推奨）できると判断した」とされている．日本国内では2010年3月にda Vinci Sが，2011年11月にda Vinci Siが発売開始となり，現在ではda Vinci Xi（2014年4月販売開始）が第4世代のda Vinciサージカルシステムとして多くの施設で導入されている．

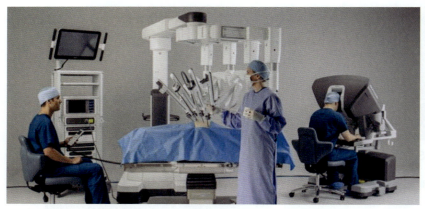

図5-17 ロボット手術の全景
(Intuitive Surgical, incより許諾を得て転載)

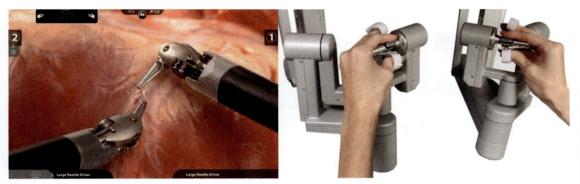

図5-18 ロボット手術の器具

D 損傷，異物

▶ (1) 外傷性肺損傷

肺挫傷，肺裂傷，肺内血腫の他，刃物による刺創，銃創，杙創などがある．

血痰，喀血，呼吸困難などから胸腔内出血によるショック状態まである．気胸・血胸が合併することが多く，これには胸腔ドレナージ．高度の出血・気漏では緊急手術の適応である．

▶ (2) 外傷性気管・気管支損傷

胸部の鈍的外力によるものが多く，大部分が頸部，特に主気管支の膜様部に発生しやすい．

呼吸困難，気胸，縦隔気腫が3主徴であり，胸部X線，CTで気腫の存在があった場合，気管支鏡検査を行い，損傷部位を同定する．

▶ (3) 気道異物

小児および高齢者にもみられる．右気管支に多いとされる．金属性異物（針，釘，義歯など），動植物性（ピーナッツ，植物の種など）やプラスチック性（鉛筆のキャップなど）などがある．症状は咳嗽，呼吸困難，喘鳴であり，特に動植物性物質の場合は発熱などの症状も強い傾向がある．診断は胸部X線，CT，気管支鏡検査などによる．X線透過性異物でも胸部X線の間接所見として，無気肺，過膨張の所見がみられる．吸気時患側，呼気時健側への縦隔偏位が多い．気管異物で高度呼吸困難の場合は緊急に気道確保が必要である．異物摘出は通常気管支鏡下に行うが，硬性鏡が必要な場合も多い．時に手術的摘出が必要なこともある 図5-19 ．

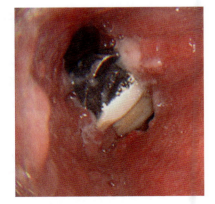

図5-19 気管支内異物（義歯）

E 炎症性疾患

1 肺結核 pulmonary tuberculosis

無症状から，呼吸器症状，感染症状を有するものなど種々である．

治療前に喀痰，胃液などから菌検出を行い，**培養・感受性試験**を行う．**菌量の多寡はガフキー号数で表現**する．なおDNAプローブやPCR法などにより早期に検査結果を得られるようになった．結核の感染を確かめる血液検査としてインターフェロンγ遊離試験（interferon-gamma release assay: IGRA）がある．BCG接種や非結核性抗酸菌の影響を受けないため特異度が高いとされている．代表的なものに抗ヒトインターフェロン-ガンマ（IFN-γ）抗体を用いるクォンティフェロン（QFT）および高感度のT-spotがある．RFPを含む，SM，INH，EB，PZAの3〜4剤を6〜9カ月内服する．

今日の肺結核の手術適応は，薬剤耐性例などである．

2 非定型抗酸菌症 atypical mycobacteriosis（AM症）

結核菌，癩菌以外の抗酸菌の総称である．自然界の土壌や水などに存在する環境生息菌で，日本では8割以上がマック菌（*Mycobacterium avium* complex: MAC），1割がカンザシ菌（*M. kansasii*）とされている．結核菌とは異なり人から人には感染せず，中高年の女性に多く認められ緩徐に進行する．喀痰などの臨床検体からPCRなどの核酸増幅法により検出を行う．抗酸菌を証明するとナイアシンテストを行って結核菌（陽性）と非定型抗酸菌症（陰性）を鑑別する．

薬剤感受性が菌種によって異なり，感受性を有する例は多剤併用を行う．

手術療法は有症状例，内科療法難治例で病変が限局した症例に行う．

3 肺化膿症 lung abscess

細菌感染により肺実質が炎症のため壊死状となり，膿瘍化や空洞化がみられる．

起因菌として，嫌気性菌に注意すべきであり，好気性菌では肺炎悍菌，緑膿菌，黄色ブドウ球菌などがあげられる．

発熱，咳嗽，喀痰，胸痛などの呼吸器感染症状が先行し，この時期に的確な診断，治療を行えなかった例や一般状態低下者の一部が肺化膿症へと進行する．

抗菌薬で改善せず，病変が残存し発熱，喀血が継続する場合は肺切除術，空洞切開術を行う．

4 肺真菌症 pulmonary mycosis

▶（1）アスペルギルス症 aspergillosis

病変の性状により菌球型と肺炎型に大別される．前者は血痰，喀血が主で，**空洞の中に虫卵が**

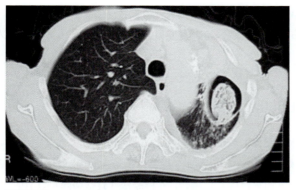

図5-20 アスペルギルス症
空洞内に虫卵を認める．

存在する特徴的な X 線像と菌検出，抗体価測定で診断する 図5-20．肺炎型は発熱，咳嗽，浸潤影，菌検出などから診断を行う．

治療は抗真菌薬の静脈内投与や空洞内注入による内科的治療を行う．改善しない症例に対しては，手術（肺切除術）が適応となる．一般状態不良例や低肺機能例，さらに術中汚染が予想される例などには空洞切開術を行い，創処置，抗真菌薬で創の浄化を行い，後に，二期的に筋肉弁などを用いて閉鎖創とする．

▶ **(2) クリプトコッカス症 cryptococcosis**

鳩など鳥類の糞によく見出される *Cryptococcus neoformans* による経気道性感染で発症する．胸部 X 線上円形の孤立型，散布型，浸潤型などの像を呈する．

治療は抗真菌薬を投与し，治療抵抗例，限局例には肺切除術を行う．

5 膿 胸 thoracic empyema

胸膜腔に膿が貯溜した状態を指す．急性膿胸では悪寒戦慄を伴う発熱，胸痛，呼吸困難などが主な症状である．適切な治療が行われず，3 カ月以上経過すると，慢性膿胸となる．胸膜が肥厚し膿胸腔は死腔となる．微熱，胸痛，全身倦怠感などを呈し，内瘻化すると膿性痰の排出をみる．診断は胸部 X 線で胸水の貯留を確認し，胸腔穿刺にて膿を確認する．

治療は，感受性を有する抗菌薬の投与を行う．急性膿胸では持続ドレナージを行う．慢性膿胸では手術療法が中心となり，剝皮術，胸膜肺切除術，開窓術，などの術式がある．

F 囊胞性肺疾患 cystic lung disease

1 ブレブ bleb，ブラ bulla

bleb とは臓側胸膜の内外弾力板の間に発生した異常な気腔であり，bulla とは胸膜直下の肺胞壁が破壊され隣接する肺胞が癒合し，異常気腔を生じたものである．組織学的には明らかに区別

されるものであるが，両者を区別する臨床的意義はなく，まとめてブラとよぶことが多い．ブラそのものは一般に治療の対象とはならないが，破裂によって自然気胸を起こすものや，巨大なものは治療対象となる．

2 巨大気腫性肺囊胞症 giant bulla

進行性に肺実質を破壊しながら大きさを増し一側肺野の1/3以上を占めるようなブラをいう．正常肺を圧迫するため，労作時呼吸困難の原因となるような場合は手術を行う．呼吸困難などの自覚症状の改善が期待される場合や自然気胸を合併した場合，外科療法（囊胞切除）の適応となる．

G 肺良性腫瘍

悪性腫瘍に比べると頻度は低く，過誤腫 図5-21a や硬化性血管腫 図5-21b などである．

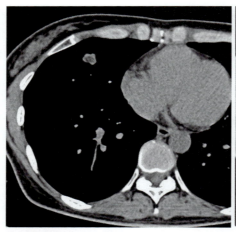
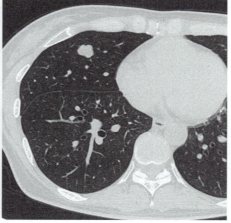

図5-21a 過誤腫

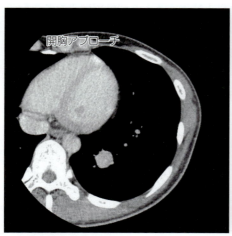
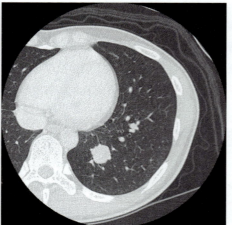

図5-21b 硬化性血管腫

5 呼吸器の疾患

無症状で検診で発見されることが多い．

胸部 X 線，CT で過誤腫は分葉状，ポップコーン状，石灰化を認める．画像上，肺癌と鑑別が困難な場合もある．手術は腫瘍核手術，肺楔状切除術を行う．

H 肺悪性腫瘍

1 肺　癌

肺癌発生の原因については歴史的に職業病における発癌物質との関連が指摘されており，**アスベスト**，六価クロム，ニッケル，ラドン，塩化ビニルなどへの曝露が原因になるといわれている．また，非喫煙者と比較して喫煙者の肺癌死の危険性は 5 倍以上といわれている．

主要組織型は **腺癌** adenocarcinoma，**扁平上皮癌** squamous cell carcinoma，**神経内分泌腫瘍（小細胞癌，カルチノイド，大細胞神経内分泌癌）** small cell carcinoma，**大細胞癌** large cell carcinoma の 4 型である．

腺癌は本邦で最も頻度の高い組織型であり，末梢肺に発生する．扁平上皮癌は主に中枢気管支に発生し，特に喫煙歴との関係が指摘されている．小細胞癌は悪性度が高く，治療時にはリンパ節や遠隔転移が存在することが多い．大細胞癌は大型の癌細胞が特定の分化傾向を示さずに増殖するもので，他の 3 組織型に分類不能なものをこれにすることが多い．腺癌，扁平上皮癌，大細胞癌は治療方法や予後に大きな差がないため，治療に際しては **非小細胞癌** として一括される．

▶ (1) 症　状

症状は肺癌の **発生部位** と進展度によって異なる．一般に区域支より中枢に発生する **中心型肺癌** は，喀痰，血痰，咳嗽などの症状が早期から出現する傾向にある．亜区域支より末梢に発生する **末梢型肺癌** は検診時の胸部 X 線や CT などで発見される．小型のもののほとんどは無症状である．たとえば腫瘍の胸壁への直接浸潤により背部痛，胸痛をきたす．腫瘍の増殖による気道の狭窄や閉塞によって呼吸困難を生じる．肺癌または転移リンパ節が反回神経に浸潤した場合は嗄声をきたす．

▶ (2) 肺癌と関連した症候群

A) **上大静脈症候群**

肺癌が上大静脈に浸潤することで静脈還流を阻害し，脳，顔面，両上肢の著しいうっ血，浮腫をきたす．

B) **Pancoast 症候群**

肺尖に発生した肺癌が椎体や上位肋骨への浸潤を伴い，疼痛の原因となる．また腕神経叢に浸潤し，肩，上肢の頑固な神経痛様疼痛をきたすこともある．交感神経節に浸潤すると Horner 症候群を合併する．

▶ (3) 診　断

肺野の病巣は X 線写真や CT 検査などの画像診断で，また，太い気管支に発生した病巣は気管支鏡検査によって局在が診断される．病巣が肺癌であることを確定するためには，病巣から採取した細胞・組織から肺癌細胞の存在を証明する（**確定診断**）．また，肺癌がどの程度進行している

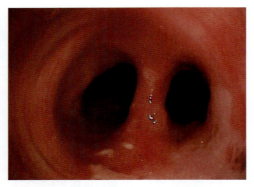

図5-22 中心型早期肺癌

か診断することを病期診断といい，治療方針の決定と予後の推定にも役立つ．

A）画像診断

　a）胸部X線撮影

腺癌では棘形成，切痕形成，胸膜陥入などの所見がある．空洞形成は末梢肺に発生した扁平上皮癌に多いとされる．中枢気管支に発生した肺癌が太い気管支を閉塞すると無気肺を生ずる．中枢気管支発生の扁平上皮癌にみられることが多い．中枢気管支に発生した早期の扁平上皮癌では画像診断上，全く異常を認めず，喀痰細胞診によってのみ肺癌の存在が示唆されるので注意を要する 図5-22 ．

　b）胸部CT

胸腔内病巣の局在と性状，隣接臓器との位置関係，肺門・縦隔リンパ節腫大の診断に有用である．

　c）胸部MRI

肺野の情報はCTと比較してやや劣るが，胸壁や隣接臓器への浸潤の判断に優れる．

　d）肺血管造影

肺門部血管への腫瘍の浸潤程度を知り，術前に肺血管の処理が可能か否かを判定するのが主な検査目的である．

　e）PET-CT

腫瘍の拡がりだけでなく，再発や遠隔転移の状態をスクリーニングするのに有用な検査であり，PETとCTを融合することで診断精度を向上させている．

B）確定診断

　a）喀痰細胞診

喀痰中の細胞を採集してPapanicolaou染色などを行い，癌細胞の有無などを検査するものである．中心型肺癌の検出率は約80％と高い．

　b）気管支鏡検査

中枢気道の観察および肺癌の確定診断に不可欠である．気管支鏡を使用した確定診断法として中枢気道病変に対する直視下生検，末梢肺病変に対するTBLB，TVブラシなどがある．

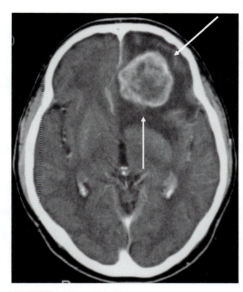

図5-23 肺癌の脳転移

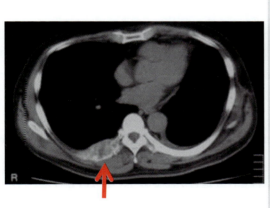
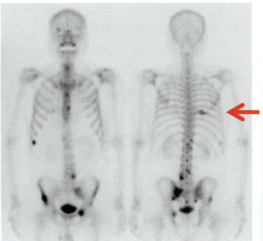

図5-24 肺癌の骨転移

c) 胸腔鏡検査 thoracoscopy

確定診断の得られない肺野小腫瘤に対して診断と治療を兼ねて肺部分切除を施行することも多い．

3) 遠隔転移の診断

病期分類のM因子を決定するためには他臓器転移の有無を十分に検索する必要がある．**肺癌遠隔転移の頻度が高い臓器は，肺，骨，脳，副腎，肝などである**．通常，各部のCTや骨シンチグラフィ（放射線同位元素 Ga，Tl，Tc などを用いて病巣部を画像化する核医学検査であり，骨転移の状態をスクリーニングするのに有用）などの画像診断が行われる 図5-23, 5-24．

D）血清腫瘍マーカー

CEA（carcinoembryonic antigen）：主に腺癌に特異性が高い．

SCC（squamous cell carcinoma-related antigen）：扁平上皮癌に特異性が高い．

NSE（neuron specific enolase）：肺小細胞癌やカルチノイドは発生母地が神経内分泌系細胞と考えられ，高値を示すことがある．

CYFRA（cytokeratin fragment 19）：扁平上皮癌に特異性が高い．

pro-GRP（pro-gastrin releasing peptide）：小細胞癌やカルチノイドなど神経内分泌系腫瘍に特異的なマーカーである．

E）病期診断

腫瘍の進行度は **TNM 分類** で評価される． 表5-2 に日本肺癌学会による分類を示す．病期は国や施設の違いを超えて共通の基準のもとにがんの診断，治療を行うことを目的としており，世界各国で使用されている．

▶(4) 治 療

肺癌の治療方針は，臨床病期と非小細胞癌か小細胞癌かの腫瘍学的因子と PS などの身体的因子によって決定される（詳しくは日本肺癌学会．肺癌診療ガイドライン 2023 収録の治療方針図とエビデンス総体のエビデンスの確実性を参照）．

A）非小細胞癌の治療方針

一般にⅠ期からⅢA 期の一部までは外科切除の適応があるとされる．ⅢA 期のうち縦隔リンパ節が多発性に腫大したり，大きな塊を形成しているときは手術適応としない．ⅢB 期以上の症例は原則として化学療法，放射線療法の適応で，手術適応はない．同時併用療法の治療効果が高いといわれている．

B）小細胞癌の治療方針

内科的治療の側面からは，限局型（limited disease: LD）と進展型（extensive disease: ED）の分類が汎用されている．

小細胞癌は発見時にほとんどの症例が転移を伴う進行がんであり，全身病と考えて対処する必要がある．治療の主体は化学療法で，外科治療の役割は限られている．胸腔内に病巣が限局している場合（限局型）は化学療法と放射線療法の同時併用療法が最も治療効果が高いとされている．

C）外科療法

肺癌に対する標準術式は**肺葉切除と肺門・縦隔リンパ節郭清**である．中枢気管支に発生した腫瘍や，末梢肺から中枢気管支に浸潤した腫瘍に対して，肺機能温存を目的として気管・気管支形成術が工夫されている．

低肺機能例に対して肺葉切除より小範囲の肺区域切除，肺楔状切除などの縮小手術が行われることがある．開胸手術以外にも侵襲を軽くするために胸腔鏡手術やロボット手術が施行されることがある．

D）化学療法

Ⅲ・Ⅳ期の進行がんや再発，術後補助療法などに適応がある．通常は**プラチナ製剤**と新規抗がん剤の 1〜4 種の薬剤の投与を行う．*EGFR*（上皮成長因子受容体）遺伝子に変異がある場合は，EGFR チロシンキナーゼ阻害剤を用い，*ALK*（未分化リンパ腫キナーゼ）融合遺伝子陽性の場合

5 呼吸器の疾患

表5-2 **TNM 臨床分類**（日本肺癌学会，編．肺癌取扱い規約．第 8 版．2021）

第 8 版　病期分類

病　期	T	N	M
潜伏癌	TX	N0	M0
0 期	Tis	N0	M0
I A 期	T1	N0	M0
I A1 期	T1mi	N0	M0
	T1a	N0	M0
I A2 期	T1b	N0	M0
I A3 期	T1c	N0	M0
I B 期	T2a	N0	M0
II A 期	T2b	N0	M0
II B 期	T1a	N1	M0
	T1b	N1	M0
	T1c	N1	M0
	T2a	N1	M0
	T2b	N1	M0
	T3	N0	M0
III A 期	T1a	N2	M0
	T1b	N2	M0
	T1c	N2	M0
	T2a	N2	M0
	T2b	N2	M0
	T3	N1	M0
	T4	N0	M0
	T4	N1	M0
III B 期	T1a	N3	M0
	T1b	N3	M0
	T1c	N3	M0
	T2a	N3	M0
	T2b	N3	M0
	T3	N2	M0
	T4	N2	M0
III C 期	T3	N3	M0
	T4	N3	M0
IV 期	Any T	Any N	M1
IVA 期	Any T	Any N	M1a
	Any T	Any N	M1b
IVB 期	Any T	Any N	M1c

H

肺悪性腫瘍

第8版　要約

TX	潜伏癌
Tis	上皮内癌 carcinoma *in situ*: 肺野型の場合は，充実成分径 0 cm かつ病変全体径≦3 cm
T1	充実成分径≦3 cm
T1mi	微少浸潤性腺癌: 部分充実型を示し，充実成分径≦0.5 cm かつ病変全体径≦3 cm
T1a	充実成分径≦1 cm かつ Tis・T1mi に相当しない
T1b	充実成分径＞1 cm かつ≦2 cm
T1c	充実成分径＞2 cm かつ≦3 cm
T2	充実成分径＞3 cm かつ≦5 cm，あるいは主気管支浸潤，臓側胸膜浸潤，肺門まで連続する部分的または一側全体の無気肺・閉塞性肺炎
T2a	充実成分径＞3 cm かつ≦4 cm
T2b	充実成分径＞4 cm かつ≦5 cm
T3	充実成分径＞5 cm かつ≦7 cm，あるいは壁側胸膜，胸壁，横隔神経，心膜への浸潤，同一葉内の不連続な副腫瘍結節
T4	充実成分径＞7 cm あるいは横隔膜，縦隔，心臓，大血管，気管，反回神経，食道，椎体，気管分岐部への浸潤，同側の異なった肺葉内の副腫瘍結節
N1	同側肺門リンパ節転移
N2	同側縦隔リンパ節転移
N3	対側縦隔，対側肺門，前斜角筋または鎖骨上窩リンパ節転移
M1	対側肺内の副腫瘍結節，胸膜または心膜の結節，悪性胸水，悪性心嚢水，遠隔転移
M1a	対側肺内の副腫瘍結節，胸膜結節，悪性胸水（同側・対側），悪性心嚢水
M1b	肺以外の一臓器への単発遠隔転移
M1c	肺以外の一臓器または多臓器への多発遠隔転移

は ALK-TKI を用いた分子標的治療が有効である．また EGFR-TKI 治療耐性に関連する T790M 遺伝子変異陽性非小細胞肺癌に対して第3世代の EGFR-TKI が有効とされている．他に *ROS1, BRAF, MET, RET, NTRK, KRAS, HER2* などの遺伝子の変異に応じて治療薬を選択する．

※免疫療法

　PD-L1 発現のある肺癌に対しては免疫チェックポイント阻害薬として抗 PD-1/PD-L1 抗体治療が有効とされている．

E）放射線療法

　主に進行した症例に対し，抗がん剤と同時併用したり，局所治療により症状の改善が期待される場合に行う．

2 転移性肺腫瘍

　頻度の多い腫瘍としては，絨毛癌，精巣胚細胞腫瘍，悪性黒色腫，骨・軟部腫瘍，乳癌，膀胱癌，腎細胞癌，結腸・直腸癌，頭頸部癌，そして肺癌の肺転移などである．

　転移性肺腫瘍の発見は，胸部 X 線，胸部 CT などの画像診断によることがほとんどであるが，その転移形態は，原発巣，組織型によって異なる．多発性の腫瘍を形成する場合が多いが，孤立

結節型（腎癌，結腸・直腸癌，乳癌），粟粒結節型（甲状腺癌），リンパ管炎型（胃癌，膵癌，乳癌，肺癌），空洞形成型（子宮頸癌，頭頸部癌）などがある．

　原則として原発腫瘍の種類に応じた治療法を行う．すなわち，全身化学療法を行うが，使用する抗がん剤の種類は原発巣に準じたものを選択する．

　また，①原発巣が完全にコントロールされているか，または切除できる場合，②肺以外に遠隔転移がない場合，③肺転移巣の完全切除が可能な場合，④患者が手術に耐えうることなどの条件を満たした場合には，外科的切除術の適応となる．

〈梶原直央　河手典彦　池田徳彦〉

各論

6 循環器の疾患（心，血管）

I 心 臓

A 解剖，生理

1 解 剖

　心臓は縦隔と心囊膜に包まれており，主に横紋筋で心外膜に被われている．左右の心房と心室からなり右房と右室の間には三尖弁，左房と左室の間には僧帽弁がある．また右室から肺動脈への流出部には肺動脈弁，左室から大動脈への流出部には大動脈弁がある．肺動脈弁と大動脈弁は通常三尖からなる．また左右の心房の隔壁を心房中隔とよび，心室の隔壁を心室中隔とよぶ．

　心臓を栄養しているのが冠動脈である．大動脈弁直上の大動脈から右冠動脈と左冠動脈が分岐する．左冠動脈は左主幹部から前下行枝と回旋枝に分かれる　図6-1 ．

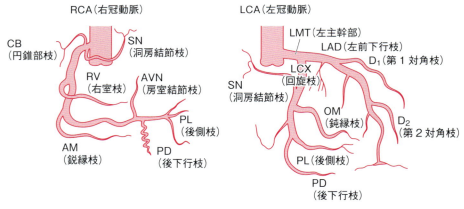

図6-1 冠動脈

2 生 理

　心臓の役目は血液を循環させるポンプ作用である．上半身の血液は上大静脈に，下半身は下大静脈に集まり，右房に戻ってくる．そして右室に流れ込み，肺動脈に送り出される．肺で炭酸ガスを放出し酸素化された血液は左房に戻ってくる．次に左室に流れ込み大動脈に送り出される　図6-2 ．この心臓の動きを司どるものが刺激伝導系という特殊心筋である．上大静脈と右房と

6 循環器の疾患（心，血管）

の移動部に洞結節という心調律の中心がある．ここから心房内を3つの伝導路を通り房室結節に伝わりヒス His 束を通り，右脚と左脚に分かれ，プルキンエ線維となり心室に分布する 図6-3 ．

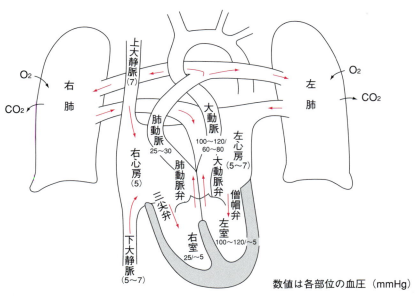

図6-2 血液の循環

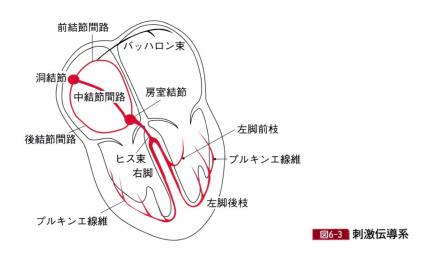

図6-3 刺激伝導系

B 検査，診断

1 医療面接（問診），視診，聴診，触診

これらを行うときは環境を考え，患者のプライバシーを守ることや寒冷など不快感をきたさないように心がける 表6-1 ．

353

表6-1 医療面接, 視診, 触診, 聴診

	チェック項目	備　考
医療面接	1. 症状の発現時期	先天性か後天性かの鑑別
	2. リスクファクター	喫煙, 飲酒, 糖尿病, 高血圧, 高脂血症など
	3. 既往歴	上記以外の疾患の合併のチェック
	4. 家族歴	先天性心疾患, 高血圧, 家族性高脂血症
	5. 自覚症状	New York Heart Association (NYHA) 分類 **表6-2** 胸痛の場合, 状況, 部位, 持続時間, 現在の胸痛の程度 (最大時を 10 としていくつぐらいか)
視診	1. 体位	心不全が強いと起坐位となる.
	2. 栄養状態	心臓悪液質
	3. 皮膚の色	チアノーゼ性心疾患ではばち指を認める.
	4. 浮腫	心不全では主に下肢, 背部, 臀部に浮腫を認める.
	5. 頸静脈の怒張	心不全や三尖弁閉鎖不全症で起こる.
触診	1. 脈拍	四肢の脈拍を触れておく. また不整脈の存在を知る.
	2. 肝腫大	心不全でうっ血肝となると肝腫大をきたす.
	3. 四肢冷感	末梢循環が悪いと強くなる. 強度の心不全で起こる.
聴診	1. 血圧	四肢を測っておく.
	2. 心音	心拍数, 不整脈, 心雑音を知る.
	3. 呼吸音	左右差, ラ音, 喘鳴の有無を知る.

表6-2 New York Heart Association (NYHA) 分類

Ⅰ度: 身体的活動を制限する必要のないもの. 日常生活では動悸, 息切れ, 狭心症状
　　など, 自覚症状は起こらない.
Ⅱ度: 身体的活動を軽度から中等度制限する必要のあるもの. 日常活動でも, 動悸,
　　息切れ, 狭心症状など, 自覚症状が起こる.
Ⅲ度: 身体的活動を中等度から高度制限する必要のあるもの. 軽い日常活動でも症状
　　が起こる.
Ⅳ度: 身体的活動を制限して安静にしていても心不全症状や狭心症状が起こるもの.
　　少しでもベッド上安静をはずすと症状が増強する.

2 心電図

　心臓の活動を電位でとらえたもので, 四肢誘導と胸部誘導 (V_1〜V_6) の 12 誘導 **表6-3**, **図6-4** が標準的である. 術前術後の異常時 (不整脈, 胸痛, 血圧低下) には直ちにチェックする必要がある. また運動や薬物で負荷をかけ変化をみるのが負荷心電図である.

表6-3 12誘導心電図

誘導名		誘導部位	誘導される場所
四肢誘導	I	—左手と右手の電位差	左室前側壁
	II	—左足と右手の電位差	心室後下壁
	III	—左足と左手の電位差	心室後下壁
	aV_R	—右手からみた電位	心室内膜面
	aV_L	—左手からみた電位	左側高位面
	aV_F	—足からみた電位	横隔膜面
胸部誘導	V_1	—第4肋間，胸骨右縁	右室
	V_2	—第4肋間，胸骨左縁	右室・左室前壁
	V_3	—V_2とV_4を結ぶ線の中間点	心室中隔部
	V_4	—左第5肋間で左鎖骨中線との交点	心室中隔部
	V_5	—V_4の高さで前腋窩線との交点	左室側壁
	V_6	—V_4の高さで中腋窩線との交点	左室側壁

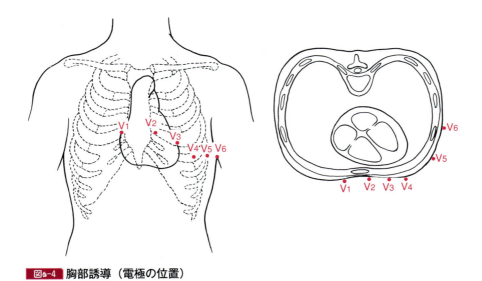

図6-4 胸部誘導（電極の位置）

3 胸部X線検査

心臓の大きさ（心胸比）や肺合併症の診断に役立つ．

4 心臓超音波検査（心エコー検査）

　無侵襲で簡単に行え，多くの情報が得られる重要な検査である．超音波検査により，形態，心内血栓や腫瘍，左室駆出率，大動脈の性状（解離，瘤），下大静脈の太さ，心嚢液の貯留などが診断できる．最近は3次元構築が行えるようになり，より正確な多くの情報が得られるようになった．またドップラー法により，弁逆流や心内シャントなどの異常血流の診断や弁圧較差，弁口面積が測定できる．

5 X 線 CT 検査

造影剤を用いることにより，心，大血管から末梢血管や冠動脈病変まで診断可能な高速高分解能をもつ 3 次元 CT が開発され，特に血管病変の評価の低侵襲検査として重要な検査である．

6 MR 検査

シネ MR アンギオ検査により心臓の収縮形態，血管の病変や心筋の状態を低侵襲に検査でき，3 次元構築もできる．

7 心臓カテーテル検査

静脈から順行性にカテーテルを挿入する右心カテーテルと動脈より逆行性に行う左心カテーテル検査がある．造影検査，圧測定，血液ガス分析および心拍出量測定が行える．また，心臓の電気生理学的検査も行える．アプローチは大腿動静脈，上肢の橈骨動脈（肘部，手首），内頸静脈から行われる．

8 心筋シンチグラム

ラジオアイソトープを用いて心収縮力や心筋虚血を診断する．

C 体外循環と補助循環

1 体外循環

ほとんどの心臓手術では心停止を必要とするので，この間の循環を維持するために人工心肺が用いられる．右房や大腿静脈から脱血し，人工肺に通して血液の酸素化と二酸化炭素の除去を行い，ポンプにて動脈へ送血する．

完全体外循環: 通常の体外循環で，すべての循環を行う．

部分体外循環: 一部の循環を行う方法で，下行胸部大動脈瘤手術の際に，上行弓部大動脈領域は心臓から循環し，下半身を体外循環にて行う方法がある．

分離体外循環: 送血を 1 カ所でなく分離して行う方法で，弓部大動脈瘤手術の際に行われる脳分離体外循環がある．

6 循環器の疾患（心，血管）

2 大動脈内バルーンパンピング intra aortic balloon pumping（IABP）

IABPとは大腿動脈から胸部下行大動脈にバルーンを挿入し，心臓の拡張期に膨らませ，拡張期圧を上昇させることにより冠血流を増加させ，収縮早期に縮ませて汲み上げ効果を行う心補助法である．

3 経皮的心肺補助装置 percutaneous cardio-pulmonary assist system（PCPS）

経皮的に大腿動静脈よりカニューレを挿入し，人工肺と送血ポンプを用いて循環補助を行う装置である．手術に用いる人工心肺装置に比べ，短時間で装着することが可能で，患者の急激な心機能低下時に緊急的な循環維持が行える．この補助装置は，エクモ（ECMO: extracorporeal membrane oxygenation, 体外式膜型人工肺）とも呼ばれる．V-A ECMOは，静脈から脱血し動脈へ送血する．PCPSと同じである．V-V ECMOは，静脈から脱血し静脈に送血する．重症の呼吸不全の治療に用いる．新型コロナウイルス感染症流行時に有名になった．

4 インペラ（IMPELLA）: 補助循環用ポンプカテーテル・経皮的補助人工心臓

インペラとは左心室内に留置し循環を補助するための超小型のポンプを内蔵したカテーテル装置である．重症心不全や心原性ショックなどの治療に用いられる．

5 植込み型補助人工心臓（VAD）

機能の低下した心臓の代わりに血液を全身に送り出す装置．左心室から脱血し，大動脈に送血することで，左心室の機能を補助する．難治性重症心不全患者に行われる治療法．以前は，心臓移植の適応のある患者さんのみ受けられる治療法であったが，現在は，一定の条件を満たせば，心臓移植適応のない患者さんも受けることができる（心不全の最終治療 Destination Therapy: DT）．

D 術後管理（ICU管理）

心臓手術直後は体外循環や心停止の影響で重篤な合併症 表6-4 をきたすことがある．特に心拍出量が低下し（2.3〜2.0 L/分/m² 以下），血圧低下（80 mmHg 以下）や尿量減少（1 mL/kg/時）をきたした状態を低心拍出量症候群 low output syndrome（LOS）とよび，心不全の最も重篤な状態である．そこで集中治療室 intentive care unit（ICU）にて管理される．ここでは循環，呼吸を中心にモニターを行い 図6-5 ，異常の早期発見と適切な治療が行われる．

表6-4 心臓手術の合併症

合併症	対　策
1. 出血	ヘパリンの中和（硫酸プロタミンの投与），濃厚赤血球，凍結血漿，血小板輸血
2. 心不全	ボリューム負荷，血管拡張剤やカテコールアミン，補助循環
3. 呼吸不全	人工呼吸
4. 腎不全	利尿剤，透析（人工腎）
5. 脳障害	脳浮腫の予防，脳代謝改善薬

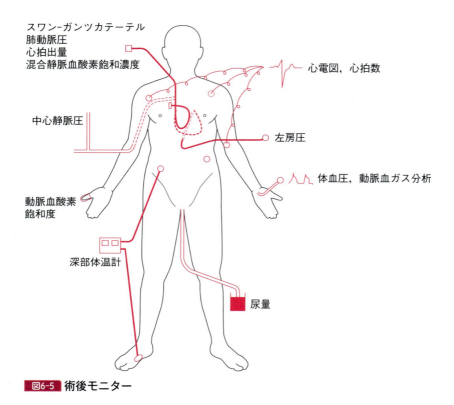

図6-5 術後モニター

E 先天性心疾患

1 非チアノーゼ性心疾患

体循環に静脈血が混じることなく循環し，チアノーゼ*を認めない先天性心疾患である．

▶（1）心房中隔欠損症 atrial septal defect（ASD）

〈解剖〉 心房中隔は1次中隔と2次中隔からなる．1次中隔の形成不全が1次中隔欠損で，後で

---

*チアノーゼ：組織の毛細血管の酸素濃度の低下により皮膚の色調が青紫色となったものをチアノーゼという．心臓や肺が原因となっている中枢性と末梢循環不全による末梢性がある．

述べる心内膜床欠損症に含まれる．2次中隔の形成不全が2次中隔欠損症である．

〈病態〉 左房圧が右房圧より高いため，欠損孔を通して左房から右房に血液の流入が起こる．このため肺血流量が増加し，高度になると心不全や肺高血圧症に陥る．肺高血圧に長期間さらされると肺動脈の硬化が起こり，さらに肺高血圧が進み肺動脈圧が体血圧と同じもしくは高くなる．このような状態に陥ると右房圧が左房圧より高くなり，右から左に逆シャントが生じ，チアノーゼが発生する．このように左→右シャント疾患が肺高血圧のために逆シャントになった病態をアイゼンメンジャー症候群 Eisenmenger's syndrome とよび，手術は禁忌となる．

また成人まで放置すると三尖弁や僧帽弁の逆流を合併したり，心房細動に陥ったりする．

〈手術適応と術式〉 手術適応は左→右シャント量が30～40％以上でアイゼンメンジャー症候群に陥っていない例である．手術時期は肺高血圧症の合併がなければ5・6歳が適当で，肺高血圧があれば可及的早期に行う．術式は体外循環下に右房を切開し，欠損孔を直接もしくはパッチにて閉鎖する．手術成績は遠隔期までほとんど問題がない．また，欠損孔の大きさ，部位によってはカテーテルによりアンブレラを用いて閉鎖する方法が行われるようになった．

▶ **(2) 心室中隔欠損症 ventricular septal defect（VSD）**

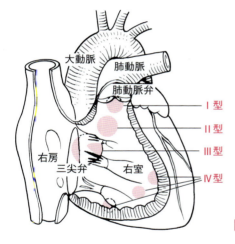

図6-6 心室中隔欠損症の分類

〈解剖〉 欠損孔の位置により4型に分類する 図6-6 ．

　Ⅰ型: 高位-肺動脈弁直下の膜様部
　Ⅱ型: 膜様部中央-右室流出路
　Ⅲ型: 膜様部後中隔-三尖弁中隔尖直下
　Ⅳ型: 筋性部

〈病態〉 左室から右室へ血液が流入し，肺血流量の増加をきたす．心房中隔欠損症よりも肺高血圧症に陥りやすい．Ⅰ型では大動脈弁逸脱による大動脈弁閉鎖不全症を合併しやすい．

〈手術適応と術式〉 Ⅰ型では左→右シャント量が30～40％以上か，それ以下でも大動脈弁の変形や逆流の認められた症例は，手術適応となり肺動脈切開による経肺動脈弁口のパッチ閉鎖術を行う．Ⅱ型もⅠ型と同様である．Ⅲ型は自然閉鎖の起こることがあるので内科的管理を行うが，肺高血圧症や心不全のコントロールがつかず，発育障害をきたす症例では早期手術が

必要である．術式は右房切開による経三尖弁口にパッチ閉鎖術を行う．Ⅳ型は左→右シャントが30〜40％以上の例に対して心室切開によるパッチ閉鎖術を行う．いずれの型においても高度の肺高血圧症の合併がなければ，手術成績，遠隔成績ともに安定している．

▶(3) 動脈管開存症 patent ductus arteriosus（PDA）

〈解剖〉 胎児循環で開存していた動脈管（ボタロー氏管ともいう）が生後閉鎖せずに残ったものである．動脈管は通常左鎖骨下動脈分岐直後の下行大動脈内側と左主肺動脈の間にある．複雑心奇形に合併してることも多い．

〈病態〉 圧の高い大動脈から肺動脈へ左→右シャントが生じ，多くなると肺高血圧症からアイゼンメンガー症候群に陥る．

〈手術適応と術式〉 左→右シャント率30〜40％以上が適応となる．術式は多くは左開胸下にPDA結紮術を行うが，成人例ではPDA壁がもろく裂ける危険があるため，体外循環下に肺動脈内側から閉鎖することもある．またカテーテルによる閉鎖法としてポルストマン法がある．

▶(4) 肺動脈弁狭窄症 pulmonary stenosis（PS）

〈解剖〉 肺動脈弁交連が癒合したり，二尖であったりして開放が悪くなったもので，なかには弁輪が低形成で狭くなったものや，右室流出路に狭窄が生じたものがある．

〈病態〉 右室の圧が高くなり，進行すると体血圧より高くなる．重症例では三尖弁閉鎖不全から心不全に陥る．

〈手術適応と術式〉 右室と肺動脈の収縮期圧が40〜50 mmHg以上の症例は手術適応となる．術式は弁尖癒合のみでは交連切開術を，右室流出路や弁輪の狭い例には，パッチ拡大術を行う．最近では経皮的カテーテル法による交連切開術が行われることが多い．

▶(5) 房室中隔欠損症 atrio-ventricular septal defect（AVSD）※

〈解剖〉 最も軽度のものは1次心房中隔欠損だけであるが，僧帽弁前尖や三尖弁中隔尖の亀裂を合併してくる（部分型）．そして欠損が心室中隔にまで及んだのが完全型である．

〈病態〉 部分型では欠損孔により左→右シャントが生じ，肺高血圧となる．また弁亀裂を伴う例では弁逆流を生じ心不全に陥りやすい．完全型では欠損孔が大きく，右→左シャントも生じチアノーゼが出現する．

〈手術適応と術式〉 アイゼンメンジャー化していない限りすべて適応となる．術式は欠損孔のパッチ閉鎖と弁形成術である．

▶(6) 大動脈縮窄症 coarctation of aorta（Co/Ao），大動脈離断症 interruption of aorta

〈解剖〉 大動脈が弓部から下行大動脈の間で狭窄したり，離断したものである．

〈病態と手術〉 上半身の高血圧と下半身の血流障害のため，心不全や腎不全に陥りやすく，多くの症例で新生児期から乳児期早期に手術が必要となる．また他の心奇形を合併することが多い．術式は縮窄部を切除し直接端々吻合する方法，左鎖骨下動脈フラップにて形成する方法および人工血管を用いた方法がある．

※以前は，心内膜床欠損症 endocardial sushion defect（ECD）と呼ばれていたが，近年はAVSDと呼ぶようになった．

6　循環器の疾患（心, 血管）

▶（7）エプスタイン病 Ebstein's anomaly

〈解剖と手術〉　三尖弁中隔尖と後尖が弁輪より右室にずれて付着した疾患である．このため三尖弁逆流や右室右房化による右心不全が起こってくる．NYHA Ⅲ度以上では手術適応となる．術式は弁吊り上げなどによる弁形成および右室縫縮術や，弁置換術が行われている．

2 チアノーゼ性心疾患

酸素化されない静脈血が体循環に混ざって流れるため，チアノーゼやばち指*を認める心疾患である．

▶（1）ファロー四徴症 tetralogy of Fallot（TOF）

〈解剖〉　心室中隔欠損，肺動脈狭窄，大動脈騎乗位，右室肥大の4つの徴候をもった疾患である．この4徴候に心房中隔欠損が加わったのがファロー五徴症である．

〈病態〉　肺動脈狭窄があるため一部の静脈血が右室から心室中隔欠損を通して大動脈へ拍出され肺を流れる血流が少ない．このためチアノーゼや赤血球増多症を呈する．肺動脈狭窄は右室流出路（ロート部）狭窄が多く，このため同部の心筋の発作性硬縮により肺血流がますます減少し，無酸素発作 anoxic spell を起こすことがある．胸部X線写真では，肺血流量の減少による明るい肺野像と主肺動脈低形成による木靴型の心陰影を認める．

〈手術適応と術式〉　肺動脈狭窄の解除と心室中隔のパッチ閉鎖による心内修復術が第一選択となる．しかし肺動脈や左室の低形成のある症例では，心内修復術は困難である．このような例に対しては体動脈と肺動脈**にシャントをおき，肺血流を増加させ，肺動脈と左室の発育を待ち，心内修復術を行う．これらには，鎖骨下動脈と肺動脈をシャントするブレロック-タウジッヒ Blalock-Taussig 法や上行大動脈と右肺動脈を側々吻合するウォーターストーン Waterstone 法がある．

▶（2）総肺静脈還流異常症 total anomalous pulmonary venous drainage（TAPVD）

〈解剖〉　肺静脈が左房でなくて体静脈に還流しているもので，酸素化した肺静脈血は体静脈血と混ざり合い心房中隔欠損を通して左房に流入し，左室から全身に拍出される．肺静脈の還流部位により4型に分類される．

　Ⅰ型　上心臓型: 左腕頭静脈，上大静脈に還流
　Ⅱ型　心臓型: 右房，静脈洞に還流
　Ⅲ型　下心臓型: 下大動脈，門脈，肝静脈に還流
　Ⅳ型　混合型

〈病態〉　肺静脈の還流口が血流量に対して狭く，このために肺静脈の閉塞症状が出現する．つまり著しい肺うっ血と肺高血圧による呼吸不全，心不全をきたす．特にⅢ型では新生児早期にこの状態に陥る．

---

*ばち指: 低酸素血症が長く続くと四肢の指先が太鼓のばちのように太くなる．これは手術により低酸素血症が改善すると消失する．

**体動脈と肺動脈: 心臓から血液を送り出す血管を動脈とよぶ．このうち体に出て行く大動脈系を体動脈，肺に行くのを肺動脈という．また体動脈から戻ってくる静脈系を体静脈とよぶ．

E　先天性心疾患

〈手術適応と術式〉　自然歴は多くの症例できわめて不良であり，全例手術適応となり，新生児期に緊急手術を必要とすることが多い．術式は肺静脈と左房を吻合し，右心系との還流部位を閉鎖し心房中隔欠損を閉じる．

▶ (3) 大血管転位症 transposition of great artery（TGA）

〈解剖〉　大動脈と肺動脈が逆になったもので，右室から大動脈，左室から肺動脈が出ている．体循環と肺循環の混ざり合うために心房中隔欠損，心室中隔欠損，動脈管開存症を合併する．しかしこれらの合併が存在しなければ，生後間もなく死亡する．このためバルーンカテーテルによる心房中隔欠損作成術 balloon atrial septostomy（BAS）を行う．心室中隔欠損（VSD）と肺動脈弁狭窄（PS）の合併にてマスタード Mustard の分類がある．

I 型: VSD（−），PS（−），肺高血圧（−）
II 型: VSD（＋），PS（−），肺高血圧（＋）
III 型: VSD（＋），PS（＋），肺高血圧（−）

〈手術術式〉　手術術式は心房にて左右の血流を入れ換えるマスタード Mustard 法やセニング Senning 法，心室で入れ換えるラステリー Rastelli 法，および大血管で入れ換えるジャテン Jatene 法がある．なかでもジャテン法は最も根治性が高い．I 型はマスタード法やセニング法の適応となる．最近では肺動脈絞扼術を行い，左室のトレーニングを行った後，ジャテン法を行う方式が報告されている．II 型はジャテン法の適応となる．III 型はラステリー法の適応となる．

▶ (4) 総動脈幹症 truncus arteriosus

肺動脈と大動脈が総動脈幹となり左室から出るもので，心室中隔欠損を伴う．肺高血圧のため生後約半年で死亡する例が多く，乳児期早期に手術が必要である．姑息手術としては肺動脈絞扼術があるが予後は不良である．肺動脈を大動脈から切り離し，右室と弁付きグラフトでつなぎ，心室中隔欠損を閉鎖する心内修復術が行われる．

▶ (5) 三尖弁閉鎖症 tricuspid atresia（TA）

三尖弁閉鎖と心房中隔欠損，右室の低形成を伴ったもので，肺血流の減少した例は体動脈-肺動脈シャント術を行い，増加した例は肺動脈絞扼術を行う．また機能的根治術として右房と肺動脈をつなぐフォンタン Fontan 手術がある．

F 弁膜症

1 大動脈弁狭窄症 aortic valve stenosis（AS）

〈病因〉　先天性二尖弁，リウマチ性，高齢による石灰化がある．最近，リウマチ性は減少してきており，高齢による石灰化によるものが増加してきている．

〈病態と症状〉　左室の圧負荷により左室心筋肥大が起こってくる．このため心電図にて左室肥大，ストレンが出現してくる．また重症となると胸痛発作，失神発作，うっ血性心不全症状や心室性不整脈が認められる．聴診では収縮期駆出性心雑音を聴診される．また上行大動脈瘤を合併することがしばしば認められる．

6 循環器の疾患（心，血管）

〈手術適応と術式〉　心臓超音波検査にて大動脈弁平均圧較差が 40 mmHg 以上で症状の認められる場合や，症状がなくても他の弁膜症や冠動脈疾患で心臓手術が必要な場合，ほとんどに人工弁置換術が施行される．上行大動脈瘤（最大径 4.5 cm 以上）では同時に上行大動脈置換術を考慮する．

　一般に，人工弁置換術は人工心肺を用い心停止下に行われるが 表6-5 ，最近大動脈弁狭窄症に対しては人工心肺を用いずにカテーテルで行う手技，経カテーテル大動脈弁置換術 (transcatheter aortic valve implantation: TAVI) が施行可能となった．これは体外循環手術が困難とされる高齢者，低肺機能，肝機能不全，担癌患者などを対象とし，適応については循環器内科医，心臓血管外科医，麻酔科医らで構成されるハートチームと患者側との合意が必要である．

表6-5　人工弁

	機械弁	生体弁
材質	金属（カーボン）	ブタ弁，ウシ心膜弁
抗凝固療法	ワルファリンが必要	必ずしも必要でない
耐久性	20〜30 年以上	高齢者では 15〜20 年，通常 10 年前後
適応	ワルファリンが禁忌とならない症例	65〜70 歳以上 ワルファリン投与が困難な症例 出産を希望する女性，本人の希望

2 大動脈弁閉鎖不全症　aortic valve regurgitation（AR）

〈病因〉　リウマチ性，変性（逸脱を起こしてくる），感染性心内膜炎，大動脈炎，弁輪拡大によって生じる．

〈病態と症状〉　拡張期血圧の低下，左室容量負荷による左室肥大を起こしてくる．重症になると狭心痛，不整脈，うっ血性心不全症状を呈する．心電図や胸部 X 線検査で心肥大を認め，拡張期逆流性雑音を聴診する．

〈手術適応と術式〉　大動脈弁逆流がⅢ/Ⅳ度以上認められる重症例は大動脈弁置換術の適応となる．特に大動脈基部が 4.5 cm 以上に拡大している大動脈弁輪拡張症では，自己弁温存もしくは人工弁を用いた大動脈基部置換術を考慮する．

3 僧帽弁狭窄症　mitral stenosis（MS）

〈病因〉　リウマチ性と先天性があるが，ほとんどリウマチ性である．症例数は減少してきている．

〈病態と症状〉　左房の拡大による上室性不整脈，心房細動の合併をきたす．また左房内血栓を生じ，血栓塞栓症を引き起こすことがある．肺うっ血から肺高血圧症を合併し，右心系への負荷から三尖弁閉鎖不全症を引き起こす．心雑音では拡張期ランブルや僧帽弁開放音 opening snap を聴診する.

〈手術適応と術式〉　NYHA Ⅱ度以上の症状を有する弁口面積 1.0 cm^{2}以下，肺動脈収縮期圧 50 mmHg 以上もしくは平均僧帽弁圧較差 10 mmHg 以上の重症例は手術適応となる．術式として弁下構造が保たれている症例では，経皮的バルーン僧帽弁形成術が行える．これが不可能な場合は直視下交連切開術もしくは人工弁置換術が施行される.

4 僧帽弁閉鎖不全症 mitral regurgitation（MR）

〈病因〉　変性による腱索延長や離断による僧帽弁逸脱症，リウマチ性，感染性心内膜炎，先天性，虚血性，外傷性および左室拡大に伴う二次性がある.

〈病態と症状〉　左室の容量負荷による拡大，左房の拡大と上室性不整脈の出現，肺うっ血から肺高血圧症の合併により呼吸困難，右心系への負荷の増大が生じる．心雑音としては収縮期逆流性雑音を聴診する.

〈手術適応と術式〉　症状を有するⅢ/Ⅳ度の逆流症例は手術適応となる．僧帽弁逸脱症は弁形成術が可能な症例が多く，リウマチ性では人工弁置換術が行われる.

5 感染性心内膜炎 infective endocarditis（IE）

〈病因〉　心内膜への細菌感染により弁逆流を生じてくる．起因菌はさまざまであるが溶血レンサ球菌が比較的多い．心内膜炎に陥りやすい病態として，心室中隔欠損症や動脈管開存症のように短絡のある場合や弁膜症をもっている場合など，心内にジェット状の血流が生じている場合が多い.

〈病態と手術適応〉　細菌が根治できていない時期を活動期感染性心内膜炎という．この時期は感受性のある抗菌薬を静注し治療するが，3 つの致死的合併症が起こりうる．まずは感染のコントロールがつかない場合は敗血症に陥る．細菌による弁破壊による弁逆流が高度となり重症心不全に陥る．疣贅ができ，塞栓症を引き起こす．このため，感染や心不全がコントロールできない場合や塞栓症の危険が大きい場合は可及的手術が必要となる．手術は感染巣の完全摘出と欠損部の修復で，弁形成術や人工弁置換術が必要となる.

G 虚血性心疾患

　冠動脈の狭窄や閉塞で一過性もしくは慢性の心筋虚血を生じ，胸痛発作を起こすのが狭心症 angina pectoris（AP）であり，心筋が壊死に陥ったのが心筋梗塞 myocardial infarction（MI）である.

右上に页眉: 6 循環器の疾患（心，血管）

1 冠動脈血行再建術

▶（1）経皮的冠動脈インターベンション percutaneous coronary intervention（PCI）

　カテーテルを用いて行う冠動脈血行再建術で，狭かったり，あるいは詰まった冠動脈に対して，バルーンによる拡張とステントを用いて経皮的に冠動脈の内腔を広げて冠動脈に血液が十分に流れるようにする治療法．局所麻酔下に心カテーテル室にて循環器医により施行され，次に述べる手術に比べ低侵襲に治療が行える．最近，胸痛発作超急性期に PCI を行い，心筋障害を最少限にとどめる治療が進んでいる．これの対象になる疾患を急性冠症候群 acute coronary syndrome（ACS）と呼んでおり，ST 上昇型心筋梗塞や不安定狭心症が含まれる．

▶（2）冠動脈バイパス術 coronary artery bypass grafting（CABG）

〈手術適応〉　冠動脈の中枢部に 75％以上の狭窄や閉塞を認め，末梢支配領域が完全に梗塞に陥っていない病変を，左主幹部，左前下行枝もしくは 2 枝以上で認める場合は冠動脈血行再建術の適応となる．これらのなかで PCI が困難な症例や患者が希望する場合，手術適応となる．

〈手術術式〉　体外循環下に冠動脈にバイパスを吻合する on-pump 法と体外循環は使用せずスタビライザーにて心臓固定し心拍動下に吻合する off-pump 法がある．Off-pump 法では体外循環の合併症（出血，肺機能障害，脳合併症など）が回避でき，より低侵襲となる．しかし麻酔，術者ともにより高度の技術が必要となる．2023 年の日本における単独 CABG（他の心臓，胸部大動脈との同時手術を含まない）の 56％が off-pump 手術であり，この死亡率は 1.0％であった．

　バイパスに用いる血管としては，静脈と動脈が用いられている．静脈グラフトとしては大伏在静脈グラフト saphenous vein graft（SVG）が用いられている．一般にこのグラフトの中枢側は上行大動脈に吻合する．動脈グラフトとしては左右の内胸動脈 internal thoracic artery（ITA）や胃大網動脈 gastroepiploic artery（GEA）が用いられている．この他フリーグラフトとして橈骨動脈 radial artery（RA）が用いられている．長期遠隔期のグラフト開存率は有意に動脈グラフトが優れている．

2 心筋梗塞合併症に対する手術

▶（1）虚血性心筋症

〈病態〉　広範囲の貫壁性心筋梗塞に陥ると，その部分心筋は線維化し菲薄化し，変形をきたしてくる．この部分は心収縮に対して奇異性運動 dyskinesis を呈し心機能が低下し心拡大も生じてくる．このような，心筋梗塞に起因する慢性期の高度心不全を呈するものを虚血性心筋症とよんでいる．これらは左室拡大による乳頭筋のずれにより，僧帽弁の逆流をも生じてくる．

〈手術術式〉　心内膜パッチを用いた左室形成術が行われる．これの目的は奇異性運動を行っている部分の縮縮と左室全体の容量適正化である．Dor 手術や SAVE（septal anterior ventricular exclusion）手術がある　**図6-7, 8**．

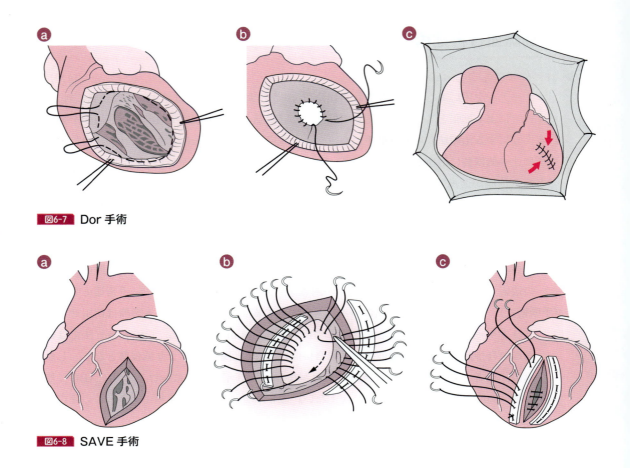

図6-7 Dor 手術

図6-8 SAVE 手術

▶(2) 心室中隔穿孔 ventricular septum preforation

中隔梗塞により穿孔が起こり，このため急性に左右シャントが生じ，心不全，肺高血圧，呼吸不全をきたす．したがって穿孔閉鎖術を施行しなければならない．

▶(3) 左室自由壁破裂 left ventricular free wall rupture

急性破裂 blow out type と亜急性破裂 oozing type があり，前者では発症とともにショックに陥るために救命が困難である．

▶(4) 僧帽弁閉鎖不全症

左室乳頭筋の虚血により，これが支えている僧帽弁に逆流が生じたもので，乳頭筋断裂をきたした場合はショックに陥ることがあり，緊急手術が必要となる．

虚血性僧帽弁閉鎖不全症に対しても外科的治療が施行される．心筋虚血により，左室構造形態が変化し僧帽弁逆流を生じたもので，左室形成，乳頭筋間短縮，弁輪縫縮などの形成術や弁置換術が行われる．

6　循環器の疾患（心，血管）

H 心臓疾患

1 心タンポナーデ cardiac tamponade

　　心嚢腔の貯留液が増加し，心臓を圧迫し心不全に陥った状態で，緊急に心嚢液穿針や心嚢ドレナージを施行し貯留液の排除を行わなければならない．原因としてはウイルス性心膜炎，心臓手術，外傷，悪性腫瘍などがある．

2 収縮性心膜炎 constrictive pericarditis

　　心膜炎が慢性化し心嚢膜と心外膜が癒着，肥厚したもので，石灰化を伴うこともある．このため心臓，特に右室の動きが抑制され心不全をきたす．治療としては，癒着し肥厚した心膜を可能な限り剝離切除する心膜切除術を行う．

腫　瘍

1 粘液腫 myxoma

　　心臓腫瘍の発生頻度は比較的低い．このなかで80%以上が良性の粘液腫である．好発部位は心房中隔左房側であり，腫瘍塞栓症や腫瘍による血流障害が起こるため可及的早期に摘出術が必要である．診断には心エコーが有効である．

2 他の心臓腫瘍

　　横紋筋腫，線維腫，肉腫，転移性腫瘍などがあるが，稀である．

J 不整脈

1 徐　脈 bradycardia

　　完全房室ブロック complete A-V block や洞不全症候群 sick sinus syndrome（SSS）のために脈拍数が30〜40/分以下になると，失神発作（アダムス-ストークス Adams-Stokes 発作）を起こしたり，心不全に陥ったりする．これに対してペースメーカ pacemaker 植込み術を行う．

2 WPW 症候群 Wolff-Parkinson-White syndrome

　　症状に応じて，頻脈の原因となっているケント束をカテーテルアブレーションにて切断する．

またケント束を外科的に切断する手術もある.

3 心室性頻脈 ventricular tachycardia

薬剤にてコントロール不可能な例に対して，植込み型除細動器 implantable cardioverter defibrillator（ICD）による治療が行われる．開心術時に異常興奮部位を切除や冷凍手術を施行することもある.

4 心房細動 atrial fibrillation

内服治療が行われるが，心原性脳梗塞の原因ともなるのでカテーテルアブレーションを行うこともある．手術としてはメイズ Maze 手術，肺静脈隔離術，左心耳閉鎖術などがある.

K 心移植

適応は，内科および他の手術治療では救命不可能な心不全患者で，基礎疾患としては心筋症，冠動脈疾患，心筋炎，弁膜症，先天性心疾患，拒絶移植心などがある．術後の合併症として免疫抑制薬のために感染症になりやすいことが第一である．このほか拒絶反応，悪性腫瘍，肺塞栓症などが問題となる．世界における年間の心臓移植件数は3,300 から 3,400 件と言われている．日本国内で心臓移植を受けた方の生存率を見ると，5 年 93.3%，10 年 88.6%，15 年 79.6%である.

6 循環器の疾患（心，血管）

II 血管

A 検査

▶（1）足関節上腕血圧比 ankle brachial index（ABI）

　四肢の血圧を測定し上肢と下肢の血圧比により下肢の閉塞性動脈硬化症などの血流低下を診断する．正常は1.0〜1.2であり，0.9以下を病変ありと診断する．

▶（2）X線造影CT検査，MRI検査

　2次元だけでなく3次元構築することにより，血管の走行，壁の状態，拡大，狭窄や閉塞が診断できる．

▶（3）超音波検査

　ドップラー法を用いることで，血流の状態や血管壁の変化が診断できる．

▶（4）血管造影 angiogram

　血管内にカテーテル法や直接穿針法にて造影剤を注入し，病変を診断する方法である．
　侵襲の少ないデジタルサブトラクションアンギオ digital subtraction angiogram（DSA）がある．

B 大動脈瘤

1 真性大動脈瘤

　動脈壁が脆弱化しそのまま太くなったのが真性瘤である．原因は動脈硬化，大動脈炎，中膜壊死などがある．発生部位により胸部大動脈瘤，腹部大動脈瘤，胸腹部大動脈瘤に分類される．手術適応は胸部では直径5〜6 cm以上，腹部では4〜5 cm以上とされる．手術術式は人工血管置換術である．
　またステントグラフトを用いた血管内治療も行われている．カテーテル操作による人工血管内挿を行うので，従来の人工血管置換術に比べ低侵襲に行える．高齢者やハイリスク患者に対しては積極的に行われている．

2 解離性大動脈瘤 dissecting aortic aneurysm

　動脈壁は内膜，中膜，外膜の3層の膜からできているが，内膜に亀裂が起こり中膜へ血流が入り込み2腔の血管となった瘤が解離性大動脈瘤である．胸痛や背部痛が発症し緊急手術が必要なこともある．

〈分類〉　現在2種類の分類がある　図6-9．1965年にドベーキー DeBakey らが3つに分類した．
　Ⅰ型: 上行に始まり下行から腹部以下に及ぶもの
　Ⅱ型: 上行に限局したもの
　Ⅲa型: 下行に限局したもの
　Ⅲb型: 下行に始まり腹部以下に及ぶもの
　一方，急性解離の治療の面から1970年にスタンフォード分類が提唱され最近繁用される．
　A型: 解離が上行，弓部に存在するもの
　B型: 解離が下行より末梢のもの

〈手術適応と術式〉　A型解離では発症急性期に上行からの出血による心タンポナーデ，大動脈弁閉鎖不全や心筋梗塞の合併のため，48時間以内に50%が，2週間以内に約90%が死亡する．このためA型解離では早期手術が必要である．術式は上行から弓部の人工血管置換術が行われるが，手術死亡率は10〜30%である．一方，B型解離は血圧と疼痛のコントロールを主体とした内科治療における急性期の成績はよく，第一選択となる．しかし破裂や瘤の拡大が著明な場合は人工血管置換術の適応となる．

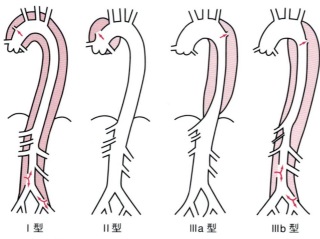
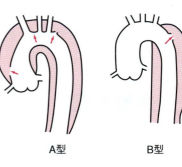

図6-9　解離性大動脈瘤の分類

3 仮性大動脈瘤

　大動脈に亀裂が起こり，周囲組織や血栓が壁となり瘤を形成したもので，原因は感染，外傷，外科手術がある．破裂の危険が高く手術が必要で，人工血管置換術や亀裂のパッチ閉鎖術が行われる．また，最近ではステントグラフトによる修復も行われている．

C 四肢の閉塞性動脈疾患

1 原疾患

閉塞性動脈硬化症 arteriosclerosis obliterans（ASO）：動脈硬化によるもので最も多い．

バージャー病 thromboangiitis obliterans（TAO）：40歳以下の喫煙者に多発する四肢小動脈の多発性閉塞をきたす疾患であるが，本態は不明である．

血栓塞栓症 thromboembolism：動脈壁に狭窄や損傷や血液の凝固能亢進があり血栓が生じたものが血栓症で，心臓，大動脈などの中枢側で発生した血栓，脂肪，空気，細菌などが流れてきて閉塞したのが塞栓症である．そして血栓による塞栓症を血栓塞栓症という．急性に発症し，緊急に血栓除去術が必要となることが多い．血栓塞栓症の原因として心房細動がよく認められる．

2 下肢の動脈　図6-10

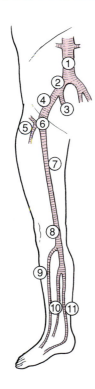

① 腹部大動脈
② 総腸骨動脈
③ 内腸骨動脈
④ 外腸骨動脈
⑤ 深部大腿動脈
⑥ 総大腿動脈
⑦ 浅大腿動脈
⑧ 膝窩動脈
⑨ 前脛骨動脈
⑩ 腓骨動脈
⑪ 後脛骨動脈

図6-10 下肢の動脈

3 症　状

病期により4期に分類される（フォンテイン Fontaine 分類）．

Ⅰ期：冷感・しびれ感
Ⅱ期：間欠性跛行……一定の距離を歩くと下肢に疼痛やこわばりが生じ歩けなくなる．しばらく休息すると再び歩けるようになるが，同じ距離を歩くと同様の疼痛が出現する．
Ⅲ期：安静時疼痛
Ⅳ期：潰瘍・壊死

4 手術適応と術式

フォンテインⅢ・Ⅳ期は絶対手術適応となる．Ⅰ・Ⅱ期は患者の希望で血行再建を行う．

血行再建術が可能な例は，閉塞もしくは狭窄の末梢の中動脈が開存し，末梢血流が保たれていることが必要である．術式としては，カテーテル治療（バルーンによる拡張やステント内挿）とバイパス手術 図6-11 があり，病変の部位や状態（石灰化の有無や完全閉塞の長さ）により選択される．

1）大動脈・腸骨動脈閉塞

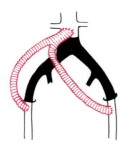

大動脈-両側腿動脈バイパス術　　大動脈-右大腿動脈バイパス術

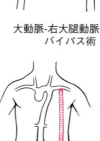

大腿-大腿動脈バイパス術

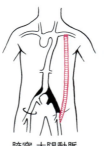

腋窩-大腿動脈バイパス術

2）大腿動脈以下の閉塞

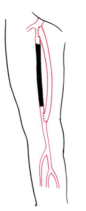

大腿-膝窩動脈バイパス術

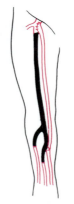

大腿-後脛骨動脈バイパス術

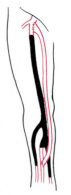

大腿-腓骨動脈バイパス術

図6-11　下肢の血行再建術

D 静脈疾患

1 下肢静脈瘤

　下肢の表在性静脈が怒張し内腔が拡張したものをいう．原因は静脈弁不全である．治療としては，立ち仕事を避け，医療用ストッキングを着用させる．皮膚の循環障害や疼痛が生じたり，美容上問題となる場合は静脈瘤に薬を注射して固めてしまう硬化療法，レーザーを使用する血管内焼灼治療，接着剤（グルー）を血管内に注入するグルー治療，静脈を切除し，引き抜くストリッピング手術などを行う．この際深部静脈に異常のないことの確認が必要である．

2 深部静脈血栓症

　四肢の深部静脈に血栓を生じ血流障害を起こし急激に腫脹をきたすもので上肢には少ない．病因は手術，外傷，妊娠，分娩，長期臥床，悪性腫瘍などである．診断には超音波ドップラー血流検査と静脈造影がある．治療は血栓溶解療法が主体であるが，重症例では，カテーテル治療や手術が行われることがあるが，最近では，薬物治療やカテーテル治療が発達したため，手術が行われることは少ない．合併症としては肺塞栓症があり，これの予防のため下大動脈にフィルターを挿入することがある．

〈茂木健司，高原善治〉

各論

7 縦隔，横隔膜の疾患

A 解剖

　縦隔とは臓器の名前ではなく，胸腔内で左右の肺を「縦に隔てている」領域のことである．縦隔に存在しているのは心臓，大動脈，上下大静脈，食道，気管，胸腺，胸管，リンパ管，神経（横隔神経，迷走神経など）である 図7-1．

　横隔膜は胸腔と腹腔を隔てるドーム状の筋肉で，横紋筋と腱中心により構成され，横隔神経で支配される呼吸筋である．安静時呼吸の7割を司る最大の呼吸筋である．横隔膜には，食道裂孔，大動脈裂孔，大静脈孔の3つの裂孔がある他に，ボホダレク Bochdalek 孔，モルガニー Morgagni 孔，ラリー Larrey 孔とよばれるヘルニアをきたしやすい部位がある 図7-2．

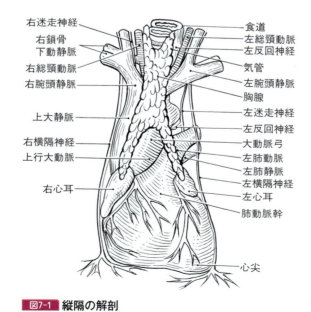

図7-1 縦隔の解剖

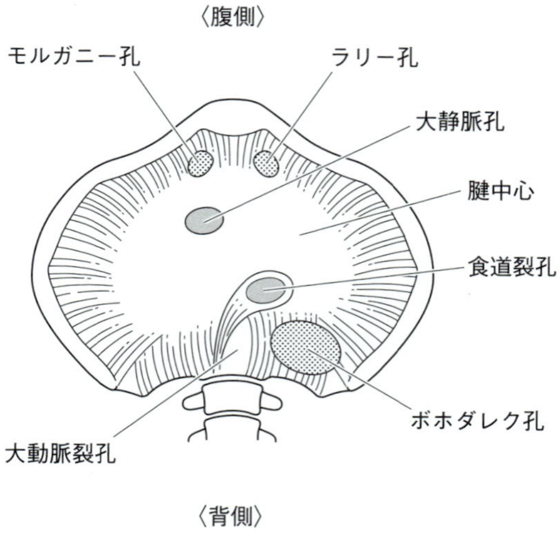

図7-2 腹腔側からみた横隔膜の解剖

7 縦隔，横隔膜の疾患

B 検査，診断

1 診察

縦隔・横隔膜疾患にみられる診察上で代表的な所見を 表7-1 にまとめた．

表7-1 診察所見

	チェック項目	備考
問診	① 胸痛，背部痛	腫瘍の圧迫，縦隔の急性炎症および損傷，逆流性食道炎
	② 呼吸困難	腫瘍の圧迫，縦隔の急性炎症および損傷，重症筋無力症，横隔膜ヘルニア，横隔膜弛緩症
	③ 嚥下障害	腫瘍の圧迫，慢性縦隔炎，重症筋無力症，逆流性食道炎
	④ 胸やけ	逆流性食道炎
	⑤ 嗄声	縦隔腫瘍や炎症による反回神経麻痺
	⑥ 咳嗽，血痰	気道の損傷，炎症，腫瘍の浸潤
	⑦ 発熱	縦隔炎，腫瘍の圧迫に基づく炎症，誤嚥
視診	① チアノーゼ，頻呼吸，努力性呼吸	腫瘍の圧迫，縦隔，横隔膜の損傷や横隔膜弛緩症，横隔神経麻痺などによる換気不全，低酸素血症
	② 上大静脈症候群	腫瘍による上大静脈の圧迫：頸静脈怒張，顔面・頸部・上肢のうっ血性浮腫，胸壁の側副血行路
	③ ホルネル Horner 症候群	腫瘍の頸部交感神経への浸潤：縮瞳，眼裂狭小，顔面発汗停止
	④ 眼瞼下垂	重症筋無力症
	⑤ 顔面・頸部の腫脹	縦隔気腫（急性縦隔炎，気道損傷），腫瘍の上大静脈圧迫
	⑥ 前胸壁の変形	外傷，腫瘍の胸壁浸潤
触診	① 頻脈，徐脈，不整脈	腫瘍の心臓，自律神経への圧迫，浸潤
	② 胸壁のしこり	腫瘍の胸壁浸潤
	③ 腋窩・鎖骨上リンパ節腫脹	腫瘍のリンパ節転移
	④ 頸部・胸壁の皮下気腫	縦隔気腫（急性縦隔炎，気道損傷）
聴診	① 呼吸音の左右差	気胸，無気肺，胸水貯留，腫瘍による圧迫
	② 喘鳴	腫瘍による気管狭窄
	③ 捻髪音，握雪音	皮下気腫
打診	濁音界の上昇	胸水貯留，横隔膜の挙上など

2 血液一般，生化学検査

縦隔・横隔膜疾患で代表的な血液生化学検査所見を 表7-2 にまとめた．

3 診 断

▶（1）胸部単純 X 線写真 chest plain roentgenogram

正面像では心陰影に隠れた腫瘍は同定が難しいが，大きな腫瘍では縦隔影から凸となる腫瘍影

表7-2 血液一般・生化学検査

		基準値	所見
血液一般		赤血球: 375〜500×10⁴/mm³	貧血: 外傷による出血，胸腺腫に伴う赤芽球癆
		血色素数: 12〜18 g/dL	
		ヘマトクリット: 36〜50%	
		白血球数: 4,000〜9,000/mm³	白血球増加: 感染，炎症（急性縦隔炎）
		血小板: 12〜35×10⁴/mm³	
生化学・腫瘍マーカー		CRP: <0.1 mg/dL	CRP 高値: 急性炎症
		カルシウム: 8.5〜10.0 mEq/L	高カルシウム血症: 縦隔内甲状腺腫，骨転移
		γ-グロブリン: 0.8〜1.7 g/dL	低γ-グロブリン血症: 胸腺腫の合併疾患
		抗アセチルコリン受容体（AChR）抗体: 0.6 pmol/mL	抗 AChR 抗体高値: 重症筋無力症
		ACTH: 30〜60 pg/mL	ACTH 増加: ACTH 産生胸腺腫瘍
		可溶性インターロイキン2受容体（sIL-2R）: 122〜496 U/mL	sIL-2R 高値: 悪性リンパ腫
		CEA: <5 ng/mL	CEA: 悪性腫瘍（非特異的）
		AFP: 5〜10 ng/mL	AFP: 卵巣嚢癌，胎児性癌
		HCG-β: 非妊娠時は陰性	HCG-β: 絨毛癌，セミノーマ，胎児性癌

として認識される．側面像で確認できる場合がある．

▶ **(2) コンピュータ断層撮影 computed tomography（CT）** 図7-3

　縦隔疾患の検査において CT は必須であり，縦隔病変の存在や形状，病変と周囲との関係などが確認できる．造影により腫瘍の血流の程度，血管病変やリンパ節との鑑別ができる．画像解析ソフトを用いることにより 3D（three-dimensional）-CT 画像が構築でき，腫瘍と周囲構造との関係を立体的に認識できる．

　縦隔腫瘍の確定診断のため CT ガイド下針生検があり局所麻酔下に組織採取が安全に行える．ただし，縦隔は前方に胸骨，両側に肺，背側に心・大血管が存在するため組織採取が難しいこと

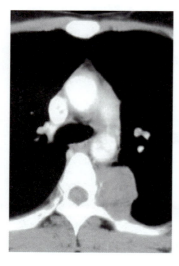

図7-3 胸部造影 CT（神経原性腫瘍症例）
造影することで腫瘍と大動脈との位置関係が把握しやすい．脊髄の構造は均一にみえる．

も多く画像診断が重要となる．

▶(3) 磁気共鳴断層撮影 magnetic resonance imaging（MRI） 図7-4

　腫瘍の存在だけでなくその質的診断（嚢胞，充実性など），周囲臓器への浸潤などの診断に有用．

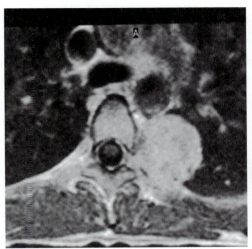
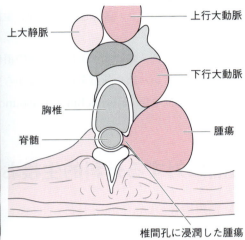

図7-4 MRI像（図7-3と同一症例）
神経や骨の構造が鮮明に描出でき，CTに比べて腫瘍と脊髄との位置関係が把握しやすい．

▶(4) ポジトロン断層撮影 positron emission tomography（PET） 図7-5

　放射線標識した糖分（FDG フルオロデオキシグルコース）の取り込みを指標として腫瘍のエネルギー代謝を評価できる．腫瘍が良性か悪性かある程度診断でき，悪性腫瘍の遠隔転移やリンパ節転移の診断にも有用である．CT画像と組み合わせたPET-CTにより腫瘍の部位や形態を特定することができる．糖分の病巣への集積を示す指標としてSUV_{max}（maximum standardized uptake value）値があるが，機械や施設により条件が異なるため一定の数値で評価はできない．胸腺癌ではSUV_{max}が高値で6以上となることが多く胸腺腫との鑑別に有用との報告もある．

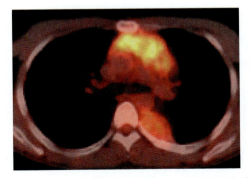

図7-5 FDG-PET/CTの画像（浸潤性胸腺腫の症例）
前縦隔の腫瘍と胸膜播種巣にFDGの異常集積がみられる．

▶**(5) 消化管造影 X 線検査**
　食道疾患や横隔膜ヘルニアの診断に有用．食道破裂による縦隔気腫や縦隔炎が疑われる場合には造影剤にガストログラフィンを用いる．

▶**(6) 食道内視鏡**
　食道癌の有無，逆流性食道炎，横隔膜ヘルニアの診断に用いる．超音波内視鏡下穿刺吸引法を用いて食道近傍のリンパ節や腫瘍を穿刺し生検を行うことができる．

▶**(7) 気管支鏡**
　縦隔腫瘍の気管・気管支への浸潤，気管損傷の診断に用いられる．超音波気管支鏡を用いて気管支内腔からリンパ節や腫瘍を描出しながら生検する方法があり，超音波気管支鏡ガイド下針生検 EBUS-TBNA（endobronchial ultrasound guided transbronchial needle aspiration）と呼ばれる．

C 縦隔に対する外科的生検および手術のアプローチ法

▶**(1) 縦隔鏡 mediastinoscopy**
　頸部を切開し気管前面に縦隔鏡を挿入し，気管周囲のリンパ節生検を行う 図7-6 ．生検のための手技で，静脈麻酔でできる侵襲の少ない EBUS-TBNA に置き換わりつつある．

▶**(2) 胸腔鏡 thoracoscopy**
　小孔を数カ所あけて胸腔鏡を挿入して観察を行い，残りの小孔から器具を挿入して生検や手術を行う 図7-7 ．前縦隔病変に対しては仰臥位で側胸部や剣状突起下の小孔から操作を行う方法と，側臥位で側胸部の小孔から操作を行う方法がある．中・後縦隔病変に対しては側臥位で行うのが一般的である．開胸手術より疼痛軽減でき胸腔鏡で行われることが多くなっている．

▶**(3) 開胸 thoracotomy**
　前縦隔病変に対する開胸手術では仰臥位にて胸骨正中切開を行う方法が最適なアプローチである．胸骨上縁から剣状突起部まで皮膚切開をおき，胸骨正中を電動鋸で切開し縦隔を開放して手術を行う．中・後縦隔病変に対する開胸では側臥位で側胸部に 10〜20 cm の皮膚切開を置き肋間で開胸する．開胸手術では大きな腫瘍や腫瘍の周囲浸潤を認める場合に有用である．

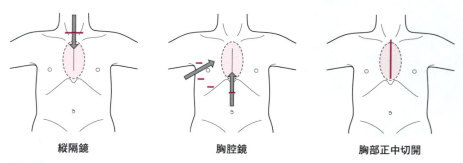

　　　縦隔鏡　　　　　　　胸腔鏡　　　　　　胸部正中切開

図7-6 縦隔へのアプローチ方法

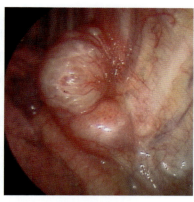 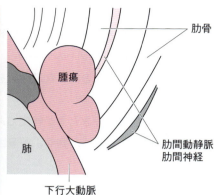

図7-7 胸腔鏡による観察（図 7-3，7-4 と同一症例）

D 縦隔の疾患

1 縦隔炎

縦隔炎は急性と慢性に分類される．急性縦隔炎は降下性壊死性縦隔炎のように口腔咽頭感染から進展するもの，正中切開術後の局所感染，食道・気管損傷に起因するものなどがある．慢性縦隔炎は非特異的または慢性的な感染により縦隔に肉芽や線維化をきたすもので比較的稀な病態である．

▶(1) 降下性壊死性縦隔炎

〈概念〉 口腔・咽頭感染が縦隔に進展して起こる縦隔炎で致死的な経過となることがあり早期の診断・治療介入が必要となる．

〈症状〉 初発症状として発熱，頸部硬直，頸部発赤，頸部痛がある．膿瘍の進展に伴い短期間で前胸部痛，嚥下障害，呼吸障害，ショック症状がでる．

〈診断〉 胸部 X 線にて縦隔影拡大，胸水，心拡大．CT にて頸部，縦隔の膿瘍形成，縦隔気腫，胸水，心嚢液貯留を認める．

〈治療〉 全身管理として補液，抗菌薬治療，酸素投与（重篤内場合は人工呼吸器管理）．膿瘍の存在部位に応じて外科的ドレナージが行われる．膿瘍の範囲に応じて頸部切開（頸部，前縦隔上部ドレナージ），剣状突起部切開（前縦隔下部ドレナージ）または胸腔鏡または側方開胸（後縦隔ドレナージ）を組み合わせて行う．

▶(2) 術後縦隔炎

〈概念〉 胸骨縦切開術後，食道術後・胃術後吻合部縫合不全が原因となる．

〈症状〉 発熱，創部の発赤，胸痛，胸骨動揺．

〈診断〉 CT にて液体貯留，気泡の出現，膿瘍の確認．

〈治療〉 感染創の切開排膿・掻把，洗浄，大網充填，筋皮弁，陰圧閉鎖療法，縫合不全部膿瘍ドレナージなど．

▶**(3) 外傷性縦隔炎**

〈概念〉　縦隔は重要臓器が密集しており外傷などで気管または食道を損傷すると重篤な症状を呈する．このうち特発性食道破裂はブールハーヴェ Boerhaave 症候群とも呼ばれ，暴飲暴食後，嘔吐など食道内圧上昇が原因となり食道破裂をきたす病態と考えられている．肥満中年男性に好発．

〈症状〉　気道，食道損傷で縦隔気腫をきたすが軽度であれば無症状のこともある．縦隔気腫が広がると前胸部に皮下気腫がみられる．胸痛，呼吸困難，縦隔血腫，重篤となればショック症状もみられる．

〈診断〉　胸部単純 X 線写真，胸部 CT．

〈治療〉　症状が軽度であれば安静，抗菌薬生剤治療で軽快することもある．重篤であれば緊急手術の対象となり臓器損傷があれば縫合修復を行う．

▶**(4) 慢性縦隔炎 chronic mediastinitis**

〈概念〉　主に結核，真菌などの慢性感染が原因で肉芽形成，線維化増生により縦隔に腫瘤様陰影を呈す．

〈症状〉　多くは無症状．胸部 CT にて縦隔陰影として指摘される．

〈診断〉　胸部単純 X 線，胸部 CT．

〈治療〉　通常は予後良好で自然退縮することがある．

2 縦隔腫瘍

▶**(1) 縦隔腫瘍総論**

〈概念〉

　胸腺，心膜，縦隔胸膜，縦隔内の神経，リンパ節，迷入甲状腺，迷入副甲状腺，脂肪組織などから縦隔内に発生する腫瘍や囊胞性病変を総称して縦隔腫瘍と呼ぶ．心臓，大血管，食道，気管，気管支に発生したものは含めない．

　腫瘍により発生母地の解剖学的位置から好発部位が異なる　表7-3　．縦隔の区分を胸部 X 線側面像による解剖学的区分で示す　図7-8　．胸骨柄下縁と第4胸椎下縁を結ぶ線で上縦隔と下縦隔に分け，下縦隔をさらに心膜を境にして前縦隔，中縦隔，後縦隔に分ける．

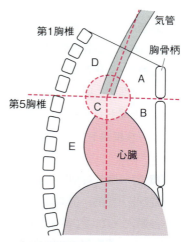

図7-8　縦隔の区分
A: 前上縦隔，B: 前下縦隔，C: 中縦隔，
D: 後上縦隔，E: 後下縦隔

表7-3　縦隔腫瘍の好発部位

上縦隔	前縦隔	中縦隔	後縦隔
（縦隔内）甲状腺腫	胸腺腫・胸腺癌 奇形腫	リンパ性腫瘍 気管支囊胞 心膜囊胞	神経原性腫瘍 消化管性囊胞

〈症状〉

　小型病変では無症状のことが多いが，腫瘍の浸潤により呼吸器系，循環器系，神経系，食道への圧迫症状や，リンパ節や遠隔転移による症状もある．胸痛，呼吸困難，嚥下障害，上大静脈症候群など．自己抗体やホルモンの生物活性による傍腫瘍症状などをきたすことがある．

〈診断〉　検査，診断の項を参照．

〈治療〉　悪性リンパ腫を除く縦隔腫瘍の多くは外科的切除が行われる．良性でも増大傾向をしめす場合は切除の適応となることがある．手術のアプローチは前縦隔については胸骨正中切開，中・後縦隔腫瘍については側方開胸が主である．近年，低侵襲化がすすみ側方または剣状突起下からの胸腔鏡下アプローチで多くの手術が行われ，ロボット支援胸腔鏡も保険適用となっている．それぞれの治療の詳細については後述．

▶（2）縦隔腫瘍各論

A）胸腺上皮性腫瘍

〈概念〉　胸腺上皮から発生する腫瘍で，胸腺腫，胸腺癌，胸腺神経内分泌由来腫瘍がある．胸腺腫は低悪性腫瘍であるが，腫瘍の進展に伴い隣接臓器に浸潤や胸腔内播種をきたし，稀にリンパ節転移や遠隔転移もきたす，胸腺癌は扁平上皮癌が最も多く，発見時に90%が周囲臓器へ浸潤し，1/3がリンパ節転移や遠隔転移を有する予後不良な疾患である．

〈症状〉　一般的な症状は縦隔腫瘍総論参照．傍腫瘍症候として胸腺腫に重症筋無力症（合併率23〜25%），赤芽球癆（合併率2〜3%），低ガンマグロブリン血症（合併率0.4〜0.7%），胸腺カルチノイドではCushing症候群（ACTH産生腫瘍）などがある．

〈診断〉　縦隔腫瘍総論参照のこと．

〈治療〉　胸腺上皮性腫瘍が疑われる場合は，外科的切除が第一選択となる．大血管浸潤などにより一期的な切除が困難な場合は，放射線や化学療法を組み合わせた集学的治療の後に切除を検討する．

B）胚細胞腫瘍

〈概念〉　胎生期の原始生殖細胞が腫瘍化したものである．性腺（卵巣，精巣）が好発部位であるが，思春期以降では縦隔に迷入し発症する頻度が一番多い．胚細胞性腫瘍には，成熟奇形腫，未熟奇形腫，精上皮腫（セミノーマ），非セミノーマ（胎児性癌，卵黄嚢腫瘍，絨毛癌など）がある．良性の成熟奇形腫，未熟奇形腫以外は悪性である．縦隔原発悪性胚細胞性腫瘍は若年，成人，男性に多い．

〈症状〉　縦隔腫瘍総論参照のこと．

〈診断〉　CT所見で歯牙，脂肪成分を伴う場合，奇形腫を疑う．悪性胚細胞性腫瘍の診断において腫瘍マーカーは有用でありα-FP（fetoprotein），β-HCG（human chorionic gonadotropin）が高値の場合，CTガイド下生検で確定診断を行う．

〈治療〉　奇形腫は外科的切除．セミノーマは放射線，化学療法に感受性が高いため化学療法±放射線療法で根治が期待できる．非セミノーマの場合，化学療法が第一選択．CR（完全奏効）となれば経過観察，PR（部分奏効）では腫瘍マーカーが正常化すれば外科的切除，低下しなければ化学療法継続．

C）神経原性腫瘍 neurogenic tumor

　肋間神経や交換神経幹から発生し，後縦隔に存在することが多い．90％以上が良性腫瘍であり，神経鞘腫が一番多い．椎体に接した神経原性腫瘍では良性であっても増大に伴い椎体内に進展し対麻痺となることがあり手術を検討する．先天性疾患である神経線維腫症1型（フォンレックリングハウゼン von Recklinghausen 病）では神経線維腫が多発し，経過中に悪性転化をきたすことがある．

D）悪性リンパ腫 malignant lymphoma

　悪性リンパ腫の10％程度は縦隔内で発症し前縦隔に好発する．巨大な腫瘍であっても周囲臓器への浸潤傾向が乏しく圧排していることが多い．治療は化学療法となることが多い．血液検査で可溶性インターロイキン2受容体（sIL-2R）高値がみられるが特異的ではない．確定診断のためCT ガイド下生検を行う．

E）先天性嚢胞 congenital cyst

　縦隔には良性の嚢胞性疾患が多い．前縦隔では胸腺嚢胞，中縦隔では気管支原性嚢胞，食道嚢胞，心膜嚢胞などがある．前縦隔の嚢胞性疾患では嚢胞変性した胸腺と鑑別が難しいことがある．先天性嚢胞はかならずしも切除の適応とならないが，胸腺腫とも鑑別困難な場合や嚢胞が増大し周囲を圧排する場合切除が必要となる．

F）縦隔内甲状腺腫 intrathoracic goiter

　頸部甲状腺腫が縦隔内に進展した場合が多く上縦隔に好発する．気道を圧迫狭窄する場合の治療または予防として手術適応となる．

3 重症筋無力症

〈概念〉　胸腺の非腫瘍性疾患において胸腺過形成があり，過形成は重症筋無力症 myasthenia gravis（MG）にみられることが多い．MG は主に胸腺の B 細胞で産生される抗アセチルコリン受容体（AChR）抗体が神経-筋接合部伝達異常を引き起こし，随意筋の筋力低下をきたす自己免疫疾患である．MG と診断された患者の約20～30％に胸腺腫を合併し，胸腺腫の患者の23～25％に MG を合併する．

〈症状〉　眼瞼下垂，複視などの眼症状中心のものや，労作性筋疲労，嚥下障害，呼吸困難などの全身症状をきたすものがある．急激に悪化する例もある．

〈診断〉　血中抗 AChR 抗体高値．テンシロンテスト（テンシロン注射後一時的に症状が改善）陽性．筋電図で収縮が漸次減弱．

〈治療〉　胸腺腫合併症例では手術適応となる．胸腺腫非合併例では薬物療法が治療の中心となり，抗コリンエステラーゼ薬，ステロイド，免疫抑制剤などの内服を行う．ただし全身症状，若年者（50歳未満），抗 AChR 抗体高値の場合には手術を検討する．術式は拡大胸腺摘出術が行われ，治療効果の発現には6カ月～数年を要す．急激に症状が増悪する全身型では血液浄化療法が行われ，血液中の抗 AChR 抗体を減らすことが目的で血漿交換や免疫吸着が行われる．

7 縦隔，横隔膜の疾患

E 横隔膜の疾患

1 横隔膜ヘルニア

〈概念〉

先天性または後天性に横隔膜の欠損部もしくは脆弱部から腹腔内臓器が胸腔内に脱出する病態である．

A) 食道裂孔ヘルニア hiatus hernia

横隔膜ヘルニアで最も頻度が多く80～90％を占める．食道裂孔を通じて胃の一部が縦隔内に脱出し，滑脱型，傍食道型，混合型に分類される 図7-9．

B) ボホダレク孔ヘルニア Bochdalek hernia

胎生初期（5～10週）の横隔膜発生の過程で腰肋三角に先天的な欠損部が生じること（ヘルニア嚢がないことが多い）により発症し，腸管が胸腔内に脱出するため肺が低形成となる．通常出生直後に発症するが成人期に発見されることもある．新生児期発症例は肺低形成による呼吸不全となり予後不良である．

C) 胸骨後ヘルニア poststernal hernia

胸肋三角に発生するヘルニアで，右側をモルガニーMorgani孔ヘルニア，左側をラリーLarrey孔ヘルニアと呼び，右側が多い．新生児の発生は少ない．

D) 外傷性ヘルニア traumatic hernia

交通事故，労働災害などの鈍的外傷と，刺創，銃創などの鋭的外傷がある．圧倒的に左が多い．

〈症状〉

食道裂孔ヘルニアでは無症状のことが多いが，逆流性食道炎の症状（胸焼け，心窩部痛，げっぷなど）がでることがある．ボホダレルク孔ヘルニアでは出生時に呼吸不全となることが多く，モルガニー孔では脱出の程度に応じて呼吸器症状，消化器症状がでるが無症状のこともある．外傷性ではヘルニアの程度で急性期にはショック，呼吸困難など，慢性期では無症状で経過し胸部異常陰影で指摘されたり，腹痛，胸部重圧感を呈すこともある．

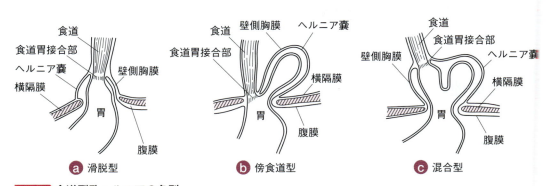

図7-9 食道裂孔ヘルニアの各型

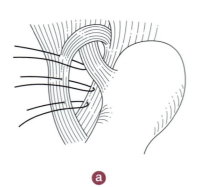 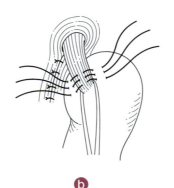 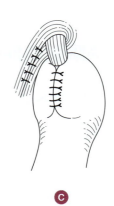

ⓐ　　　　　　　　　　　ⓑ　　　　　　　　　　ⓒ

図7-10a　ニッセン Nissen 法
ⓐヘルニアを修復する．
ⓑ胃底部両側と食道壁に結節縫合を行う．
ⓒ噴門を形成する．

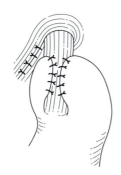

図7-10b　トゥーペ Toupet 法

〈診断〉
　胸部単純 X 線，胸部 CT，上部消化管内視鏡．
〈治療〉
　食道裂孔ヘルニアでは逆流性食道炎に対して，薬物療法を行い難治性の場合，手術（Nissen 法または Toupet 法）を行う　図7-10　．開腹だけでなく腹腔鏡下アプローチも取られる．ボホダレク孔ヘルニアでは生後48時間以内に呼吸不全に対して人工呼吸器管理が必要となる．状態が落ち着いた後，外科的治療を行う．経腹的に脱出臓器を腹腔内に還納しヘルニア門の閉鎖を行う．胸骨後ヘルニアではヘルニア嚢の切除，ヘルニア門の閉鎖を行う．

2 その他の疾患

▶（1）横隔膜弛緩症　eventration of the diaphragm
〈概念〉　横隔膜の全部または一部が筋萎縮をきたして弛緩し，著しく挙上する状態．弛緩側の肺換気能が低下する．左側に多い．
〈症状〉　新生児期には呼吸困難，チアノーゼなど，小児期は自然軽快することある．部分弛緩症で

は無症状のことが多い.

〈診断〉　胸部単純 X 線，胸腹部 CT

〈治療〉　新生児期で重篤な例では人工呼吸器管理，緊急手術による横隔膜修復術（弛緩部を縫縮）が行われる.

▶ (2) 横隔神経麻痺 paralysis of the phrenic nerve

横隔神経の損傷による横隔膜の弛緩，挙上. 分娩や心臓，縦隔手術などによる損傷や腫瘍浸潤もある. 治療は症状があれば横隔膜修復術が行われる.

▶ (3) 横隔膜腫瘍 tumors of the diaphragm

横隔膜腫瘍は稀な疾患である. 手術で腫瘍を含め横隔膜部分切除を行い，欠損部が大きい場合は再建が必要となる.

▶ (4) 横隔膜下膿瘍 subphrenic abscess

抗菌薬投与を行うが効果が不十分の場合，経胸または経腹的ドレナージが必要となる.

▶ (5) 月経随伴性気胸

異所性子宮内膜症の一種である胸腔子宮内膜症で起こる気胸である. 横隔膜に子宮内膜脱落に伴う小孔が気胸の原因となる. 月経に伴い右側に好発する. 気胸手術時に横隔膜上に小孔，血腫，瘢痕が確認されるがはっきりしないこともある. 治療は GnRH アゴニスト（偽閉経療法）が行われる.

〈矢島俊樹〉

各論　8. 消化器の疾患　A. 消化管の疾患

食道の疾患

A 解剖，生理

〈解剖〉　食道は輪状軟骨下縁の高さ（第6頸椎の高さ）で咽頭から連続してはじまり，横隔膜直下の食道胃接合部で胃（噴門）に続いて終わる，長さ約25cmの管腔臓器である．縦郭内の背側を走行し呼吸器系臓器（肺，気管，気管支）や循環器系臓器（心臓，大動脈，大静脈）と隣接して存在する．生理的な狭窄部位の存在が知られており，食道入口部，大動脈弓部，左気管支との交差部，食道裂孔部とされている．異物誤飲の際には大動脈弓と左気管支交差部には異物が引っかかりやすいとされる　図8-1．また薬剤のPTPシート（press through pack）や魚骨などの鋭利な物質を誤飲した場合には食道入口部周囲で壁損傷をきたし，縦郭炎をきたすリスクも報告されている[1]．

　食道粘膜は重層扁平上皮であり，筋層は2層構造で内側は輪状筋，外側は縦走筋からなっている．縦走筋の外側は疎な結合組織で覆われており，外膜（adventitia）と呼ばれる．腹腔内の管腔臓器が有する漿膜（serosa）は食道には存在しない　図8-2．

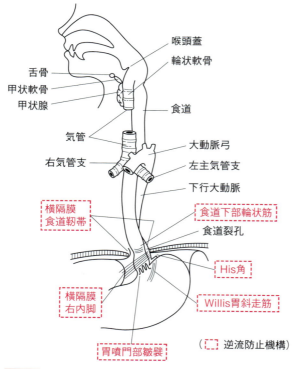

図8-1　食道の解剖

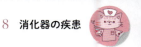

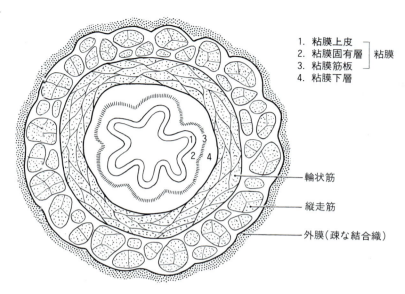

図8-2 食道の横断図

〈生理〉 食道の内腔は生理的に胸腔内と同じく陰圧となっており，−5〜−10 mmHg といわれる．食道の入口と出口には圧の高い部分があり，それぞれ上部昇圧帯（20〜30 mmHg），下部昇圧帯（10〜20 mmHg）と呼ばれる．食物を摂取した際には上部昇圧帯が弛緩し，主に重力と食道蠕動波によって食道下方へ移動する．食道蠕動波によって下部昇圧帯が弛緩すると食道胃接合部をこえて胃内に食物が到達する．

胃内容の逆流を防ぐために**食道胃接合部にはさまざまな逆流防止機構が備わっている**（図8-1）．

B 食道の疾患の総論

食道の疾患は一般的に損傷，異物，機能異常，機構異常，炎症，静脈瘤，良性腫瘍，悪性腫瘍などに大別される．症状は多岐にわたるが解剖学的特徴ならびに生理学的特徴から，胸部症状や食物の通過障害が出現する頻度が高い．特に通過障害が高度な場合には経口摂取が不良になり，栄養障害や体重減少が大きな問題になる．さらには食道癌を中心とした食道切除ならびに消化管再建を要する病態では術後の経口摂取不良はほぼ必発である．

食事は単に栄養摂取のみを目的とするのではなく，QOL（quality of life）にも直結する重要な要素である．経口摂取困難な患者さんに際しては，QOL の維持や精神的サポートにも留意した包括的な看護ケアが求められる[2]．

C 食道の疾患の各論

1 食道損傷 esophageal injury, corrosion

[概念]

機械的損傷と化学的損傷に分けられる．機械的損傷には後述する異物による損傷，医原性損傷，マロリー-ワイス（Mallory-Weiss）症候群，外傷や特発性食道破裂が分類される．化学的損傷は薬物誤飲が主であり，酸誤飲，アルカリ誤飲，重金属塩誤飲などによって誘発される．子供の場合には家庭用洗剤や電池などの誤飲による損傷が多いが成人は自殺企図が多い．熱い飲食物の摂取で食道熱傷をきたすこともある．

特発性食道破裂（Boerhaave 症候群）は嘔吐などによって食道内圧の急激な上昇をきたすことで食道が全層性に損傷される病態である．胸部下部食道の左側壁の損傷が多いと報告され，free air が混じった汚染された左胸水を伴うことが多いとされる．

損傷が筋層までにとどまる場合には症状が軽いことが多いが，筋層を超えて食道壁全層におよぶ場合では強い症状を呈する．特に穿孔をきたした症例では外科的治療を要することが多い．薬物誤飲では酸誤飲に比較してアルカリ誤飲のほうがより深い損傷になる傾向がある．

[症状]

疼痛，呼吸困難，嚥下困難，発熱，吐血，皮下気腫など

[診断]

食道損傷の診断にはさまざまな検査が用いられるが，まずは患者本人ならびに家族に対する医療面接（問診）が重要になる．口唇周囲のびらんや発赤など，視診による観察も欠かせない．上部消化管内視鏡検査や CT（computed tomography）検査，上部消化管造影検査などから食道損傷の位置や程度，穿孔の有無，膿瘍形成の有無などを診断する．

[治療]

薬物誤飲に対する中和剤使用は効果が期待できず，ほとんど選択されない．催吐薬は嘔吐による食道内圧上昇から損傷を増悪させる危険性があるため使用しない．損傷が筋層までにとどまり穿孔に至っていない場合は絶飲食管理，抗菌薬投与を中心とした保存的加療が選択できる．中長期にわたる絶飲食を要する可能性が高いため，中心静脈栄養などを用いた栄養管理が必要になる．損傷が全層にいたって穿孔をきたしている場合は基本的に手術が必要になる．穿孔が小さく，膿瘍を形成していない症例では保存的加療を選択することもあるが，状態悪化時には速やかに外科治療に移行する必要がある．手術は開胸や開腹による穿孔部の単純閉鎖や生体パッチ（大網や穹窿部など），ドレナージが選択されるが近年は施設によって鏡視下アプローチも選択される[3]．同時に膿瘍腔の洗浄ドレナージも行われる．

2 食道異物 esophageal foreign body

[概念]
　誤飲した異物は生理的狭窄部につかえることが多い．薬剤のPTPシートはハサミなどで切り離した際に角が鋭利になることから食道損傷のリスクがあり，かつX線透過性であることから発見が困難になる場合がある．異物が長期間食道内に嵌留すると食道穿孔や縦隔炎をきたすことがある．

[症状]
　無症状の場合も多い．幼児の場合は食事拒否，過剰な唾液流出などを生じる．

[診断]
　多くは病歴聴取によって診断される．上部消化管内視鏡検査や胸部単純X線撮影などでも診断され得る．薬剤のPTPシートなどのX線透過性物質が異物となっている可能性に留意する必要がある．

[治療]
　内視鏡下に異物鉗子で摘出あるいは胃内へ落下させる．摘出の際には操作による食道壁の副損傷に十分留意する必要があり，オーバーチューブを挿入するなどの工夫が知られている．胃内へ落下した異物は過剰な大きさや鋭利さがなければ，ほとんどが便通により排出される．異物による食道損傷を合併している場合には先述の食道損傷に準じた治療が必要になる．

3 機能ならびに機構異常

▶(1) 機能異常—アカラシア achalasia

[概念]
　下部食道，噴門部の弛緩不全による食事の通過障害と食道の異常拡張を認める．アカラシアは食道神経叢の障害によって起こるとされるが，神経障害の原因は現時点では明らかになっていない．

[症状]
　嚥下困難（特に固形物よりも流動物のほうが嚥下しにくい），悪心，嘔吐，胸痛，圧迫感，胸やけを生じる．精神的なストレスによって軽快と増悪を繰り返す場合もある．

[診断]
　食道内圧検査によって確定診断を得る．近年，多くのセンサーを備えたカテーテルを用いた高解像度食道内圧測定を用いてアカラシアを診断する国際基準としてシカゴ分類が提唱され，アカラシアを3つのタイプに分けて分類している[4]．上部消化管内視鏡検査や上部消化管造影検査，CT検査なども行って食道の拡張程度や食物の残留程度などを診断する．

[治療]
　抗コリン薬を用いた薬物療法や内視鏡的拡張術（バルーンブジー）なども行われるが，外科的介入が大きな選択肢になる．開腹または腹腔鏡アプローチで下部食道ならびに噴門部の筋層を切開して部位に胃穹窿部を逢着するJekler-Lhotka法，Heller-Dor法が知られている 図8-3 [5]．

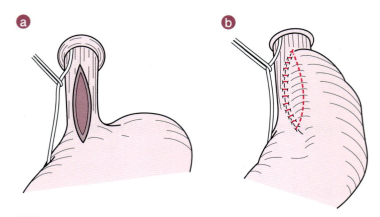

図8-3 アカラシアの手術（Jekler-Lhotka 法，Heller-Dor 法）

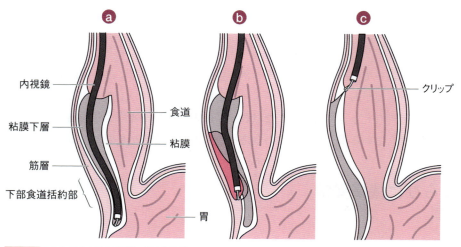

図8-4 アカラシアの手術（POEM）
ⓐ粘膜下層トンネルの作製: 粘膜を切開し，これを起点にして，胃側 2-3 cm まで粘膜下層トンネルを作製する．
ⓑ筋層切開: 病気の本態である下部食道括約部を含め，食道から胃にかけて筋層を切開する．
ⓒ粘膜切開部の閉鎖: 最後に粘膜下層トンネルの入り口をクリップで閉鎖し治療を終える．

また近年は内視鏡的に筋層切開を行う POEM（per-oral endoscopic myotomy）が報告され，保険医療として実施されている 図8-4 [6]．

またアカラシアの罹患患者は 10〜20 年の長期経過中に 3〜4％の食道癌合併率があるとされ，念頭においた経過観察が望まれる．

▶ **(2) 機構異常**

A) 食道裂孔ヘルニア hiatus hernia

[概念]

食道裂孔が開大し，胃の一部が縦隔内へ脱出した病態．脱出の形式で4タイプに分類され，食道胃接合部が縦隔内に脱出する「滑脱型（sliding type，Ⅰ型）」，食道胃接合部は脱出していないが胃の一部が脱出する「傍食道型（paraesophageal type，Ⅱ型）」，食道胃接合部が脱出してか

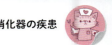

8 消化器の疾患

つ胃の一部も脱出する「混合型（composite type, Ⅲ型）」，胃だけではなく小腸や大腸なども縦隔内に脱出する「複雑型（mixed type, Ⅳ型）」とされる．加齢などによって横隔膜の筋力が低下し，腹腔内圧が上昇（肥満，妊娠，脊椎変形など）することで生じやすい．

［症状］

胸やけ，心窩部痛，逆流症状など．半数程度は無症状で検診などの際に偶発的に指摘される．

［診断］

上部消化管造影検査や上部消化管内視鏡検査で指摘されることが多い．CT検査は脱出の程度やヘルニア門の大きさ，脱出臓器などを確認することができる．胃食道逆流の程度を客観的に診断する場合には食道内圧検査や食道内pH検査が選択される．

［治療］

無症状の場合には経過観察が選択される．逆流症状に対する治療の第一選択はH_2ブロッカーやPPI（proton pump inhibitor，プロトンポンプ阻害薬）などを中心とした内科的治療である．生活習慣の改善や減量なども有効である．薬物療法無効例や症状の強い症例に対しては手術が選択される．開腹または腹腔鏡アプローチによる横隔膜脚の縫縮に加え，逆流防止術や胃固定術などが併施される 図8-5 ．

B）食道憩室 esophageal diverticulum

［概念］

食道の壁の一部が嚢状，袋状に外側に突出している状態．食道壁の脆弱部に内圧が加わって発生する内圧性憩室，食道周囲組織の炎症や癒着，瘢痕性収縮などによって食道壁が脆弱になって

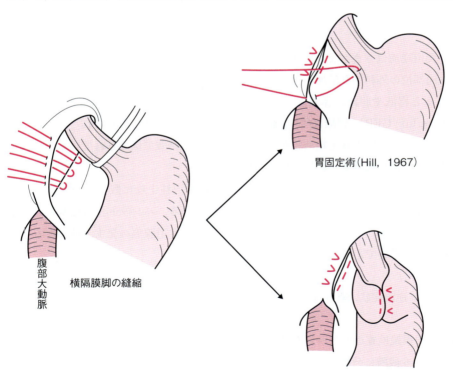

図8-5 食道裂孔ヘルニアの手術

生じる牽引性憩室に大別される．食道入口部，胸部中部食道，横隔膜上の3カ所が好発部位とされ，それぞれ咽頭食道憩室（Zenker 憩室，Killian-Jamieson 憩室），気管分岐部憩室（Rokitansky 憩室），横隔膜上憩室と呼ばれる．

［症状］

無症状のことも多い．内圧性憩室は食道内圧で徐々に増大する可能性があり，嚥下困難，憩室内の食物停滞，逆流や嘔吐，憩室内に停滞した食物による腐敗臭などが出現する．稀に食道憩室炎から出血や穿孔を合併することもある．

［診断］

上部消化管造影や上部消化管内視鏡検査で憩室を観察することで診断される．CT 検査も有用である．

［治療］

無症状で偶発的に指摘された場合には経過観察が選択される．自覚症状がある場合や憩室炎の既往，出血の既往がある場合には手術による憩室切除が選択される．近年では咽頭食道憩室に対して内視鏡的に咽頭憩室直下の筋層を切開することで治療する経口内視鏡的憩室中隔筋層切開術（per-oral endoscopic myotomy for Zenker diverticulum，Z-POEM）が開発されているが本邦では保険収載には至っていない．

4 炎症

▶（1）逆流性食道炎 reflux esophagitis

［概念］

胃内容の食道逆流はさまざまな防止機構が複雑に働いて防がれている 図8-1 ．これら機構の機能不全や同部位の外科的な破壊（食道切除術，噴門側胃切除術，胃全摘術，アカラシア手術など）が起こると胃液や胆汁，膵液といった消化液が食道内に逆流する（胃食道逆流，gastroesophageal reflux: GER）．胃酸は酸性，胆汁と膵液はアルカリ性でありそれぞれによる炎症性変化を惹起する．食道粘膜も食道粘液腺からの弱アルカリ性粘液で保護されているが，ほかの消化管粘膜と比較して消化液曝露への抵抗性は弱い．

逆流性食道炎が慢性的に続くと食道の正常扁平上皮が円柱上皮に置き換わり，バレット食道（Barrett's esophagus）と呼ばれる病態をきたす場合がある．バレット食道は欧米人に発生することが多いとされてきたが近年本邦でも増加傾向にあり，食道腺癌の発生母地になると考えられているため注意が必要である．

［症状］

胸やけ，胸痛，逆流症状，嚥下障害，出血など．逆流の程度と臨床症状は必ずしも相関しない．

［診断］

上部消化管内視鏡検査の肉眼所見を確認する．内視鏡所見はロサンゼルス分類でGrade N からGrade D までの6段階に分類され，逆流性食道炎の程度を表現する 表8-1 ， 図8-6 ．上部消化管造影や食道内圧検査，食道 pH 検査などを用いて逆流の存在や程度を判断する診断方法も知られている．

8 消化器の疾患

表8-1 ロサンゼルス分類

Grade N	内視鏡的に変化を認めないもの
Grade M	色調が変化しているもの
Grade A	長径が5mmを超えない粘膜障害で粘膜ひだに限局されるもの
Grade B	少なくとも1カ所の粘膜障害が5mm以上あり，それぞれ別の粘膜ひだ上に存在する粘膜障害が互いに連続していないもの
Grade C	少なくとも1カ所の粘膜障害が2条以上のひだに連続して広がっているが，全周性でないもの．
Grade D	全周性の粘膜障害

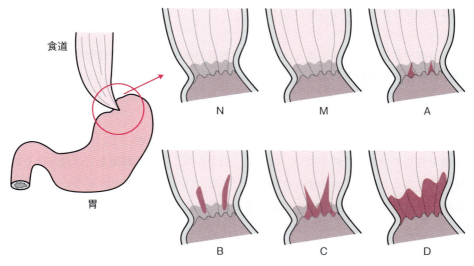

図8-6 ロサンゼルス分類

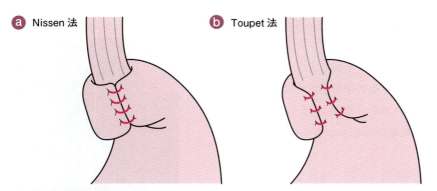

図8-7 逆流性食道炎の手術

［治療］

　先述の食道裂孔ヘルニアと同様の治療方針が選択される．重症な逆流性食道炎に対しては手術介入が選択されることもあり，開腹および腹腔鏡アプローチでのNissen法（穹窿部を全周性に食道に巻き付ける）や，Toupet法（穹窿部約2/3周性に食道に巻き付ける）での噴門形成術などが選択される　図8-7．

▶(2) 食道潰瘍 peptic ulcer of the esophagus

[概念]

食道粘膜に単発または多発性の潰瘍を認めるもので，食道内視鏡検査中 2％程度の頻度で認められるとされる．病因として最も多いのは胃液や腸液（胆汁，膵液など）による消化性潰瘍である．

[症状]

逆流性食道炎の症状と同様．

[診断]

消化管内視鏡検査で肉眼所見を確認する．悪性腫瘍と良性潰瘍の鑑別診断が重要になり，生検による組織学的診断が必要になる場合もある．

[治療]

逆流性食道炎や食道裂孔ヘルニアと同様の治療方針が選択される．重症例では重症逆流性食道炎と同様に手術介入が選択される．

▶(3) 食道真菌症 esophageal moniliasis

[概念]

真菌類の食道感染が原因であるが，宿主の生体防御機能低下を伴っている場合が多く，何らかの基礎疾患を有している可能性が高い．抗菌薬，抗がん剤，免疫抑制薬などの投与後や放射線照射後に併発することもある．感染する真菌類としては，*Candida albicans* が多い．粘膜壊死や腫瘍を生じることもあり，まれに狭窄や出血，食道穿孔をきたすときもある．

[症状]

基礎疾患に関連した症状が出現するために，食道カンジダ症自体は無症状の場合も多い．急性期には嚥下時疼痛や胸痛，狭窄による通過障害が出現する．

[診断]

上部消化管内視鏡検査で特徴的な肉眼所見を呈する 図8-8 ．擦過細胞診（ブラッシング）による真菌の同定を行うことで診断を得るとともに真菌類の同定が可能になる．上部消化管造影では粘膜の敷石状（cobble stone）変化，壁のけば立ち（shaggy esophagus），二重輪郭像などの所見が得られる．

[治療]

抗真菌薬剤の内服投与が第一選択である．同時に生体防御機能低下をきたす原因となる基礎疾患の治療を行う．誘因となった薬剤投与などがある場合には中止を検討する．稀ではあるが食道穿孔症例や縦隔膿瘍形成症例では手術適応となる場合もある．

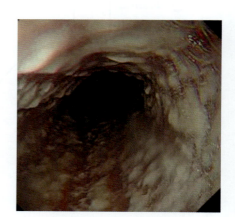

図8-8 食道カンジダ症の上部消化管内視鏡所見

8 消化器の疾患

5 良性腫瘍 benign tumors of the esophagus

[概念]

食道に発生する良性腫瘍は悪性腫瘍と比較して頻度は少ない．組織学的には上皮性と非上皮性に分類※され，形態学的には腔内性と壁在性に分類される．組織学的には非上皮性，形態学的には壁在性の腫瘍がそのほとんどを占める．食道良性腫瘍の発生部位は下部食道が多いとされる．

[症状]

一般的に発育速度が遅く，無症状であることが多い．検診や他疾患の精査目的の上部消化管内視鏡検査や上部消化管造影検査で偶発的に指摘されることもある．巨大になれば通過障害や嚥下困難などをきたす．

[診断]

上部消化管内視鏡検査で確認し生検やボーリング生検（腫瘍を掘り進むようにして生検組織を採取する手技）から組織学的確定診断を得る．近年では超音波内視鏡（endoscopic ultrasonography: EUS）を用いることで腫瘍の発生母地，全体の大きさ，深達度や食道外病変による外圧迫との鑑別などが可能となっている．

[治療]

無症状であれば経過観察が選択される．切除適応と判断した場合には内視鏡的切除術または手術が選択される．内視鏡的切除は2〜3cm程度の比較的小さな腫瘍が適応であり，出血や食道穿孔などの合併症に注意を要する．手術では多くが非上皮性，壁在性であることから食道切除は必要とせず，多くは胸腔鏡下の核出術が選択される．

6 悪性腫瘍

▶ 食道癌 esophageal carcinoma

[概念]

中高年に多く発症する．男性に好発し，女性に罹患率は男性に比較して少ない．正確な病因は不明だが，飲酒，喫煙，野菜類の摂取不足などが発生リスクを高めると報告されている．特に飲酒後に顔や身体に皮膚が赤くなる「フラッシング反応」を呈する場合は飲酒による食道癌発生リスクが高くなるとされる[8]．

[症状]

腫瘍による通過障害や食事摂取時の違和感や胸痛などが多くを占める．また腫瘍が反回神経に

※扁平上皮内腫瘍 squamous intraepithelial neoplasia（SIN）
　食道癌取扱い規約 第12版において，「扁平上皮の構造と細胞の異型から腫瘍と判定される上皮内病変のうち癌を除いたもの」と定義される疾患概念[7]．2019年に発刊されたWHO分類 第5版ではsquamous dysplasiaが採用され，high-gradeとlow-gradeに分類されている．本邦においてはhigh-grade squamous dysplasiaは上皮内癌 carcinoma in situ（CIS）として診断されることが通常であることから，食道癌取扱い規約 第12版ではSINをhigh-gradeとlow-gradeに亜分類することはしていない．しかし同病変の診断や治療に関してはまだまだ問題点も多く存在し，現在も議論が続けられている．

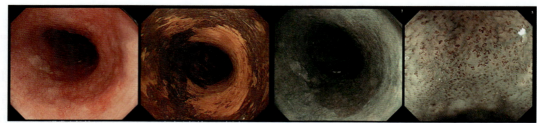

通常光　　　　　ヨード染色法　　　　狭帯域光観察　　　　拡大観察

図8-9 食道癌の上部消化管内視鏡所見

浸潤し反回神経麻痺を生じると嗄声が出現する．

[診断]

　上部消化管内視鏡検査などを用いて腫瘍から生検を行い，組織学的診断をつけることで確定診断を得る．その他にも上部消化管造影検査，CT，MRI magnetic resonance imaging（核磁気共鳴画像診断），PET-CT positron emission tomography（陽電子放出断層撮影）-CT，超音波内視鏡検査などの多種多様なモダリティを用いて診断を進める．

　従来から内視鏡検査においてはヨード染色法による診断が行われており，近年ではNBI（narrow band imaging）やBLI（blue LASER imaging），LCI（linked color imaging）などの狭帯域光観察や拡大観察を用いてがんの存在診断や深達度診断の一助としている 図8-9．

- 癌の占居部位：
　図8-10 のごとく定義されている．腫瘍中心（最深部）を占居部位として記載する．
- 病型分類：
　上部消化管造影検査ならびに上部消化管内視鏡検査の所見から，表在型（0型），隆起型（1型），潰瘍限局型（2型），潰瘍浸潤型（3型），びまん浸潤型（4型），分類不能型（5型）に大別される．
- 壁深達度（T）：
　癌の食道壁への浸潤の程度によって，T0〜T4まで定義されている．本規約から手術可能か否かの境界病変をcT3brとして表記すると定められている．また食道の早期がん（early carcinoma of the esophagus）は「原発巣の壁深達度が粘膜内にとどまる食道癌」と定義され，「リンパ節転移の有無を問わない」とされている．
- リンパ節転移（N）：
　リンパ節転移の個数によって，N0〜N3まで定義されている．リンパ節転移の程度を個数によって定義する方法は第12版から採用され，第11版まではがんの占居部位ごとに定められた領域リンパ節群への転移有無で定義されていた．
- 遠隔転移（M）：
　主に血行性転移による全身への転移を，M0ないしM1bで定義している．また「郭清効果の期待できる領域外リンパ節」への転移をM1aと定義し，胸部食道癌におけるNo.104リンパ節（鎖骨上リンパ節）などが該当する．M1aに該当するリンパ節に対する予防的郭清の意義についてはいまなお議論が続けられており，関連する臨床試験も進行している．
- 進行度（Stage）：
　前述の深達度（T），リンパ節転移（N），遠隔転移（M）の組み合わせから，Staeg 0からStage IVBまで定義される．

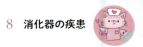

8 消化器の疾患

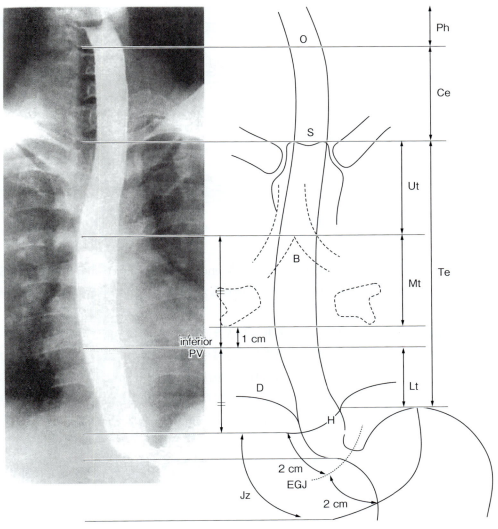

図8-10 食道癌の占居部位
O: 食道入口部 esophageal orifice
S: 胸骨上縁 superior margin of the sternum
B: 気管分岐部下縁 tracheal bifurcation
PV: 下肺静脈 pulmonary vein
D: 横隔膜 diaphragm
EGJ: 食道胃接合部 esophagogastric junction
H: 食道裂孔 esophageal hiatus
Jz: 食道胃接合部領域

　食道癌の診断に際しては腫瘍の進行度などをできる限り正確に把握する必要がある．本邦では日本食道学会から食道癌取り扱い規約[7]が発刊されており，数年ごとに内容が刷新される．現行は第12版であり2022年に発刊された．内容の一部を以下に要約する．

[治療]
　前述の進行度に従って推奨される治療方針を食道癌診療ガイドライン[9]で提案している．ガイドラインはあくまで現時点での治療方針提案の一例であり，臨床上の問題点や今後解決すべき課題についても Clinical Question として記載し，現状のエビデンスをまとめている．
　早期食道癌は基本的に内視鏡的切除術が適応となる．内視鏡的粘膜切除術 endoscopic muco-

C 食道の疾患の各論

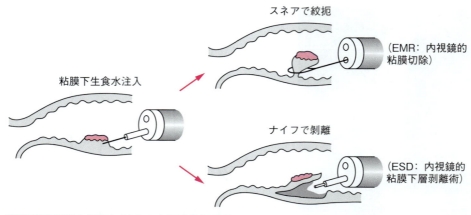

図8-11 早期食道癌に対する内視鏡的切除術

sal resection（EMR）や内視鏡的粘膜下層剥離術 endoscopic submucosal dissection（ESD）が行われる 図8-11 ．内視鏡的切除術でがんを切除した後に病理検査結果を確認し，追加切除を要すると判断される症例もある．

　早期食道癌を除いた，手術が可能と判断される食道癌に対しては手術での根治切除が第一選択となる．Stage ⅡおよびStage Ⅲなどの進行食道扁平上皮癌においては，本邦における臨床試験の結果から手術単独療法に比較して術前補助化学療法後の手術療法がより予後を改善することが明らかにされた[10],[11]．この結果をエビデンスとして食道扁平上皮癌に対する術前補助化学療法としてFP療法（5FUとシスプラチン）や，DCF療法（5FUとシスプラチンとドセタキセル）が臨床導入されている．

　食道癌に対する手術は食道の解剖学的特徴から頸部，胸部，腹部の3領域の手術操作が必要になる．胸部に関しては心臓や大動脈弓，下行大動脈との位置関係から右胸腔からのアプローチが選択される．歴史的には開胸操作でのアプローチが選択されてきたが，鏡視下手術ならびにロボット支援下手術によるアプローチが多く選択されるようになりつつある．同様に腹部操作も開腹アプローチのみならず，腹腔鏡手術やロボット支援下手術によるアプローチが選択されている．それぞれのアプローチ方法の代表的な手術創を示す 図8-12 ．開胸を要さないアプローチとしてかねてから非開胸食道抜去術が存在していたが，鏡視下に頸部操作および腹部操作（経裂孔操作）を行うことで開胸せずに食道を切除する縦郭鏡下食道切除術も導入されている．食道抜去術では縦郭の予防的リンパ節郭清は困難であったが，縦郭鏡手術ではその他のアプローチに劣らない精緻なリンパ節郭清が可能とされている．

　食道切除後には消化管再建が必要になる．再建に用いる臓器は胃，結腸，遊離空腸などが代表的である．大彎側の胃を細長く形成して再建に用いる胃管再建が多く選択されている．頸部食道切除の際には血管吻合を伴う遊離空腸再建が選択されることが多い 図8-13 ．再建臓器の挙上ルートは胸壁前，胸骨後，後縦郭が知られている 図8-14 ．

　食道切除術の際に想定される合併症は多岐にわたるが，肺炎，縫合不全，反回神経麻痺が3大合併症とされる．特に肺炎は，食道癌罹患患者の多くが喫煙者であること，手術操作が少なからず胸部におよぶこと，術中に片肺喚気を要する場合が多いこと，術後反回神経麻痺を合併すると

1）頭部

2）胸部

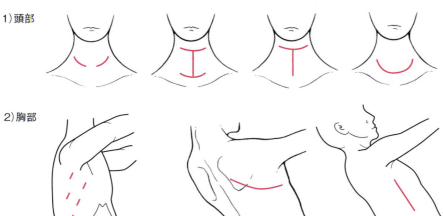

胸腔鏡アプローチ　　　後側方切開　　縦切開
　　　　　　　　　　　開胸アプローチ

3）腹部

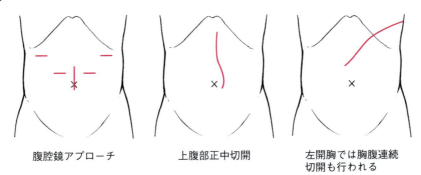

腹腔鏡アプローチ　　上腹部正中切開　　左開胸では胸腹連続
　　　　　　　　　　　　　　　　　　切開も行われる
　　　　　　　　　開腹アプローチ

図8-12 食道癌に対する手術のアプローチ別皮膚切開

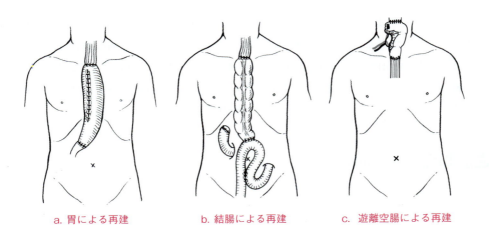

a. 胃による再建　　b. 結腸による再建　　c. 遊離空腸による再建

図8-13 食道癌に対する手術における消化管再建法

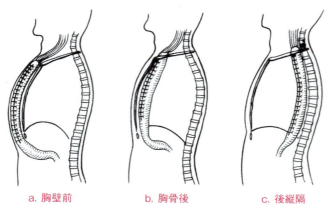

a. 胸壁前　　　b. 胸骨後　　　c. 後縦隔

図8-14　食道癌に対する手術における消化管再建経路

喀痰の喀出が困難になり誤嚥を惹起する場合があること……などのさまざまな要素が絡み合って大きな問題になり得る．周術期の口腔ケアや術後の早期離床などが術後合併症の回避や軽減に働くことが知られており[12]，医師や看護師のみならず多くのコメディカルワーカーが協力したチームでの周術期管理が重要になる．

　片側の反回神経麻痺をきたした場合には嗄声を合併することになるが，両側の反回神経麻痺をきたした場合には声帯の正中固定から呼吸困難，窒息に陥る危険性がある．食道切除術の術後管理中に嗄声が出現し，持続性の喘鳴が存在する場合には速やかな対応が必要になる．挿管による呼吸補助ならびに気管切開が必要になることがある．

　食道癌の根治切除後，胃管を用いた消化管再建後には様々な後遺症が出現する．特に経口摂取量の減少は必発である．胃管の容量から一度に経口摂取できる量には制限があり，1日に複数回にわたって少量ずつの経口摂取を行う分食を心がけていただく必要がある．また先述した胃の逆流防止機構は手術で切除されてしまうため，逆流性食道炎を合併することが多い．上記のような消化管再建に特有の状況にも留意して術後管理や看護ケアを提供する必要がある．

　がんの局所進行や遠隔転移を有する進行食道癌（c. Stage IVA, c. Stage IVB）に対しては手術による局所コントロールは無効ないし不能であり，化学放射線療法や化学療法が選択される．病態や全身状態によっては積極的な治療導入が困難となり，BSC（best supportive care）が選択されることも往々にしてある．近年食道癌領域においてがん免疫療法が保険収載され，免疫チェックポイント阻害薬 immune checkpoint inhibitor（ICI）が広く臨床使用されている．ICI が著効して腫瘍縮小が得られたことで根治切除可能となる症例の経験も徐々に得られはじめ，今後の食道がん治療における大きなトピックの一つと考えられる．

7 食道静脈瘤 esophageal varix

［概念］

　肝疾患などを原因として門脈の血行障害が生じると門脈圧が上昇する．門脈圧が上昇すると側副血行路として食道粘膜下の静脈が拡張し静脈瘤を形成する．

8 消化器の疾患

直達手術　食道，胃静脈瘤への血流を直接的に結紮離断する

到達経路 →

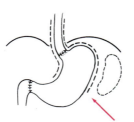
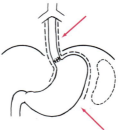

脾摘と食道，胃周囲の血管を郭清する

経腹的食道離断術　　開胸開腹食道離断術

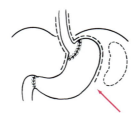
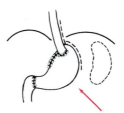

経腹的胃離断術　　経腹的胃上部切除

門脈圧減圧手術　血管の吻合により門脈血流を下大静脈系にシャントさせる

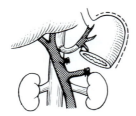
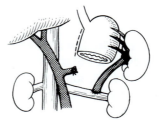

左胃静脈-下大静脈吻合術　　遠位脾-腎静脈吻合術

図8-15 食道静脈瘤に対する手術

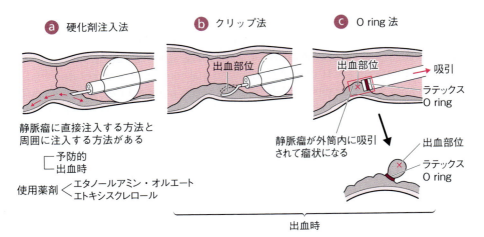

ⓐ 硬化剤注入法　ⓑ クリップ法　ⓒ O ring 法

静脈瘤に直接注入する方法と周囲に注入する方法がある
　予防的
　出血時
使用薬剤〈エタノールアミン・オルエート／エトキシスクレロール

静脈瘤が外筒内に吸引されて瘤状になる

吸引
ラテックス O ring
出血部位
ラテックス O ring

出血時

図8-16 食道静脈瘤に対する内視鏡的治療

[症状]

　静脈瘤からの出血（吐血，下血）が最も多く，かつ最も大きな問題となる．肝機能障害が著しい場合には肝性脳症や腹水などを併発している可能性がある．

[診断]

　上部消化管内視鏡検査による観察で診断される．出血精査目的の上部消化管内視鏡検査と同時に止血術が行われる場合も多い．側副血行路の状況や血行動態を診断するためには門脈造影（門脈圧測定，門脈閉塞部位の確認，側副血行路の確認）や腹腔動脈造影（肝動脈の形態診断）が行われる．

[治療]

　歴史的には外科手術 図8-15 が行われてきたが，内視鏡的硬化療法 endoscopic injection sclerotherapy（EIS）が手術療法と同等かそれ以上の治療効果を得ており，現在は内視鏡的治療が第一選択とされる．緊急に止血術を要する場合には内視鏡的硬化療法に加えてクリップ止血や内視鏡的結紮法 endoscopic variceal ligation（EVS）が用いられる 図8-16 ．

1) 清水一夫，下山和弘，松尾美穂．PTP 包装シートの誤飲・誤嚥．老年歯科医学．2012; 27: 36-9.
2) 三浦美奈子，井上智子．3 領域リンパ節郭清を伴う食道切除再建術を受けた食道がん患者の食の再獲得の困難と看護支援の検討．日本がん看護学会誌．2007; 21: 14-22.
3) 小野寺浩，宮田剛，市川宏文，他．特発性食道破裂に対する胸腔鏡下手術．日本内視鏡外科学会雑誌．2013; 18: 305-10.
4) 栗林志行，保坂浩子，下山康之，他．アカラシアの診断治療における食道内圧測定のコツと注意点．日本消化器内視鏡学会誌．2018; 60: 1095-106.
5) 島田英昭，林　秀樹，岡住慎一，他．食道アカラシア手術の最近の進歩．千葉医学会誌．2006; 82: 133-8.
6) Inoue H, Minami H, Kobayashi Y, et al. Peroral endoscopic myotomy (POEM) for esophageal achalasia. Endoscopy. 2010; 42: 265-71.
7) 日本食道学会，編．食道癌取扱い規約 第 12 版．金原出版．2022.
8) Ono A, Inoue M, Sawada N, et al. Impact of alcohol drinking on cancer risk with consideration of flushing response: The Japan Public Health Center-based Prospective Study Cohort (JPHC study). Prev Med. 2020; 11.
9) 日本食道学会，編．食道癌診療ガイドライン 2022 年版．金原出版．2022.
10) Ando N, Kato H, Igaki H, et al. A randomized trial comparing postoperative adjuvant chemotherapy with cisplatin and 5-fluorouracil versus preoperative chemotherapy for localized advanced squamous cell carcinoma of the thoracic esophagus (JCOG9907). Ann Surg Oncol. 2012; 19: 68-74.
11) Kato K, Machida R, Ito Y, et al. Doublet chemotherapy, triplet chemotherapy, or doublet chemotherapy combined with radiotherapy as neoadjuvant treatment for locally advanced oesophageal cancer (JCOG1109 NExT): A randomised, controlled, open-label, phase 3 trial. Lancet. 2024; 404: 55-66.
12) Akutsu Y, Matsubara H. Perioperative management for the prevention of postoperative pneumonia with esophageal surgery. Ann Thorac Cardiovasc Surg. 2009; 15: 280-5.

〈豊住武司　松原久裕〉

各論　8. 消化器の疾患　A. 消化管の疾患

2 胃，十二指腸の疾患

A 解剖，生理

1 解　剖

　食道と胃の境界部を**食道胃接合部**といい，胃の入り口を**噴門**，出口を**幽門**という．噴門より頭側の部分を**穹窿部**（きゅうりゅうぶ，解剖では**胃底部**ともいう），曲がり角の部分を**胃角部**，噴門と胃角部の間を**胃体部**，胃角から幽門までを**前庭部**とよぶ　図8-17　．しかし胃角部は蠕動により移動するため，再現性のある分類として，胃癌取扱い規約では大弯線，小弯線をそれぞれ3等分して口側から順に上部（U），中部（M），下部（L）とよぶ．また横断面を4等分して**小弯**（Less），**前壁**（Ant），**大弯**（Gre），**後壁**（Post）と表記する　図8-18　．

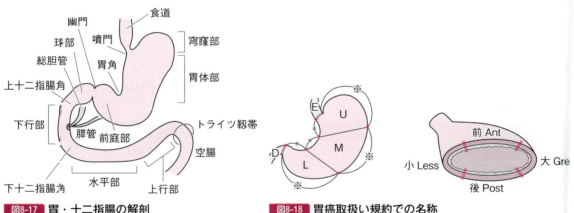

図8-17　胃・十二指腸の解剖　　　　図8-18　胃癌取扱い規約での名称

　胃壁は内腔側から順に，**粘膜層**，**粘膜下層**，**筋層**，**漿膜下層**，**漿膜**という5層の構造になっている．胃癌取扱い規約ではそれぞれ，M，SM，MP，SS，SEと略記する　図8-19　．胃癌の壁深達度をTで表すが，胃癌の浸潤がMまでのものをT1a，SMまでのものをT1b，MPまでのものをT2，SSまでのものをT3，SEとなったものをT4a，周囲の臓器に浸潤したものをT4bと表記する．深達度がT1のものが**早期胃癌**，T2以深のものが**進行胃癌**と定義され，病期や悪性度，予後とは無関係である．また，胃の周囲にある領域リンパ節に癌の転移がなければN0，転移リンパ節の個数が1〜2個の場合N1，3〜6個の場合N2，7〜15個の場合N3a，16個以上の場合をN3bとなる．遠隔転移なし（M0）と，あり（M1）の分類と合わせて，病期が判定される　表8-2　．なお，現在の胃癌取扱い規約は国際的な分類のUICC分類との整合性が取られている．

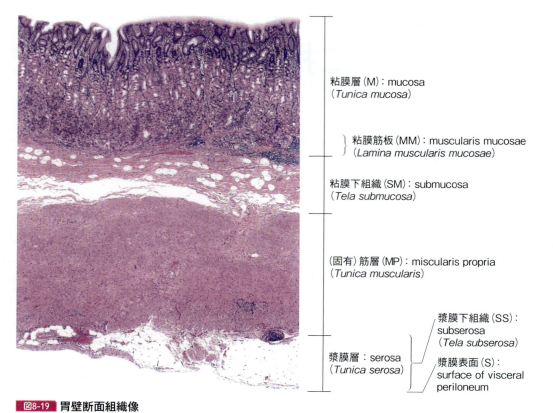

図8-19 胃壁断面組織像

表8-2 胃癌取扱い規約の進行度分類（Stage）

- 臨床分類（cTNM, cStage: 画像診断，審査腹腔鏡または開腹所見による総合診断）

	M0		M1
	N0	N(+)	Any N
T1 (M, SM)/T2 (MP)	I	ⅡA	ⅣB
T3 (SS)/T4a (SE)	ⅢB	Ⅲ	
T4b (SI)	ⅣA		

- 病理分類（pTNM, pStage: 胃切除後の病理所見による診断）

	M0					M1
	N0	N1	N2	N3a	N3b	Any N
T1a (M)/T1b (SM)	ⅠA	ⅠB	ⅡA	ⅡB	ⅢB	Ⅳ
T2 (MP)	ⅠB	ⅡA	ⅡB	ⅢA	ⅢB	
T3 (SS)	ⅡA	ⅡB	ⅢA	ⅢB	ⅢC	
T4a (SE)	ⅡB	ⅢA	ⅢA	ⅢB	ⅢC	
T4b (SI)	ⅢA	ⅢB	ⅢB	ⅢC	ⅢC	

　十二指腸は後腹膜に固定された腸管で，一番口側を球部とよぶ．尾側に曲がる箇所を上十二指腸角といい，そこからが下行部，左側に曲がる箇所を下十二指腸角といい，そこから肛門側が水平部，緩やかに頭側に向かう部分を上行部とよぶ．腸間が腹腔内に出るところをトライツ靱帯とよび，そこから肛門側が小腸（空腸）である．下行部の内側には総胆管と膵管が開口するファーター乳頭がある 図8-17．

　胃は主として腹腔動脈由来の動脈に栄養されており，主要なものは右胃動脈，右胃大網動脈，

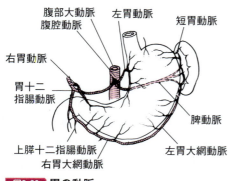

図8-20 胃の動脈

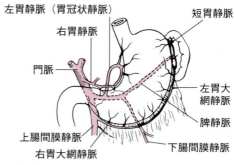

図8-21 胃の静脈

左胃動脈，左胃大網動脈，短胃動脈である 図8-20．その他，後胃動脈，左下横隔動脈も胃に流入する．腹腔動脈の分岐形態ではしばしば破格がみられるため，手術の際には注意を要する．

静脈は同名の動脈と対向して並走し，門脈系に流入する．左胃静脈は胃冠状静脈ともよばれる 図8-21．

胃のリンパ節は手術で郭清を行うため動脈・静脈の走行と関連づけて番号が振られている．

胃の他の消化管と同様，交感神経と副交感神経で支配されている．副交感神経は迷走神経で食道左側の神経が胃の前幹，右側が後幹となり，胃の蠕動と分泌を亢進させる．胃酸分泌を抑制する有効な薬物の登場以前は，迷走神経を切離することで胃潰瘍の治療が行われていた．交感神経は腹腔神経節および腹腔神経叢から分枝し総肝動脈・右胃動脈，左胃動脈の血管鞘として胃に至る．

2 生 理

胃の生理は，分泌，運動，消化吸収に分けられる．

胃の分泌は胃粘膜の細胞によって行われる．壁細胞が塩酸と内因子を，主細胞がペプシノーゲンを，粘液細胞が粘液を胃の内腔に分泌する（外分泌）．またG細胞は消化管ホルモンのガストリンを分泌する（内分泌）．グレン細胞で産生されるグレリンは，視床下部に働いて食欲を増進させる働きをもつペプチドホルモンである．

酸分泌には以下の3つの相がある．

1) 脳相　視覚や嗅覚などの刺激により迷走神経を介して酸が分泌される．
2) 胃相　食物などの胃内容による機械的・化学的刺激によりガストリンが分泌され酸が分泌される．
3) 腸相　食物が小腸に移動することで消化管ホルモンなどが分泌され酸分泌が抑制される．

胃の運動機能には，貯留，撹拌，排出がある．胃の痛みや胃もたれなどの症状をきたす機能性ディスペプシアでは胃の運動機能が障害されていることがある．

B 検査，診断

1 理学的所見

　　胃十二指腸の病態を把握するうえで重要な理学的所見を 表8-3 に示した．転移のない早期胃癌で自他覚所見が認められることはまれである．原発巣での出血により貧血に伴う症状として**眼瞼結膜蒼白**などの所見がみられる．幽門部の癌が全周性に浸潤することで**幽門狭窄**をきたすと嘔吐を認める．左鎖骨窩リンパ節転移は**ウィルヒョウ（Virchow）**転移とよばれ，胃癌に特徴的な転移である．腹膜転移の好発部位であるダグラス窩への転移は**シュニッツラー（Schnitzler）転移**とよばれ，直腸指診で触知できる．また腹膜転移が臍に浸潤したものを**シスター・マリー・ジョセフ結節**（Sister Mary Joseph nodule）とよぶ．看護師で，米国メイヨークリニックの創設者 William James Mayo の初代手術助手だった Sister Mary Joseph Dempsey が臍部の結節が悪性腫瘍転移であることに気づいたことがこの名称の由来となっている．

表8-3 胃・十二指腸疾患に関連した理学的所見

	チェック項目	所見
医療面接	① 主症状	腹痛，胸やけ，げっぷ，吃逆，食思不振
	② 症状の出現時期と持続期間	早期の悪性疾患の場合には症状がないことが多い．
	③ 食餌摂取量	食道噴門部や十二指腸幽門部の病変の場合には通過障害を伴う．
	④ 体重減少の有無	体重減少を示す場合は悪性疾患が多い．
	⑤ 食物通過障害の有無	
	① 既往症	高血圧・糖尿病・貧血の有無
	② 使用薬剤	降圧剤，経口糖尿病薬，ステロイド剤など
視診	① 貧血の有無	顔色，口唇，眼瞼結膜，爪の色
	② 黄疸の有無	皮膚色，眼球結膜，掻き傷の有無
	③ 栄養状態	皮膚のツヤ，皮下脂肪の状態
	④ 皮下静脈の怒張	門脈圧亢進症
触診	① リンパ節	頸部・腋窩・鼠径リンパ節の腫瘍の有無（悪性リンパ腫との鑑別）
	② 肝腫	転移性肝癌の有無
	③ 脾腫	門脈圧亢進症，脾転移
	④ 腹水	門脈圧亢進症，がん性腹膜炎，低栄養
打診	① 肺肝境界部	肝腫大・胸水の有無
	② トラウベ	脾腫大
聴診	① 呼吸音	左右差・ラ音の有無
	② 心音	心雑音の有無

8　消化器の疾患

2 血液一般・生化学検査

　　胃潰瘍や胃癌により出血すると**貧血**（Hb の低下）となる．逆に貧血の原因検索として内視鏡検査が行われることも多い．胃十二指腸の癌では**腫瘍マーカー**として **CEA**，**CA19-9** が用いられる．また **AFP 産生胃癌**では **AFP** が病勢の指標となる．いずれも早期癌では正常値のことが多い．

　　血清ペプシノーゲン I と II の測定により，胃の粘膜萎縮の程度を推定することができる．さらに**ヘリコバクターピロリ**の感染の有無（例えば血清 HP 抗体値）と組み合わせることにより胃癌のリスクを分類することができ（**ABC 検診**），高リスクの人を重点的に胃癌検診を行うことができる．

3 診断的検査

▶（1）上部消化管 X 線造影検査

　　バリウムとガス（通常は胃内で炭酸ガスを発生する発泡剤を飲んで発生させる）により，二重に造影することで粘膜面を描出する．内視鏡に比べ，胃の全体像や，消化管壁の変形や硬化がわかりやすいことがあるため，検診以外に術前の精密検査として行われる．

▶（2）上部消化管内視鏡検査

　　俗に胃カメラとよばれるが，内視鏡の先端の小型撮像素子（CCD など）がとらえた映像をテレビモニターに表示して消化管内を映し出す構造となっている．処置具を挿入する鉗子口がついており，生検により組織診断をすることができる．

　　消化管出血に対する止血術や，早期癌に対する**粘膜切除術**（EMR）や**粘膜下層剥離術**（ESD）などの治療も可能である．内視鏡先端のプローブを用いた**超音波内視鏡**（EUS）は，癌の深達度や粘膜下腫瘍の質的評価，壁外病変の診断に用いられる．さらに EUS を利用して針を刺して深部の組織を採取する**超音波内視鏡下穿刺吸引法**（EUS-FNA）も行われている．

▶（3）CT，MRI，超音波エコー

　　胃癌ではリンパ節転移や遠隔転移の検索に用いられるほか，併存症の検索目的にも行われる **図B-22**．CT では造影剤を用いることで胃の周囲の動脈の走行を調べることができる．動脈を 3D 再構築することで血管造影検査のような画像を得ることができる．

▶（4）PET-CT 検査

　　早期胃癌を除く悪性腫瘍で，転移・再発の診断に用いられる．化学療法などの治療効果を反映することが知られている．胃癌では間質の多い低分化型腺癌や印環細胞癌で感度が落ちるほか，慢性胃炎で FDG の集積が認められることがある．

▶（5）その他

　　胃内圧測定や **pH モニタリング検査**，**胃電図**，**胃排出能検査**などがあるが，行われる頻度は少ない．

B
検査，診断

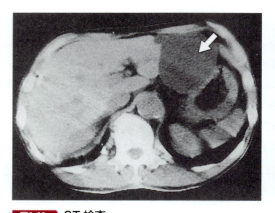
図8-22a CT 検査
矢印は壁外性の腫瘍

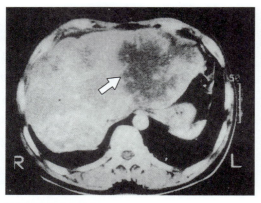
図8-22b CT 検査
矢印は肝移転

C 胃，十二指腸の手術

　胃酸の分泌を抑制する薬剤（H_2受容体拮抗薬，プロトンポンプ阻害薬など）が登場する以前は，消化性潰瘍（胃潰瘍および十二指腸潰瘍）に対する胃切除が数多く行われていた．現在では胃・十二指腸の手術は，悪性腫瘍に対する手術が大半を占める．内視鏡手術や腹腔鏡手術，ロボット支援手術といった低侵襲手術の比率が高くなっている．

1 術前管理

　手術を安全に行うため，術前管理を適切に行う必要がある．表8-4 に胃・十二指腸疾患の術前管理を示した．

　高齢者では臓器機能が低下しており，またさまざまな併存症を有していることが多く，術前にリスクを評価し対策をとる必要がある．

　進行胃癌の患者などで，貧血や低栄養をきたしている場合には，状態を改善する必要がある．喫煙は，肺炎などの肺合併症，創感染などのSSIのリスクを高める．また禁煙によりそのリスクが低下することも知られており，喫煙者に対しては積極的に禁煙介入する必要がある．感染リスクの高い患者に対して監視培養を行いMRSA保菌者に対して除菌を行うことも検討する．

2 手　術

▶ **(1) 内視鏡治療**

　一定の条件を満たした早期胃癌に対して，内視鏡を用いた治療が行われる．小さな病変では内視鏡的粘膜切除術（EMR）が行われるが，多くの場合より確実な内視鏡的粘膜下層剥離術（ESD）が選択される．病理所見で根治的と判定されなければ，追加胃切除が行われる．

8 消化器の疾患

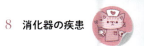

表8-4 胃，十二指腸疾患の術前管理

検査項目および処置	注意すべき所見	管理の要点
年齢区分	高齢者	外科では70歳以上をいうことが多く，手術侵襲に対する予備力をもっていないことが多い．しかし，単なる年齢よりも生活年齢のほうが重要である．
脱水症および低栄養状態	低 Na，Cl 血症を伴う脱水症と低蛋白血症	・血清蛋白量やアルブミン量が正常であっても，十分な検索が必要である． ・脱水症により，血液濃縮が起こることがあるので，十分な輸液，尿量，尿比重，Ht 値の測定を行う． ・術前からの中心静脈栄養法も有効． ・電解質液，糖液，アミノ酸製剤およびビタミン剤の投与．
呼吸器機能	術後肺合併症の予防と術中のリスクの予見	・Hugh-Jones 分類． ・MBC＜60 L/min，%MBC＜80%，%FEV1.0＜70%，MMF（maximal midexpiratory flow）＜1.0 L/sec，AVI（air velocity index）＜0.7，残気率＜40% ・フローボリューム曲線
循環器機能	高血圧 心筋障害 狭心症 不整脈	・降圧剤を術前長期に使用していると，心筋や副腎髄質のカテコールアミンが減少して，徐脈やショックに陥りやすい． ・眼底検査 ・心電図検査（負荷心電図）・心エコー検査など ・BNP/NT-proBNP
腎機能	高血圧や動脈硬化症に伴う腎機能障害	・GFR や RPF による腎クリアランス値 ・PSP 試験 ・フィッシュバーグ濃縮試験 ・脱水や貧血のため腎クリアランス値は低下することがあり適切な輸液，輸血で改善する．
肝機能	急性および慢性肝障害	・Child-Pugh 分類 ・標準機能検査法（Bil，GOT，GPT，Al-P，血清膠質反応など） ・CT，US ・HBs 抗原，HCV 抗体の検出 ・肝機能負荷試験（ICG） ・腫瘍マーカー（AFP）
膵機能	糖尿病	・膵外分泌機能検査（セクレチン試験，PFD など） ・膵内分泌機能検査〔血糖値，尿糖値，ヘモグロビン（HbA）〕 ・糖負荷試験，膵ホルモン値（インスリン，グルカゴン），ターゲス試験 ・CT，US ・ERP（endoscopic retrograde pancreaticography） ・腫瘍マーカー（CA19-9 など） ・尿ケトン体は術前陰性であることは重要であり，尿糖（±）〜（+）または尿糖排泄量 10 g/日以下にコントロールされていればよい．

C 胃，十二指腸の手術

▶（2）手 術

開腹胃切除は，1881年にテオドール・ビルロートが胃癌患者に対して幽門側胃切除術に世界で初めて成功して以来，百数十年の歴史を有する．皮膚切開は通常上腹部正中切開で行われるが，噴門部の良好な視野を得るため横切開などが選択されることもある．

胃癌に対する定型手術では，幽門側胃切除術または胃全摘術とD2リンパ節郭清が行われる．一方，術前診断でリンパ節転移陰性の場合，非定型手術の縮小手術が適応となり，切除範囲の少ない噴門側胃切除，幽門保存胃切除，リンパ節郭清範囲を減じるD1，D1＋郭清が検討される．消化管間質腫瘍（GIST）に代表される胃粘膜下腫瘍はリンパ節転移のリスクがほとんどなく局所切除が行われる．

胃切除後には再建が行われる　図8-23．幽門側胃切除ではビルロートⅠ法，ビルロートⅡ法，ルーワイ法が行われる．胃全摘術ではルーワイ法，空腸間置法，ダブルトラクト法，空腸パウチ間置法などが行われる．噴門側胃切除術では食道残胃吻合法，ダブルトラクト法，空腸間置法などが行われる．食道残胃吻合では，逆流性食道炎を予防するため噴門形成や上川法（観音開き法）などを付加する必要がある．

良性疾患では消化性潰瘍による穿孔，出血，狭窄が手術適応となることがあるが，現在では十二指腸潰瘍穿孔に対する緊急手術以外，実施数は少ない．十二指腸潰瘍穿孔による穿孔性腹膜炎では，腹腔内を洗浄後に穿孔部を大網で閉鎖する大網充填術または大網被覆術が行われる．全身状態がゆるせば腹腔鏡下に行われることが多い．

内科的治療が無効の高度肥満症患者に対する減量手術として腹腔鏡下スリーブ状胃切除術が行われている．手術により減量だけではなく，糖尿病，高血圧，脂質異常症，肝機能障害，睡眠時無呼吸症候群などの併存疾患の改善が期待される．

▶（3）腹腔鏡手術

胃癌に対する腹腔鏡下胃切除術は，術後の回復が早いという点で優れているとされ，ガイドラインではステージⅠまでの胃癌が適応とされる．一般に，開腹手術に比べ手術時間は長くなるが出血量は少なく，創が小さいため疼痛は軽度で整容性に優れる．開腹手術で行われているほとんどの手術が腹腔鏡下で実施可能であるが手術難度は高く，手技に習熟した外科医が行うべきであるとされる．患者に対して長期成績の不確実性を含めて十分な説明を行うことが望まれる．

近年，手術支援ロボットの導入が進められている．高解像度三次元ハイビジョンの腹腔鏡，7自由度を有する多関節鉗子，コンピュータ制御による優れた操作性により，通常の腹腔鏡手術に比べより精緻な手技が可能とされる．コスト面での課題もあるが，ロボット支援手術は今後大きく発展すると考えられている．

D 術後の合併症

1 術後早期の合併症

▶（1）縫合不全

吻合部・縫合部で消化管の連続性が失われるもので，消化管内腔と腹腔内が交通するため腹膜

8 消化器の疾患

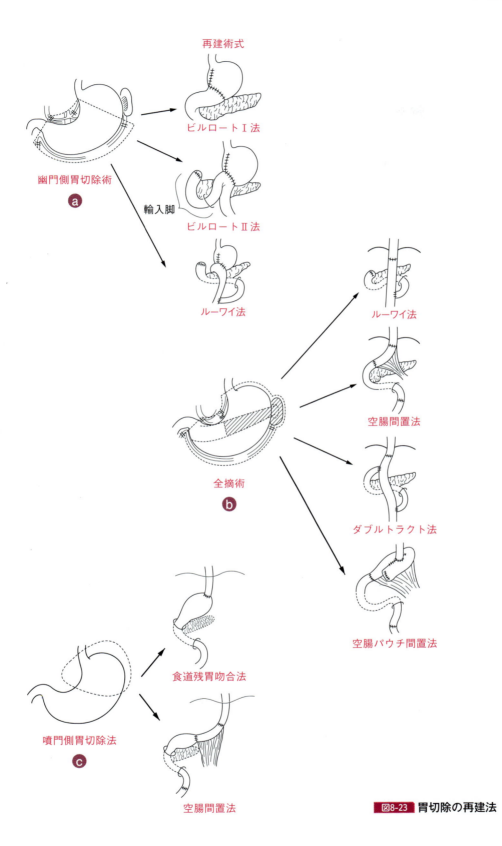

図8-23 胃切除の再建法

炎による発熱などの炎症所見を認める．ドレーン排液の混濁や異臭を伴う．術後早期に発生する
ものは手術手技上の問題に起因することが多い．術後4～10日で生じるものは吻合部の創傷治癒
過程の問題によるものが多く，吻合部の血行障害や感染，糖尿病や低栄養などの全身状態，ステ
ロイドや免疫抑制薬などの薬剤がリスク因子となる．禁飲食とドレナージによる保存的治療で治
癒することが多い．

▶（2）吻合部出血

　胃・十二指腸の手術で術後経鼻胃管が留置されていれば血性排液が認められるほか，出血量が
多い場合，血圧低下，頻脈，冷汗などの出血性ショックの症状を伴う．内視鏡的止血術が有効な
ことが多い．

▶（3）吻合部狭窄

　吻合部の治癒過程で狭窄をきたす場合がある．内視鏡治療（EMR，ESD）で生じることもあ
る．内視鏡的バルーンブジーで拡張し軽快することが多い．

▶（4）腹腔内出血

　ドレーンより血性の排液がみられる．多量の出血や出血性ショックの症状が認められる場合は
緊急に対処する必要がある．インターベンショナルラジオロジー（IVR）により止血可能な場合
もあるが，開腹による止血術が必要となる場合も少なくない．

▶（5）腹腔内膿瘍

　腹腔内限局性に膿が貯溜する．仰臥位で低位となる場所に生じやすく，ダグラス窩，モリソン
窩，ウィンスロー孔，肝下面，左右の横隔膜下，左右の傍結腸溝などが好発部位であり，予防的
にあるいは情報を得るためドレーンが留置される．

▶（6）膵液瘻

　胃癌の手術では膵上縁のリンパ節を郭清するため，膵の損傷や血行障害により膵液瘻を生じる
リスクが高い．ドレーン排液のアミラーゼ値が高値を示すほか，性状は鼻汁様で灰白色を呈する．
膵液により動脈が破綻し，突然腹腔内出血をきたすことがあるので注意を要する．

2 術後晩期の合併症（後遺症）

　胃を切除することで生じる病態で，長期にわたり予防や治療を要する．生活指導が重要な役割
をはたす．胃切除後症候群ともいう．

▶（1）小胃症状

　胃の貯留能が損なわれることで生じる．少量の食事で胃が張ったり腹部膨満感により食べられ
なくなる．1回の食事量を減らし，食事回数を増やす必要がある．炭酸飲料は避ける．

▶（2）ダンピング症候群

　幽門機能が損なわれることで食物が急速に小腸まで落下（dump）して生じる．

A）早期ダンピング症候群

　食事中・食事直後（30分以内）に発症するもので，全身症状として，冷や汗，動機，めまい，
顔面紅潮，脱力感，頭痛など，腹部症状として腹鳴，腹痛，下痢，嘔気などをきたす．①高浸透
圧な食物により小腸内に水分が引かれ循環血液量が低下する．②小腸から血管作働物質（セロト

ニン，ブラジキニン，ヒスタミンなど）が血中に分泌され末梢血液量が増加し循環血液量が低下することが原因とされる．1回の食事量を減らし頻回に摂食するほか，炭水化物を控えることで予防を心がける．

　B）後期ダンピング

　食後2〜3時間たってから現れる低血糖症状で，中等症では脱力感・倦怠感，疲労感，眠気，空腹感，手・足のしびれが，重症では冷汗，動悸，めまい，失神がみられる．多量の糖質が小腸から吸収され急速に上昇した血糖に対してインスリンが過剰に分泌され，低血糖を生じる．早期ダンピング症候群と同様に，少量頻回摂食と炭水化物を控えることで予防する．低血糖症状に対して糖質の補給（ジュース，砂糖水，飴玉など）を投与し血糖を正常化する．

▶(3) 輸入脚症候群

　ビルロートⅡ法再建術後の輸入脚部の通過障害を原因とした胆汁性嘔吐を狭義の輸入脚症候群という．広義には，何らかの原因に起因する輸入脚やルーワイ再建のY脚の停滞や逆流により生じたさまざまな症候を輸入脚症候群とよぶ．十二指腸液が停滞することから，腹痛，背部痛，発熱などの症状のほか，血液検査では高アミラーゼ血症，肝機能障害，黄疸などを呈する．CTでは拡張した十二指腸・空腸を認める．ビルロートⅡ法再建術では **Braun吻合** を付加することで予防できる．

▶(4) 盲管症候群

　輸入脚は盲管となっており食物通過の経路ではないため内容が停滞し，細菌が異常増殖することで下痢や脂肪便，消化吸収障害を起こすことがある．

▶(5) 貧　血

　A）巨赤芽球性貧血

　赤芽球が赤血球に成熟する過程で **ビタミンB_{12}** が必要である．ビタミンB_{12}は胃から分泌される内因子と結合することで小腸下部から吸収される．胃切除により内因子が欠乏するとビタミンB_{12}が吸収されず，赤血球の代わりに巨赤芽球が現れ貧血となる．**大球性正色素性貧血**で，ビタミンB_{12}は低値となる．治療はビタミンB_{12}の注射（筋注が一般的）である．

　B）鉄欠乏性貧血

　鉄は胃酸でイオン化されることにより小腸で吸収されるため，胃切除後に鉄の吸収障害により鉄欠乏性貧血をきたすことがある．**小球性低色素性貧血**で，**血清フェリチン**値が低下する．鉄剤の経口投与が行われる．

▶(6) 逆流性食道炎

　噴門機能が損なわれることで消化管内容が食道に逆流して生じる．通常の逆流性食道炎は胃酸の逆流により食道粘膜障害をきたすのに対し，胃切除後では胆汁性消化液の逆流が主因のことが多い．酸っぱい逆流ではなく苦い逆流である．治療ではタンパク分解酵素阻害薬(カモスタット)などが用いられる．

▶(7) その他

　便通異常，腸閉塞，胆石症・胆嚢炎，骨障害，手術創の障害などがある．

E 胃，十二指腸の疾患

1 損傷，異物

▶（1）損傷

〈概念〉　胃壁は厚く比較的外力に強いが，十二指腸壁は薄く弱い．交通外傷，刺傷，銃傷などで損傷しうるが頻度は低い．内視鏡治療時に損傷する可能性がある．

〈症状・徴候〉　内容物が腹腔内に漏出すれば上腹部を中心に腹膜炎による腹膜刺激症状をきたす．

〈診断〉　立位腹部単純 X 線で遊離ガス（free air）を認める．内視鏡で損傷部を確認する場合，気腹となるため全身麻酔が必要である．

〈治療〉　胃では損傷が軽度で出血がなければ経鼻胃管での減圧，禁食，制酸剤で保存治療が可能である．十二指腸は十二指腸液により保存治療は困難で，通常手術を要する．

▶（2）異物

〈概念〉　胃内異物は乳幼児や精神疾患患者の誤嚥によるもののほか，柿渋や毛髪の胃石がある．誤嚥は玩具，硬貨，ボタン電池，タバコなどが多い．

〈症状・徴候〉　無症状のことが多い．

〈診断〉　腹部単純 X 線や内視鏡で診断する．

〈治療〉　危険性がなく小さなものは自然排出もある．内視鏡で摘出できないものは手術を行う．

2 機能性ディスペプシア

〈概念〉　心窩部の痛みやもたれ感，膨満感や不快感などの症状が慢性的に続いているにもかかわらず，内視鏡検査などで器質的な異常を認めない疾患で，症状により患者さんの生活の質を大きく低下させる．

〈症状・徴候〉　主要な症状は，食後のもたれ感，早期膨満感，心窩部痛，心窩部灼熱感で，吐き気，嘔吐，げっぷなども伴う．

〈診断〉　Rome IV基準の定義

　　症状を説明できそうな器質的，全身性，代謝性疾患がないにもかかわらず，食後膨満感，早期満腹感，心窩部痛，心窩部灼熱感の4つの症状のうち1つ以上を有するもので，6カ月以上前にこれらの症状を経験し，しかもこの3カ月間この症状が続いているもの．

〈治療〉　治療は症状を改善させることが治療目標となる．まず生活習慣の改善として，刺激の強い食べ物や，脂肪の多い食事，アルコール，カフェインなどを減らす．1日の食事量や1回の食事量を調節する，ストレスの緩和と睡眠・休息を十分に取ることを行う．薬物療法では，酸分泌抑制薬，消化管機能改善薬，三環系抗うつ薬，漢方薬が用いられる．ピロリ菌感染症を合併している場合，除菌療法が行われる．機能性ディスペプシア治療薬のアコチアミドは機能性ディスペプシアに対して保険適用となっている．

8 消化器の疾患

3 胃　炎

▶（1）急性胃炎

〈概念〉　急激に発症する胃粘膜の病変で，急性胃粘膜病変（AGML）ともいう.

〈症状・徴候〉　上腹部痛（心窩部痛），胃部膨満感，悪心，嘔吐，吐血，下血をきたす. 原因は，外因性のものとしてストレス，アルコール，解熱鎮痛薬（NSAIDs），種々の薬剤，放射線，刺激性食品など，感染性のものとして寄生虫（アニサキス），細菌（サルモネラ，ヘリコバクターピロリ，梅毒），真菌（カンジダ），ウイルス（ノロウイルス），アレルギー（魚介類，薬剤）などがあげられる

〈診断〉　内視鏡で胃粘膜の状態を観察し，出血や粘膜の障害や潰瘍の有無を調べる.

〈治療〉　原因が明らかであればそれを除去し治療する. 粘膜の障害があれば胃粘膜保護薬，H_2受容体拮抗薬，プロトンポンプ阻害薬を投与する.

▶（2）慢性胃炎

〈概念〉　びらんのない粘膜萎縮を伴う胃の慢性炎症で，多くはヘリコバクターピロリ（Helicobacter pylori）の持続感染により発生する. 通常，粘膜萎縮は幽門前庭部から生じ小弯を口側に進展し最終的に胃全体に広がる. 胃のヘリコバクターピロリ感染症は慢性胃炎だけではなく，胃・十二指腸潰瘍，胃 MALT リンパ腫，胃癌，特発性血小板減少性紫斑病の原因ともなるので，除菌が行われる.

〈症状・徴候〉　慢性胃炎特有の症状はなく，無症状のこともある. 胃もたれ，胸やけ，腹部膨満感，食欲不振，胃部不快感などがみられる.

〈診断〉　炎症は内視鏡で評価する. 国際的には内視鏡と組織所見によるシドニー分類が用いられ，わが国では内視鏡所見による京都分類が用いられる. 活動性，萎縮の範囲，腸上皮化生の有無，炎症所見などを評価する.

　　　内視鏡的萎縮の進展度の評価は木村・竹本分類が用いられる.

〈治療〉　ヘリコバクターピロリ感染があれば3種類の薬剤を1週間内服する除菌治療を行う. 一次除菌の成功率は約70%で，除菌失敗の場合，二次除菌，三次除菌と薬剤を変更していく. また病状に応じて胃粘膜保護薬，H_2受容体拮抗薬，プロトンポンプ阻害薬を投与する.

4 消化性潰瘍

〈概念〉　胃は粘液などを分泌することで，胃酸やペプシンなどの消化酵素で胃の上皮自体が消化されないように防御している. しかし胃粘膜を障害するような薬剤に曝露されたり，ヘリコバクターピロリによる慢性胃炎で粘液分泌が低下し微小循環が障害されたりすると，胃や十二指腸の粘膜に障害が生じ，浅いものはびらん，深いものでは潰瘍とよばれる病態が生じる 図8-24 . 胃潰瘍の原因の大半はヘリコバクターピロリで，NSAIDs がそれに次ぐ. 癌によってできる潰瘍性病変は消化性潰瘍とは区別される.

〈症状・徴候〉　消化性潰瘍でもっとも多くみられる症状は上腹部痛である. 空腹時の痛みが多いが胃潰瘍では食後に痛みを感じる頻度が高い. 腹部膨満感，悪心・嘔吐，胸やけ食欲不振な

E

胃，十二指腸の疾患

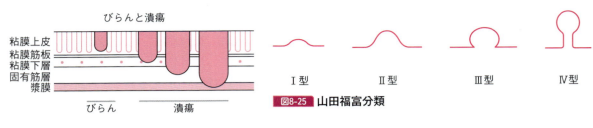

図8-25 山田福富分類

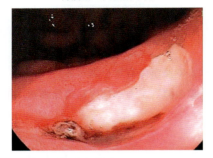

図8-24 胃のびらんと潰瘍

どの症状もみられる.

〈診断〉　上部消化管 X 線検査で潰瘍の診断は可能であるが，悪性疾患の除外や萎縮性胃炎の評価には上部消化管内視鏡が優れているため，内視鏡検査の実施が望ましい．良悪性の鑑別は，粘膜生検の病理組織検査で行う．

〈治療〉　ヘリコバクターピロリに感染している場合は除菌を行う．除菌後に潰瘍が再発する可能性は低いが，NSAIDs の内服や喫煙・飲酒の習慣がある場合は再発のリスクが高いため，酸分泌抑制薬を使用することが望ましい．NSAIDs による潰瘍の治療は，PPI などの酸分泌抑制薬とプロスタグランジン製剤を用いる．

5 腫　瘍

　胃の腫瘍には良性腫瘍と悪性腫瘍があり，良性腫瘍は経過観察しても問題ないが悪性腫瘍は治療を要する．

▶**(1) 胃ポリープ**

〈概念〉　胃粘膜に生じる内腔に突出する小さな隆起性病変で，肉眼分類として山田福富分類（または山田の分類という）図8-25 が広く用いられている．病理組織学的に胃底腺ポリープ，過形成性ポリープ，腺腫の3つに分けられる．大半は良性である．

〈症状・徴候〉　通常は症状をきたすことはない．

〈診断〉　ポリープの存在診断は上部消化管 X 線検査で可能であるが質的診断のためには内視鏡検査を要する．悪性を疑う場合，生検により病理組織診断を行う．

〈治療〉　胃底腺ポリープはヘリコバクターピロリ感染との関連はなく悪性化することもないため，治療を要しない．過形成性ポリープはヘリコバクターピロリ感染による萎縮性胃炎を背

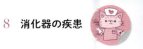

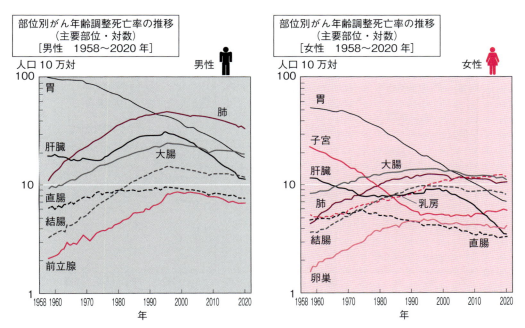

図8-26 部位別がん年齢調整死亡率の推移（主要部位・対数）[1958〜2020年]
資料: 国立がん研究センターがん対策情報センター
Source: Center for Cancer Control and Information Services, National Cancer Center, Japan

景に発生することが多くまず除菌を行う．小さなものは経過観察可能だが，稀に癌化することがあるため2センチ以上の大きいものは内視鏡的ポリープ切除を行う．胃腺腫も癌化や癌の併存の可能性があるため内視鏡的切除（EMR/ESD）を検討する．十二指腸腺腫も同様に取り扱う．

▶**(2) 胃 癌**

〈概念〉 胃の腫瘍は「胃がん」と総称される．このうち上皮から発生するものが胃癌である．粘膜外から発生するものを粘膜下腫瘍という．胃がんは検診の普及やヘリコバクターピロリ感染率の低下，さらに治療の進歩により，近年胃がん死亡率は劇的に低下しており，部位別では男性は肺がん，大腸がんに次いで3位，女性は乳がん，大腸がん，肺がんに次いで4位である 図8-26 ．しかし高齢化の影響もあり早期胃癌も含めた胃がんの罹患率は依然高く，男性で1位，女性で3位である 図8-27 ．

〈症状・徴候〉 早い段階で自覚症状を認めることは少なく，進行しても無症状の場合がある．代表的な症状として上腹部痛，不快感，違和感，胸やけ，嘔気，食欲不振などがあるが，胃癌特有の症状ではなく，胃炎や胃潰瘍でも起こりえる．腫瘍からの出血で吐下血や，狭窄による嘔吐をきたす場合もある．転移により B. 検査，診断，1. 理学的所見 に記載した所見を認めることもある．

〈診断〉 原発巣の確定診断は内視鏡による生検の病理組織検査でなされる．深達度診断に超音波内視鏡検査が行われることがある．X線検査は癌の進展や全体像の把握，切除範囲の決定に有用である．CTおよび腹部超音波は転移診断や併存疾患の診断に用いられる．進行癌で

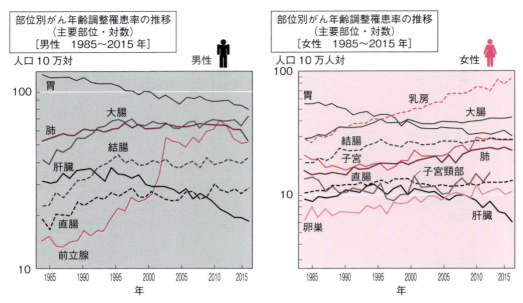

図8-27 部位別がん年齢調整罹患率の推移（主要部位・対数）［1985〜2015年］

資料: 国立がん研究センターがん対策情報センター
Source: Center for Cancer Control and Information Services. National Cancer Center, Japan

はPET-CT検査が行われることがある．

肉眼型分類は胃癌取扱い規約で規定されている 図8-28 ．組織型分類では，大半が腺癌（一般形）で，乳頭腺癌（pap），高分化管状腺癌（tub1），中分化管状腺癌（tub2），充実型低分化腺癌（por1），非充実型低分化腺癌（por2），印環細胞癌（sig），粘液癌（muc）に分類される．スキルス胃癌は腫瘍中に癌細胞より間質が多いタイプで，肉眼型は4型，組織型はsigやpor2が多い．

胃癌の病期（ステージ）はA．解剖，生理，1 解剖で解説した．

〈治療〉 治療法には内視鏡治療，手術，化学療法，放射線療法がある．治療法の原則は胃癌治療ガイドラインに記載されている．

内視鏡的切除の適応の原則は，リンパ節転移の可能性がきわめて低く，腫瘍が一括切除できる大きさと部位にあることである．2cm以下，T1a，分化型，潰瘍（UL）なしの条件を満たしたものを絶対適応病変とする．①2cm超，ULなし，分化型，T1a，②3cm以下，ULあり，分化型，T1a，③2cm以下，ULなし，未分化型，T1aをESD適応病変とし，脈管侵襲がない場合にはリンパ節転移の危険性がきわめて低く，ESDで根治が望める．

内視鏡的切除の適応を外れる病変は手術を行う．C．胃，十二指腸の手術，2 手術に詳記した．

化学療法の適応の原則は，切除不能進行・再発症例，あるいは非治癒切除（R2）症例で，全身状態が比較的良好，主要臓器機能が保たれている症例である．有用性が臨床試験によって検証されたレジメン 図8-29 を使用する．

術後補助化学療法（adjuvant chemotherapy）は，治癒切除後の微小遺残腫瘍による再発

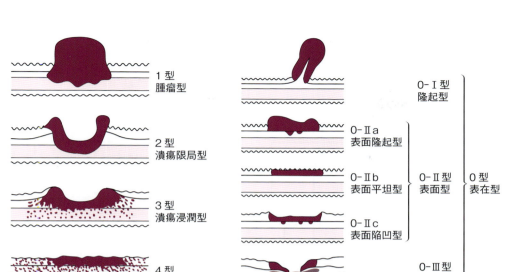

図8-28 胃癌の肉眼型分類

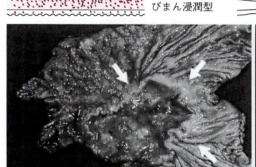
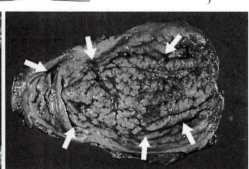

一次化学療法	二次化学療法	三次化学療法	四次化学療法
HER2(−)の場合 S-1＋CDDP Cape＋CDDP SOX CapeOX FOLFOX **HER2(＋)の場合** Cape＋CDDP＋T-mab S-1＋CDDP＋T-mab CapeOX＋T-mab SOX＋T-mab	**MSI-High の場合** pembrolizumab* weekly PTX＋RAM **MSI-High 以外の場合** weekly PTX＋RAM	**HER2(−)の場合** nivolumab FTD/TPI IRI **HER2(＋)の場合** T-DXd	三次化学療法の候補薬のうち，使用しなかった薬剤を適切なタイミングで治療を切り替えて使っていく治療戦略を考慮する

図8-29 推奨される化学療法レジメン（胃癌治療ガイドライン第6版）

予防を目的として行われる化学療法であり，pStage II/III胃癌に対して術後補助化学療法を行うことが推奨される．pStage II胃癌ではS-1の1年間投与が標準治療である．pStage III胃癌ではS-1＋ドセタキセル併用療法，S-1＋オキサリプラチン併用（SOX）療法が推奨される．全身状態や有害事象の発現状況を勘案した上で，適切なレジメンを選択する．

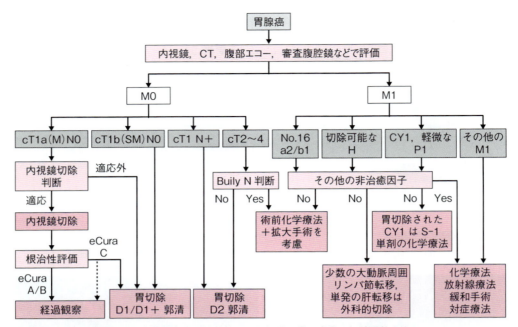

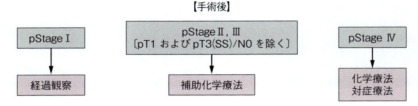

図8-30 日常診療で推奨される治療法選択のアルゴリズム

▶(3) 粘膜下腫瘍

〈概念〉 粘膜より下（漿膜側）の組織を発生母地とする腫瘍で，平滑筋では平滑筋腫，脂肪では脂肪腫となる．悪性度の高いものはそれぞれ平滑筋肉腫，脂肪肉腫とよばれる． 表8-5 に主要な粘膜下腫瘍を列記した．

　胃で最も多いのは GIST gastrointestinal stromal tumor で，カハール介在細胞から発生すると考えられている．細胞膜に存在するチロシンキナーゼ KIT の遺伝子（c-kit）の機能獲得型変異により腫瘍が増大するようになる．

〈症状・徴候〉 胃粘膜下腫瘍の特徴的な症状はないが，10 cm を超す大型の腫瘍では腹部に腫瘤を触れることがある．腹腔内に出血した場合，腹痛と貧血症状を認める．通常は上部消化管検査で偶発的に発見される．

〈診断〉　GIST 診療ガイドラインでは，2 cm 未満の腫瘍で悪性所見がなければ経過観察となる．2 cm 以上の腫瘍や増大傾向のある腫瘍は精査後手術を検討する．粘膜下にあるため通常の内視鏡生検では診断が困難であり，超音波内視鏡下穿刺吸引法（EUS-FNA）が行われることがある．

〈治療〉　非腫瘍性病変は手術適応はないが，悪性疾患との鑑別が困難な場合や有症状の場合手術

表8-5 胃粘膜下腫瘍の分類

腫瘍性病変
非上皮性腫瘍 ・間葉系腫瘍（GIST，平滑筋腫，平滑筋肉腫，神経鞘腫） ・血管原性腫瘍（血管腫，グロムス腫瘍，血管肉腫，Kaposi 肉腫） ・脂肪腫，脂肪肉腫 ・悪性リンパ腫 ・悪性黒色腫
上皮性腫瘍 ・カルチノイド ・粘膜下腫瘍様形態を呈する癌腫 ・転移性腫瘍など
非腫瘍性病変 ・迷入膵（異所性膵） ・炎症性線維性ポリープ（IFP） ・粘膜下層の異所性腺管や嚢腫（嚢胞）

を検討する．

　GIST を含むほとんどの非上皮性腫瘍はリンパ節転移のリスクがきわめて低いためリンパ節郭清は不要で，**胃局所切除**が行われる．5 cm 以下の腫瘍では腹腔鏡手術が行われる．近年，腹腔鏡と経口内視鏡が共同して胃壁の切除範囲を最小化する術式（**腹腔鏡・内視鏡合同胃局所切除術：LECS**）が行われるようになっている．

　GIST の転移好発部位は肝臓と腹膜である．単発の転移であれば切除を検討するが，転移性 GIST は化学療法の適応である．チロシンキナーゼ阻害薬の**イマチニブ**が用いられる．イマチニブ耐性となった腫瘍では，スニチニブやレゴラフェニブといった**分子標的薬**が用いられる．

　GIST では腫瘍の大きさと病理所見の核分裂像で再発リスクが評価され，高リスクの場合補助化学療法としてスニチニブの投与が行われる．少なくとも 3 年間の投与が推奨される．

6 マロリーワイス症候群

〈概念〉　嘔吐などに伴い胃内圧が急激に上昇した際に，食道から胃噴門部を中心に粘膜から粘膜下層に亀裂を生じる疾患である．出血を伴うこともある．

〈症状・徴候〉　悪心・嘔吐後に発症する吐血，心窩部痛や背部痛をきたすこともある．

〈診断〉　内視鏡検査．

〈治療〉　軽度であれば経過観察とする．出血が持続する場合は内視鏡的止血術を行う．

7 その他の疾患

▶（1）急性胃拡張

〈概念〉　胃を調節する神経の麻痺により，胃が高度に拡張した状態であり，ショックになることもある．

〈症状・徴候〉　心窩部膨隆が著明であり，悪心・嘔吐を伴うことがある．頻回に嘔吐すると脱水，電解質異常を呈すようになる．

〈診断〉　腹部単純X線写真により胃の著明な拡張が認められる．

〈治療〉　経鼻胃管を胃内に挿入し，持続吸引を行う．必要に応じて輸液により水分，電解質を補正する．

▶（2）胃軸捻症

〈概念〉　原因として特発性軸捻症と横隔膜ヘルニア，横隔膜弛緩症などの手術後に発生するものとがある．男女差はなく，45～75歳に多い．捻転の方向により，①臓器軸捻転，②腸間膜軸捻転に分類する．

〈症状・徴候〉　症状を呈さないこともあるが，急性期の捻転症では，①心窩部痛と心窩部膨隆，②嘔吐を伴わない悪心および胃管挿入不能などのボルヒヤルト‐レノーメントの3徴がある．

〈診断〉　腹部単純X線，上部消化管造影．

〈治療〉　一般に手術の必要はないが激しい症状を呈するときは胃固定術を行う．内視鏡的整復術も試みられる．

▶（3）胃下垂

〈概念〉　無力性体型の人や脳下垂体不全アジソン病などの内分泌性るい痩などの場合にみられる．この場合には胃下垂のみならず他の内臓の下垂を伴う．

〈症状・徴候〉　悪心，心窩部膨満感．

〈診断〉　腹部単純X線でも診断可能であるが造影するともっと明らかになる．胃下極が第4腰椎下縁（第1度），胃角が第4腰椎下縁以下（第2度）に分類する．

〈治療〉　外科的治療を行うことはほとんどない．

▶（4）十二指腸憩室

〈概念〉　50～60歳の女性に多い．憩室は，①真性先天性憩室，②第一次憩室（復元性），③第二次憩室（仮性憩室）がある．②は筋層を欠き頻度が最も多い．

〈症状・徴候〉　本症に特徴的な症状はない．

〈診断〉　X線検査，内視鏡検査．

〈治療〉　憩室に由来する症状や，腫瘍がある場合に手術適応となる．

▶（5）上腸間膜動脈性十二指腸閉塞（SMA症候群）

〈概念〉　虚弱性体質の内臓下垂症を伴う人に多い．十二指腸水平部が上腸間膜動脈根部で圧迫を受けて閉塞を生じ，口側の十二指腸の拡張を伴う．

〈和田則仁　北川雄光〉

各論　8. 消化器の疾患　A. 消化管の疾患

③ 小腸, 結腸の疾患

A 解剖, 生理

1 解剖　図8-31

▶ **(1) 小腸**

口側2/5の**空腸**と肛門側3/5の**回腸**に区別される．小腸は腸間膜を有し移動性に富み，約6〜7mの長さを有する．粘膜面には**輪状ヒダ（Kerckringヒダ）**が存在し，無数の絨毛が発達している．上腸間膜動脈により栄養される．

▶ **(2) 大腸**

小腸に続き盲腸，上行結腸，横行結腸，下行結腸，S状結腸までを結腸とよび，さらに直腸を含めて大腸という．長さは約1.5〜2mである．結腸の外膜には縦の方向に3本の帯（**結腸ヒモ**）がある．右側は上腸間膜動脈，左側は下腸間膜動脈に栄養される．

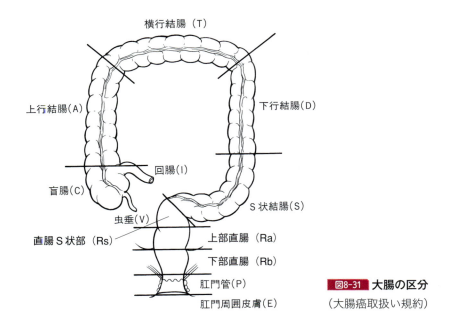

図8-31　大腸の区分
（大腸癌取扱い規約）

2 生理

小腸では消化と吸収が盛んに行われる．食塊の輸送は**蠕動運動**の他，**振子運動，分節運動**によって行われる．一方，**大腸では，主として水分が吸収**され糞便を形成する．

B 検査，診断

1 理学的検査

注意深い医療面接や診察が診断のきっかけとなる．チェック項目を表にするので参考にされたい 表8-6 ．

表8-6 理学的検査とチェック項目

		チェック項目
医療面接	1	症状の出現時期と病悩期間
	2	症状の増強の有無
	3	便通状態（血便，便柱狭小など）
	4	食事摂取量
	5	既往歴
	6	家族歴（悪性腫瘍など）
視診	1	貧血
	2	黄疸
	3	栄養状態
	4	腹部膨満の有無
触診	1	腹部刺激症状の有無
	2	腹部腫瘤の有無
	3	腹水
	4	肝・脾腫
打診	1	腹水
	2	腸管内容の性状（便，ガスなど）
	3	胸水
聴診	1	腸雑音の状態（亢進または減退）
	2	呼吸音
	3	心音
直腸指診	1	便の性状（血便，タール便など）
	2	直腸内腫瘍の有無
	3	子宮頸部の疼痛の有無（婦人科系疾患との鑑別）
その他	1	血圧測定
	2	心電図など

2 血液一般，生化学検査

貧血，脱水，栄養状態，肝機能，腎機能などをチェックする．

3 診断

A）腹部単純Ｘ線

横隔膜下の遊離ガス像（free air），腹水貯留，鏡面像（ニボー）の有無，腸管ガスや糞便をチェックする．

B）腹部エコー ultrasonography

腹水の有無，腸管壁の浮腫，腸管の運動，腫瘍陰影や肝腫瘍（転移）の有無，リンパ節転移の有無などをチェックする．また，急性虫垂炎や大腸憩室炎の診断にも応用されている．

C）小腸造影

小腸腫瘍やクローン病の診断に有用である．

D）ダブルバルーン小腸内視鏡検査 図8-32

スコープ先端とスコープ外筒先端にバルーンを装着し，小腸をたぐり寄せアコーディオンのように縮めながら挿入するのがダブルバルーン小腸内視鏡である．口からでも（経口的），肛門からでも（経肛門的）挿入可能である．

E）カプセル内視鏡 図8-33

ダブルバルーン小腸内視鏡検査よりはるかに楽に粘膜病変の有無を調べることができるが，小腸に狭窄や閉塞がある場合はカプセル内視鏡が引っかかってしまう危険性がある．

F）注腸造影 barium enema

バリウムを用いた二重造影により，ポリープ，がん，潰瘍性大腸炎，クローン病などの診断に

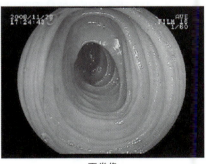
正常像

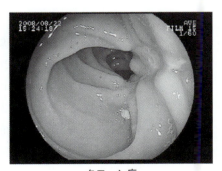
クローン病

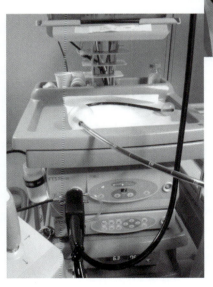
図8-32 ダブルバルーン小腸内視鏡

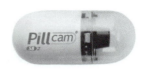
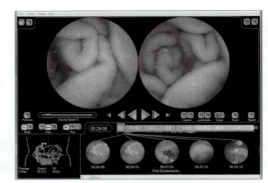
読影画面
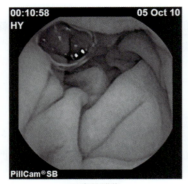
正常粘膜像
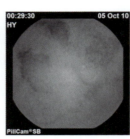
angioectsia　　NSAID 起因性小腸潰瘍

図8-33 カプセル内視鏡（ギブンイメージング社）

広く用いられている．

G）大腸内視鏡検査 colonoscopy

肛門から内視鏡を挿入し，大腸の内部を直接観察する．内視鏡的に生検やポリープ切除（**ポリペクトミー**）も可能である．

H）CT computed tomography および MRI magnetic resonance imaging

悪性腫瘍の浸潤度や肝転移の検索に有用である．

I）CT コロノグラフィー（バーチャルコロノグラフィー）

下剤を服用して大腸内容を除去した後，肛門から空気を注入したうえで CT 撮影を行い，画像処理を行って実際の内視鏡のような画像を再構成する検査方法で，既知の大腸病変の部位診断や大腸癌の深達度診断として用いられている．

J）MR エンテログラフィー

小腸や大腸を対象として撮像する MRI 検査で，CT に比べ放射線の被曝がないためにクローン病などの炎症性腸疾患が疑われたときに用いられる．

K）PET positron emission tomography および PET/CT

悪性腫瘍の転移や再発の検索に有用である．PET/CT は PET と CT の画像を融合させた装置であり，PET 単独よりも診断能が優れる．

L）糞便検査

便潜血反応により出血性病変，特に腺腫やがんのスクリーニング検査として有用である．

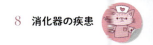

8 消化器の疾患

M）吸収試験
中性脂肪，蛋白やビタミン B_{12} の吸収試験および蛋白漏出試験がある．

C 術前・術後管理

1 術前管理

　手術を受ける患者の状態はさまざまであり，患者個々に根治性が高く，安全な手術をめざすことが重要である．特に看護の面から術前に必要なポイントは，貧血・低栄養状態の改善，脱水・電解質異常の改善，糖尿病・高血圧などのコントロール，肺機能の評価と呼吸訓練，術後早期離床の指導などである．

　大腸の手術で最も重要かつ特徴的な術前準備は大腸内を空にし，洗浄すること（腸管の洗浄）であり，術後の縫合不全や感染の予防に必須である．また，人工肛門の可能性が少しでもある場合は，術前に患者への説明や指導を十分に行う必要がある．チェック項目とその対処を表にするので参考にされたい 表8-7．

2 術後管理

　小腸・結腸切除術後の経過は他の腹部手術と根本的に大きな違いはない．術後経過を術直後，回復期，安定期に分け説明する．

　術直後（当日～第2病日）：手術侵襲による種々の合併症が起きやすく十分な注意が必要である．麻酔の覚醒状態，呼吸状態，血圧などのバイタルサインや輸液量，尿量のチェックが必要である．また，術後出血を念頭におきドレーンからの排液，出血の有無をチェックしなければならない 表8-8．通常，この時期に胃管や尿道カテーテルが抜去される．

　回復期（第3～第6病日）：疼痛が和らぎ，痰の排出や体動も良好となる時期である．第4病日頃には排ガスがみられる．肺炎などの合併症を予防するため早期離床をうながすことが重要である．

　安定期（第7病日以降）：抜糸，ドレーン抜去の時期である．便通状態が不安定であり，下痢，便秘や腹部膨満に注意が必要である．

3 クリニカルパスおよび術後回復強化 enhanced recovery after surgery（ERAS）

　近年，科学的根拠に基づき，より標準的で安全な医療を提供するためにクリニカルパスや術後回復強化（enhanced recovery after surgery: ERAS）プロトコールが大腸癌の周術期管理に用いられている．

A）クリニカルパス
　導入の目的は，「医療の質と安全性の向上」である．クリニカルパスは，患者状態と診療行為の

表8-7 術前看護のチェックポイントとその対策

チェックポイント	チェック項目（基準値）	対策
栄養状態	血清アルブミン値（3.5 g/dL<）	中心静脈栄養 アルブミン製剤投与
貧血	赤血球数（375〜500×10^4/mm^3） 血色素量（12〜18 g/dL） ヘマトクリット（36〜50%） 白血球数（4.0〜9.0×10^3/mm^3） 血小板数（12〜35×10^4/mm^3）	輸血や造血剤でできる限り正常に補正しておく．
脱水，電解質異常	尿量（800 mL/day<） BUN（20 mg/dL>） クレアチニン（1.0 mg/dL） PSP-15分値（25%<） Na（135〜145 mEq/L） K（3.6〜5.0 mEq/L） Cl（98〜108 mEq/L）	適切な電解質補液でできる限り正常に補正しておく．
糖尿病	空腹時血糖（100 mg/dL>） 1日尿糖（10 g>） 尿中ケトン体（−）	インスリン，経口血糖降下剤などでコントロールを行う．
高血圧	血圧（収縮期; 100〜130 mmHg） 心電図	不整脈のチェック 血圧降下剤投与による血圧のコントロール
肺機能	%VC（80%<） 1秒率（70%<）	術前の理学療法 呼吸訓練
腸管の洗浄	排便状態の確認 注腸造影所見 内視鏡所見	下剤，抗生物質の内服 狭窄の程度により腸管洗浄の方法を決定する．
下肢静脈瘤の有無	立位で静脈瘤の有無をチェック	弾性ストッキング着用 高度の場合は医師に報告
人工肛門造設の場合		術前からの患者指導 ストーマサイトマーキング

目標，および評価・記録を含む標準診療計画であり，標準からの逸脱を分析することで医療の質を改善する．具体的なメリットとして以下の項目があげられる．

① 医療の標準化: 科学的な根拠に基づいた検査や処置，治療，看護ケアを提供して医療の標準化をはかること．

② チーム医療の推進: 医療者用クリニカルパスを用いてチーム内で治療計画が共有可能．

③ インフォームド コンセントの充実: 患者用クリニカルパスを用いることでインフォームドコンセントの充実をはかり，スタッフが患者に説明することができる．

④ 医療の効率化: 不必要な検査や投薬などを減らし，入院（在院）日数の短縮が可能で，コスト削減につながる．

8　消化器の疾患

表8-8 術直後の患者管理のチェックポイント

チェック項目	チェックポイント	対　策
覚醒状態	• 呼びかけ，指示に対する反応 • 反射（咳嗽，防御）の状態	• 興奮や体動の激しいときは事故防止に努める. • 呼吸抑制，痛みなどが原因であることが多い.
呼吸	• 呼吸の型，深さ，数を観察 • 気道の確保 • 皮膚色の観察（チアノーゼ）	• 気道内分泌物の除去 • エアウェイ挿入 • 酸素療法 • 必要であれば動脈血ガス分析を行う.
血圧・脈拍	• 血圧測定 • 心電図モニター	• 血圧 90 mmHg 以下，180 mmHg 以上の場合は医師に報告，対処する. • 脈拍は性質と数をよく観察する. • 脈拍 60 回/分以下，120 回/分以上の場合は医師に報告，対処する.
疼痛	• 疼痛部位，程度を把握する	• 疼痛の激しい場合は医師に連絡 • 疼痛の原因についてよく観察し，体位変換や円座の使用などで疼痛の緩和をはかる.
出血およびドレーン排液 輸液，尿量	• ドレーンからの排液の性状，量を観察する. • 点滴速度，血管外漏出に注意 • 必要に応じて導尿を行いその量，性状を観察する.	• 急激な排液および出血（200 mL/時以上）があれば医師に報告する. • 発熱，発汗状態や皮膚の湿潤度も考慮し，輸液のバランスを保つ.

⑤ 医療安全（リスクマネージメント）の推進: 指示漏れの防止.
など

B）術後回復強化（ERAS）プロトコール

ERAS プロトコールとは，患者の負担を減らし，早期回復，入院期間の短縮をめざした新しい管理方法である.

術後の早期回復に対する有効性が科学的に検証されている周術期の管理方法を包括的に組み合わせ，術後回復強化をはかる取り組みである．腸管前処置中止，術前炭水化物負荷，早期経口摂取，術後胃管なし，麻酔前投薬中止，硬膜外麻酔，短時間作用型麻酔，小さな創部，ドレーンなし，などが要素に含まれている．ERAS プロトコールを用いることで合併症を増やさず早期退院が可能となることが報告されていることから周術期管理に ERAS プロトコールを取り入れている施設も多い.

C

術前・術後管理

D 手　術 operation

1 吻合法

　従来はアルベルト-レンベルト Albert-Lembert 吻合に代表される手縫い吻合が多く用いられてきたが，機械吻合の普及と発展，さらには腹腔鏡手術やロボット手術の導入により多くの吻合が機械吻合でなされるようになってきている．機能的端々吻合 functional end to end anastomosis（FEEA）図8-34 と，double stapling technique（DST）図8-35 が代表的吻合法である．機能的端々吻合は，結腸切除やストーマ閉鎖術では汎用されている．特に吻合腸管の口径差がある回盲部切除術などでは容易に吻合可能である．また，double stapling technique（DST）は直腸癌手術における低位前方切除術の吻合方法として標準的な吻合法であり，肛門に近い下部直腸癌症例では肛門温存のため有効な吻合法である．

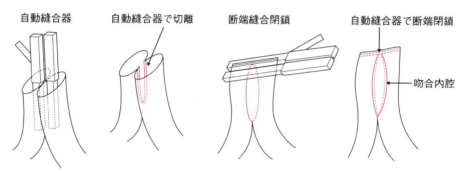

図8-34　機能的端々吻合（functional end to end anastomosis: FEEA）

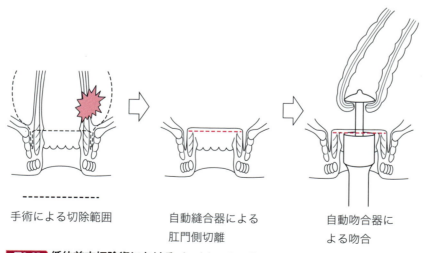

図8-35　低位前方切除術における double stapling technique

8 消化器の疾患

2 術式

大腸癌の存在部位による切除範囲を図示するので参照されたい 図8-36．

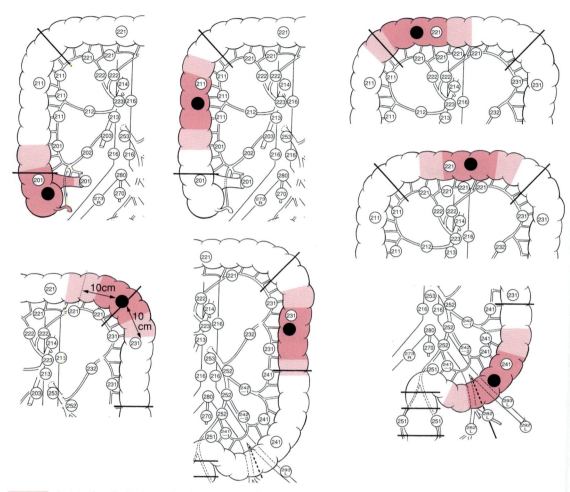

図8-36 大腸切除の術式（大腸癌取扱い規約より）

E 術後合併症 postoperative complication

他の腹部手術に一般的な合併症を認める．その一般的な発生期日とチェックポイントを表に示す 表8-9．

最近では，感染性合併症を主に手術部位に起こる**術野感染症** surgical site infection（SSI）と肺炎やカテーテル感染症などの**術野外感染症**に分けて感染性合併症を低減すべく努力がなされている．

人工肛門造設術を行った場合には，**人工肛門の壊死・陥没・脱落・膿瘍**などの合併症に注意する．

表8-9 術後合併症の発生時期

	発症時期	チェックポイント
術後腹腔内出血	術当日	ドレーンからの出血量，バイタルサインに注意する．
呼吸不全，肺炎	術後 3〜4 日以内	排痰の状況，聴診，胸部 X 線．早期離床が重要．
吻合部縫合不全	術後 1 週間前後	腹痛，発熱，ドレーンからの排液の変化．腹膜刺激症状が強いときには外科的処置が必要となる．
腸閉塞症	術後数日以降	排便，排ガスの状況，腹部単純 X 線で診断する．
創部感染	術後数日〜10 日	早期に創を一部開放し，ドレナージする．
肺梗塞・深部静脈血栓症	術当日〜1 週間	術前下肢静脈瘤の有無，肥満，呼吸状態の急激な変化．

F 損 傷 injury

〈概念〉 鈍的腹部外傷に伴うものと鋭的腹部外傷に伴うものに分けられる．交通外傷や災害による鈍的外傷が圧倒的に多い．致死的な損傷は腸間膜血管の損傷による出血と腸管損傷による腹膜炎である．

〈症状〉 消化管穿孔では急激な腹痛から汎発性腹膜炎を呈する．腸間膜損傷による腹腔内出血では，ショックに陥ることもまれではない．

〈診断〉 診断は理学的所見と補助診断法を参考にして総合的に行う．受傷機転を正確に把握することで損傷部位と程度を予測する **表8-10**．実質臓器損傷では造影CTが診断に有用である．

〈治療〉 腹膜炎の所見や出血性のショックの場合には開腹手術を行う．

G 憩室 diverticulum，異物 foreign body

1 メッケル憩室 Meckel's diverticulum

〈概念〉 胎生期の卵黄腸管の遺残で，回盲弁から約 50 cm 口側の回腸に存在することが多い．異所性組織の迷入がみられることがある．

〈症状〉 腸閉塞，腹痛，下血など．

〈診断〉 小腸造影が有効である．

〈治療〉 保存的療法が無効な場合は外科的切除が行われる．

2 大腸憩室 diverticulum of the colon

〈概念〉 大腸の固有筋層の断裂・欠如により粘膜がヘルニアを起こした状態であり，憩室炎，穿孔，出血などの合併症を起こすことがある．高齢者ほど頻度が高く，右側結腸とS状結腸に好発する．

〈症状〉 憩室部に一致する腹痛，大量の下血などを呈する．特に穿孔をきたした場合は汎発性腹

8 消化器の疾患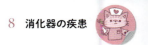

表8-10 腹部損傷の病型と受傷機転および臨床症状

病型	受傷機転	臨床症状
腹腔内実質性臓器の損傷（肝，脾など）	・右側よりの鈍的損傷（肋骨骨折）→肝 ・左側よりの鈍的損傷（肋骨骨折）→脾 ・腹部正面よりの鈍的損傷（ハンドル外傷）→膵（脊柱との間に腸管を挟みこむように圧挫）	腹腔内出血（ショック，腹部膨満，疼痛）
腸管損傷	・刃刺創 ・ハンドル外傷（脊柱との間に腸管を挟みこむように圧挫）	腸液漏出，遊離ガス（腹膜炎症状）
腸間膜損傷	・刃刺創 ・ハンドル外傷（脊柱との間に腸管を挟みこむように圧挫）	腹腔内出血，後腹膜血腫（腹膜刺激症状）
後腹膜臓器損傷（腎，尿路など）	・後方からの損傷 ・骨盤への損傷	血尿，後腹膜血腫（背部痛，腸管麻痺） 骨盤骨折の合併に注意
大血管損傷	・強烈な損傷	大量出血，後腹膜血腫（ショック症状）
腹壁の損傷	・刃刺創-凶器の長さ，創の深さを観察	開放創，腹腔内出血
横隔膜損傷（破裂）	・刃刺創 ・バンパーによる狭圧 ・ハンドル外傷	胸腔内損傷，腹腔内臓器陥入（呼吸困難）

膜炎から重篤な敗血症となる．

〈診断〉 理学的所見をもとに注腸造影（ガストログラフィン）や大腸内視鏡を行う．

〈治療〉 出血にはできるかぎり保存的療法を，また，穿孔時には緊急手術が行われる．

3 異 物 foreign body

〈概念〉 腸管内異物は，①経口的異物，②針・銃弾など腹壁を穿孔して侵入したもの，③胆石など体内で形成されたもの，④経肛門的異物に大別されるが，経口的異物が最も多い．

〈症状〉 経口的異物の多くは無症状に肛門から排出されることが多いが，イレウスや穿孔を起こすこともある．

〈診断〉 異物の種類により異なるが腹部単純 X 線写真が有効なことが多い．

〈治療〉 合併症がなければ，経過観察すればよい．しかし，肛門より排出されない場合や腸管穿

孔など合併症を起こした場合は開腹手術の適応となる．

H 炎症性腸疾患 inflammatory bowel disease

1 潰瘍性大腸炎 ulcerative colitis

〈概念〉 大腸粘膜を主とする大腸の非特異性炎症であり，直腸から始まり**大腸粘膜に連続する病変**が認められる．病変部位と経過で病型が分類される．

〈症状〉 持続性，反復性の粘血便，血便，下痢を呈する．合併症として大量出血・穿孔や**中毒性巨大結腸症**が重要である．また，発症後長期経過した症例では時に**がんの合併**（colitic cancer）が認められ近年増加傾向である．腸以外の合併症として皮膚炎，虹彩炎，関節炎などを認める場合がある．

〈診断〉 大腸内視鏡検査および注腸検査が有用であるが，注腸検査のバリウムが炎症を悪化させることがあり注意が必要である．

〈治療〉 軽症では **5-アミノサリチル酸**（ペンタサ®，サラゾピリン®）などが使用される．中等症では**副腎皮質ステロイド**（プレドニン®，プレドニゾロン，ゼンダコート®）が有効で広く用いられてきたが，副作用を考慮して長期使用は避ける必要がある．近年，生物学的製剤である**抗 TNF-α 抗体製剤**〔**インフリキシマブ**（レミケード®・インフリキシマブ BS®），**アダリムマブ**（ヒュミラ®），ゴリムマブ（シンポニー®）〕，抗 α4β7 インテグリン抗体製剤〔ベドリズマブ（エンタイビオ®），抗 IL-12/23p40 モノクローナル抗体（ウステキヌマブ（ステラーラ®）〕，抗 IL-23p19 モノクローナル抗体（ミリキズマブ（オンボー®）〕や JAK 阻害薬〔トファシチニブ（ゼルヤンツ®），フィルゴチニブ（ジセレカ®），ウパダシチニブ（リンヴォック®）〕が相次いで使用可能となり，内科治療の選択肢が増えている．また，重症例では**タクロリムス**（プログラフ®）も用いられている．内科的治療抵抗例やがん合併例には外科手術が

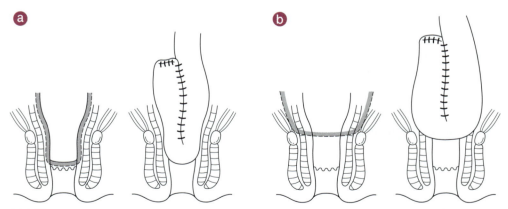

図8-37 IAA（ileal pouch anal anastomosis）と IACA（ileal pouch anal canal anastomosis）
ⓐ：全結腸切除・直腸粘膜切除・回腸（嚢）肛門吻合術（IAA）
ⓑ：全結腸直腸切除・回腸（嚢）肛門吻合術（IACA）

行われる．回腸嚢肛門（管）吻合術の成績は良好で，多くの場合，自然肛門は温存される（図8-37）．

2 クローン病 Crohn's disease

〈概念〉　原因不明で，主として若い成人にみられ，腸管壁の全層にわたる肉芽腫性炎症性病変からなり，消化管のどの部位にも起こりうる．時に腸管外病変を伴うことがある．

〈症状〉　腹痛，下痢，発熱，体重減少が主であるが，血便，腹部腫瘤，腸瘻，肛門部病変を認めることがある．

〈診断〉　小腸造影，注腸検査，大腸内視鏡検査により，非連続性病変，敷石像または縦走潰瘍などの所見から総合的に行う．

〈治療〉　薬物療法として，5-アミノサリチル酸（ペンタサ®，サラゾピリン®），免疫調節薬（イムラン® アザニン®），栄養療法（エレンタール®）や中心静脈栄養などの保存的治療が行われる．最近では，副腎皮質ステロイド（プレドニン®，プレドニゾロン®）は，副作用を考慮して使用頻度が減少してきている．また，近年抗 TNF-α抗体薬〔インフリキシマブ（レミケード®），アダリヌマブ（ヒュミラ®），や抗1L-12/23p40 モノクローナル抗体（ウステキヌマブ（ステラーラ®）〕，抗I-23p19 モノクローナル抗体〔リサンキズマブ（スキリージ®）〕などが開発され，内科治療に大きな変革がなされた．狭窄，穿孔，膿瘍，痔瘻に対して外科手術が

H 炎症性腸疾患

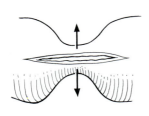
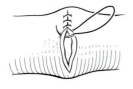
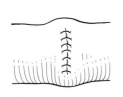

ⓐ Heineke-Mickritz法

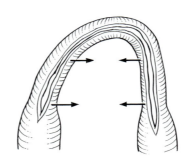
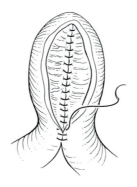

ⓑ Finney法

図8-38　狭窄形成術 stricture plasty

行われるが，原則は小範囲切除で，狭窄形成術 stricture plasty なども行われる 図8-38．

3 腸結核 tuberculosis of the intestine

〈概念〉 肺結核の二次感染がほとんどである．病変の好発部位は回盲部で乾酪性肉芽腫をつくり潰瘍を形成する．

〈症状〉 下痢，発熱，腹痛が代表的症状である．体重減少と全身衰弱がしだいに出現する．

〈診断〉 回盲部の潰瘍形成，結核菌の同定と組織学的に乾酪性肉芽腫を証明すれば確診となる．内視鏡生検組織の培養が有効である．

〈治療〉 著しい狭窄による通過障害が発生した場合は外科的に切除するが，治療の主体は抗結核薬による化学療法である．

虚血性疾患 ischemic disease

1 急性腸間膜血管閉塞症 acute occlusion of the mesenteric vessel

〈概念〉 急に腸間膜血行が途絶，腸管壊死を起こしショックに陥るもので，予後は不良である．成因により，動脈閉塞（上腸間膜動脈），静脈閉塞，毛細管閉塞に分類される．

〈症状〉 激烈な腹痛，悪心・嘔吐，ショック，イレウス症状で，初期には腹部所見が少ないことが多い．

〈診断〉 心房細動，心不全，動脈硬化症などの基礎疾患があり，激烈な腹痛をもって発症した場合に疑う．血管造影が有効なときがある．

〈治療〉 早期に開腹して血行再建を行うのが理想的であるが，実際には広範囲に腸管壊死が進行している場合が多く腸切除を行わざるを得ない．ショックに対してはショック治療を行うことはもちろんである．

2 虚血性腸炎 ischemic colitis

〈概念〉 潜在的末梢循環障害を背景とした大腸腸管壁内の微小循環障害による疾患で，好発部位は下行結腸に最も多く 80% 以上が左側結腸に発症する．

〈症状〉 高齢者で，突然に腹痛，下血が起こった場合はまずこの疾患を疑う．

〈診断〉 注腸検査で特徴的な母指圧痕像 thumb printing sign．

〈治療〉 多くは内科的療法で十分である．狭窄の強い場合には腸管切除が行われる．

J 虫垂炎 appendicitis

〈概念〉 虫垂の管腔閉塞，次いで感染による化膿性炎症であり，壊死，穿孔，限局性膿瘍または汎発性腹膜炎へ進展する．

〈症状〉　心窩部または臍周囲の漠然とした腹痛で発症し，しだいに右下腹部に限局してくるのが特徴である．

〈診断〉　腹痛の経過，右下腹部痛（マックバーネー McBurney 圧痛点），腹壁が硬くなっている（筋性防御），白血球増加などから比較的容易である．最近，超音波検査が応用されている．

〈治療〉　軽症では，抗菌薬による保存的療法も行われるが，中等症以上は虫垂切除術などの手術適応である．近年では腹腔鏡下手術も行われることが多くなった．

K 腸　瘻 intestinal fistula

腸管内腔が他と交通する状態をいう．体表に開口部（瘻孔）のあるものを外腸瘻，ないものを内腸瘻という．炎症や損傷が原因となることが多い．腸瘻を人工的に造設する（腸瘻造設術）ことも少なくない．これは，腸管内容の排除や栄養補給を目的としている．

L 小腸の腫瘍 tumor of the small intestine

小腸腫瘍は比較的稀な疾患で一般に良性腫瘍と悪性腫瘍に分けられる．

1 良性腫瘍 benign tumor

平滑筋腫，脂肪腫，血管腫，神経系腫瘍などが比較的多くみられる．無症状に経過するものが多く，偶然に発見されることが多い．特に腸重積を呈することがある．

2 悪性腫瘍 malignant tumor

〈概念〉　がん，悪性リンパ腫，平滑筋肉腫，カルチノイドなどがある．

〈症状〉　腫瘍の大きさ，場所や形により異なるが，腹痛，嘔吐，イレウスなどの閉塞症状や腫瘤触知，出血，穿孔などがみられる．

〈診断〉　小腸造影で腫瘍陰影を描出することで診断される．リンパ節や肝転移の検索に CT が有効である．最近ではダブルバルーン内視鏡やカプセル内視鏡で診断されるようになりつつある．

〈治療〉　リンパ節郭清を含めた広範囲小腸切除が行われる．しかし，早期診断が難しく予後は不良である．

M 結腸の腫瘍 tumor of the colon

結腸の腫瘍は大きく良性と悪性腫瘍に分類される．

1 ポリープ polyp

〈概念〉 腸管腔へ突出した限局性の隆起性病変をポリープとよぶ. ポリープの多発したものを多発性ポリープといい, 100 個以上の場合を特にポリポーシスという **表8-11** .

〈症状〉 下血, 血便, 排便異常, 腹痛などであるが, 大部分のポリープは無症状である. ポリープはその形態により分類されている.

〈診断〉 注腸・大腸内視鏡検査.

〈治療〉 多くのポリープは大腸内視鏡にて内視鏡的ポリープ切除 (ポリペクトミー) を行う. ポリペクトミー不可能なものと, がんおよびがん化率の高い遺伝性ポリポーシスでは手術 (大腸全摘, 回腸嚢肛門吻合) が行われる.

表8-11 大腸ポリープの組織分類

		単数〜複数	ポリポーシス	
			非遺伝性	遺伝性
非腫瘍性	腫瘍性	腺腫 　腺管　tubular 　腺管絨毛　tubulovillous 　絨毛　villous		大腸腺腫症 　家族性大腸ポリポーシス 　Gardner 症候群 　Turcot 症候群 　Zanca 症候群
	過誤腫性	若年性ポリープ Peutz-Jeghers 型 　ポリープ		若年性大腸ポリポーシス Peutz-Jeghers 症候群 Cowden 病
	炎症性	炎症性ポリープ 良性リンパ濾胞性 　ポリープ	炎症性ポリポーシス 良性リンパ濾胞性ポリポーシス 化生性 (過形成性) ポリポーシス	
	その他	化生性 (過形成性) 　ポリープ	Gronkhite-Canada 症候群	

2 結腸癌 cancer of the colon

〈概念〉 わが国の大腸癌罹患率は欧米諸国に比べ低率であるが, 近年増加傾向にある. 占居部位および肉眼形態から分類されている.

〈症状〉 腹痛や腹部膨満感, 便通異常, 下血, 腫瘤触知, 体重減少などを呈する. 右側結腸癌では腫瘤触知, 左側結腸癌では腸閉塞, 便通異常や下血を主訴とすることが多い.

〈診断〉 問診や理学的検査 (腫瘤触知, 直腸指診など) を詳細に行う. 注腸検査 (apple core sign) や大腸内視鏡検査 (生検を含む) で診断する **図8-39** . また超音波検査, CT 検査などで肝転移やリンパ節転移などがんの進行度を診断する.

〈治療〉 隆起型のがんでリンパ節転移の可能性の低い早期大腸癌には内視鏡的切除や局所切除術が行われる. 最近では, 早期がんのみでなく, 進行がんに対しても積極的に腹腔鏡下大腸切

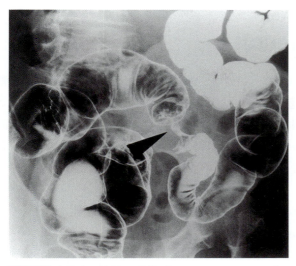

図8-39 大腸癌の注腸X線像（▲: apple core sign）

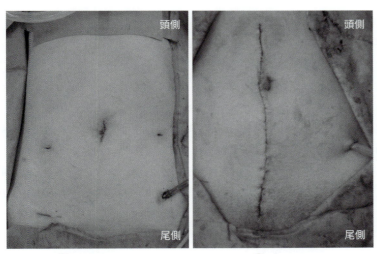

ⓐ 腹腔鏡下手術　　　ⓑ 開腹手術

図8-40 直腸癌に対する低位前方切除の手術創

除 laparo-assisted colectomy（LAC）が行われ，より低侵襲な手術が可能となっている 図8-40 ．

　根治的切除が可能な症例にはリンパ節郭清や他臓器合併切除（肝，小腸，子宮，膀胱など）を含めた積極的切除が行われる．根治的切除がなされてもリンパ節転移を認める場合には，再発予防として**補助化学療法**（5Fu系経口抗がん剤内服など）が行われることがある．しかし，切除不可能な進行症例では，人工肛門造設や腸管バイパス手術を余儀なくされることも多い．近年では，**新規抗がん剤**（オキサリプラチン，イリノテカンなど）や**分子標的薬**（ベバシヅマブ，セツキシマブ，パニツムマブなど）を組み合わせた**全身化学療法**が飛躍的に進歩して生存期間の大幅な延長がなされた．

腸閉塞症（イレウス ileus）

〈概念〉 腸閉塞症とは，腸管内容の肛門側への輸送が障害されることによって生ずる病態である．病型により分類される 表8-12 ．

器質的障害により腸管内腔が閉塞されたものを機械的イレウスといい，何らかの原因で腸管運動の減少をきたし腸管内容の輸送が障害されたものを機能的イレウスという．さらに機械的イレウスは，腸管の血行障害を伴わない単純性イレウスと，腸管の血行障害を伴う複雑性（絞扼性）イレウスに分類される．

〈症状〉 腹痛，悪心・嘔吐，排便排ガスの停止，腹部膨満がみられる．絞扼性イレウスでは急速に全身状態の悪化をみることがある．

〈診断〉 診断を確実にするためには腹部単純X線写真が最も有効である．閉塞部から口側の腸管は拡張し水面像（鏡面像，ニボー）を形成する 図8-41 ．病態把握のためには，聴診や超音波検査が有効である．

〈治療〉 症状，原因，閉塞期間により治療法が異なる．

単純性腸閉塞症：まず胃腸内容の減圧，輸液，抗菌薬投与などの保存的治療を試みる．腹壁創への癒着による腸閉塞症では腹腔鏡下癒着剥離術のよい適応である．保存的療法で改善しないものや手術以外に治療法がないものは外科的治療が行われる．胃腸内容の減圧のためイレウス管（ミラーアボット管，デニスチューブ）が用いられる．

複雑性腸閉塞症：緊急手術が必要となることが多い．腸重積症やヘルニア嵌頓では病態がゆるせば非観血的整復を試みる．

大腸癌イレウス：下行結腸やS状結腸，直腸癌による大腸癌イレウスでは，経肛門的に減圧チューブを挿入する方法や内腔を拡張する経肛門的大腸ステントも用いられる．減圧後に根治手術を行う．

表8-12 イレウス（腸閉塞症）の分類

1. 機械的イレウス	a. 単純性イレウス	癒着性イレウス
		腫瘍によるもの（大腸癌イレウスなど）
		炎症性疾患によるもの（クローン病の狭窄など）
		先天性イレウス（先天性小腸閉鎖など）
		異物性イレウス（食事性イレウスなど）
		その他
	b. 複雑性イレウス	絞扼性イレウス
		腸重積症
		腸軸捻症
		ヘルニア嵌頓
		その他
2. 機能的イレウス	麻痺性イレウス	（腹膜炎，開腹術後など）
	けいれん性イレウス	（外傷，鉛中毒など）

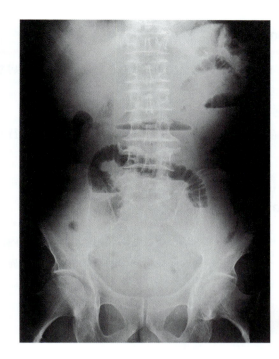

図8-41 イレウスの腹部単純X線像
鏡面形成，ニボーを認める．

O その他の疾患

1 腸重積症 intussusception

〈概念〉 口側の腸管が肛門側の腸管の内側にもぐり込んだ状態になるため，腸閉塞と腸管の血行障害が起こる 図8-42．

〈症状〉 6カ月～1，2歳児に多い．突然不機嫌になり，腹痛，嘔吐を伴う．特徴的な**イチゴジャム様の粘血便**がみられる．成人ではポリープや腫瘍が原因になることが多い．

〈診断〉 右上腹部に圧痛のある腫瘤を触知，注腸検査で診断される．

〈治療〉 **注腸検査で注腸圧を高め腸管を押し戻すことで重積部を整復する**．整復不可能な場合，長時間経過している場合は手術を行う．

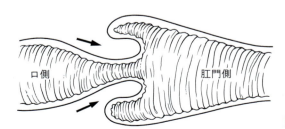

図8-42 腸重積症（模式図）

2 短腸症候群 short bowel syndrome

〈概念〉 広範囲に及ぶ腸管切除後の高度の下痢，栄養障害を呈する状態をいう．クローン病や，急性腸間膜血管閉塞症の手術後に起こることが多い．

〈症状〉 下痢，脂肪便，水分電解質の欠乏．

〈治療〉 止痢剤投与や低残渣食，在宅中心静脈栄養 home parenteral nutrition（HPN）が行われる．

3 盲係蹄症候群 blind loop syndrome

〈概念〉 腸管の盲管（開口しない盲端をもつ腸管腔のこと）が存在し，腸内容の停滞と腸内細菌の異常増殖に伴う吸収不良症候群をいう．腸管手術後，腸の解剖学的異常や腸管運動異常のときに発症する．

〈症状〉 貧血，下痢，腹痛など．

〈診断〉 小腸造影，消化吸収試験．

〈治療〉 腸管手術後の盲管症候群では外科手術が唯一の治療法である．

4 総腸間膜症 mesenterium commune

小腸と結腸が共通の腸間膜を有し，可動性になっている状態で，無症状で経過することが多い．合併症がない限り治療は必要ない．

5 移動性盲腸 coecum mobile

盲腸が固定されず移動性に富む場合で，時に虫垂炎様の腹痛を呈する．治療は，規則正しい排便習慣をつけるなど保存的に行う．

P 先天性疾患

1 ヒルシュスプルング病 Hirschsprung's disease（先天性巨大結腸症）

〈概念〉 巨大結腸の部分より肛門側の腸壁内神経節細胞が先天的に欠如し，蠕動が起こらない状態である．病変部の口側の結腸は著しく拡張する．

〈症状〉 新生児期には腹部膨満や胎便排泄遅延などの急性下部腸管閉塞症状で発症する．乳幼児では，頑固な便秘，腹部膨満などの症状で来院することが多い．

〈診断〉 注腸検査で直腸から下部結腸にかけて狭小像およびその口側結腸の著しい拡張を証明する．内視鏡による生検で直腸壁内の神経節細胞の欠如も有効である．

〈治療〉 新生児では病変上部に人工肛門を造設し，早期（体重 5～6 kg，生後 2～4 カ月）に根治術が施行される．乳幼児では人工肛門が必要となることは少ない．

2 腸回転異常 malrotation of the intestine

〈概念〉 胎生期に上腸間膜動脈領域の腸管（中腸）は反時計方向に回転し正常の位置に配置されるが，この回転に異常をきたしたものの総称である．
〈症状〉 胆汁性嘔吐で発症する．腸管の循環障害が生じると粘血便や吐下血を呈しショックとなることがある．
〈診断〉 注腸検査で，結腸が全体に左腹部にかたより，回盲部の位置が上腹部であることから診断される．
〈治療〉 早期発見，早期手術の予後は良好であり，捻転による腸管絞扼の危険があるため本症と診断されれば可及的速やかに手術が必要である．

3 先天性小腸閉鎖症 congenital intestinal atresia and stenosis

〈概念〉 好発部位は十二指腸・空腸または回腸で腸管の発生時の異常により腸管の連続性が断たれるもの．
〈症状〉 胆汁性嘔吐，腹部膨満，胎便排泄遅延などである．
〈診断〉 腹部単純 X 線写真で 3 重泡像や多重泡像がみられる．
注腸検査で **小結腸 microcolon** が特徴的である．
〈治療〉 胃管による減圧・脱水，電解質の補正ののち，口側腸管と肛門側腸管を吻合する．

〈板橋道朗　亀岡信悟〉

各論　8. 消化器の疾患　A. 消化管の疾患

直腸，肛門の疾患

A 直腸，肛門近傍の重要な解剖と機能

　正常の排便をつかさどる，直腸肛門の解剖とその機能の理解は，排便障害を診療する場合には特に重要となる．直腸と肛門は，ともに協調運動を行うことでスムースな排便につながっている．また，直腸肛門の近傍を走行する自律神経は，排便機能だけでなく，排尿機能，性機能に関与しており，骨盤内手術の際には，これらの自律神経の走行をよく観察してこれらの機能を極力温存する手術が行われる．

1 正常の排便における直腸肛門の平滑筋および横紋筋の協調運動

▶(1) 排便の始まり

　排便障害のない健常人の直腸は，多くの場合，空虚である．排便の始まりはS状結腸に停滞していた便塊が，強力な下方に向かう大腸順蠕動によって直腸内に移動することから開始される．直腸に入った便によって伸展した直腸壁から中枢神経系に対して「便意」が伝えられる．この際，時と場所が許される場合（トイレに入った状態の場合など），次の(2)に記載したように，排便運動を意図的（随意筋が関与）および無意識のうちに（平滑筋が関与）協調運動として行う．

▶(2) 直腸の内輪筋，外縦筋の無意識下収縮に合わせた種々の随意筋の意識下収縮

　直腸壁の平滑筋は2種類あり，内側が直腸を輪状に取り巻く輪状筋で，この収縮により直腸径は細くなる．一方，外側にある平滑筋は直腸壁を縦に走行する縦走筋で，この収縮は直腸の縦の長さを短くする．これらの両平滑筋の収縮は，便塊を直腸外に押し出す作用をもち，正常の排便にとって重要である．

　さらにこの両者の収縮とともに，時と場所が許される場合には，随意筋である肋間筋，横隔膜，腹筋などを意識的に収縮させることで腹腔内圧が上昇し，協調作業として排便が行われる．この際，骨盤底の筋肉のうち，恥骨直腸筋（随意筋）は弛緩して直腸肛門角を鈍角（直腸と肛門の角度が直線化する）にし排便を助けると考えられるが，その他の肛門挙筋，すなわち体積の大きい恥骨尾骨筋と腸骨尾骨筋が排便時に収縮するのか，弛緩するのかは，両方の論文がみられる．

▶(3) 近年重要と考えられている上部直腸からの逆蠕動

　いまだ，明らかになっていない部分もあるが，従来，大腸の蠕動波は下に向かう順蠕動とともに，上方向に向かう逆蠕動が起こることが示されてきた．特に，直腸上部のS状結腸との境界あたりからは最も頻回に逆蠕動が起こり，これは，(1)に述べた排便の始まりが抑えられる機序とも考えられる．この機序が障害されると，直腸内には便塊がより頻回に下降すると考えられる．直腸内に便が停留した場合には，結果的に便意の減弱による便秘や，それに伴う失禁（おそらく溢

流性失禁）が生じる可能性も指摘されている．近年，便失禁に対して施行されている仙骨刺激療法（SNM）の作用機序に関しては不明確な部分も多いが，この逆蠕動を回復させることで効果を発揮していると報告する論文もある[1]．

2 直腸肛門近傍の重要な神経と生理反応

　上記に述べたように直腸肛門近傍には排便，排尿，性機能に関与する重要な神経，神経叢が存在している．直腸癌手術の際に損傷が危惧される神経としては，直腸の両側に近接して存在する骨盤神経叢（下下腹神経叢）と，これに合流する仙骨 S2-4 からの骨盤内臓神経，上下腹神経叢から左右に分かれ下下腹神経叢に合流する下腹神経がある．さらに骨盤神経叢から分岐する側方靱帯や神経血管束（NVB）が直腸に近接して存在するために術中の損傷が起こりうる[2] 図8-43 ．直腸癌に対する肛門温存手術が広く行われているが，肛門への手術操作が加わらないにもかかわらず，術後肛門機能が障害される機序の一つとして，外部の神経が下部直腸から壁内に侵入し内肛門括約筋に向かう経路の，直腸外での損傷が関与する可能性があり，損傷程度によって様々な術後肛門機能障害が生じえる．

3 直腸肛門への血流

　下腸間膜動脈 図8-43 は大動脈から直接分岐し，左結腸動脈やS状結腸動脈を分枝した後，直腸上部後壁側で左右に分かれ，さらに分岐して肛門管まで分布する．一方，内腸骨動脈からは中直腸動脈および内陰部動脈がわかれ，後者は骨盤側壁にある Alcock 管と呼ばれる構造物を通って下直腸動脈となり，下部直腸や肛門筋層および皮膚に分布する．肛門管内では3時，7時，11時あたりに動脈が分布しているとされている．

　一方，静脈系に関しては，上部直腸からは門脈系に入って肝臓に流入する経路が主体であるが，

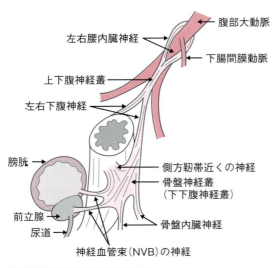

図8-43　直腸肛門近傍の神経

中下部直腸や肛門からは内外腸骨静脈を経て下大静脈を介して心臓に戻る経路も存在する．この2つの静脈系の分布の特徴は，上部直腸癌や結腸癌では血行性肝転移が多いのに対して，肛門癌や下部直腸癌では血行性肺転移も多くなることの一つの説明となっている．

B 肛門に関係する疾患

1 痔 核

▶（1）痔核とは

痔核の構成要素のうち大きな部分は肛門部にある静脈怒張であり，中には一部動脈も含まれる，とされる．内肛門括約筋よりも内側の上皮下には，脈管や，結合織が存在しており，anal cushion（アナルクッション）と呼ばれ，肛門が自然に閉鎖している状態の維持に重要な役割を果たしている．排便時のいきみなどの不適切な排便習慣により，この anal cushion の充血や浮腫が生じ，出血や脱出をきたすようになったものが内痔核であると説明されている[3]．

▶（2）痔核の治療

保存的には抗炎症作用のある坐薬や軟膏が使われているが，用手的還納を要するⅢ度や還納不能であるⅣ度の内痔核においては外科治療が考慮されることも多い．外科治療としては以下のいずれかの方法がとられている[4]．

A）結紮切除術

怒張した静脈と余剰の anal cushion 部分を剝離し，通常は根部の痔動脈を結紮して痔核組織を切離除去する．切除後，開放創とするものは Milligan-Morgan 法と呼ばれるが，切除した直腸肛門上皮を一部分閉鎖する，半閉鎖法が行われることも多い．

B）ゴム輪結紮術

内痔核に対しては，痛みがなく，外来でも施行可能である．専用の結紮器械 図8-44 を用いることが多く，結紮された内痔核部分は脱落壊死する．抗凝固薬の服用中は，後出血が危惧されるため施行を控えることも多い．

C）硬化療法

しばしば用いられる方法として硫酸アルミニウムカリウム・タンニン酸（aluminium potassium sulfate hydrate and tannic acid: ALTA）の痔核局所への4段階注射法がある．痔核への血流が減少し，局所炎症や癒着により痔核の消退が期待される．局所の潰瘍形成や発熱，血圧低下などの全身反応などが有害事象として報告されている．

2 裂 肛

裂肛は肛門上皮に生じたびらん，潰瘍，裂創の総称である．原因は肛門静止内圧が高い患者において，特に肛門の後方にて肛門上皮に虚血性変化が生じることが関与する場合や，高度の便秘にて肛門上皮に損傷が生じる場合などが考えられている．

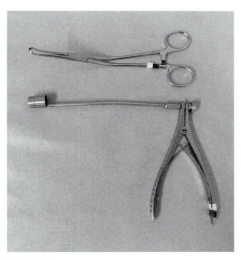
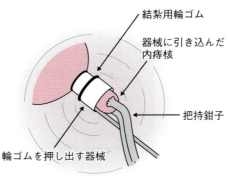

図8-44 痔核結紮術
痔核結紮器と痔核把持鉗子（上）

▶裂肛の治療

A）薬剤による保存的治療

便秘を防ぐ食事，また，刺激物を避ける食事指導とともに，括約筋の弛緩を誘導する薬剤が使用されることがある．ボツリヌス毒素を外括約筋内や内括約筋に注入して，肛門内圧を下げる治療も行われる．

B）外科的治療

内肛門括約筋に切開を加えて肛門静止圧を軽減させ，結果的に肛門への血流を確保することを期待して側方内肛門括約筋切開術が施行される．肛門の側方向の内括約筋にメスを直接挿入して切開をする方法である 図8-45 ．あるいは裂肛部分を切除してその欠損部分に肛門周囲皮膚をスライド移行して肛門を形成する術式もある（sliding skin graft: SSG法）．

3 痔瘻

基礎疾患を伴わない痔瘻の機序としては，直腸粘膜と肛門上皮との間にある歯状線部の肛門腺に感染が起き，この膿瘍が広がることにより肛門周囲膿瘍となり，これが皮膚に開口し，その経路が線維化して瘻管となり痔瘻が形成されることが多い．原因となった肛門内の感染部位を原発口，その奥で最初に膿瘍形成された部分を原発巣，皮膚にできた膿の排出部分を2次口，その経路を2次瘻管と呼ぶ．特殊な場合としてクローン病や裂肛が原因の痔瘻があり，この場合には通常型の肛門腺の感染が原因となる痔瘻とは異なり，肛門腺とは別部分との瘻孔を伴う痔瘻ないし直腸瘻が生じる場合もある．初発のクローン病の場合には，消化管すべてに病変が起こりうる疾患であるため，他の消化管の詳細な検索が必要である．

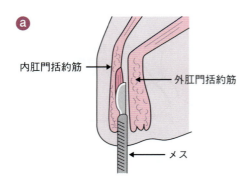
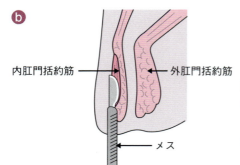

図8-45 内括約筋切開法
ⓐ 内外括約筋間からアプローチして内括約筋の外側の一部を切開する方法
ⓑ 肛門上皮下からアプローチして内括約筋の内側の一部を切開する方法

▶痔瘻の治療

A）肛門周囲膿瘍の治療

　肛門周囲膿瘍とは，急性期に肛門周囲の皮下組織に膿が貯留している状況であり，局所麻酔下で皮膚切開と膿瘍のドレナージを施行する必要がある．肛門挙筋近傍あたりに生じた深い膿瘍形成の場合には，脊椎麻酔，場合によっては全身麻酔によるドレナージが必要となることもある．術後は膿瘍の程度により，抗菌薬の全身投与が行われる．

B）痔瘻の手術治療

　単純な低位の痔瘻に対して，外科的治療により肛門括約筋の障害が少ないと判断されれば，瘻管の開放や瘻管切除が施行される．高位の痔瘻や複雑な二次瘻管を有する痔瘻に対しては，原発口をしっかり閉鎖処理し，二次瘻管を切除ないし開放することの重要性も指摘されており，肛門括約筋の損傷を最小限とし，肛門機能をなるべく温存する工夫がなされている．一次口と二次口に通したループを徐々に締めて瘻管を開放する cutting seton（カッティング　シートン）と呼ばれる手法や，徐々に瘻管の縮小を目的としてドレナージチューブを留置する loose seton（ルースシートン）などの手法も用いられている．クローン病が関与した痔瘻においては，手術前後にクローン病の保存的治療を継続することが多い．

4 肛門の悪性腫瘍

　肛門に生じる悪性腫瘍の多くは，本邦の場合，直腸癌と同じ組織型である腺癌のことが多いとされているが，約2〜3割は扁平上皮癌が生じる．米国では扁平上皮癌の割合が日本よりもかなり高いことが報告されている．遠隔転移のない，Stage Ⅰ〜Ⅲの扁平上皮癌においては，手術より

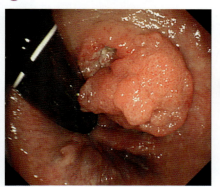
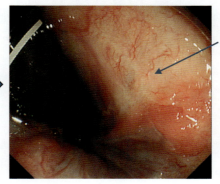

a 肛門癌放射線化学療法前　b 放射線化学療法後

腫瘍があった位置は白色の瘢痕となっている

図8-46 放射線化学療法 CRT にて完全消失した肛門扁平上皮癌

も放射線化学療法が優先して施行され，治療効果は手術に匹敵すると考えられている．手術の場合には，早期がんを除いて肛門を温存する手技は困難であるため，この意味でも放射線化学療法のメリットは大きい．**図8-46** また，長期間の痔瘻から生じる痔瘻癌もあり，多くは組織系が腺癌である．痔瘻の瘻管に沿ってがんが存在することが多く，しばしば病変範囲がひろく，切除範囲が広くなるため，会陰部の皮膚や筋肉の欠損も大きくなり，形成外科的な筋皮弁移植により，切除で生じた大きな会陰欠損部を埋めることもある．取り扱い規約では，肛門癌における鼠径部のリンパ節は所属リンパ節と認識されているため，進行がんの手術に際しては，鼠径リンパ節の郭清が施行されることが多い．

5 外科に関係するその他の肛門疾患

▶（1）尖圭コンジローマ

時に遭遇するため念頭に置くべき疾患として肛門部分の尖圭コンジローマがある．小さないぼ状の，「カメノテ」を思わせるような灰白色の突起が多発する．性感染症と考えられる．肛門管内にも病変があることも多く，内視鏡で確認することが望まれる．症状はないことも多いが，痛み，瘙痒感，出血などがみられることがある．治療は病変部分の外科的切除，ないしは焼灼が行われるが，浅い切除では再発の危険があるとされる．抗がん剤の軟膏も用いられる．

▶（2）脱肛，直腸脱

肛門括約筋の筋力低下や，骨盤内臓器の下降によって，肛門が反転したり（脱肛），直腸が反転して肛門外に脱出することがある（直腸脱，**図8-47**）．良性疾患であり，患者さんとの相談のうえで，治療を望む場合には手術が行われる．肛門側から，脱出した粘膜を切除したり（Delorme 手術），直腸壁を全層にわたって切除したりする術式（Altemeier 手術）と，腹腔側から，脱出した直腸を腹腔側に引き出して骨盤内に針糸で固定し，脱出を予防する術式（直腸固定術）の手術治療がある．後者に関しては，近年では腹腔鏡下に行われることも多い．

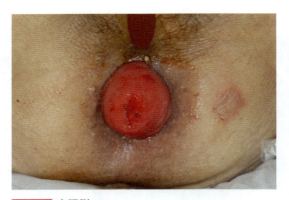

図8-47 直腸脱
直腸全層が反転して肛門外に脱出している

C 直腸に関係する疾患

直腸癌

　結腸癌や直腸癌の手術治療で最も大切なことの一つが，臓器が包まれている，ないしは覆われている膜があることを理解し，手術中にはこの膜構造を意識して膜を極力損傷することなく，がんが生じた組織を一塊として切除することが，がんの取り残しを防ぎ，再発を予防するうえで重要であると共通認識されている．直腸癌の場合には，特に直腸を包んでいる直腸固有筋膜と，自律神経である下腹神経を覆う下腹神経前筋膜，さらに骨盤内では後壁側の直腸仙骨筋膜や前壁側の精囊前立腺との間にあるDenonvillier（デノンビリエ）筋膜などを意識して手術が遂行されることが多い．

▶(1) 直腸癌の診断と治療方針決定に必要な検査

　治療前に直腸癌の部位，深達度，進行度，リンパ節や遠隔転移の有無を検査し把握するが，同時に患者のADL（activity of daily life），心肺機能など，がんの治療に係わる多くの情報を得ることは，治療方針や予後の推定にとって極めて重要である．

　直腸癌の進行度は，国際対がん協会（UICC）の規定によって，T: 腫瘍の壁深達度，N: リンパ節転移の有無と転移の程度，M: 遠隔転移の有無とその程度，の3つの要因で規定されている．これはTNM classificationとして世界的に活用されているが，日本ではさらに細かい分類があり，TNMを基本としつつ，これに修飾を加えてより精緻な分類を目指した日本独自の進行度分類（Staging system）がある．

　治療前に直腸癌の進行度を診断する方法として，まずは直腸指診，次いで大腸内視鏡，CT，MRI，直腸US（endorectal ultrasound: ERUS）検査，そしてPETがあげられる．すべての症例にすべての検査が行われるわけではないが，海外の教科書でもCTまではprimary modalities（最初に行うべき検査）に含まれている．実際には患者の状況に応じてこれらの検査が組み合わされて施行される．術前検査によって診断されたTNMの程度に関しては，clinicalのcを取って，cT1cN1M0（Mにはcがつかない）などと記載される．さらに病理診断結果においてはpathological の p を取って pT2pN1, pStageIIIa などと記載される．直腸癌の術前に施行される検査と目的を紹介する．

A）血液データその他

直腸癌からの出血によりしばしば貧血をきたしているため血算を確認する．腫瘍マーカーとして CEA, CA19-9, CA125 などが測定されがんの進行度合いの参考とする．患者の全身状態を把握するため，肝臓，腎臓機能，糖尿病や代謝性疾患の有無とともに，D ダイマー（静脈血栓症など），BNP（心不全のマーカー）も患者の状況に応じて測定される．高度進行直腸癌では，膀胱などへの癌浸潤のため炎症反応が上昇することもあるので CRP など，チェックが必要である．また，胸腹部の単純写真とともに，心電図，心臓エコー，呼吸機能検査は術前ルーチンで行われる．

B）大腸内視鏡検査

直腸癌の部位や組織診断，深達度診断において内視鏡検査は必須である．日本の取り扱い規約では，下部直腸癌とは腹膜翻転部よりも遠位に下縁を持つ直腸癌とされるが，術前に腹膜翻転部分を正確に診断するのは CT や MRI を用いてもしばしば困難なため，最終的に下部直腸癌の診断は手術所見によるところが大きい．一方で欧米，特に米国では，内視鏡や直腸指診にて肛門縁から 5～6 cm 以内を下部直腸と扱うことが多いため[5]，内視鏡検査においては，本邦でも肛門から腫瘍下縁が何 cm に位置しているのかを記載しておくことが極めて重要である．

C）胸腹部 CT

術前の胸腹部 CT により肝臓，肺，腹膜，リンパ節などへの転移を診断する．たまたま併存する他の疾患の有無も場合によって診断される．術前の CT 診断によって TNM classification 診断に必要な情報がかなり得られる．

D）MRI（magnetic resonance imaging）

直腸癌の場合，骨盤 MRI 検査によって，壁深達度 T，および腫瘍近傍のリンパ節 N のより正確な診断がなされることが多い．T および N の要因によって，のちに述べる手術方法の決定に有用なことが多い．

E）PET（positron emission tomography）

特に遠隔転移が疑われる場合に，その疑わしい病変に対する良悪性の鑑別診断に PET は有用である．また，その他の画像診断でとらえられていない病変が，PET にて初めて指摘されることもある．

▶(2) 直腸癌の手術治療

A）局所切除

深達度が粘膜内（Tis），ないしは粘膜下層にわずかに浸潤する程度（T1a）であり，組織型が悪性度の低い分化型腺癌の場合には，局所切除で治療することが多い．方法としてはいくつかのアプローチがあり，①内視鏡的治療（EMR: endoscopic mucosal resection，内視鏡的粘膜切除術や ESD: endoscopic submucosal dissection，内視鏡的粘膜下層剥離術），②経肛門的鏡視下切除（TAMIS: transanal minimally invasive surgery）③直視下手術がある．どの方法を選択するのか，は施設や担当者による選択に任せられる．上記の深達度以上に浸潤がある場合でも，のちに述べる放射線化学療法などと組み合わせ，直腸壁の部分切除がなされる場合もある．

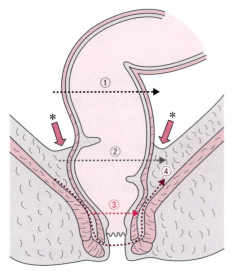

① 高位前方切除術（HAR）
② 低位前方切除術（LAR）
③ 超低位前方切除術（vLAR）
④ 括約筋間切除術（ISR）

＊腹膜翻転部

図8-48 直腸の切離線（吻合線）と肛門温存術式

B）前方切除術

先に述べた，膜を意識した直腸剝離を行い，直腸間膜 mesorectum をすべて切除する手術方法は TME（total mesorectal excision）と呼ばれ，世界的に認知されている．現在の手術アプローチとしては，開腹手術，腹腔鏡手術，ロボット支援下手術がなされている．腫瘍の直腸内での位置（肛門からの距離）によって，直腸間膜は全切除（TME）ではなく，一部温存されることが多く，直腸を切離し吻合する高さ（位置）によって以下のように術式は分類される **図8-48**

a）高位前方切除術（HAR）

腹膜翻転部よりも上で吻合する術式．多くは骨盤神経叢には手術操作が及ばず，基本的には神経の損傷が起こらない術式であって，術後性機能，排尿機能は比較的良好に保たれる．排便機能も比較的良好であるが，これは残存直腸の大きさにも影響される．

b）低位前方切除術（LAR）

腹膜翻転部よりも肛門側で切離吻合が行われる術式．高位前方切除術，低位前方切除術の多くは直腸を linear stapler（リニアステープラー：腸管を直線的に切離縫合できる器械）で切離して，肛門側から circular stapler（サーキュラーステープラー：腸管を円形に切離吻合できる器械）を挿入して吻合する double stapling technique（DST）が採用されることが多い．低位前方切除術，およびこれよりも低位での直腸切離に際しては，近傍の自律神経損傷も考えられるため，術後の排尿・性機能障害，肛門機能障害が起こりうる．

c）超低位前方切除術（vLAR：v は very の略．時に super の意味で sLAR とも呼称される）

腫瘍が肛門に近いため直腸切離吻合線が肛門管の中まで達する場合にこのように呼ばれる．吻合の多くは DST で行われるが，経肛門手縫い吻合の場合もある．

d）括約筋間切除 intersphincteric resection（ISR）

内肛門括約筋を一部合併切除することで肛門を温存する術式で，肛門側から吻合が行われる．内括約筋機能が障害されるので術後の排便障害は必発である．

上記の術式においては，切離線の高さに係わらず，肛門が温存されるが，直腸切離後に吻合を行わず口側を人工肛門にする術式をハルトマン手術（Hartmann）と呼び，吻合に適さない緊急例や縫合不全が危惧される状態の悪い患者さんに適応となる．

C）腹会陰式直腸切断術 Abodomino-perineal excision ないし resection〔APE（APR）〕

肛門温存が不可能な，ないしは適応にならない状況の患者さんに生じた低位の直腸癌や肛門癌に対して，肛門の皮膚，皮下組織とともに直腸を切離し，S状結腸の人工肛門を造設する術式．

D）TaTME（trans-anal TME）

肛門側から腹腔鏡を挿入し，直腸壁を環状に切離してから TME の剝離層をみつけ，これに沿って頭側に向かって剝離を行い，腹側からの剝離層とドッキングさせ直腸切除を行う手術手技である．切離された肛門側の直腸壁は手縫いにて閉鎖されるため吻合器械は circular stapler のみが使用される．

E）骨盤内臓全摘術 total pelvic exenteration（TPE）

直腸癌が精嚢や前立腺など，尿管が膀胱に流入する入口（尿管口）近くまで浸潤し，尿路系の温存が困難な場合に，膀胱精嚢前立腺とともに直腸癌を一塊として切除し，結腸による人工肛門と尿路変更を行う場合を TPE と呼称している．女性の場合で，腟，子宮，付属器を合併切除し，尿路系が温存された場合には，後方骨盤内臓全摘術（posterior pelvic exenteration）と呼称される．

F）リンパ節郭清

直腸癌手術におけるリンパ節郭清に関しては，進行直腸癌では下腸間膜動脈（IMA）を根部近くで切離しリンパ節郭清を行う，上方向 D3 郭清が行われるが，より早期の場合には IMA を温存しさらに末梢の動脈で切離する術式も施行される．また，下部直腸の進行がんでは，直腸間膜を超えた骨盤側壁近傍にあるリンパ節，いわゆる「側方リンパ節」の郭清も施行される．さらに肛門癌においては，「鼠径リンパ節」への転移が一定の頻度であるうるため，鼠径リンパ節郭清も施行される

G）人工肛門造設術，大腸ステント治療

直腸癌の患者さんの中には，進行した直腸癌により腸閉塞状態となってから診断される場合がある．このような場合，根治的な治療のために必要な検査を開始する前に，緊急ないし準緊急的にこの状況を回避しなければならない場合がある．その方法として，口側結腸に人工肛門を造設する場合と，大腸ステントを挿入する場合がある．人工肛門造設は，通常，横行結腸ないし S 状結腸に，双孔式の人工肛門が造設されることが多い．また，緊急大腸内視鏡にて狭窄部位に大腸ステントを挿入し，腸閉塞状態を解除して，その後に必要な検査や治療を行う場合もある
図8-49 が，肛門に近い直腸癌ではステントの端が肛門にかかってしまう危惧があり，このような場合には適応とはならない．

H）直腸癌の手術根治性評価

遠隔転移がなく（M0），がんがリンパ節転移を含めて取りきれた場合を根治度 A，がん遺残が明らかな場合を根治度 C とし，A にも C にも該当しない場合を根治度 B の手術と呼ぶ．また，手術操作によって剝離面や切離端にはがんがない場合を R0 の手術，肉眼的に残っている場合を R2，顕微鏡レベルであっても剝離面や切離端にがんが残っている場合には R1 の手術と呼ぶ．

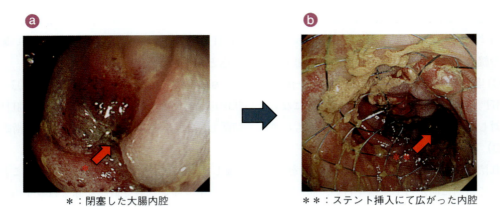

＊：閉塞した大腸内腔　　　　　　　　　　＊＊：ステント挿入にて広がった内腔

図8-49　大腸ステント挿入例
内腔はがんのためほとんど閉塞している ⓐ が，内視鏡的にメタリックステントを挿入し，内腔が確保された ⓑ

▶(3) 直腸癌の補助治療

直腸癌は結腸癌に比べて術後の生命予後が悪く，術後合併症の頻度が高い．生命予後の改善のため，特に進行直腸癌に対しては種々の補助治療が施行される．

A) 化学療法

用いられる基本の薬剤は，5-FU，オキサリプラチン（OX），イリノテカン（IRI），capecitabine（XELODA），S-1 その他で，これらは単独ないし以下の組み合わせで使用されることが多い．

FOLFOX: 5-FU＋OX，FOLFIRI: 5-FU＋IRI，XELOX: XELODA＋OX，SOX; S-1＋OX，XELIRI: XELODA＋IRI，IRIS: S-1＋IRI．さらに，bevacizumab（b-mab），panitumumab（p-mab），Cetuximab（c-mab）の抗 VGEF 抗体や抗 EGFR 抗体などの分子標的薬が状況に応じてこれらに組み合わせて使用される．また，がんの遺伝子検索の結果（マイクロサテライト不安定性や HER2 陽性）によっては，免疫チェックポイント阻害薬や抗 HER2 抗体も使用される．術後に行われる化学療法を術後補助化学療法 adjuvant chemotherapy，術前に施行される場合には術前補助化学療法 neoadjuvant chemotherapy（NAC）と称される．

B) 放射線治療

進行直腸癌に対しては，上記の化学療法と放射線療法を組み合わせる，放射線化学療法（CRT: chemo-radiotherapy）が施行されることがある．欧米では積極的に術前に CRT を行うことが推奨されており，施行することで進行直腸癌の手術で問題となる術後局所再発（骨盤内の再発）は有意に減少することがわかっている．ただし，術後の生命予後に関しては，良くなったとする報告もあるが，手術単独と変わらないとする報告も多い．また，根治切除が困難な，直腸癌術後局所再発が認められた場合の治療としては，再切除を施行したり，また術前に CRT が行われていない場合には CRT 治療も候補となる．

近年では強力な術前 CRT の手法（特に total neoadjuvant therapy: TNT と呼ばれている方法がある）により，進行直腸癌が完全に消失する場合（clinical complete response: cCR と呼ばれる）も数多く経験されるようになり，手術をせず経過観察を行う診療形態（watch and wait: W

&Wと呼ばれる）も特に米国では広く行われるようになっている[6]．肛門温存手術に伴う排便障害などを回避できる方法として期待されている[7]．

また術後局所再発にたいしては，局所に対する強力な放射線治療である粒子線治療[8]が直腸癌局所再発に対しても保険適用となり，この治療を受ける患者さんも増えている．

▶**(4) 直腸癌に対する肛門温存手術後の排便障害（LARS）**

直腸癌の肛門温存手術後には80〜90％に排便障害が生じるとされているが，その程度は一般的に吻合部が肛門に近いほど高度になる傾向がある．高度のLARSでは社会生活にかなり影響を与えるため，特に肛門の近くで吻合する肛門温存手術では，患者さん本人の社会的な立場，すなわち職業や生活様式などをよく考慮し，術前に十分に相談の上，適応を決める必要がある．典型的なLARSの症状としては以下のⓐ〜ⓒがある．ⓐ排便回数の増加（multiple evacuations）：一度に排便が終了しないため，短時間に何度かトイレに通う必要がある．ⓑ排便の我慢が効かない（urgency）：便意を感じてもこれを長時間我慢ができず，急いでトイレに行く必要がある．ⓒ便失禁（fecal incontinence）：トイレに間に合わず便漏れを生じる場合と，特に下痢便の際に便意として感じず漏れてから判明する場合もある．

LARSの成因は，それが術前からの症状でない限り術中の外科処置によるところであるが，がん治療の根治性を求めたための結果である[9]．治療としては多くは便失禁の治療に準じて行われることが多い．

D 神経内分泌腫瘍

神経内分泌腫瘍 neuroendocrine cell tumor（NET）は全身に発生する腫瘍で，時に内分泌ホルモンを産生し，そのために皮膚の紅潮や動悸，喘息などの症状（カルチノイド症候群）を呈することがある．直腸は消化管の中ではNETが発生する頻度が比較的高い．小さいものは内視鏡的治療，1cmを超えるものはがんと同様に転移をきたすことがあり，外科的切除が行われる．

E その他の直腸腫瘍

ときに遭遇するものとして直腸悪性リンパ腫がある．手術ではなく抗がん剤による治療が行われる．GIST（gastrointestinal stromal tumor）という粘膜下腫瘍は直腸にも発生することがあり，切除とともに場合によっては術後に分子標的薬の治療が検討される．良性疾患では平滑筋腫，脂肪腫，血管腫なども頻度が低いが生じることがある．

おわりに

直腸肛門周囲の解剖と生理機能，およびこの領域に発生する疾患について概説した．頻度が少ないため取り上げていない疾患もおおく，適宜専門書を参照していただきたい．

1) Lin AY, Dinning PG, Bissett IP, et al. The "rectosigmoid brake": Review of an emerging neuromodulation target for colorectal functional disorders. Clin Exp Pharmacol Physiol, 2017. 44: p.719-728.
2) 絹笠祐介　機能温存直腸癌手術のための骨盤内解剖の検討．Jpn J Endourology, 2012. 25: 11-15.
3) 岩垂純一　肛門疾患診療の現況と展望―痔核．実地医家のための肛門疾患診療プラクティス, ed. 岩垂純一．大阪: 永井書店．2000.
4) 日本大腸肛門病学会, 肛門疾患・直腸脱診療ガイドライン2020年版　Vol. 改訂第2版．2022, 東京: 南江堂．
5) Varela C and Kim NK. Surgical treatment of low-lying rectal cancer: Updates. Ann Coloproctol, 2021. 37: 395-424.
6) 碓井彰大，小杉千弘，首藤潔彦，et al. 局所進行直腸癌に対する化学放射線療法後のWatch and Waitの当科の成績．癌と化学療法，2024．51: 193-5.
7) Custers PA, van der Sande ME, Grotenhuis BA, et al. Long-term quality of life and functional outcome of patients with rectal cancer following a watch-and-wait approach. JAMA Surg. 2023; 158: e230146.
8) 瀧山　博，磯崎　哲，山田　滋．直腸癌局所再発の治療　保険適応となった大腸癌術後再発に対する重粒子線治療の現況についての報告．日本臨床外科学会雑誌，2022．83（増刊）: p. S166.
9) Koda K, Yamazaki M, Shuto K, et al. Etiology and management of low anterior resection syndrome based on the normal defecation mechanism. Surg Today, 2019; 49: 803-8.

〈幸田圭史〉

各論　8. 消化器の疾患　B. 実質臓器の疾患

肝臓の疾患

A 解剖，機能

1 肝臓の解剖

▶ (1) 肝の位置と大きさ

　肝の 3/4 が右季肋部内で横隔膜に接して存在し，1/4 が左上腹部に及んでいる．呼吸に際して横隔膜とともに上下する．肝の重量は日本人の成人男性で平均 1400 g，女性で 1250 g である．

▶ (2) 肝臓の血管　図8-50

　肝臓に流入する血管は肝動脈と門脈があり，その血流比率は 7：3 である．肝外では別々に走行する胆管，動脈，門脈は肝内では薄いグリソン鞘に包まれて同一に走行する．

　　A）肝動脈

　通常腹腔動脈から総肝動脈が分岐し，胃十二指腸動脈を分けた後に固有肝動脈となる．固有肝動脈は左肝動脈と右肝動脈に分岐する．左肝動脈はさらに中肝動脈と左肝動脈に分岐する．右肝動脈は肝門部で前区域動脈と後区域動脈に分岐して肝内に流入する．

　左肝動脈は左胃動脈から分岐する場合が多くあり，時には 2 重支配となる．右肝動脈は腹腔動

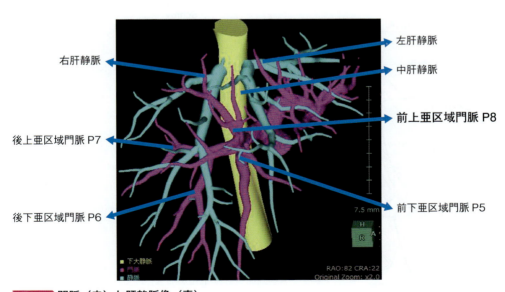

図8-50　門脈（赤）と肝静脈像（青）
紫は門脈，水色は肝静脈．前区域門脈は頭側の枝 P8 と尾側の枝 P5 に分岐し，さらに分岐部から右側に水平に伸びる枝？　がある

脈からではなく上腸間膜動脈から分岐することも多い．

　B）門脈

主門脈は通常肝門部で左門脈と右門脈に分岐する．左門脈はまずP2を分岐した後に臍部でP3とP4に分岐する．右門脈は前区域門脈と後区域門脈に2分岐する．

　C）肝静脈

肝臓のドレナージ静脈が肝静脈である．中肝静脈は肝右葉と左葉の間，すなわちRex-Cantlie線を走行する．肝左葉のドレナージ静脈は左肝静脈と中肝静脈であり，肝右葉のドレナージ静脈は右肝静脈と中肝静脈である．尾状葉のドレナージ静脈は中肝静脈と短肝静脈であり，短肝静脈は直接下大静脈に流入する．

▶**(3) 肝臓の組織**

肝は中心に中心静脈を，辺縁にグリソン鞘が存在する小葉とよばれる単位の集合である．

▶**(4) 原発性肝癌取扱い規約による肝葉と肝区域，亜区域**[1] 図8-51

肝臓は胆嚢窩と肝上部の下大静脈を結ぶ線（Rex線）によりその左側を左葉，右側を右葉とし，さらにそれぞれを2区域に分けたのち，尾状葉と合わせて5区域に大別する．

① 外側区域: 肝鎌状間膜より左側の区域
② 内側区域: 肝鎌状間膜とRex線の間の区域
③ 前区域: Rex線と右肝静脈主幹の間の区域
④ 後区域: 右肝静脈より後ろ側の区域
⑤ 尾状葉: 肝門部背側に位置し，下大静脈に接する葉

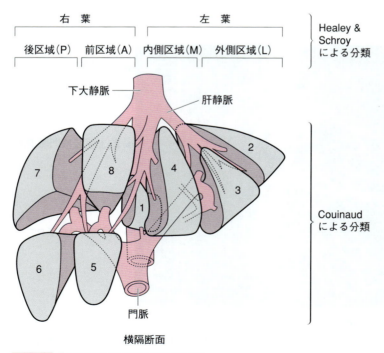

図8-51 肝癌取扱い規約による肝区域

各区域をさらに小さな領域に分類する際はこれを亜区域須subsegmentとする．亜区域はCouinaudの区域分類に準じる．Couinaudの区域分類は以下のとおりである．

Segment 1	尾状葉
Segment 2	外側区域で左肝静脈主幹より背側の区域
Segment 3	外側区域で左肝静脈より腹側の区域
Segment 4	内側区域
Segment 5	前区域で前区域 Clisson 主分岐より尾側の区域
Segment 6	後区域で後区域 Clisson 主分岐より尾側の区域
Segment 7	後区域で後区域 Clisson 主分岐より頭側の区域
Segment 8	前区域で前区域 Clisson 主分岐より頭側の区域

▶（5）肝癌取り扱い規約による肝区域の問題点・門脈分岐とドレナージ静脈に沿った我々の新しい肝区域　図8-52 a，b

A）肝癌取り扱い規約による肝区域の問題点

　肝癌取り扱い規約の肝区域分類は，広く応用されているが，必ずしも肝臓の血流支配に沿ったものではない点が難点である．系統的肝切除観点からも，肝臓の区域は門脈領域によって規定されるべきである．肝右葉は右門脈に還流される領域であり，左葉は左門脈に還流される領域であ

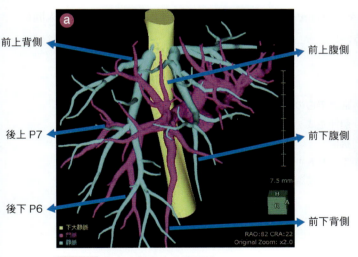
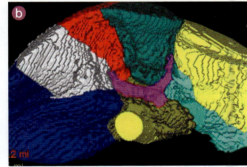

図8-52　我々の提案する肝区域

ⓐ前区域の頭側枝は，中肝静脈にドレナージされる腹側枝が1本，右肝静脈にドレナージされる背側枝が2本分岐している．前区域の尾側枝は，中肝静脈にドレナージされる腹側枝1本，右肝静脈にドレナージされる背側枝が1本みられる．分岐部から右方に分岐する？　とした枝は背側枝であるがS8，S5の境界領域であり，規約ではS5でもS8にでもできる枝となる．

ⓑ右肝は中肝静脈にドレナージされる腹側（赤）区域，右肝静脈にドレナージされる背側（白）区域と後区域（青）に分けられる．

る．右門脈は前区域門脈と後区域門脈に2分岐し，前区域門脈が還流する領域が前区域，後区域門脈が還流する領域が後区域である．亜区域分類は Couinaud の区域に沿って決められたが，門脈分岐と一致していない．我々の検討によれば[4]，前区域門脈は，頭側と尾側すなわち P8 と P5 に2分岐するものは62％のみであり，また後区域門脈は頭側と尾側すなわち P7 と P6 に2分岐するものは33％のみである．門脈分岐からは S8 と S5，S6 と S7 の境界を設定できない例が多いのである．手術施行の際に，肝癌取り扱い規約に定められた Glissonn 主分岐の頭側尾側境界は，肝表面からでは同定不能であり，また頭尾側に分岐しない枝も多い．肝臓癌は肝動脈によって栄養され，肝動脈は肝臓内ではグリソン鞘に包まれ門脈に沿って走行するため，門脈の支配領域から区域を決めるべきである．我々の分類は，系統的肝切除施行を念頭に置いたものである．以下に我々の新しい肝区域分類を示す．

B）門脈分岐とドレナージ静脈に沿った我々の新しい肝区域 図8-52 a, b

肝左葉は Couinaud と同様に S2，S3，S4 に分けられるが，肝右葉は前区域が中肝静脈にドレナージされる腹側区域と右肝静脈にドレナージされる背側区域に分けられ，その間を anterior fissure vein が走行する．腹側区域は肝左葉の S4 に，背側区域は S3 に相当し，anterior fissure vein は S3 と S4 の間を走行する umbilical fissure vein に相当する．後区域は肝左葉の S2 に相当し，門脈分岐とドレナージ静脈からみて左右肝は対称である．

2 肝臓の機能

肝臓は 表8-13 に示すごとく種々の機能を有しており，解毒，凝固因子の生成など，人間にとって必要不可欠な働きをしている．

表8-13 肝臓の機能

1　糖代謝	8　血漿蛋白の合成と分泌
2　アミノ酸代謝	9　胆汁生成
3　尿素合成	10　排泄
4　脂肪酸代謝	11　エンドトキシンや細菌の除去
5　コレステロール	12　微小循環調節
6　胆汁酸合成	13　その他
7　薬物代謝，ビリルビン代謝	

B 検査，診断 表8-14, 8-15

外科治療に際しては，肝切除に耐えられる肝機能（肝予備能）を的確に診断しなければならない．通常は血清アルブミン値が 3.5 g/dL 以上で血清ビリルビン値が 2 mg/dL 未満の患者で，肝癌取扱い規約の liver damage A と B の一部が適応となる．詳しくは残存する肝機能の容積を測定して，各種肝機能とあわせて手術に耐えられるかを判断する．

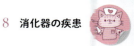

8 消化器の疾患

切除予定領域以外にがんがないか，門脈や肝静脈腫瘍栓の有無などを画像診断で把握することが大切である．

表8-14 術前検査

1 血液一般
2 腫瘍マーカー（AFP，AFP レクチン分画，PIVKA II，CEA，CA19-9）
3 肝炎ウイルスマーカー
4 肝機能検査
5 画像診断（存在部位と質的診断，進展度診断）
6 その他

表8-15 肝障害度（肝癌取扱い規約による）

Ⅰ．肝障害度（liver damage）
　臨床所見，血液生化学所見により3度に分類する．各項目別に重症度を求め，そのうち2項目以上が該当した肝障害度をとる．

肝障害度 項目	A	B	C
腹　水	ない	治療効果あり	治療効果少ない
血清ビリルビン値（mg/dL）	2.0 未満	2.0～3.0	3.0 超
血清アルブミン値（g/dL）	3.5 超	3.0～3.5	3.0 未満
ICG R_{15}（％）	15 未満	15～40	40 超
プロトロンビン活性値（％）	80 超	50～80	50 未満

注：2項目以上の項目に該当した肝障害度が2カ所に生じる場合には高いほうの肝障害度をとる．
　　たとえば，肝障害度Bが3項目，肝障害度Cが2項目の場合には肝障害度Cとする．

参考：Child-Pugh 分類

項　目	ポイント 1点	2点	3点
脳　症	ない	軽度	ときどき昏睡
腹　水	ない	少量	中等度
血清ビリルビン値（mg/dL）	2.0 未満	2.0～3.0	3.0 超
血清アルブミン値（g/dL）	3.5 超	2.8～3.5	2.8 未満
プロトロンビン活性値（％）	70 超	40～70	40 未満

各項目のポイントを加算しその合計で分類する．

Child-Pugh 分類	A	5～6点
	B	7～9点
	C	10～15点

注：Child 分類ではプロトロンビン活性値の代わりに栄養状態（優，良，不良）を用いている．

B 検査，診断

C 手術 図8-53〜8-59

肝臓は血液に富む臓器なので，肝切除に際しては血管鉗子を用いて肝十二指腸間膜を遮断して

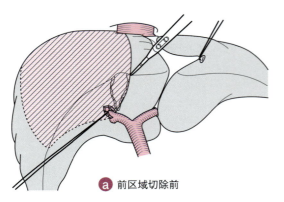

ⓐ 前区域切除前　　ⓑ 前区域切除後

図8-53 肝切除術式：前区域切除

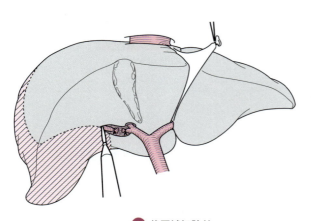

ⓐ 後区域切除前　　ⓑ 後区域切除後

図8-54 肝切除術式：後区域切除

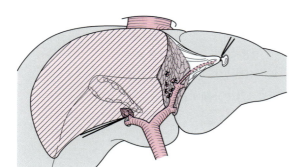

ⓐ 肝中央2区域切除前　　ⓑ 肝中央2区域切除後

図8-55 肝切除術式：中央2区域切除

8 消化器の疾患

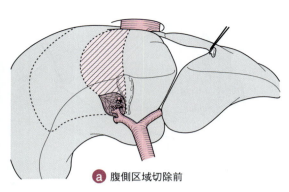

ⓐ 腹側区域切除前 ⓑ 腹側区域切除後

図8-56 肝切除術式: 腹側区域切除

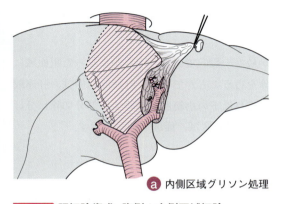
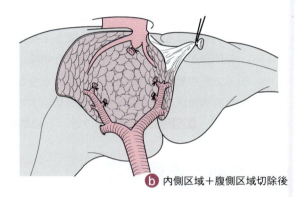

ⓐ 内側区域グリソン処理 ⓑ 内側区域＋腹側区域切除後

図8-57 肝切除術式: 腹側＋内側区域切除

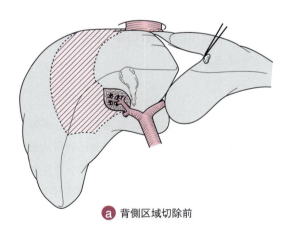
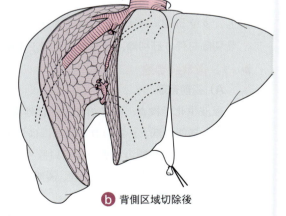

ⓐ 背側区域切除前 ⓑ 背側区域切除後

図8-58 肝切除術式: 背側区域切除

C 手術

463

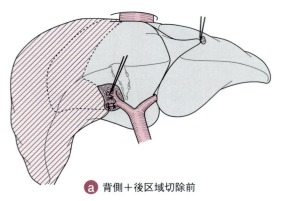
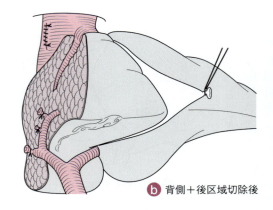

ⓐ 背側＋後区域切除前　　　　　　　　　　　　　　　ⓑ 背側＋後区域切除後

図8-59 肝切除術式: 背側＋後区域切除

行うプリングル法下に行う．通常の肝腫瘍では肝切除のみであるが，肝内胆管癌や肝門部胆管癌では胆管切除も併施するので，より手術侵襲が大きい．

肝門部からグリソン一括処理で肝切除を行うのが最も一般的である．明らかになった阻血域に沿って肝切離を進めることで，出血が少なく肝切除を行うことができる．肝切除範囲は，肝癌取扱い規約の区域や亜区域の範囲を切除する場合と，それ以下の小範囲を切除する部分切除に分けられる．**図8-53〜8-59**にグリソン一括処理による，各種肝区域，亜区域切除を示す．

D 術前・術後管理

肝切除術のクリニカルパス 図8-60

近年の手術手技の改良，安定化，術前術後管理の進歩にともない，肝切除の術後管理は定型化し，クリニカルパスが広く導入されている．肝切除のパスには小範囲の肝切除や広範肝切除，胆管切除を伴う肝切除，さらに腹腔鏡下手術のパスなどがある．

▶ **(1) 通常肝切除**

　A) 術前管理

血液生化学検査，画像検査などは外来で実施する．ICG検査は入院後に実施することが多いが，肝機能の低下が疑われる場合には外来で施行している．入院前に肝機能評価を行い術式を想定しておく．禁煙の指導，歯科口腔外科受診を外来で行い，場合により術前からリハビリテーションを実施する．術前の処置，説明，確認，指導などは **図8-60** に示したように実施している．

　B) 術後管理

順調に経過している場合の管理は **図8-60** に示すとおりで，バイタルサインをチェックすると同時にドレーン排液の量や性状を観察し，出血や胆汁の漏出がないかのアセスメントを実施することで早期の合併症の発見に努める．疼痛に対しては硬膜外チューブを活用するが，硬膜外チューブが挿入されていない場合にはフェンタニル持続静脈内投与などにより疼痛管理を行う．水分は手術翌日から摂取可能であり，その後に食事を開始する．ドレーンは閉鎖式管理を行うことが多く，問題がなければ術後3〜5日で抜去し，術後7日目程度で退院となる．

▶(2) 胆管切除・胆道再建を伴う肝切除

A）術前管理

黄疸がない場合は通常の肝切除と同じである．黄疸がある場合は原則として減黄してから手術に臨む．減黄処置として内視鏡的経鼻胆道ドレナージ（ENBD）あるいは内視鏡的胆道ステント留置（EBS）が行われる．内視鏡的なドレナージが困難な場合には経皮経肝胆道ドレナージ（PTCD）が行われる．

B）術後管理

胆管空腸吻合やリンパ節郭清を伴うため，肝実質の切除範囲が同じであっても手術侵襲が大きくなる．感染性合併症や肝不全などの合併症の頻度が高いため，バイタルサインやドレーンの性状に注意し，血液検査所見などを参考にアセスメントを行い早期の合併症の発見とその対応に努める．水分摂取は手術翌日から可能であるが，消化管の再建があるため食事の再開は通常の肝切除より遅れることもある．ドレーン管理は通常の肝切除と同様であるが，胆汁瘻の合併に注意する．入院期間は2週間程度となる．

E 肝切除の合併症と対策　表8-16

肝切除の合併症を防ぐための対策の基本は，術前に設定した至適切除術式を，予定通りに実施することである．実際には切除予定領域のグリソン枝を必ず根部で処理して，明らかになった阻血域に沿って肝切離を進めることである．

▶(1) 胆汁瘻

肝門部に近いグリソン系脈管処理には，胆汁瘻予防のため必ず結紮で処理すべきで，エネルギーデバイスで処理してはならない．

閉腹前に肝断端から胆汁が漏れていないか十分に観察し，漏れている場合はその部位を縫合する．術後胆汁瘻となった場合はただちにサンプチューブを挿入して持続的に吸引し，胆汁が腹腔内へ広がらないように早期の治癒を目指す．治りにくい場合でも瘻孔化を促進する目的で行う．

▶(2) 腹　水

肝硬変などの肝障害がある場合は高頻度に起こる．ドレーンから大量の排出がみられる場合は

表8-16 肝切除術後合併症

術後合併症	治療	チェック項目
1）術後出血	再手術，肝動脈塞栓術	ドレーン性状，バイタルサイン
2）胆汁瘻	適切なドレーン留置	ドレーン性状
3）腹水	ドレーン抜去腹壁縫合，利尿薬管理	ドレーン性状
4）腹腔内膿瘍	適切なドレーン留置，洗浄	熱，CRP，CT，US 診断
5）肝不全	感染対策，肝不全用アミノ酸製剤	意識レベル，黄疸，高アンモニア血症
6）縫合不全	栄養管理，ドレーン留置	ドレーン性状，熱，CRP
7）肺合併症	喀痰排出，気管切開，人工呼吸	呼吸数，呼吸音，肺XP，血液ガス
8）消化管出血	H_2ブロッカー，内視鏡下止血	胃管性状，血圧，Ht 低下
9）腎機能障害	補液量電解質バランスチェック	尿量，BUN，Cr，浮腫

ドレーンを抜去し，その部位を縫合し，利尿薬投与で管理する．

▶(3) 腹腔内膿瘍

疑われた場合には造影CT，超音波などの画像診断で原因部位を特定し，ドレナージチューブを入れ替え適切な位置に留置する．もしくは，超音波ガイド下あるいはCTガイド下に新たなドレナージチューブを挿入する．

▶(4) 肝不全

想定される術式で残肝の体積が小さく肝不全が危惧される場合は術前に切除側の肝内門脈を塞栓するという処置を行い，予定残肝の肥大を促しておく．術後肝不全となったら肝不全用アミノ酸製剤，FFPなどの投与，高アンモニア対策としてのモニラック投与などの対症療法を行い，残肝機能の回復を待つのが基本である．感染が原因の場合は原因の除去が優先課題であり，これが上手くできないと状態の好転は望めない．

	ステップ名称	入院〜手術当日術前			手術当日術後	
		2日前 2日前	1日前 1日前	手術当日術前	基準日	手術当日術後
患者状態	その他の全身状態				■合併症の症状・所見がない ・出血がない	
	ドレーン管理				・排液に問題がない ・ドレーン排液性状 ・ドレーン排液量【適正値: ≦100 mL/h】	
	血液・血管					
	呼吸				■呼吸状態が安定している ・SPO₂【適正値: ≧95%】 ・異常呼吸がない ・呼吸音の問題がない ・呼吸数【適正値: ≧15回/分】	
	消化管					
	神経				■腓骨神経麻痺の症状・所見がない ・背屈ができる ・下垂足がない ・しびれがない ・知覚障害の症状がない	
	精神 (睡眠・認知症を含む) 創部管理	■不眠の訴えがない ・入眠困難感がない				
	疼痛管理				■創痛のコントロールができている ・NRS【適正値: 0/10〜3/10】	
知識・教育・理解	治療					
	手術	■手術について理解できる ・術後の安静の必要性を知っている ・説明内容に疑問・不信感の表出がない				
	入院・日常・退院生活					

図8-60 肝切除のクリニカルパス

VS: バイタルサイン　IVH: 中心静脈栄養

8 消化器の疾患

F 各種肝疾患 図8-61〜8-67

1 良性肝病変

　肝血管腫が最も頻度が多く，肝嚢胞，肝腺腫，限局性過形成（FNH），血管筋脂肪腫などがある．肝血管腫では圧迫症状があるものやカザバッハ‑メリット Kasabach‑Merritt 症候群（血管腫内で血小板が大量に消費され DIC となる）を呈する症例が手術適応となる．症状を呈しない例では悪性との鑑別が困難な症例が手術適応となる．

　肝内結石で胆管狭窄を伴うものでは肝切除適応がある．

2 悪性腫瘍

　原発性肝悪性腫瘍と転移性肝悪性腫瘍がある．原発性肝悪性腫瘍には，肝細胞癌，胆管細胞癌，

術後 1〜2日目		術後 3〜5日目			術後 6日〜退院		
1日後 術後1日目	2日後 術後2日目	3日後 術後3日目	4日後 術後4日目	5日後 術後5日目	6日後 術後6日目	7日後 術後7日目	8日後 術後8日目
■合併症の症状・所見がない ・出血がない ■排液に問題がない ・ドレーン排液性状 ・ドレーン排液量【適正値: ≦100 mL/h】		■合併症の症状・所見がない ・出血がない ■排液に問題がない ・ドレーン排液性状 ・ドレーン排液量【適正値: ≦100 mL/h】 ■抜去部に問題がない ・ドレーン抜去部に発赤がない					
■肺塞栓症の症状・所見がない ・血圧低下がない ・動悸がない ・呼吸困難がない ・チアノーゼがない ・胸痛がない ■呼吸状態が安定している ・SPO₂【適正値: ≧97%】 ・異常呼吸がない ・呼吸音の問題がない ・呼吸数【適正値: ≧15 回/分】		■肺塞栓症の症状・所見がない ・血圧低下がない ・動悸がない ・呼吸困難がない ・チアノーゼがない ・胸痛がない ■呼吸状態が安定している ・SPO₂【適正値: ≧97%】 ・異常呼吸がない ・呼吸音の問題がない ・呼吸数【適正値: ≧15 回/分】 ■腸管麻痺の症状・所見がない ・排ガスがある ・嘔気がない ・嘔吐がない ・腹部緊満がない					
■腓骨神経麻痺の症状・所見がない ・背屈ができる ・下垂足がない ・しびれがない ・知覚障害の症状がない		■腓骨神経麻痺の症状・所見がない ・背屈ができる ・下垂足がない ・しびれがない ・知覚障害の症状がない					
		■創部に問題がない ・体温【適正値: ≦37.5℃】 ・腫脹がない ・創周囲に発赤がない ・創離開がない					
■創痛のコントロールができている ・NRS【適正値: 0/10〜3/10】		■創痛のコントロールができている ・NRS【適正値: 0/10〜3/10】					
					■治療について理解できる ・退院指導が実践できる		
					■日常生活の注意点について理解できる ・緊急時の対処方法を言える ・合併症の症状を知っている ・退院後の生活に対する不安の訴えがない ・退院後の日常生活のわからないことを聞くことができる		

JCOPY 498-07599

ステップ名称			入院～手術当日術前			手術当日術後
			2日前 2日前	1日前 1日前	手術当日術前	基準日 手術当日術後
看護計画						#1 褥瘡リスク状態
検査	画像診断		レントゲン撮影		術中エコー	手術後，手術室でポータブルレントゲン撮影
	検体検査	臨床	尿一般 採血（血算 生化 凝固） 採血	血ガス，ICG 検査		
		細菌 病理				
		輸血	クロスマッチ		T＆S	
	生理検査		心電図検査（再検），呼吸機能検査（再検）			
	内視鏡検査					
投薬			持参薬確認	医師の休止指示により自己管理薬回収 21 時　眠剤内服	麻酔科指示薬のみ内服	
注射					術前点滴適応患者 1．経口補水適応外患者 2．経口補水適応患者 ①10 時入室までの患者: 6 時まで飲水量 500 mL 未満 ②oncall 患者: 10 時まで飲水量 1000 mL 未満	
安静度			制限なし	制限なし	制限なし	
カルテ						
観察			検温 体重測定 観察項目	検温 観察項目	検温 観察項目	検温 VS「全身麻酔手術後の看護手順」に準ずる 観察項目 心電図モニター
食事			医師の指示通り	経口補水適応患者は夕食後から経口補水液開始 経口補水適応外患者は 21 時以降絶食	10 時まで入室予定　6 時まで オンコール　10 時まで 予定量の飲水ができなかった場合点滴開始	
治療処置			弾性ストッキングサイズ測定	臍処置・爪切り・マニュキア確認	弾性ストッキング着用 T パンツ着用・持参の寝衣着用の方は病院リースの寝衣に着替える 胃管 点滴挿入中 フットポンプ装着 入院処置指示	
安全			リストバンド装着 せん妄ハイリスクスクリーニング入力 せん妄症状アセスメント入力（ハイリスク有かつせん妄症状の無い場合のみ）		義歯・指輪・時計・ヘアピンなど除去確認	せん妄症状アセスメント入力（ハイリスク有かつせん妄症状の無い場合のみ）
清潔・排泄			入浴可	入浴可		口腔ケア
教育・指導			術前トレーニング	術前トレーニング 経口補水オリエンテーション		
確認事項			手術物品チェック 手術患者チェックリストの作成 手術麻酔承諾書 輸血同意書 DVT 予防説明書の確認 感染症・血液型確認 禁煙確認 苦痛のスクリーニング評価入力 退院調整スクリーニング 退院支援計画書作成 術前まとめ記入	手術患者チェックリストの完成 手術物品の確認 手術麻酔承諾書 輸血同意書 DVT 予防説明書 麻酔同意書の確認 麻酔科問診票確認 麻酔科指示確認（内服薬・経口補水） 経口補水適応外患者は食事指示の確認	手術物品確認 手術麻酔承諾書 輸血同意書 DVT 予防説明書 麻酔同意書の確認 経口補水摂取量を検温表に記載	褥瘡ハイリスク入力確認
褥瘡						褥瘡ハイリスク評価
転倒転落			転倒転落アセスメント入力			転倒転落アセスメント入力
その他						
経過表				麻酔科受診		
NST			NST 入力			
文書						

図8-60　肝切除のクリニカルパス（つづき）

VS: バイタルサイン　IVH: 中心静脈栄養

8 消化器の疾患

	術後 1～2 日目		術後 3～5 日目			術後 6 日～退院		
	1 日後 術後 1 日目	2 日後 術後 2 日目	3 日後 術後 3 日目	4 日後 術後 4 日目	5 日後 術後 5 日目	6 日後 術後 6 日目	7 日後 術後 7 日目	8 日後 術後 8 日目
#1 褥瘡リスク状態								
レントゲン撮影								
採血検査		採血検査					採血検査	
	ロキソプロフェン分 3, エソメプラゾール内服開始							ロキソプロフェン頓用, ランソプラゾールへ変更
		点滴						
看護師付き添いで歩行可	制限なし	制限なし	制限なし	制限なし	制限なし	制限なし	制限なし	
検温	検温	検温	検温	検温	検温	検温	検温	
観察項目	観察項目	観察項目	観察項目	観察項目	観察項目	観察項目	観察項目	
心電図モニター		観察項目	観察項目	観察項目	観察項目	観察項目	観察項目	
体重測定	体重測定	体重測定	体重測定	体重測定	体重測定	体重測定	体重測定	
水可	ヤクルト GFO を開始	常食（医師の指示通り）						
		硬膜外カテーテル抜去						
酸素吸入終了								
胃管抜去								
点滴挿入中	点滴挿入中	点滴挿入中						
フットポンプを外し，歩行後に弾性ストッキングをはずす．歩行できない場合は看護師判断で継続可．								
創部	創部	創部	創部	創部	創部	創部	創部	
		せん妄症状アセスメント入力（ハイリスク有かつせん妄症状の無い場合のみ）		せん妄症状アセスメント入力（ハイリスク有かつせん妄症状の無い場合のみ）				
		清拭					退院指導 服薬指導（薬剤師）	
							再来日・退院処方の有無確認 休止薬再開の確認	退院チェックリストの確認 再来日・退院処方の有無最終確認
								褥瘡ハイリスク評価
転倒転落アセスメント入力				転倒転落アセスメント入力				

JCOPY 498-07599

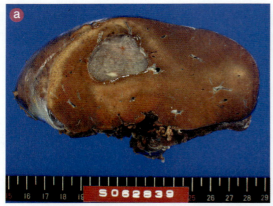
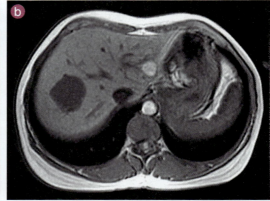
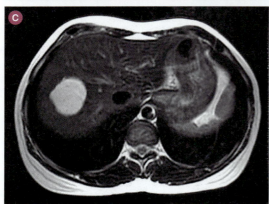
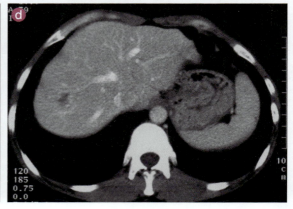

図8-61 肝海綿状血管腫
ⓐ 肝右葉切除標本．3.1×2.5 cm の軟らかい結節性腫瘍を認める．腫瘍はスポンジ状で，周囲肝実質との境界は明瞭．
ⓑ T1 強調 MRI 像．腫瘍が low intensity となっている．
ⓒ T2 強調 MRI 像．腫瘍が high intensity となっている．
ⓓ 造影 CT 後期相．腫瘍の中央は wash out され低吸収域だが，辺縁は高吸収域に留まっており，肝血管腫の特徴像である．

肝肉腫などがある．

▶(1) 肝細胞癌

大半は慢性肝疾患を背景に発症する．従来はその大部分が B 型や C 型の肝炎ウイルス由来の肝細胞癌であったが，最近では非ウイルス性肝癌が著しく増加している．非ウイルス性肝癌の半数は，アルコール性肝障害であるが，メタボリックシンドロームの増加に伴い非アルコール性脂肪性 NAFLD/NASH の脂肪肝からの発がんが著しく増えている．

A) B 型肝炎に起因する肝細胞癌

B 型肝炎は 1986 年の母子感染予防事業により著しく減少したが，50 歳以降の B 型肝炎キャリアの率は減少していないので，B 型肝癌が減少していない原因である．B 型肝炎の治療として核酸アナログ製剤が投薬されるが，服薬率が高く長期にわたっての服薬となるため，画像診断を駆使しての肝臓癌の早期診断例も多く，また肝機能が良好な例が多いので治療対象例が多い．

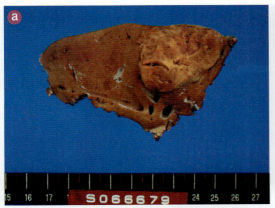
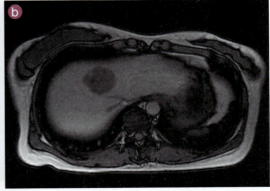
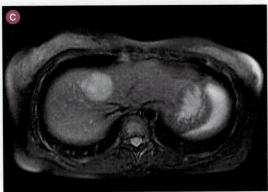
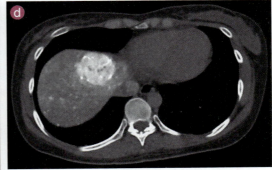

図8-62 血管筋脂肪腫
ⓐ 中肝静脈領域肝切除標本．S4 に 4.3×3 cm の結節性腫瘍を認める．腫瘍は褐色調黄赤色で，周囲肝実質との境界は明瞭．
ⓑ T1 強調 MRI 像．全体に low intensity で，さらに内部に脂肪を思わせる強い low intensity の領域がある．
ⓒ T2 強調脂肪抑制 MRI 像．腫瘍は high intensity となっている．
ⓓ CTA．腫瘍は強く enhance されているが，辺縁が不整である．

B）C 型肝炎に起因する肝細胞癌

C 型肝炎ウイルスに対しては，インターフェロン治療に加えて，抗ウイルス薬が多く使われるようになった．その結果，肝硬変に移行する例が激減しており，したがって肝細胞癌も激減している．

C）アルコール性脂肪肝 NAFLD/非アルコール性脂肪肝炎 NASH に起因する肝細胞癌

近年は非ウイルス性肝癌の増加が著しい．中でもその半数を占めるのがアルコール性肝障害による肝癌である．さらに急増しているのが非アルコール性脂肪肝 nonalcoholic Steatohepatitis（NASH）からの肝癌である．NASH による肝細胞癌発生には，肝線維化の進行に伴って発がんリスクが高まるとされる．脂肪肝やアルコール性肝障害では，特に肝切除後の経過が思わしくない場合もあり，慎重な肝切除適応の決定が求められる．

〈病理〉 肝癌取扱い規約では，肉眼型は小結節境界不明型，単結節型，単結節周囲増殖型，多結節癒合型，浸潤型の 5 型に分けられる．

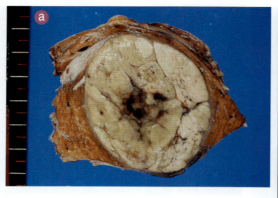
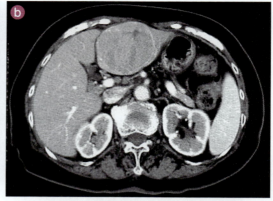
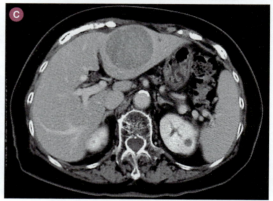

図8-63 肝細胞癌，単純結節型
ⓐ肝外側区域切除標本．6×5 cm の単結節型腫瘍を認める．腫瘍と周囲肝実質との境界は明瞭．肝硬変は認めない．
ⓑ造影 CT 早期相．肝細胞癌の辺縁がやや enhance されている．
ⓒ造影 CT 後期相．肝細胞癌が wash out され低吸収域になっている．

〈症状〉　ないのが普通で，腹部腫瘤触知，黄疸や腹痛などの症状が出た場合は相当の進行がんの状況である．

〈診断〉　無症状の C 型肝炎や B 型肝炎患者の経過観察中に US や CT などの画像診断を駆使して診断することが大事である．AFP や PIVKA II などの腫瘍マーカーの上昇が手がかりとなり診断されることも多い．

〈治療〉　肝切除，肝動脈塞栓療法（TAE），ラジオ波エタノールなどを用いた凝固療法（アブレーション ablation）などが一般的治療法である．肝機能とがんの進展度に応じて各種治療が選択されている．また最近では Child C の肝機能でミラノ基準（5 cm 以下単発，3 cm　3 個以下）を満たす肝細胞癌に肝移植が行われている．

▶**(2) 胆管細胞癌**

　胆管上皮から発生する腫瘍で，原発性肝癌の 10〜20％ を占める．腫瘤形成型，胆管浸潤型，胆管内発育型の 3 型に分けられる．腫瘤形成型の予後は胆管浸潤型よりも良好とされる．リンパ節転移がない切除例の 5 年生存率は 44％ とされ，肝細胞癌よりは予後が悪い．肝門部に浸潤し閉塞性黄疸で発症する例も多い．

▶**(3) 肝芽腫**

　小児の肝癌であり，塊状型を呈する．手術が唯一の治癒させる方法である．

▶**(4) 肝肉腫**

　血管肉腫，横紋筋肉腫，などがある．

8 消化器の疾患

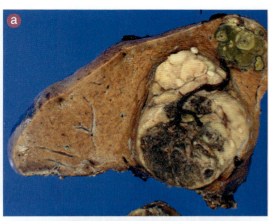
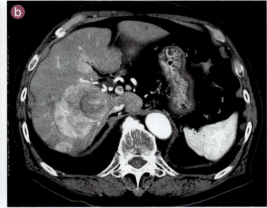
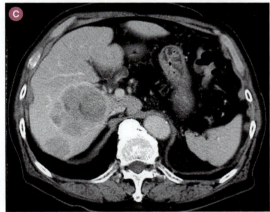

図8-64 肝細胞癌, 単純結節周囲増殖型
ⓐ肝右葉切除標本. 6×5×5 cm および 3.5×3.5×2.5 cm の2個の腫瘍をみる. どちらも, 腫瘍辺縁に小結節を伴っている. 小さい方の腫瘍は胆汁産生が目立ち緑色調である. 肝硬変は認めない.
ⓑ造影CT早期相. 主結節とその背側の小節がenhanceされている.
ⓒ造影CT後期相. 主結節とその背側の小節がwash outされ低吸収域になっている.

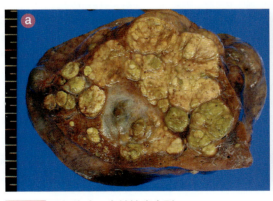
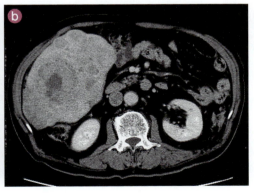

図8-65 肝細胞癌, 多結節癒合型
ⓐ肝右葉切除標本. 多結節の癒合からなる 16.5×14×10 cm の腫瘍を認める. 肝硬変は認めない.
ⓑCT像. 肝右葉全体に腫瘍が広がっている.

▶(5) 転移性肝癌

　最も頻度の多い肝癌である. 他に転移がなく, 切除可能な範囲にがんが存在していれば切除の適応となる. 肝機能が良いので広範囲切除や多発病巣の切除も安全にでき, 大腸癌の肝転移など

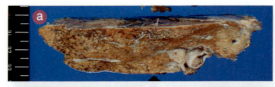
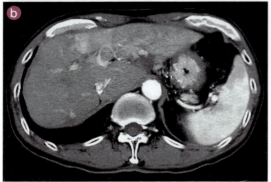

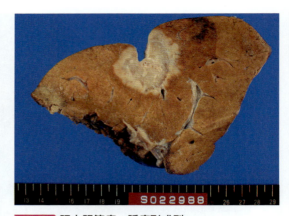

図8-67 肝内胆管癌，腫瘤形成型
肝右葉切除標本．肝被膜面の陥凹を伴って，5×4cmの結節性腫瘍を認める．

図8-66 肝細胞癌，門脈腫瘍塞栓合併
ⓐ 肝左葉切除標本．門脈左枝，本幹に腫瘍栓の形成を認める．
ⓑ 左門脈内に腫瘍栓が認められる．

のように腹膜転移やリンパ節転移の少ない転移性肝癌では積極的に肝切除が行われている．肝動脈からの抗がん剤注入療法なども広く行われている．

1) 日本肝癌研究会，編．原発性肝癌取扱い規約第6版．東京: 金原出版; 2019. p.9.
2) Healey JE, Schroy PC. Anatomy of the biliary ducts within the humam liver. Arch Surg. 1953; 66: 599-616.
3) Couinaud C. Surgical anatomy of the liver revisted. Paris: Acheve Dimprimer Sur Les Presses; 1989.
4) 竜 崇正，趙 明浩，編著．肝臓の外科解剖．東京: 医学書院; 2004.
5) 島田 馨，編．内科学書 改訂第5版．東京: 中山書店; 1999.
6) Ryu M, Cho A, editors. New Liver Anatomy. —Portal segmentation and the drainage vein. Springer; 2009.

〈竜 崇正　加藤 厚　花田聡子　高野英行　伊丹真紀子〉

各論　8. 消化器の疾患　B. 実質臓器の疾患

② 胆嚢，胆管の疾患

A 解剖，生理

1 胆道の解剖

　胆道は，胆管と胆嚢および胆管の十二指腸への開口部である乳頭部からなる．胆管は肝内胆管と肝外胆管に分けられる．

▶(1) 肝内胆管

　肝内胆管は肝臓内の胆管であり，門脈・肝動脈と伴走しながら肝内を枝分かれするように走行する　図8-68　．肝細胞で生成された胆汁は，毛細胆管に分泌され，毛細胆管が集まった肝内胆管を経て肝外胆管へと流出する．

▶(2) 肝外胆管

　肝外胆管は肝臓外の胆管であり，上方の肝門部領域胆管と下方の遠位胆管の2つに区分される．肝門部領域胆管と遠位胆管の境界は，左右肝管合流部下縁から十二指腸壁貫入部までを2等分した部分である．その位置は，胆嚢管合流部にほぼ相当する．肝門部領域胆管の肝側の範囲は，左側は門脈臍部の右縁，右側は門脈前後枝の分岐点の左縁である．遠位胆管の下端は，胆管が十二指腸壁に貫入する部分である．胆管壁は，粘膜層，線維筋層，漿膜下層，漿膜の4層の層構造からなっている．

▶(3) 胆　嚢

　胆嚢は袋状の構造でナスのような形をしている　図8-69　．胆嚢は肝側から胆嚢管方向に，底

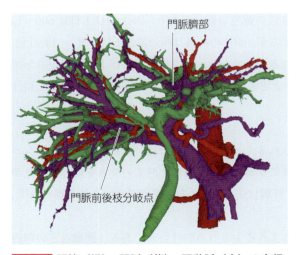

図8-68　胆管（緑），門脈（紫），肝動脈（赤）の走行

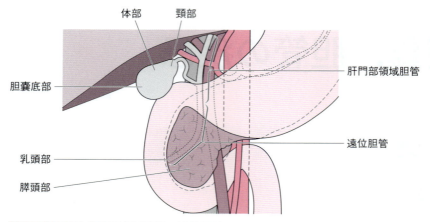

図8-69 胆嚢と肝門部領域胆管・遠位胆管

部，体部，頸部に3等分される．胆嚢壁は，粘膜層，固有筋層，漿膜下層，漿膜の4層の層構造からなっている．胆嚢には，胆汁を貯留して濃縮する働きがある．

▶ **(4) 乳頭部**

　乳頭部は，胆管と主膵管が合流して共通管となって十二指腸に開口する部分である．主乳頭またはVater（ファーター）乳頭ともいう．この乳頭部内の胆管，主膵管，および共通管の周囲にはOddi（オッディ）筋という括約筋がある．Oddi筋は，腸液が胆管内・主膵管内へ逆流するのを防ぐとともに，胆汁と膵液の流出量を調節する働きがある．副膵管が十二指腸に開口する部分を副乳頭という．

2 胆道の生理

　胆汁は肝細胞で産生されて胆管内に分泌された後，いったん胆嚢に入って濃縮されて，十二指腸に分泌される．

▶ **(1) 胆　汁**

　胆汁は，肝細胞で生成されるアルカリ性の黄色い液体であり，ヒトでは1日に600〜1,200 mL分泌される．胆汁の組成は血漿に類似するが，胆汁の特徴は胆汁酸，ビリルビン（胆汁色素），重炭酸イオン（HCO_3^-）などが多く含まれることである．十二指腸および上部空腸から分泌されるコレシストキニンは，胆嚢を収縮させるとともに，Oddi（オッディ）筋を弛緩させて胆汁を十二指腸に流出させる働きがある．

▶ **(2) 胆汁酸**

　胆汁酸は，コレステロールから生成される．ヒトの胆汁酸には，コール酸，デオキシコール酸などがある．胆汁酸は，脂肪を乳化させてリパーゼなどの消化酵素の働きを助ける働きがある．胆汁酸は腸管で再吸収され，門脈経由で肝臓に送られて再利用されるが，これを腸肝循環とよぶ．

▶ **(3) ビリルビン（胆汁色素）**

　ビリルビンとはヘモグロビンの分解により産生される胆汁色素である．脾臓などの網内系においてヘモグロビンが分解されてビリベルジン（緑色）が産生され，次いで間接ビリルビン（非水

溶性）となって肝臓に取り込まれ，肝細胞でグルクロン酸抱合を受けて**直接ビリルビン**（水溶性）になって胆汁中に排泄される．さらに消化管内で直接ビリルビンが腸内細菌によって分解されて**ウロビリノーゲン**となる．

B 診断と検査法

1 症　状

胆嚢・胆管疾患はさまざまな症状を呈するが，主な症状は，黄疸，褐色尿，白色便，上腹部痛，右季肋部痛，背部痛，発熱，食欲不振，体重減少，悪心，嘔吐，全身倦怠感などである．なかでも胆嚢・胆管疾患に最も特徴的な症状は**黄疸**である．胆管癌，胆嚢癌，総胆管結石などにより胆管が閉塞するために起こる黄疸を**閉塞性黄疸**という．

2 血液検査

胆嚢・胆管疾患では，黄疸の指標である血清ビリルビンが高値となることが多い．特に胆道癌や胆管結石による閉塞性黄疸では直接ビリルビンが間接ビリルビンよりも優位となるビリルビン上昇を認める．胆道閉塞を伴う疾患では，胆道系酵素といわれるγ-GTP（γグルタミルトランスペプチダーゼ），ALP（アルカリフォスファターゼ），LAP（ロイシンアミノペプチダーゼ）などが高値となることが多い．多くの胆道癌では腫瘍マーカーであるCA19-9が高値となることが多い．また，胆嚢・胆管結石や胆管炎では白血球やCRPなどの炎症所見が陽性となる．しかし重症の急性閉塞性化膿性胆管炎や胆汁性腹膜炎では白血球が減少することもある．

3 診断法

胆嚢・胆管疾患の診断においてはCT，MRI，腹部超音波，胆管造影，ERCP，超音波内視鏡などの画像診断と内視鏡診断がきわめて有効である．

▶ **(1) CT（computed tomography）**

造影CT検査は，胆嚢・胆管疾患に対する最も重要な検査法である．造影CTにより胆嚢癌・胆管癌などの進展範囲，リンパ節転移，肝転移などを詳細に描出することが可能である．図8-70 は胆嚢底部から体部に及ぶ胆嚢癌で肝十二指腸間膜内に大きなリンパ節転移を認める（矢印）．

また造影CTは，胆管癌の胆管壁に沿った水平方向の進展の診断だけでなく，胆管壁，肝実質，膵実質，さらには門脈と肝動脈への垂直方向進展の診断においても有用である．図8-71 は肝門部領域胆管癌の造影CTで，門脈に不正な狭窄を認め肝門部領域胆管癌の門脈浸潤と診断することができる．

▶ **(2) MRI（magnetic resonance imaging, 磁気共鳴画像検査）**

MRI検査も，CTと同じく胆管・胆嚢疾患の診断では必須の検査法である．MRIの検査法の一つである磁気共鳴胆道膵管造影検査 magnetic resonance cholagiopancreatography（**MRCP**）

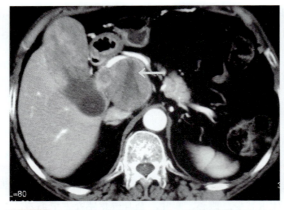

図8-70 造影CT: 胆囊癌と肝十二指腸間膜内のリンパ節転移（矢印）

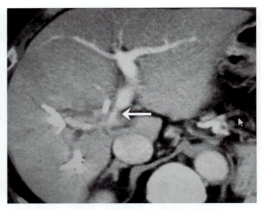

図8-71 門脈左枝の起始部付近に不正な狭窄（矢印）を認め，肝門部領域胆管癌の門脈浸潤と診断

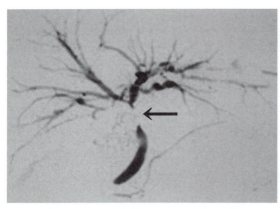

図8-72 MRCP: 肝門部胆管癌による胆管狭窄（矢印）

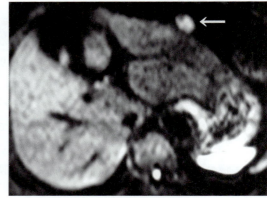

図8-73 膵癌の腹膜転移（矢印）

は，造影剤を用いずに胆管と膵管の走行を描出することができる検査法である．図8-72は胆管癌のMRCP像であり，肝門部および上部胆管に胆管癌による狭窄（矢印）を認める．

また，近年開発された新しいMRI検査法の一つである拡散強調画像は，微小肝転移や腹膜播種結節の診断に特に優れた検査法である．図8-73は膵癌の腹膜転移である（矢印）．

▶ **(3) 腹部超音波検査法**

超音波検査は，胆囊結石，胆管結石の診断では最も有効な検査法である．胆囊癌，胆管癌などの診断においても有効である．

▶ **(4) 経皮経肝的胆道造影 percutaneous transhepatic cholagiography（PTC）**

体外から肝内胆管を穿刺して胆管を直接造影する検査．そのまま胆管内にカテーテルを留置して胆汁をドレナージするのが経皮経肝胆道ドレナージ percutaneous transhepatic biliary drainage（PTBD）．図8-74は広範囲胆管癌の胆管の直接胆管造影．

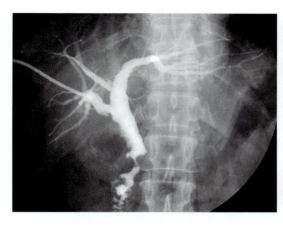

図8-74 経皮経肝的胆管造影：広範囲胆管癌による胆管の不整狭窄

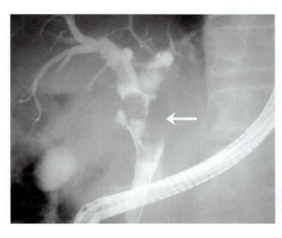

図8-75 ERCP：肝門部領域胆管癌による胆管の不整狭窄（矢印）

▶（5）内視鏡的逆行性胆道膵管造影 endoscopic retrograde cholagiopancreatography（ERCP）

内視鏡的に乳頭部から胆道を造影する検査．図8-75 はERCP像で，矢印の肝門部領域胆管に胆管癌による不整狭窄を認める．

▶（6）超音波内視鏡 endoscopic ultrasonography（EUS）

超音波内視鏡は，内視鏡の先端に超音波検査プローブが装着されていて，腸管内から胆道・膵臓や腸管壁自体などの超音波検査を行うことのできる装置である．図8-76 は胆嚢癌の超音波内視鏡画像で，胆嚢内に不整な隆起性病変（矢印）を認める．

4 減黄処置

胆道癌や胆管結石よって起こる閉塞性黄疸や胆管炎に対しては，胆汁をドレナージして黄疸を取る処置（減黄処置）を行う必要がある．代表的な胆汁ドレナージ法としては，次の3つがある．

▶（1）内視鏡的胆道ドレナージ endoscopic biliary drainage（EBD）

内視鏡的に胆管狭窄部にプラスチックステントまたは金属ステントを留置する方法．この方法では，胆汁は十二指腸内にドレナージされる．体外にチューブが出ないことがこの方法の利点で

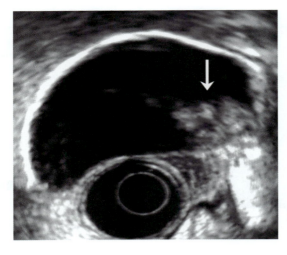

図8-76 胆嚢内に不整な隆起性病変（矢印）を認める

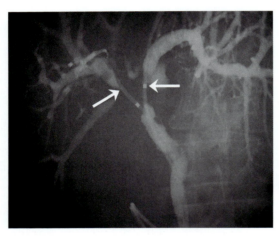

図8-77 ENBDチューブが，胆管癌による閉塞部位を越えて左右の肝内胆管に各1本ずつ留置されている（矢印）

ある．

▶ **(2) 内視鏡的経鼻胆道ドレナージ endoscopic nasobiliary drainage（ENBD）**

内視鏡的に胆管内にカテーテルを留置して，消化管経由で鼻から体外に胆汁を排出させる方法 図8-77 ．

▶ **(3) 経皮経肝的胆道ドレナージ percutaneous transhepatic biliary drainage（PTBD）**

前述した経皮経肝的胆道造影の経路からカテーテルを胆管内に留置して，体外に胆汁を排出させる方法 図8-74 ．

C 治療法

胆道癌に対する様々な術式の導入と，画像診断および化学療法の進歩によって，胆道癌の治療成績は向上しつつある．本項ではまず胆道癌全般に対する治療法を述べてから，胆嚢癌，胆管癌，乳頭部癌，胆嚢・胆管胆石症，その他の主な胆嚢・胆管疾患に対する手術を含めた治療法につい

8 消化器の疾患

て解説する.

1 胆道癌の治療

▶（1）外科治療

切除可能な胆道癌に対する治療においては，がん遺残のない根治切除が最も重要である．その
ために，肝切除，膵切除，胆管切除・再建，血管合併切除・再建，肝膵同時切除，肝移植などさ
まざまな術式が行われる．最近では低侵襲の腹腔鏡下手術も行われつつある．手術術式は，がん
の部位によって異なるので個別に解説する．

▶（2）化学療法

肝転移，肺転移，腹膜転移，大動脈周囲リンパ節転移などのある切除不能進行胆道癌に対して
は，化学療法が治療の第一選択となる．

現在，切除不能胆道癌に対する標準治療は，①塩酸ゲムシタビン＋シスプラチン併用療法，②
塩酸ゲムシタビン＋シスプラチン＋S-1 併用療法，③塩酸ゲムシタビン＋シスプラチン＋デュル
バルマブ併用療法，④塩酸ゲムシタビン＋シスプラチン＋ペンブロリズマブである．デュルバル
マブとペンブロリズマブは免疫チェックポイント阻害薬であり，免疫療法であるので次項でも述
べる．その他の化学療法としては，塩酸ゲムシタビンと S-1 などがある．

また，本邦のランダム化比較試験により胆道癌術後に S-1 を約 6 カ月間投与する補助化学療法
の有効性が科学的に証明されたため，現在では肝内胆管癌を含めた胆道癌に対する術後補助化学
療法は標準治療となっている．

▶（3）免疫療法（免疫チェックポイント阻害薬）

がん細胞を攻撃する細胞障害性 T 細胞というリンパ球の細胞表面には PD-1 という受容体タン
パク質が存在し，この PD-1 はリンパ球自体の攻撃性を調節する働きがある．がん細胞の表面に
は PD-L1 というシグナル分子が発現しており，PD-L1 が PD-1 と結合すると細胞障害性 T 細胞
の攻撃性が著明に低下する．

免疫チェックポイント阻害薬は，細胞障害性 T 細胞の PD-1，がん細胞の PD-L1，PD-1 と PD-
L1 の結合などを阻害することによって T 細胞のがんに対する攻撃力を回復させてがんを治療す
る薬である．前述したデュルバルマブは PD-L1 に対するヒトモノクローナル抗体であり，ペン
ブロリズマブは PD-1 に対するヒトモノクローナル抗体で，いずれも PD-L1 と PD-1 の結合を阻
害して T 細胞を再活性化させることによりがん治療効果を発揮する．

▶（4）がんゲノム医療

胆道癌の発生・増殖には，様々なドライバー遺伝子の異常が関与している．日本では 2019 年 6
月から，個々の患者における遺伝子異常を，がん遺伝子パネル検査（がんゲノムプロファイリン
グ検査）によって調べることが可能となった．検査で発見された遺伝子異常に対応した治療薬が
ある場合に，その薬を投与して治療することをがんゲノム医療という．

たとえば胆道癌では，*FGFR* 融合遺伝子という異常が認められる頻度が高く，これに対して有
効な *FGFR* 阻害薬のペミガチニブやフチバチニブが既に保険適用となり治療に用いられている．
今後さらに多くのがんゲノム医療の治療薬が開発されると思われる．

▶（5）放射線療法

胆道癌に対する放射線療法の有効性は科学的に証明されていない．稀ながら，切除不可能な胆道癌に対して，体外からの放射線療法および胆管内に挿入した線源からの放射線療法が試みられることがあるが，その有効性に関する科学的根拠（エビデンス）はない．しかし，切除困難な肝内胆管癌に対する重粒子線治療は保険適用が認められている．

▶（6）緩和ケア

黄疸がとれない，胆管炎がコントロールできないなど全身状態が不良な切除不能胆道癌は，化学療法を行うことができないため原則として緩和ケアの対象である．また，化学療法を行ったが，効果判定で進行（progressive disease: PD）と判定されて他に有効な抗がん剤が存在しない場合や，積極的外科治療や化学療法を希望しない場合も緩和ケアの対象となる．

2 胆嚢癌

胆嚢癌は，がんの進行度により様々な術式が選択される．しかし，腹膜転移，肝転移，大動脈周囲リンパ節転移などのある進行胆嚢癌は切除不可能と診断され，化学療法または緩和ケアの適応となる．

▶（1）胆嚢癌に対する外科治療

胆嚢癌に対しては，個々の症例の進行度に応じた術式を選択する必要がある．胆嚢癌に対する手術には次のような術式がある．全体としては開腹手術が中心ではあるが，最近は腹腔鏡下手術が徐々に増加している．

▶（2）胆嚢癌に対する術式

a）胆嚢摘出術

b）腹腔鏡下胆嚢摘出術

c）胆嚢床切除を伴う胆嚢摘出術

d）腹腔鏡下胆嚢床切除を伴う胆嚢摘出術

e）肝外胆管切除を伴う胆嚢床切除＋胆嚢摘出術

f）肝外胆管切除を伴う肝S4，5切除術

g）肝外胆管切除を伴う拡大右肝切除術

h）肝切除＋膵頭十二指腸切除術（肝膵同時切除）

3 胆管癌

▶（1）胆管癌に対する外科治療

肝門部領域胆管癌に対しては肝外胆管切除および尾状葉切除を伴う拡大右（または左）肝切除，遠位胆管癌に対しては膵頭十二指腸切除が最も標準的な術式である．広範囲胆管癌に対しては膵頭十二指腸切除＋肝切除（肝膵同時切除）が必要となることがある．最近では腹腔鏡下あるいはロボット支援膵頭十二指腸切除が行われることが増えている．全身状態が不良で拡大肝切除や膵頭十二指腸切除が困難な場合には胆管だけを切除する肝外胆管切除を行うこともある．

▶（2）肝門部領域胆管癌に対する術式

　a）肝外胆管切除を伴う拡大右肝切除術
　b）肝外胆管切除を伴う拡大左肝切除術
　c）肝外胆管切除を伴う右3区域切除術
　d）肝外胆管切除を伴う左3区域切除術
　e）膵頭十二指腸切除＋肝切除術（肝膵同時切除）
　f）肝外胆管切除＋胆管空腸吻合術

▶（3）遠位胆管癌に対する術式

　a）膵頭十二指腸切除術
　b）腹腔鏡下膵頭十二指腸切除術
　c）ロボット支援膵頭十二指腸切除術
　d）膵頭十二指腸切除＋肝切除術（肝膵同時切除）
　e）肝外胆管切除＋胆管空腸吻合術

4 乳頭部癌

▶（1）乳頭部癌に対する外科治療

　乳頭部癌 図8-78 に対する基本的な術式は膵頭十二指腸切除術である．全胃を温存する幽門輪温存膵頭十二指腸切除，胃を一部だけ切除する亜全胃温存膵頭十二指腸切除，胃を半分またはそれ以上切除する膵頭十二指腸切除などがある．最近では腹腔鏡下あるいはロボット支援膵頭十二指腸切除も行われつつある．

▶（2）乳頭部癌に対する術式

　a）膵頭十二指腸切除術
　b）腹腔鏡下膵頭十二指腸切除術
　c）ロボット支援膵頭十二指腸切除術

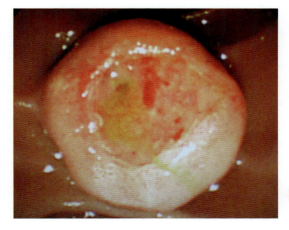

図8-78 乳頭部癌の内視鏡所見
乳頭部にBorrmann 2型様の腫瘍を認める．

▶**(3) 乳頭部腺腫に対する外科治療**

　乳頭部腺腫に対して，従来は外科的に経十二指腸的乳頭切除術が行われることが多かったが，近年では内視鏡的乳頭切除術が行われるようになった．

▶**(4) 乳頭部腺腫に対する術式**

　a）内視鏡的乳頭切除術
　b）経十二指腸的乳頭切除術

5 胆石症，胆嚢炎，胆管炎

　胆石症は，胆嚢または胆管内に石ができる疾患である．結石の部位によって，胆嚢結石，総胆管結石，肝内結石に分けることができる．また胆石はその組成から，**コレステロール結石とビリルビン結石**の2つに大別される．現在日本人の胆石保有者数は1000万人を超えるとも推定されており，その多くはコレステロール結石である　図8-79　．

　胆石症は4F（fatty: 肥満，forty: 40歳代，female: 女性，fair: 全身状態良好）の人に多いといわれる．最後のfairが示すように多くの胆石症は無症状であり，治療の対象とはならない．胆石症の一部では，腹痛，発熱，黄疸などの症状が出る．腹痛と発熱は，急性胆嚢炎または急性胆管炎の併発によって起こることが多い．

▶**(1) 胆嚢結石症の治療**

　A）経口結石融解療法

　無症状の胆嚢結石症でコレステロール結石に対しては，ウルソデオキシコール酸やケノデオキシコール酸を服用する**経口胆石融解療法**が行われるが，結石が溶解する確率は必ずしも高くない．

　B）体外衝撃波結石破砕療法 extracorporeal shock-wave lithotripsy（ESWL）

　体外衝撃波結石破砕療法（ESWL）は，体外から結石に衝撃波を照射して，胆嚢結石や尿路結石を破砕する療法である．胆石としては，無症状または症状の軽度な胆嚢結石が主な治療対象である．破砕により小さくなった胆嚢結石は胆嚢管から総胆管を経て十二指腸に排出されるが，そ

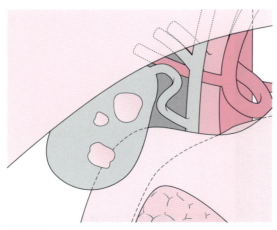

図8-79　胆嚢結石症

のときに痛みを伴うこともある．

C）胆嚢結石症に対する外科治療

疼痛，発熱などの症状のある胆嚢結石症に対しては，胆嚢摘出術が行われる．腹腔鏡下胆嚢摘出術が行われることが多いが，胆嚢炎が高度である場合は最初から開腹手術が行われる．心臓や肺疾患などの併存疾患で全身状態が不良な場合は手術が不可能なため，経皮的または内視鏡的胆嚢ドレナージが選択される．

D）胆嚢結石症（胆嚢炎）に対する術式
a）腹腔鏡下胆嚢摘出術
b）胆嚢摘出術（開腹）

▶(2) 急性胆嚢炎

急性胆嚢炎の多くは胆嚢結石により引き起こされる．急性胆嚢炎を起こした胆嚢胆石症に対しては，腹腔鏡下胆嚢摘出術を行う．炎症が強い場合には開腹による胆嚢摘出術を行うこともある．
胆嚢結石のない無石胆嚢炎も存在する（2〜15％）．無石胆嚢炎の原因として多いのは，胃切除後や肝細胞癌に対する肝動脈塞栓術後である．高齢者では，胆石がない急性壊死性胆嚢炎から胆嚢穿孔・腹膜炎となることがある．この場合は緊急手術で胆嚢摘出術を行う必要がある．その他の急性無石胆嚢炎は保存的に治癒することが多いものの，手術が必要となることもあるので慎重に経過を観察する必要がある．

▶(3) 黄色肉芽腫性胆嚢炎

胆嚢壁の限局性またはびまん性肥厚を特徴とする胆嚢炎である．胆嚢癌との鑑別が困難なことも少なくなく，腹痛などの症状があることも多いので胆嚢摘出術を行うことが多い 図8-80．

▶(4) 総胆管結石症の治療

総胆管結石症では，総胆管の結石による閉塞性黄疸，急性胆管炎，急性膵炎などを引き起こすことがある．急性胆管炎では黄疸・腹痛・発熱を呈することが多く，これを Charcot の3徴という．さらに重篤な急性胆管炎である急性閉塞性化膿性胆管炎は，播種性血管内凝固症候群（DIC）

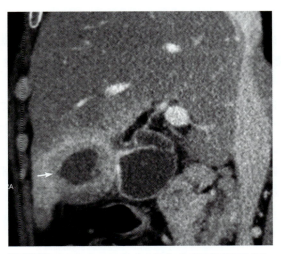

図8-80 造影 CT-MPR 像：黄色肉芽腫性胆嚢炎による胆嚢壁肥厚（矢印）

や意識障害を伴った敗血症性ショック状態に移行しやすく，緊急に胆道ドレナージを行わなければならない．

　総胆管結石により総胆管が完全に閉塞して，閉塞性黄疸となることがある．閉塞黄疸に対しては減黄処置の項で述べた PTBD，ENBD，EBD を行う．

A）総胆管結石症に対する内視鏡的乳頭括約筋切開術 endoscopic sphincterotomy（EST）

　内視鏡的乳頭括約筋切開術（EST）は，内視鏡的に乳頭部から胆管内に切開用ナイフを挿入して，乳頭開口部の一部を切開して乳頭部を開大させる手技である．EST で開大した乳頭部から胆管内にバスケット鉗子を挿入して結石を摘出する．結石が大きい場合は，電気水圧式砕石やESWL などで結石を砕いてから取り出すこともある．EST は，急性胆管炎に対する緊急ドレナージ効果もある．

B）総胆管結石症に対する外科治療

　総胆管結石症に対しては，胆嚢を摘出し，総胆管を切開して石を摘出（切石）し，最後に胆管切開部から T チューブを挿入するかまたは胆嚢管断端から C チューブを挿入する．開腹または腹腔鏡下で行う．

総胆管結石症に対する術式
a）胆嚢摘出＋総胆管切開・切石術
b）腹腔鏡下胆嚢摘出＋総胆管切開・切石術

6 その他の胆嚢・胆管疾患の治療

▶（1）胆嚢コレステロールポリープ

　胆嚢のコレステロールポリープは，胆嚢ポリープの大半を占める．コレステロールポリープは，小さいポリープが多発することが特徴である．腹部超音波検査では，点状高エコーの集合した桑実状を呈する．一般には治療の必要はなく，超音波検査で経過を観察する．しかし，1cm を超えて増大する傾向があれば，胆嚢癌との鑑別が問題となるので手術を考慮する．

▶（2）胆嚢腺筋腫症

　胆嚢壁に存在するロキタンスキー・アショフ洞の増殖性変化により胆嚢壁が肥厚する疾患である．原則として治療の必要はないが，胆嚢壁肥厚が胆嚢癌と鑑別困難な場合には手術を考慮する．

▶（3）先天性胆道拡張症 　図8-81

　先天性胆道拡張症は先天的に胆管が拡張する疾患であり，膵・胆管合流異常症を合併するものをいう．胆管が拡張する原因は，膵胆管合流異常症のために膵液が胆管内に逆流することによると考えられている．先天性胆道拡張症では，胆嚢癌および胆管癌の発生率がきわめて高い．先天性胆道拡張症に対する治療としては，胆嚢摘出＋肝外胆管切除と胆管空腸吻合術を行う．術後も胆管癌の発生に注意して厳重な経過観察が必要である．

▶（4）膵・胆管合流異常症

　膵・胆管合流異常症は，膵管と胆管が十二指腸壁外で合流する先天性の形成異常である．膵管と胆管が上部で合流して長い共通管を形成しているタイプの合流異常が最も多い．膵管と胆管の合流形態が非常に複雑なタイプもある．膵・胆管合流異常症には，胆管が拡張する先天性胆道拡

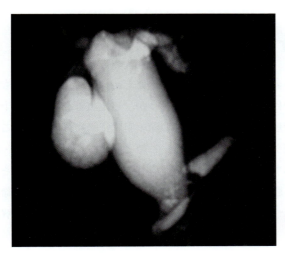

図8-81 MRCP: 先天性胆道拡張症による総胆管の著明な拡張

張症と，胆管拡張を認めない胆管非拡張型がある．胆管拡張の定義は，成人で総胆管径 10 mm 以上とすることが多い．膵・胆管合流異常症では胆嚢癌および胆管癌の発生率が極めて高いために手術が推奨され，先天性胆道拡張症であれば胆嚢摘出＋肝外胆管切除術を行う．しかし，胆管非拡張型に対する予防的肝外胆管切除の有効性に関しては一定の見解がないため，胆嚢摘出だけが行われることも多い．

▶(5) 胆道閉鎖症

胆道閉鎖症は，先天的に胆道が閉鎖する疾患である．この疾患は，新生児肝炎との鑑別診断が問題となるが，早期診断により生後 60 日以内に肝門部空腸吻合術を行うことが望ましいとされている．術後肝機能が悪化して肝硬変に進行した場合には肝移植が必要となる．

▶(6) 良性胆道狭窄

肝胆膵手術による胆管損傷や胆管の循環障害によって，胆道狭窄となることがある．また，交通外傷などで腹部を強打した後に，総胆管狭窄となり黄疸を呈することがある．良性胆道狭窄は，内視鏡的胆道ドレナージやPTBDなどで保存的に治癒することもあるが，胆道再建手術が必要となることもある．

▶(7) 原発性硬化性胆管炎

原発性硬化性胆管炎は，肝内胆管または肝外胆管に線維化と胆管閉塞が起こる原因不明の疾患である．何らかの自己免疫機序が原因と考えられている．胆管癌との鑑別が常に問題となり，胆管癌と合併することも少なくない．胆管癌と鑑別が困難である場合には手術を考慮すべきである．進行して肝硬変・肝不全へと進行すると肝移植が必要となる場合がある．

▶(8) IgG4 関連硬化性胆管炎

IgG4 関連硬化性胆管炎は，血清 IgG4 の上昇，胆管壁への多数の IgG4 陽性形質細胞の浸潤と著しい線維化，しばしば自己免疫性膵炎を合併する，ステロイド療法が有効，長期予後が良好である等の特徴を有する原因不明の硬化性胆管炎である．画像診断のみで原発性硬化性胆管炎や胆管癌と鑑別することは困難である．胆管生検などにより胆管癌や膵頭部癌を除外した後に，ステロイドによる治療を行う．

D 手術術式と術前・術後ケアのポイント

胆嚢・胆管疾患に対する手術術式は，非常にさまざまである．たとえば，同じ胆管癌でも肝門部領域胆管癌に対しては肝外胆管切除を伴う拡大肝切除術を行うが，遠位胆管癌には膵頭十二指腸切除を行い，高齢で限局した肝外胆管癌であれば肝外胆管切除＋胆管空腸吻合術を行うこともある．術式が異なれば，その術前・術後ケアも異なってくる．このように多種多様な胆嚢・胆管疾患の手術術式と術前・術後ケアをすべて解説することは紙面の都合から不可能である．そこで本項では，代表的な術式として，①肝外胆管切除を伴う拡大右肝切除，②膵頭十二指腸切除術，および③腹腔鏡下胆嚢摘出術の3術式について術式の要点と術前・術後ケアのポイントを解説する．

1 肝外胆管切除を伴う拡大右肝切除術（＝拡大肝右葉切除術）

▶（1）肝外胆管切除を伴う拡大右肝切除とは

肝外胆管切除を伴う拡大右肝切除術は，肝右葉だけでなく肝左葉の一部と尾状葉，および肝外胆管を切除する術式である．肝外胆管を切除した後には，胆管空腸吻合による胆道再建を行う．最近では，経皮経肝的門脈塞栓術 percutaneous transhepatic portal embolization（PTPE）により，右門脈を塞栓して右側肝臓を縮小させ，左側肝臓を肥大化させてから拡大右肝切除術を行うことが多い．

〈適応疾患〉

① 肝門部領域胆管癌

② 肝内胆管癌

③ 胆嚢癌

拡大右肝切除術では，肝門部で右肝動脈・門脈右枝を切離し，次に肝上部で右肝静脈を切離し右側肝臓への流入血行と流出血行を遮断しておいたうえで肝実質を切離し，最後に左肝管を切離する．肝門部で左門脈または左肝動脈を合併切除して再建することもある 図8-82 ．

切除後は左胆管と空腸を Roux-Y 法で吻合する．胆管が数本に枝分かれして細くなっている部分で吻合する場合，胆管空腸吻合はきわめて困難である．そうした場合には術後に吻合部縫合不全となり，ドレーンから胆汁が漏出する可能性がある 図8-83 ．

最後に，肝切離面からの出血と胆汁漏出，および胆管空腸吻合部の縫合不全に備えて肝断端と胆管空腸吻合部にドレーンを留置する．

▶（2）術前ケアポイント

① 胆道ドレナージなど減黄処置のケア

② 胆管炎，黄疸，肝機能障害，糖尿病などのケア

③ 栄養障害・低栄養のケア

④ 手術やがんの再発に対する不安の軽減などの精神的サポート

⑤ 術後のボディーイメージのオリエンテーション（手術創とドレーン）

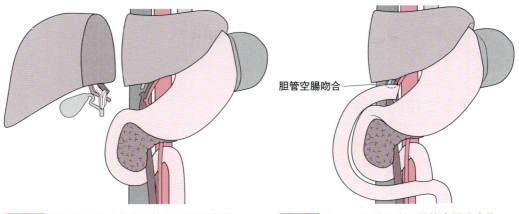

図8-82 肝外胆管切除を伴う拡大右肝切除術　　図8-83 Roux-Y法による胆管空腸吻合術

▶(3) 術後合併症と術後ケアポイント

A) 肝断端出血

術後に肝切離面から出血することがある．術直後から1時間100 mL以上の出血がある場合には再開腹による止血術が必要である．ドレーン出血が少なくても，低血圧となる場合には腹腔内に出血して貯留している可能性がある．

B) 胆汁漏（瘻）

術後に肝切離面または胆管空腸吻合の縫合不全から胆汁が漏出することがある．肝切除後にドレーン排液が黄色い場合は胆汁漏であるので，ドレーンの性状に注意する．ドレーンの先端の位置が胆汁の漏出部位に最も近くなるようにして，十分なドレナージに努める．胆汁漏出は限局化できれば自然に治癒することが多いが，ドレナージ不良で感染性膿瘍を形成すると治療に難渋する．また，胆汁は皮膚刺激性が強いので，皮膚のケアも必要である．胆汁漏がなければ術後第4病日前後にドレーンを抜去する．

C) 膿瘍形成

ドレナージが十分でないと，胆汁が貯留して肝断端または胆管空腸吻合部周囲に膿瘍を形成することがある．膿瘍を形成すると腹痛や発熱を認める．したがって，腹痛と発熱の有無には十分注意する必要がある．膿瘍を形成した場合には，膿瘍内の適切な部位にドレーンを移動させるか，新たに経皮的に穿刺してドレーンを挿入する．さらに，膿瘍がある程度限局化してからは生理食塩水で膿瘍内を洗浄することもある．

D) 肝不全

拡大右肝切除は肝切除量が多く，術前に黄疸が十分取れていない障害肝である場合もあるために，術後に肝不全を起こす可能性がある．肝不全では意識障害を認めることもある．術後の血清ビリルビン値や皮膚の黄疸の状態には十分注意する必要がある．

E) 創感染，創痛

拡大右肝切除術は逆L字切開，J字切開，両側季肋下切開，逆T字切開などの大きな切開創で行われることが多い．特に横切開部は創痛が強い場合が多く，創部感染になる頻度も高いので創部の観察と疼痛管理が大切である．

F）肺合併症

術後肺炎，無気肺，胸水貯留などの肺合併症の頻度は高いので注意が必要である．肺合併症のリスクの高い場合には積極的に肺理学療法を行う．

2 膵頭十二指腸切除術

▶（1）膵頭十二指腸切除術とは

膵頭十二指腸切除術は，膵頭部，十二指腸，胆嚢，総胆管などを一括して切除する術式である．胃の一部を切除することもある．膵臓周囲のリンパ節，脂肪，神経なども一緒に摘出する．摘出した後は，主膵管と空腸，胆管と空腸，胃と空腸を各々吻合して，膵液・胆汁と食事の通る経路を再建する 図8-84-86 ．

〈適応疾患〉

① 遠位胆管癌

② 乳頭部癌

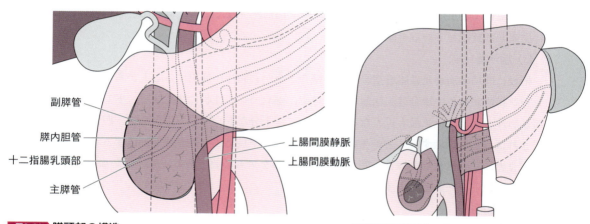

図8-84 膵頭部の構造

図8-85 膵頭十二指腸切除術

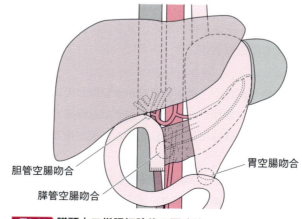

図8-86 膵頭十二指腸切除後の再建法

③ 十二指腸/膵頭部への浸潤を認める胆嚢癌

　膵頭十二指腸切除術で摘出する膵頭部の構造は非常に複雑である．たとえば，総胆管，主膵管，副膵管は膵頭部内を通って十二指腸に開口する．また，上腸間膜静脈・門脈と上腸間膜動脈は膵臓の背面を通る．

　上腸間膜動脈周囲の神経叢を徹底的に切除すると，術後に重症の下痢が続くことがある．

　膵頭十二指腸切除術後の一般的な再建法は，膵管と空腸，胆管と空腸，胃と空腸の順に吻合する方法である．

　最後に，膵管空腸吻合部の前後と胆管空腸吻合部周囲にドレーンを入れて終了する．

▶**(2) 術前ケアポイント**
① 胆道ドレナージなど減黄処置のケア
② 胆管炎，黄疸，肝機能障害，糖尿病などのケア
③ 栄養障害・低栄養のケア
④ 手術やがんの再発に対する不安の軽減などの精神的サポート
⑤ 術後のボディーイメージのオリエンテーション（手術創とドレーン）

▶**(3) 術後合併症と術後ケアポイント**

A) 膵液漏（瘻）

　膵管と空腸の吻合は難しいため，膵管空腸吻合部または膵切離面から膵液が漏出する頻度は高い．膵液漏出では，膵液の消化作用と腹腔内膿瘍による炎症のために，総肝動脈や胃十二指腸動脈断端などから腹腔内出血が起こることがある．したがって，膵空腸吻合部周囲に留置したドレーンの性状には十分注意する必要がある．

・膵空腸吻合部ドレーン排液の性状
　　ワインレッド………手術後早期に膵液が漏出すると排液がワインレッド色となる．
　　緑褐色………………感染を伴う膵液の漏出時には緑褐色で粘稠な膿汁様の排液を認める．
　　血性の排液…………腹腔内出血では血性の排液となる．
　　無色透明の排液……純粋の膵液が漏出すると無色透明の浸出液を認める．

・膵液漏の管理とケア
　膵液漏の場合には十分なドレナージに努める．腹腔内膿瘍のサインである発熱や腹痛の有無にも注意が必要である．

B) 腹腔内膿瘍

　漏出した膵液のドレナージが不良な場合には**腹腔内膿瘍**を形成する．発熱や腹痛を認め，腹腔内膿瘍の形成が疑われる場合には，CTや超音波で膿瘍の部位を診断して，すでに入っているドレーンを適切な部位に移動するか，体外から穿刺ドレナージを追加する．腹腔内膿瘍が限局化してからは，生理食塩水で膿瘍内を洗浄する．

C) 腹腔内出血

　膵液の消化作用と腹腔内膿瘍の炎症などにより肝動脈や胃十二指腸動脈切離断端に**仮性動脈瘤**を形成し，**腹腔内出血**を起こすことがある．腹腔内出血は，緊急血管造影下に動脈塞栓術を施行する．したがって，膵空腸吻合部ドレーンからの血性の有無には常に注意が必要である．

D) 胆汁漏（瘻）

胆管空腸吻合部の縫合不全により胆汁が漏出することがある．

E) 肺合併症

術後肺炎，無気肺，胸水貯留などの肺合併症が起こることがあるので，注意が必要である．

F) 糖尿病

膵切除により膵組織が減少するため術後に糖尿病になることが少なくない．

G) 創感染

長時間手術，糖尿病，肥満，複数回手術などの場合には創感染の頻度が高くなる．

3 腹腔鏡下胆囊摘出術

▶(1) 腹腔鏡下胆囊摘出術とは

腹腔鏡下胆囊摘出術は，腹腔鏡を用いて胆囊を摘出する手術である．腹部に4カ所の小さな穴を開けて手術を行う．傷が非常に小さいので，QOLの良好な手術である 図8-87．

〈適応疾患〉

① 疼痛や発熱などの症状のある胆囊結石症
② 粘膜に限局した胆囊癌
③ 胆囊ポリープ

腹腔鏡下胆囊摘出術では，まず腹部に5〜15 mmの小さな穴を数カ所開け，そこに器具を出し入れするためのトロカールという筒状の装置を挿入する．臍の近くのトロカールからは腹腔鏡を入れ，その他のトロカールからは腹腔鏡用鉗子などの手術器具を挿入してモニター画面を見ながら手術を行う．

手術は，胆囊頸部から胆囊管付近の剥離から開始し，胆囊動脈と胆囊管を同定して切離した後に，胆囊と肝臓の間を剥離して胆囊を摘出する．胆囊炎や周囲組織との癒着により腹腔鏡での手術が困難な場合には，開腹手術に移行することもある．

術後に胆汁が漏出することがあるので，胆囊管断端付近にドレーンを入れるが，全く心配のない場合にはドレーンを入れないこともある．胆汁漏がなければ術後第1〜2病日にドレーンを抜去

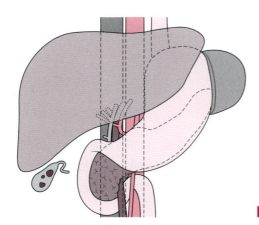

図8-87 胆囊摘出術

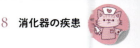

8 消化器の疾患

し，第2〜4病日に退院可能である．

腹腔鏡下胆嚢摘出術の創はきわめて小さいため，創痛も軽度であり，美容上も優れている．

▶(2) 術前ケアポイント

手術に対する不安の軽減などの精神的サポートを行う

▶(3) 術後合併症と術後ケアポイント

・胆汁漏（瘻）

術後に，胆嚢管の切離部または肝臓の剝離面から胆汁が漏出することがある．したがって，ドレーン排液に黄色の胆汁が含まれているかどうか十分に注意する必要がある．

胆汁の漏出が発生した場合には，十分なドレナージに努める．ドレナージが不十分な場合には腹腔内膿瘍または腹膜炎となり，発熱および腹痛を認める．したがって，発熱と腹痛の有無には十分注意する必要がある．

使用した図は，早稲田大学基幹理工学部河合隆史研究室の伊藤朝香氏と東京工科大学メディア学部盛川浩志講師の協力によるものである．

〈中郡聡夫〉

各論　8. 消化器の疾患　B. 実質臓器の疾患

③ 膵臓の疾患

A 解剖，生理

1 解　剖　図8-88

▶（1）位置，大きさ，重量

　膵臓は，第1〜2腰椎の高さに位置する後腹膜臓器である．成人で全長約15 cm，幅約5 cm，重量約60〜100 gの淡黄色を呈する柔軟な実質臓器である．

▶（2）区　分

　背面を縦に走行する上腸間膜静脈・門脈の左側縁から右側を膵頭部，その左側を2等分して膵体部と膵尾部に区分される．膵頭部のうち，上腸間膜動・静脈の背側に回り込んだ部分を膵鉤部という．

▶（3）隣接臓器

　膵頭部は十二指腸と強く癒着している．膵尾部のすぐ左には脾臓が存在する．腹側には胃が存在する．

▶（4）膵管，胆管

　主膵管が膵尾部から膵内を横走して十二指腸壁内で総胆管と合流して乳頭部（ファーター乳頭，

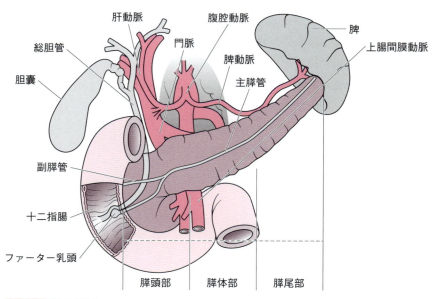

図8-88　膵の解剖
肝，胃，空腸は省略してある．

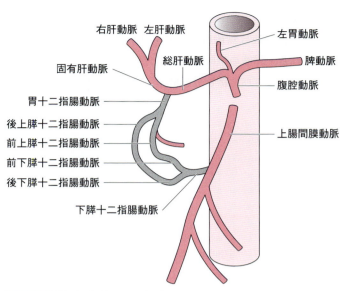

図8-89 膵頭部動脈のアーケイド
胃十二指腸動脈と下膵十二指腸動脈は，膵頭部の腹側（前上・前下膵十二指腸動脈）および背側（後上・後下膵十二指腸動脈）のアーケイドにより交通している．

大乳頭）に開口する．副膵管は膵頭部で主膵管から分岐し，乳頭部よりも 2〜3 cm 口側の小乳頭に開口する．

▶(5) 動脈系

膵頭部は，腹腔動脈系の総肝動脈と胃十二指腸動脈および上腸間膜動脈系の下膵十二指腸動脈の分枝から血流を得ている．胃十二指腸動脈と下膵十二指腸動脈は，膵頭部の腹側および背側のアーケイドにより交通している 図8-89 ．膵体尾部は，脾動脈の分枝から血流を得ている．

▶(6) 静脈系

腹部消化管と同様に膵からの静脈血は門脈系血管へ流入する．膵頭部からの血流は，上腸間膜静脈・門脈へ流入する．膵体尾部からの血液は脾静脈に流入する．

2 生 理

膵は，ホルモンを産生する内分泌機能と消化液である膵液を産生する外分泌機能の 2 つの役割をはたしている．組織学的には，膵実質の 90％以上は外分泌腺細胞が占め，その中に，内分泌細胞の集合体が島のように浮かんで存在している．

▶(1) 膵内分泌

内分泌細胞の集合体であるランゲルハンス島（膵島）の α 細胞がグルカゴンを，β 細胞がインスリンを分泌する．ランゲルハンス島は，その他にソマトスタチンなどを分泌する．これらのホルモンは静脈血中に放出され，標的器官で作用する．グルカゴンは高血糖を，インスリンは低血糖をもたらす作用を有する．

▶（2）膵外分泌

　強力な消化液である膵液を産生する．膵液は無色透明，アルカリ性で，1日800〜1,000 mL分泌され，膵管から十二指腸に排出される．膵液の組成は，蛋白分解酵素（トリプシン，キモトリプシン）や，脂質分解酵素（リパーゼ）ならびに糖質分解酵素（アミラーゼ）などの消化酵素の他に重炭酸塩などからなる．

B 検　査

1 血液・尿検査

▶（1）膵逸脱酵素

　代表的なものは，アミラーゼとリパーゼで，膵炎や膵癌による膵管閉塞があると血中・尿中の濃度が上昇する．特に急性膵炎のときは著しく上昇する．

▶（2）腫瘍マーカー

　膵癌では，CEA，CA19-9，DUPAN-2などが上昇するが，陽性率はいずれも60〜70%程度である．他臓器癌や膵胆道の炎症においても上昇することがあり，膵癌の診断においては補助的に用いられる．また，化学療法の効果判定，術後のフォローアップにも有用である．

2 膵機能検査

▶（1）膵内分泌機能検査

　膵内分泌機能が低下すると，耐糖能異常が出現する．耐糖能の評価法には，空腹時血糖，血中ヘモグロビンA1c濃度，経口ブドウ糖負荷試験などがある．

▶（2）膵外分泌機能検査

　A）PFD試験

　キモトリプシンで分解される物質（ベンチロミド，PFD）を経口摂取させて，尿中の分解産物（p-アミノ安息香酸，PABA）の排泄量を測定し間接的に膵外分泌機能を判定する．

　B）便中脂肪検査

　膵外分泌機能が低下すると，小腸での脂肪の吸収能が低下するため便中への脂肪の排泄が多くなる．便の塗抹標本中の脂肪滴にSudan III染色を施し鏡検する方法がある．

3 画像検査

▶（1）腹部単純X線撮影

　腹部単純X線撮影では膵疾患の直接的な診断はできないが，合併症や随伴する病態を捉えることができる．急性膵炎の際に出現する膵周囲の腸管麻痺によるガス像，石灰化胆石などがある．慢性膵炎では膵に一致して石灰化が描出されることがある．

▶（2）腹部超音波検査 ultrasonography（US）

非侵襲的で簡便に行えるため，膵臓の形態検査としては第一選択である．胸・腹水，膵腫大，膵管・胆管拡張，腫瘍や嚢胞などの占拠性病変の有無などの評価が可能である．ただし，胃腸管ガスが存在すると膵の描出が困難となる．

▶（3）CT（computed tomography）

CTは膵疾患の診断に有用な検査で，特に末梢静脈よりヨード系造影剤を急速静注して行うダイナミックCTは，病変を明瞭に描出することが可能で優れた診断能を有する．2次元の連続した画像情報を再構成することにより3次元画像表示が可能で，任意の方向・断面で画像を表示できる．3次元CT血管造影（3D-CT angiography）は，末梢静脈からの造影剤の注入でさまざまな部位の血管像を得ることができ，膵疾患の術前診断に用いられている 図8-90 ．問題点として，ヨード系造影剤の副作用に腎障害があるため，施行前に腎障害の有無，程度を必ず確認するべきである．

▶（4）MRI（magnetic resonance imaging）

T1強調像，T2強調像の信号強度やガドリニウム造影を用いたダイナミックMRIの濃染パターンから，液体成分，脂肪成分，浮腫，出血，線維化などの組織性状を正しく評価できるので，膵疾患の質的診断（嚢胞性か充実性か，炎症か腫瘍かなど）や膵炎の重症度の把握に有用である．magnetic resonance cholangiopancreatography（MRCP）は，T2強調像を用いて膵胆道系の管腔構造を造影剤を使用しないで画像化する撮像法で胆管と膵管の3次元像を得ることができる 図8-91 ．MRIはCTと比較して，放射線被曝がないので妊婦でも安全に施行可能で，造影剤による腎障害も考慮しなくてよいなどの利点を有する．欠点としては，心臓ペースメーカ，脳動脈瘤クリップ，人工内耳などの体内埋入物を有する患者には禁忌であること，検査時間が長いため状態が不安定な患者には適さないこと，などがある．

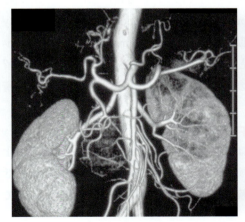

図8-90 3次元CT血管造影（3D-CT angiography）
膵周囲の動脈が明瞭に描出されている．

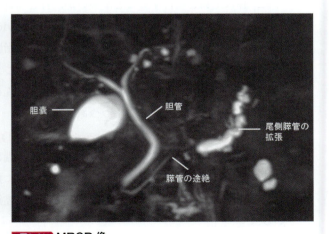

図8-91 MRCP像
膵癌症例で，膵管の途絶とその尾側の拡張を認める．

▶（5）内視鏡的逆行性胆管膵管造影 endoscopic retrograde cholangiopancreatography（ERCP）

内視鏡的にファーター乳頭部から胆管・膵管にカテーテルを挿入して造影剤を注入して，胆管・膵管像を得る検査法である．膵癌や囊胞性膵腫瘍の診断に有用である．患者の負担が大きく，合併症として急性膵炎，胆管炎があることから診断だけを目的とする場合は，前述の MRCP に取って代わられつつある．一方 ERCP の応用手技として，慢性膵炎に対する内視鏡的膵管ステント留置や膵石除去などの治療法が近年盛んに行われるようになってきた．

▶（6）超音波内視鏡 endoscopic ultrasonography（EUS）

内視鏡の先端に超音波検査のプローブがついたもので，消化管内腔からプローブを当てて超音波像を観察する検査法である．胃腸管ガスの影響を受けないため高い解像度を有し，小腫瘤の存在診断や囊胞性病変の質的診断に優れる．超音波内視鏡で観察しながら，病変の一部を針で穿刺し生検を行うことも可能で，膵癌と慢性膵炎などの鑑別診断にも有用である．

▶（7）血管造影 angiography

術前の血管走行の確認や膵癌の血管浸潤の有無の診断や多血性腫瘍である内分泌腫瘍の診断に用いられるが，近年は，3D-CT angiography に取って代わられつつある．

C 膵疾患に対する手術

1 膵切除術

▶（1）膵頭十二指腸切除術 pancreatoduodenectomy（PD）

膵頭部，十二指腸，総胆管，胆囊，幽門側胃約 1/2 を一塊に切除し，残膵，胆管，残胃のそれぞれと消化管（主に空腸）とを吻合して再建する手術である．再建法の主なものを 図8-92 に示した．膵は空腸と吻合することが多いが，胃と吻合する場合もある．最近は，全胃と十二指腸球部を温存する幽門輪温存膵頭十二指腸切除術 pylorus preserving pancreatoduodenectomy（PPPD）と胃の大部分を残す亜全胃温存膵頭十二指腸切除術 subtotal stomach-preserving pancreaticoduodenectomy（SSPPD）が選択されることが多い．PPPD と SSPPD では，胃の貯留機能が保たれるため術後の栄養状態が保たれ，がんの根治性も劣らない．また近年腹腔鏡下手術とロボット支援下手術が普及しつつある．

▶（2）膵尾側切除術 distal pancreatectomy（DP）

尾側膵の切除範囲はさまざまである．残膵の断端は膵液の流出経路の上流側となるため，消化管との吻合は不要で縫合閉鎖を行う．脾臓も一塊に摘出することが多いが，最近は良性腫瘍や低悪性度腫瘍では温存するようになった．近年，腹腔鏡下とロボット支援下手術が盛んに行われている．

▶（3）十二指腸温存膵頭部切除術 duodenum preserving pancreas head resection（DPPHR）

十二指腸を温存して膵頭部を切除する術式である．総胆管は合併切除するか，周囲の膵組織とともに温存する．十二指腸が温存されるため食物の通過経路が生理的で栄養状態が保たれる．

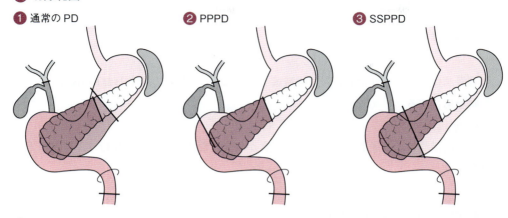

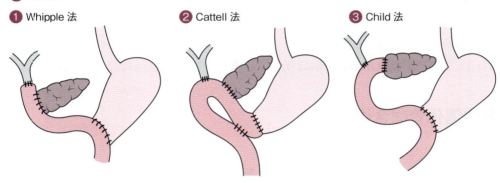

図8-92 膵頭十二指腸切除術の切除範囲と再建法
Ⓐ切除範囲を示す．
❶通常のPD，❷幽門輪温存膵頭十二指腸切除術（PPPD），❸亜全胃温存膵頭十二指腸切除術（SSPPD）
Ⓑ再建法を示す．
❶Whipple法：挙上空腸と口側から胆，膵，胃の順に吻合する．❷Cattell法：胃，膵，胆の順に吻合する．❸Child法：膵，胆，胃の順に吻合する．

▶（4）膵全摘術 total pancreatectomy（TP）

膵を全摘するのに加えて，通常は総胆管，十二指腸，脾を一塊に切除する．以前は幽門側胃切除も併施されていたが，最近は全胃温存も行われる．インスリン自己注射を要する糖尿病が必発である．

▶（5）膵中央切除術 medial pancreatectomy（MP）

膵体部を切除して頭側残膵断端は縫合閉鎖し，尾側残膵断端を消化管と吻合する術式である．

▶（6）膵部分切除術 partial pancreatectomy（PP）

主膵管と副膵管を温存して小範囲の膵を切除する術式である．

2 バイパス手術

切除不能膵癌に対する姑息的手術である．

▶（1）胆管空腸吻合術

胆管浸潤による閉塞性黄疸に対して減黄を目的に行う．胆管と挙上したRoux-en Y型に挙上した空腸を吻合する．

▶（2）胃空腸吻合術

十二指腸浸潤による通過障害に対して摂食が可能となることを目的に行う．胃と挙上した空腸を吻合する．

3 慢性膵炎に対する減圧手術

▶膵管空腸側々吻合術（Partington 手術）

主膵管が拡張した慢性膵炎に対して，膵管減圧による膵機能の温存と疼痛の軽減をはかるために行う．主膵管を長軸方向に全長にわたって切開し，空腸との側々吻合を行う 図8-93 ．

4 囊胞消化管吻合術

▶（1）囊胞空腸吻合術

仮性囊胞壁を空腸と吻合し，内容を空腸に誘導する手術 図8-94 ．

▶（2）囊胞胃吻合術

仮性囊胞壁を胃と吻合し，内容を胃に誘導する手術．

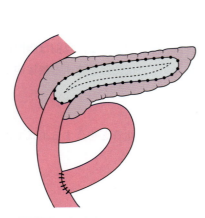

図8-93 膵管空腸側々吻合術
（Partington 手術）

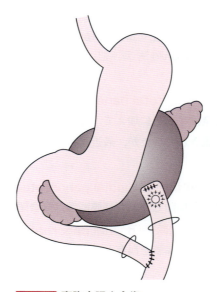

図8-94 囊胞空腸吻合術

D 術後合併症

術後早期合併症として，縫合不全，膵液瘻，腹腔内膿瘍，腹腔内出血，術後膵炎，消化管出血，胃内容停滞などがある．

膵消化管吻合，胆管空腸吻合の縫合不全や膵切離断端からの膵液瘻は，ドレナージが適切に行われ，かつ高カロリー輸液などで十分な栄養管理が行われれば，保存的に軽快することが多い．しかしながら，ドレナージが不十分だと腹腔内膿瘍および腹腔内出血が発生する．膵頭十二指腸切除術後の腹腔内出血は，術後2～3週に多い．これは，漏出した膵液や消化液の消化作用により徐々に周囲組織に炎症が波及し，動脈（主に手術の際に結紮切離した胃十二指腸動脈断端）の破綻が生じるためである．胃内容停滞は，幽門輪温存膵頭十二指腸切除術後に頻度が高い．

中・長期合併症としては，糖尿病，吻合部潰瘍，頑固な下痢や消化吸収障害，胆管炎，腸閉塞などがある．

膵切除により膵容積が減少すると，インスリン欠乏により糖尿病が発症することがある．膵全摘後は必ずインスリン自己注射が必要な糖尿病になるが，血糖のコントロールは容易ではない．頑固な下痢は，膵外分泌障害と上腸間膜周囲のリンパ節郭清による神経叢切除に起因する．食事療法に加え止痢剤や膵消化酵素補充剤の投与が必要となる．胃・十二指腸空腸吻合部の肛門側に生じる吻合部潰瘍には，胃酸分泌抑制剤を投与する．

E 周術期管理と看護

1 ドレーン管理

上記のように縫合不全が起きると致死的となることがあるため，膵臓手術においてドレーン管理は非常に重要である．吻合部には，血液と浸出液の体外誘導と縫合不全が生じた場合の膵液，胆汁，消化液の体外誘導のために腹腔内ドレーンが留置される．また，縫合不全を予防するために膵管には膵管チューブが，胆管には胆管チューブが，胃内には経鼻胃管が挿入され，膵液，胆汁，胃液が体外へ誘導される 図8-95a, b ．これらドレーン類からの排液の量，性状を注意深く観察することが重要である．

2 血糖管理

糖尿病を発症しない場合でも膵手術術後は中心静脈栄養などの影響で血糖値が高めに推移することが多い．定期的な血糖値のチェックを行い，必要であればインスリンを皮下注射または持続静注をして血糖値をコントロールする．

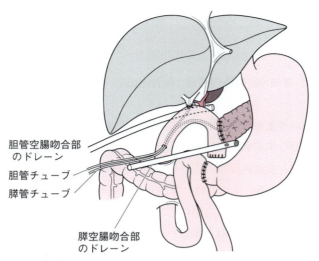

ⓐ 腹腔内での留置部位を示す．　　ⓑ 体表でのドレーンの配置を示す．

図8-95 幽門輪温存膵頭十二指腸切除のドレーン留置

F 膵疾患

1 膵損傷 injury of the pancreas

〈概念〉　膵損傷は，開放性損傷と非開放性損傷に分けられる．開放性損傷には，鋭的な刃物による刺創，銃弾による銃創などがある．非開放性損傷は，交通事故，産業事故，スポーツによる強打などの鈍的外力による．膵損傷の程度は，挫傷（膵実質の離断は認めないが，出血，挫創を認めるもの），裂創（膵実質の離断はあるが，主膵管の損傷を認めないもの），膵管損傷（主膵管の断裂を認めるもの）などに分類される．膵損傷時には，出血，膵液漏出による腹膜炎や外傷性急性膵炎が生じ，急性期経過後には，仮性囊胞，腹腔内膿瘍などを合併しやすい．

〈症状〉　上腹部の疼痛，悪心，嘔吐，発熱，ショックなどが認められる．

〈診断〉　白血球増多，血清・尿中アミラーゼ値の上昇などを認めるが，特異的ではない．腹部単純X線検査では，腸管麻痺などを認めることがある．超音波検査，CT，MRIでは，膵の断裂，血腫形成や膵周囲の液体貯留などが捉えられる．膵管損傷の確認にはERCPを行う．

〈治療〉　開放性損傷は，手術の絶対的適応である．非開放性損傷で，挫傷程度のものは絶食により膵の安静を保つ保存的治療を行う．裂創，膵管損傷の場合は，手術が必要となる．損傷の程度部位によって，膵中央切除術，膵体尾部切除術，膵頭十二指腸切除術などを選択する．

2 膵　炎 pancreatitis

▶（1）急性膵炎

〈概念〉　膵臓の急性の炎症性疾患であり，膵内で膵酵素が活性化されて，膵の自己消化を起こすことにより発症する．膵臓と周辺組織の浮腫，出血，壊死が生じ，重症化すると全身の諸臓器にも障害を起こす．原因は，表8-17 に示すようにさまざまであるが，**男性はアルコール性が，女性は胆石性が最多である**．アルコールは，多飲により胃酸，セクレチンを介して膵外分泌が亢進するとともに，ファーター乳頭部の浮腫とOddi括約筋のれん縮を引き起こし，膵液の流出障害を起こすため膵炎を惹起すると考えられている．胆石性は，総胆管結石がファーター乳頭に嵌頓しそれによる膵液の流出障害により膵管内圧の上昇と胆汁の膵管内逆流が生じ，膵炎を発症すると考えられている．

　　重症化すると急性呼吸窮迫症候群 acute respiratory distress syndrome（ARDS），急性腎不全，急性肝不全や播種性血管内凝固症候群 disseminated intravascular coagulation（DIC）などの多臓器不全 multiple organ failure（MOF）に陥る．重症化の機序としては，膵局所の炎症および壊死巣の感染による敗血症により誘導される内因性のサイトカインによる臓器障害が考えられている．

〈症状〉　腹痛はほとんど必発の症状で，悪心・嘔吐を伴うこともある．**膵臓は後腹膜臓器であるため，痛みはしばしば背部に放散する**．頻度は少ないが，腹腔内の血性滲出液による臍周囲の皮下斑状出血（カレン Cullen 徴候）や側腹壁の同様の所見（グレイ-ターナー Grey-Turner 徴候）が生じることがある．重症例では，頻脈，呼吸困難，血圧低下，乏尿，精神症状などのショック症状を呈する．ショックの主因は，サイトカインの作用による血管透過性の亢進による循環血漿量減少，血中毒性物質などである．

〈診断〉　血液検査では，白血球増多，CRP高値，**アミラーゼ，リパーゼの上昇を認める**．尿検査では，アミラーゼの上昇を認める．腹部単純X線検査では，colon cut-off sign（横行結腸のガス像），sentinel loop sign（限局性麻痺性イレウスによる十二指腸，小腸のガス像）を認

表8-17 急性膵炎の成因

（厚生労働省研究班　2003年全国調査に基づく）

成　因	頻　度（％）		
	男　性	女　性	計
アルコール性	50.1	9.6	37.3
胆石性	17.7	37.0	23.8
特発性	17.0	34.5	22.6
診断的 ERCP	2.3	4.1	2.9
内視鏡的乳頭処置	2.1	2.3	2.1
術後膵炎	1.4	1.7	1.5
膵胆管合流異常	1.2	1.7	1.3
高脂血症	1.7	0.2	1.2
その他	6.5	8.9	7.3

めることがある．超音波検査，造影 CT，MRI で，膵腫大，膵実質内部不均一や液体貯留，胸水などを認める 図8-96．急性膵炎は重症度に応じて治療を行うことが重要であり，種々の重症度判定基準があるが，本邦では厚生労働省の重症度判定基準 表8-18 が主に用いられる．

〈治療〉　絶食として，十分な輸液，蛋白分解酵素阻害剤を投与し，早期に経腸栄養を開始する．胆石性膵炎の場合は早めに ERCP と内視鏡的乳頭括約筋切開術（endoscopic sphincterotomy: EST）を行い結石嵌頓を解除する．重症例に対しては，臓器障害に対して集中治療が行われる．すなわち，循環不全に対して昇圧剤投与，ARDS に対する人工呼吸管理，サイトカイン除去目的で持続的血液濾過透析 continuous hemodiafiltration（CHDF）に代表される血液浄化療法などが行われる．感染性膵壊死に対して，開腹または経皮的ドレナージルート

表8-18 厚生労働省急性膵炎の重症度判定基準と重症度スコア

A．予後因子
　原則として発症後 48 時間以内に判定することとし，以下の各項目を各 1 点として合計したものを予後因子の点数とする．
1. Base excess≦－3 mEq/L，またはショック（収縮期血圧≦80 mmHg）
2. Pao_2≦60 mm Hg（room air），または呼吸不全（人工呼吸器管理を必要とするもの）
3. BUN≧40 mg/dL（もしくは Cr≧2 mg/dL），または乏尿（輸液後も 1 目尿量が 400 mL 以下であるもの）
4. LDH が基準値上限の 2 倍以上
5. 血小板数≦10 万/mm³
6. 総 Ca 値≦7.5 mg/dL
7. CRP≧15 mg/dL
8. SIRS 診断基準における陽性項目数≧3
　　SIRS 診断基準項目:
　　（1）体温＞38℃または＜36℃
　　（2）脈拍＞90 回/分
　　（3）呼吸数＞20 回/分または $Paco_2$＜32 mm Hg
　　（4）白血球数＞12,000/mm³もしくは＜4,000/mm³へ，または 10％超の幼若球の出現
9. 年齢　≧70 歳

B．造影 CT Grade
　原則として発症後 48 時間以内に判定することとし，炎症の膵外進展度と，膵の造影不良域のスコアが，合計 1 点以下を Grade 1，2 点を Grade 2，3 点以上を Grade 3 とする．
①炎症の膵外進展度
　　前腎傍腔: 0 点
　　結腸間膜根部: 1 点
　　腎下極以遠: 2 点
②膵の造影不良域
　　膵を便宜的に 3 つの区域（膵頭部，膵体部，膵尾部）に分け，
　・各区域に限局している場合，または膵の周辺のみの場合: 0 点
　・2 つの区域にかかる場合　　　　　　　　　　　　:1 点
　・2 つの区域全体を占める，またはそれ以上の場合　　:2 点

C．予後因子が 3 点以上または造影 CT Grade 2 以上のものを重症とする

8 消化器の疾患

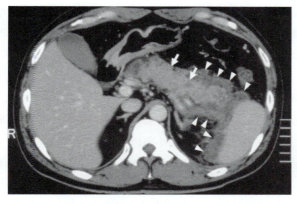

図8-96 急性膵炎のCT像
膵の腫大（矢印）と膵周囲の液体貯留（矢頭）を認める.

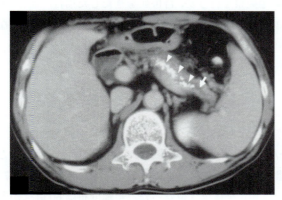

図8-97 慢性膵炎のCT像
膵管の拡張（矢印）と膵石（矢頭）を認める.

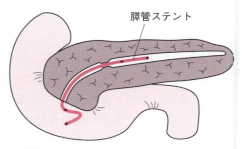

図8-98 膵管ステント

から膵壊死部摘除術（ネクロゼクトミー）が行われる.

〈予後〉　1999年の急性膵炎の全国調査では，死亡率は全体で7.4％，重症例で22％だったが，2016年の全国調査では，全体の死亡率は全体で1.8％，重症例で6.1％にまで改善した．**急性膵炎が治癒しても約10％が慢性膵炎に移行**する．

▶**(2) 慢性膵炎**

〈概念〉　膵実質の線維化と萎縮を主体とする進行性の疾患である．**成因としては，アルコール性が半数以上を占め最多**で，以下，特発性（原因不明），胆石性が続く．**進行すると膵外内分泌機能の障害が起こり，糖尿病，高度の消化吸収不良がみられる．**

〈症状〉　腹痛，背部痛，外分泌機能低下に伴う体重減少や下痢などがみられる．

〈診断〉　上記の症状に加えて，**US, CTで膵石や膵内石灰化** 図8-97 ，ERCP，MRCPで不均一な分枝膵管の不規則な拡張を認めれば慢性膵炎と診断される．

〈合併症〉　膵石症，糖尿病，肝障害，膵仮性嚢胞などを合併することが多い．

〈治療〉　アルコール性の場合は，禁酒が大前提である．急性増悪時には急性膵炎に準じた治療が必要である．内科的治療としては，鎮痛薬，抗コリン薬，消化酵素剤などの投与が行われる．主膵管内に形成された膵石に対しては，体外衝撃波（ESWL）あるいは膵管鏡下レーザー砕石により膵石を破砕・除去する．主膵管狭窄に対しては，内視鏡的膵管ステント留置が行われる 図8-98 ．内科的治療が無効な疼痛，総胆管狭窄を伴う場合，膵癌との鑑別が困難な場

合は外科手術の適応である．外科手術には，膵管空腸側々吻合術（Partington 手術）などの膵管減圧手術と，幽門輪温存膵頭十二指腸切除術や十二指腸温存膵頭部切除術などの膵切除術がある．

▶（3）膵仮性嚢胞

〈概念〉　内腔が上皮ではなく結合組織で覆われ，膵液，滲出液，血液などを容れるもので，膵内あるいは膵周囲に形成されたものをいう．急性膵炎，慢性膵炎，腹部外傷などに合併する．

〈症状〉　腹部腫瘤と腹痛が主症状で，嘔気・嘔吐などの胃や小腸の圧迫症状を訴える．

〈診断〉　US，CT，MRI で膵内または膵周囲に嚢胞が描出される．腫瘍性嚢胞との鑑別が困難な場合がある．

〈治療〉　自然消失する場合があるので，経過観察を行うが，合併症をきたした場合，治療を行う．治療としては，経皮的ドレナージ，内視鏡的胃嚢胞内瘻術や外科的嚢胞消化管吻合術などが行われる　図8-94 ．

3 腫　瘍

▶（1）膵癌（通常型膵癌，浸潤性膵管癌）pancreatic carcinoma

〈概念〉　膵管上皮に由来する浸潤性のがん腫で，ほとんどが腺癌である．罹患者，死亡者とも増加傾向にある．2020 年度の人口動態統計がん死亡データによると，死亡者数は 37,677 人/年で，部位別順位は男性が 4 位，女性が 3 位，全体で 4 位だった．年齢分布は 60 歳代が多く，性別では男性に多い．成因としては，喫煙，糖尿病，慢性膵炎などがあげられる．発生部位により臨床症状や治療が異なるため，膵頭部癌と膵体尾部癌に分けて取り扱われる．早期発見が困難で進行が早く，難治性固形癌の代表とされている．

〈症状〉　初発症状として腹痛，黄疸，腰背部痛が多く，体重減少，消化不良症状などが続く．膵頭部癌では黄疸が，膵体尾部癌では腹痛が最も多い．急激な糖尿病の発症や悪化が診断の契機となることも多い．

〈診断〉　血液検査では，アミラーゼの上昇を 20〜30％に認める．黄疸を伴う場合は，ビリルビン，アルカリフォスファターゼ（ALP），γ-GTP，AST，ALT などの上昇がみられる．腫瘍マーカー（CEA，CA19-9）の陽性率は進行がんを除けば一般的に低く，早期膵癌の検出には有用ではない．US，CT，MRI では腫瘍と膵管の拡張が描出される　図8-99 ．MRCP，ERCP では，主膵管の途絶・狭窄，尾側膵管の拡張を認める　図8-91 ．EUS および EUS 下生検が非常に有用である．

〈治療〉　外科手術が基本であるが，肝転移，高度局所進展，腹膜播種などで切除不能となることが多く，切除率は 30〜40％程度である．切除術としては，膵頭部癌に対しては膵頭十二指腸切除術が，膵体尾部癌に対しては膵体尾部切除術が行われる．稀に膵全体にがんが及んでいて膵全摘術が必要となることがある．切除が可能な場合，術前化学療法と術後補助化学療法を行うことにより生存率が向上することが明らかになっている．

　　非切除例，再発例に対しては，ゲムシタビン・ナブパクリタキセル療法，FOLFIRINOX療法（5-FU・イリノテカン・オキサリプラチン・レボホリナート）や塩酸ゲムシタビン・S-

8 消化器の疾患

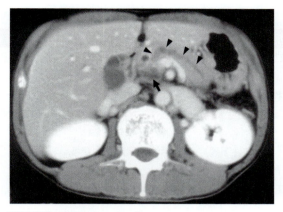

図8-99 膵頭部癌のCT像
膵頭部の腫瘍（矢印）と尾側の膵管拡張（矢頭）を認める．

1療法などの化学療法や放射線療法，または両者の併用が行われる．切除不能例に対してはバイパス手術（胆管空腸吻合術，胃空腸吻合術）が施行される．近年の内視鏡的治療の進歩により胆管閉塞に対しては，内視鏡的胆管（金属またはプラスチック）ステント留置が盛んに行われている．

〈予後〉　不良であり，切除例の5年生存率は20～30％程度である．

▶ (2) 膵内分泌腫瘍 pancreatic neuroendocrine neoplasm（pNEN）

〈概念〉　膵に発生し，その腫瘍形態が膵島細胞に類似する腫瘍をいう．一つのホルモンが多量に産生されると，それによる特有の症状が出現する．インスリノーマ，ガストリノーマ，グルカゴノーマ，ソマトスタチノーマ，VIPomaなどがある．インスリノーマが最多で，その他は稀である．産生されるホルモンが臨床症状を顕在化しないレベルであるか，産生しているが細胞内に貯蔵されて分泌されていない腫瘍を非機能性膵内分泌腫瘍という．非機能性腫瘍は，膵内分泌腫瘍の半数近くを占め，悪性の頻度が高い．病理組織学的に高分化型の神経内分泌腫瘍 pancreatic neuroendocrine tumor（pNET）と低分化型神経内分泌癌 pancreatic neuroendocrine carcinoma（pNEC）に分けられる．さらにpNETは腫瘍細胞の増殖能からG1（Grade 1），G2（Grade 2），G3（Grade 3）に分類される．

〈症状〉　産生されるホルモンによる特異的な臨床症状を呈する　表8-16．

〈診断〉　上記の臨床症状に加えて，血中ホルモンが高値を示せば内分泌腫瘍の存在が疑われるので，画像診断を進める．USでは低エコー腫瘤として描出される．造影CT，血管造影では，血流が豊富なため濃染する腫瘍として描出される．EUSおよびEUS下生検が非常に有用である．ソマトスタチン受容体シンチグラフィも有用であるが，描出率は70％程度である．

〈治療〉　インスリノーマは，90％以上が良性で小腫瘍のことが多いので，腫瘍核出術が標準術式である．その他の腫瘍は悪性の頻度が高いので，存在部位に応じた膵切除術が施行される．他臓器転移等により根治切除が不能な場合，分子標的薬であるエベロリムス，スニチニブや抗がん剤のストレプトゾシンなどが用いられる．内分泌症状の緩和には，受容体作動薬であるオクトレオチドが用いられる．

F 膵疾患

表8-16 膵ホルモン産生腫瘍

腫瘍名	産生ホルモン	症状	特徴
インスリノーマ	インスリン	Whipple の 3 徴[1], 低血糖症状, 中枢神経症状（意識障害, 傾眠傾向, 異常行動, けいれん）, 体重増加	90%が良性, 単発
ガストリノーマ	ガストリン	胃酸分泌亢進による難治性潰瘍	悪性, 多発, リンパ節・肝転移が多い
グルカゴノーマ	グルカゴン	糖尿病	悪性, 単発が多い
VIP オーマ	VIP	WDHA 症候群[2]（水様性下痢, 低 K 血症, 胃無酸症）	悪性, 尾部発生が多い

[1]Whipple の 3 徴は, （1）低血糖発作が空腹時に起こる, （2）発作時の血糖値が 50 mg/dL 以下である, （3）ブドウ糖の摂取により急速に発作が回復する, という 3 徴候を意味する.

[2]WDHA is watery diarrhea, hypokalemia and achlorhydria の 3 徴候の略である.

表8-17 膵嚢胞性腫瘍の比較

	膵管内乳頭粘液性腫瘍（IPMN）	粘液性嚢胞腫瘍（MCN）	漿液性嚢胞腫瘍（SCN）
好発年齢	壮年〜高年	中年	中年
性差	男＞女	ほとんどが女性	男＜女
好発部位	膵頭部	膵体尾部	膵体尾部
嚢胞形態	膵管拡張（主膵管, ブドウの房状）	球形の嚢胞（単房性あるいは多房性）	小嚢胞の集簇（多房性）
嚢胞内容液	粘液	粘液	漿液
被膜	なし	厚い	薄い
膵管との交通	必ずあり	少ない	なし
良悪性	良性〜浸潤癌まであり	良性〜浸潤癌まであり	ほとんど良性
予後	良好	やや不良	良好

〈予後〉　G1 と G2 の予後は比較的良好だが, G3 と NEC の予後はきわめて不良である.

▶**(3) 膵嚢胞性腫瘍** 表8-17

比較的新しい疾患概念であるが, 近年の画像診断の進歩に伴い増加傾向にある.

A）膵管内乳頭状粘液性腫瘍 intraductal papillary mucinous neoplasm（IPMN）

〈概念〉　膵管内に粘液を産生する上皮が乳頭状に増殖した腫瘍で, 病理学的に良性の腺腫, 悪性の腺癌に分けられる. 高齢の男性に多く, 膵頭部に好発する. 腫瘍の存在部位から主膵管型, 分枝膵管型, 混合型に分類される 図8-100 .

〈症状〉　膵炎様の腹痛や糖尿病がみられるが, 無症状のことが多い.

〈診断〉　血中アミラーゼ上昇がみられる. 悪性例では腫瘍マーカー（CEA, CA19-9）が高値を示すことがある. US, CT, MRI では, 主膵管型は主膵管の高度拡張を, 分枝膵管型は多房性嚢胞を認める 図8-101 . 混合型は両者の特徴を有する. ERCP では, 嚢胞と膵管との交通を認める. 良悪性の鑑別は困難なことが多いが, 主膵管型や混合型は悪性の頻度が高い. 分枝型では, 大きな嚢胞径（3 cm 以上）, 高度の主膵管拡張, 嚢胞壁の結節状病変（壁在結節）は, 悪性を示唆する所見である.

508

8 消化器の疾患

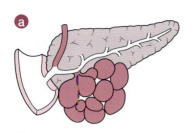
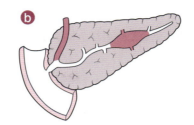
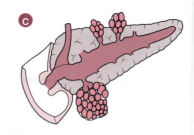

図8-100 IPMN の分類
ⓐ 分枝型, ⓑ 主膵管型, ⓒ 混合型

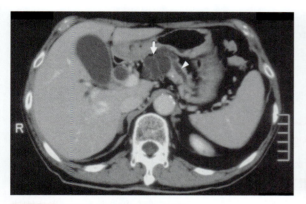

図8-101 分枝型の IPMN の CT 像
膵頭部の多房性囊胞（矢印）と膵管の拡張（矢頭）を認める．

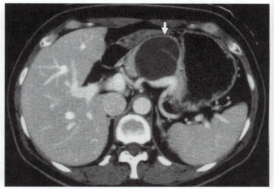

図8-102 MCN の CT 像
膵体部に厚い被膜を有する類円形の囊胞（矢印）を認める．

F 膵疾患

〈治療〉 悪性の可能性がある場合は手術適応である．良性で無症状の場合は経過観察が行われる．

〈予後〉 **悪性度が低いため予後は良好だが，腫瘍が膵管外に及んだ浸潤癌となると通常型膵癌同様に不良である．**

B）粘液性囊胞腫瘍 mucinous cystic neoplasm（MCN）

〈概念〉 **粘液を含む球形で厚い被膜を有する球状の単房性あるいは多房性囊胞性腫瘍である．ほとんど全例が女性である．膵体尾部に好発する．病理学的に良性の腺腫，悪性の腺癌に分けられる．**

〈症状〉 腹痛，腹部腫瘤を契機に発見される．

〈診断〉 悪性例では腫瘍マーカー（CEA，CA19-9）が高値を示すことがある．US，CT，MRIでは，大きな類円形の厚い被膜を有する単房性あるいは多房性囊胞として描出される（図8-102）．ERCP では膵管との交通を認めない（造影されない）ことが多い．壁在結節の有無，大きさが良悪性の鑑別の指標となる．

〈治療〉 **良悪性の鑑別が困難で，悪性例の予後は不良となるので，原則として手術を行う．**

〈予後〉 悪性例の切除後 5 年生存率は，30〜60％で，通常型膵癌と比べると良好である．

C）漿液性囊胞腺腫 serous cystic neoplasm（SCN）

〈概念〉 漿液を含む小囊胞の集簇からなる多房性囊胞で，中高年の女性に多く，体尾部に好発する．ほとんどが良性の腺腫である．

〈症状〉　無症状のことが多い．腫瘍が大きくなると腹痛などの圧迫症状がみられる．
〈診断〉　画像では，小さな囊胞が集簇し蜂巣状を呈する．造影CTでは軽度濃染を示す．ERCPでは，膵管との交通は認めない．
〈治療〉　漿液性囊胞腺腫が確実であれば原則として経過観察を行うが，他の悪性疾患が否定できない場合や有症状の場合は手術を行う．

▶**(4) その他の膵腫瘍**

solid-pseudo papillary neoplasm（SPN）は充実性の部分と囊胞性部分（出血壊死部）が混在する腫瘍である．腫瘍の起源は不明である．若年女性に好発する良性腫瘍であるが，時に悪性例もみられる．

膵腺房細胞癌 pancreatic acinar cell carcinoma は，外分泌系のまれな悪性腫瘍である．予後は不良である．

4　膵の先天性疾患

輪状膵 annular pancreas，膵管癒合不全 pancreas divisum，膵体尾部欠損症 short pancreas，異所性膵 ectopic pancreas などがある．輪状膵は，主として十二指腸下行脚を膵組織が環状の指輪のように取り囲む奇形である　図8-103．十二指腸狭窄による症状があるものは，手術の適応である．膵管癒合不全は，主膵管と副膵管の交通のない先天性疾患である．膵炎に関連する症状を呈することが多い．膵体尾部欠損症は，膵頭部のみが存在し，門脈および上腸間膜静脈より左側に膵組織を認めない奇形である．約半数に糖尿病の合併を認める．

異所性膵は正常膵から離れて存在する島状の膵組織で，胃，十二指腸，空腸などに発生することが多い．

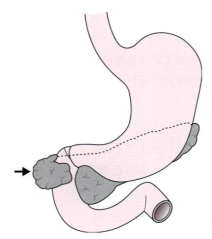

図8-103　輪状膵のシェーマ

〈三浦文彦　浅野武秀〉

各論

9 腹壁・臍，腹膜・大網，後腹膜の疾患

I 腹壁・臍

A 解剖，生理

　腹壁は，皮膚，皮下組織，筋，筋膜，腹膜，脊柱，腸骨からなり 図9-1 ，腹腔内臓器を体外より保護するすべての壁を意味する．胸腔との境界は横隔膜である．臍は腹壁の一部を形成し，発生過程において，臍腸管および尿膜管と連続する．これらは，閉鎖退縮するが，**遺残があると炎症の原因**となる．

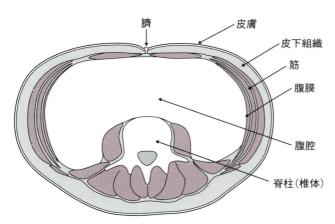

図9-1 腹壁の構造

B 損　傷

　切傷，挫傷，打撲などの鋭的・鈍的外力による外傷が主たる原因である．
〈症状〉 疼痛，腫脹，出血などであるが，深部臓器に障害が及んでいる場合は，さらに臓器損傷症状が加わるので注意が必要である．
〈診断〉 腹部外傷では，腹壁のみの損傷なのか，臓器損傷を伴うのかの診断が重要である．そのためには，視診，触診のみならず，血液・尿検査，CT などの断層画像検査による臓器損傷の有無と損傷の深達度診断が必要である．
〈治療〉 腹壁のみの外傷であれば，必要に応じた創傷処置（洗浄，縫合など）を施行する．感染

創に対しては，抗菌薬治療を付加する．臓器損傷を伴う場合は，保存的治療か手術治療かの適応評価を行い，活動性の出血や腹膜炎発症時は手術を選択する．

C 炎症

感染性および非感染性の炎症がある．損傷に続発するものと，皮膚疾患などの進展によるもの，特殊疾患などがある 表9-1 ．

〈症状〉 発赤，腫脹，疼痛である．

〈診断〉 血液検査にて炎症反応（WBC，CRP 上昇）を認める．深達度は，CT などの画像診断を用いて行う．臍炎では，炎症が腹膜と連続する場合があり特に注意が必要である．

〈治療〉 抗炎症療法（消炎剤，抗菌薬）による保存的治療を基本とし，膿瘍を形成する場合は切開排膿する．特殊例については，感染菌を同定して薬剤を対応させる．臍炎の場合，臍腸管や尿膜管遺残に起因する炎症である場合には，根治目的に開腹手術を施行し，遺残組織を切除することもある．

表9-1 腹壁の炎症

感染性	原因菌: ブドウ球菌，溶連菌，ガス壊疽菌，結核，放線菌など
非感染性	Weber-Christian 病: 特発性脂肪織炎
	Mondor 病: 索状の硬結を示す血栓性静脈炎
	Schloffer 腫瘤: 手術創の縫合糸などを核とした炎症性肉芽腫

D ヘルニア

腹壁の脆弱部位から（ヘルニア門），腹腔内臓器（ヘルニア内容）が脱出，変位する疾患である．ヘルニア門とヘルニア内容およびヘルニア囊（腹膜）をヘルニアの3要素という 図9-2 ．

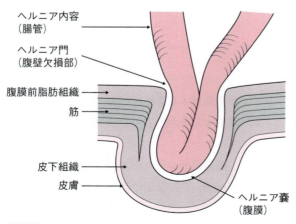

図9-2 ヘルニアの構造

9 腹壁・臍，腹膜・大網，後腹膜の疾患

表9-2 腹壁のヘルニアの分類

部位		名称	ヘルニア門　備考
外ヘルニア	鼠径部	外鼠径ヘルニア	鼠径輪，下腹壁動脈の外側
		内鼠径ヘルニア	内側鼠径窩，下腹壁動脈の内側
	大腿部	大腿ヘルニア	大腿輪，高齢女性，易嵌頓
	正中	白線ヘルニア	上腹部正中線，稀
		下腹壁ヘルニア	下腹部正中線，稀
	外側	半月状線ヘルニア	側腹部，稀
	腰部	腰ヘルニア	腰三角，稀
	臍部	臍ヘルニア	小児は自然治癒傾向，成人は手術適応
		臍帯ヘルニア	先天的腹壁欠損，手術適応
	骨盤部	閉鎖孔ヘルニア	高齢女性，易嵌頓，CT で診断
		坐骨ヘルニア	稀
		会陰ヘルニア	稀
	手術創	腹壁瘢痕ヘルニア	筋膜縫合部の離開
内ヘルニア	横隔膜	食道裂孔ヘルニア	後天性，肥満・加齢に関係
		先天性横隔膜ヘルニア	Bochdalek　　　左背側 Morgagni　　　胸骨右縁 Larrey　　　　胸骨左縁
		外傷性横隔膜ヘルニア	

D ヘルニア

　体腔外に脱出するものを外ヘルニアとよぶ．好発部位には，鼠径部，大腿部，臍部，骨盤部があり，手術創にもしばしばみられる．稀な部位としては，前腹壁正中，外側腹壁，腰部がある．横隔膜脆弱部から，胸腔内に脱出する横隔膜ヘルニアは，内ヘルニアとよぶ　表9-2 ．

〈症状〉　ヘルニア部位の膨隆，疼痛をきたす．ヘルニア内容が腹腔内に戻ることを還納といい，戻らなくなることを嵌頓という．腸管の嵌頓は腸閉塞をきたす．腸管の一部のみの陥入はリヒターヘルニア Richter hernia とよばれる．

〈診断〉　触診にてヘルニア門の径，内容の確認，還納の可否をみる．また，診断困難例や内容の腹腔内連続状態については，CT などの断層画像診断が有用である．特に，骨盤底部に生じる閉鎖孔ヘルニアでは CT 診断が肝要である．嵌頓例における腸閉塞の有無は，X 線診断にて確定する．

〈治療〉　嵌頓せず還納が容易であれば，相対手術適応であり，嵌頓例については緊急手術適応である．術式には，従来法である前方アプローチよって，ヘルニア門を縫合閉鎖する Bassini 法，McVay 法，や，メッシュ被覆材を用いて閉鎖する方法（Kugel 法，PHS 法，mesh plug 法）がある．また，近年，導入が進む腹腔鏡によるアプローチによる TAPP（trans-abdominal pre-peritoneal repair）法，TEP（totally extraperitoneal approach）法がある．近年の成人に対する術式は，tension free method であるメッシュ補強法が再発防止に優れ，主流である．近年，腹腔鏡下での同法の応用が進んでいる．乳幼児の臍ヘルニアは，2〜3 歳までに治癒する場合が多く，まず経過観察でよいとされる．

E 腫　瘍

腹壁を構成する組織の細胞を起源とするすべての腫瘍が発生しうる 表9-3 .

皮膚からは，乳頭腫，がんが発生し，皮下の良性腫瘍では血管腫，脂肪腫，神経鞘腫，線維腫，デスモイドなどが多く，悪性腫瘍では，脂肪肉腫，横紋筋肉腫，平滑筋肉腫，神経肉腫，線維肉腫，血管肉腫などがある．

〈症状〉　一般に腫瘤であるが，悪性では壊死，出血傾向を示し，転移する可能性がある．

〈診断〉　腫瘤の生検による組織学的診断により確定する．深達度評価は，超音波，CT などの断層画像診断によって行う．悪性例については，全身の転移検索も必要となる．

〈治療〉　一般に，根治には切除を要すが，良性例については相対適応となる．悪性例については，根治切除が可能であれば絶対適応となるが，転移併存例などについては，状況により化学療法，放射線療法などを検討する．

表9-3　頻度順にみた腹壁の腫瘍

良性腫瘍	血管腫，脂肪腫，神経鞘腫，線維腫，血管筋腫，神経線維腫，リンパ管腫，過誤腫，デスモイド，神経節腫，顆粒細胞腫，軟骨腫，傍神経節腫，骨腫
悪性腫瘍	脂肪肉腫，横紋筋肉腫，平滑筋肉腫，神経肉腫，線維肉腫，血管肉腫，滑膜肉腫，悪性線維性組織球腫，骨肉腫，軟骨肉腫

F 先天性疾患

前述の臍腸管遺残，尿膜管遺残のほか，腹壁筋欠損，腹壁破裂，膀胱外反などがある．

G その他

腹壁の異常として，肝硬変時に門脈圧亢進に伴って，臍中心に出現する静脈怒張（Caput Medusa）や，後腹膜出血の際に側腹部に出現する出血斑（Grey-Turner sign）などがあり，診断に有用である．

Ⅱ 腹膜・大網

A 解剖，生理

腹膜は，腹腔を形成する被膜であり，中皮細胞からなる．臓器を被覆する部分を臓側腹膜，腹

9 腹壁・臍，腹膜・大網，後腹膜の疾患

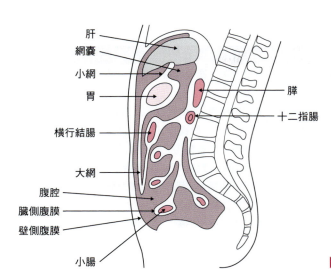
図9-3 腹膜と臓器の関係

壁を被覆する部分を壁側腹膜とよぶ 図9-3 ．男性では閉鎖腔であるが，女性では卵管の腹膜口から体外と交通し，感染経路となる．腹膜で覆われた腔を腹膜腔といい，胸膜腔，心膜腔とともに3大体腔をなす．正常の腹膜腔中には，約100 ccの腹膜水（腹水）が存在し潤滑作用を示しているが，さまざまな病的状態に際しては増加や性状変化をきたす．

大網は，背側胃間膜が足方へ垂れた組織であり，**4枚の腹膜の重合からなる** 図9-3 ．脂肪組織を含み，黄褐色を呈し，網状の形態をとる．リンパ球，毛細血管が豊富であり，**腹腔内の炎症に対して，被覆，吸収して拡大を防ぐ働きがある．**

B 炎 症

腹膜炎は，原発性と続発性に分類される．原発性は，小児の肺炎球菌性などがあるが，稀であり，症状は軽度で，抗菌薬にて治療可能である．続発性腹膜炎は，腹膜内臓器の疾患を原因として生じるもので，臓器の損傷，穿孔に伴い漏出した消化液，血液，尿の刺激によるもの（化学性），便，膿瘍によるのもの（細菌性）がある．また，炎症の拡大に伴い，限局性腹膜炎，汎発性腹膜炎に分類され，進行状態により急性腹膜炎，慢性腹膜炎に分類される．慢性腹膜炎には結核性腹膜炎があるが，現在は稀である．最も頻度が多い急性腹膜炎，特に汎発性腹膜炎はショックに移行する致死的疾患である 表9-4 ．

〈症状〉 激烈な腹痛を主訴とし，腹膜刺激症状（筋性防御，反跳痛）とよばれる理学所見を呈するため，腹部の診察にて診断可能である（急性腹症）．

〈診断〉 上記理学的所見に加え，超音波断層検査，CTなどの画像検査により，腹水の有無や各臓器の状態を把握し，原因疾患を診断する．血液検査では白血球上昇，CRP上昇などの炎症反応が生じ，**ショックの進行により血液ガスにてアシドーシスを呈する**．通常，血液検査の異常値は症状に遅れて出現するため，腹部診察による診断が早期診断・救命の決め手となる．

〈治療〉 外科的に緊急開腹し，腹腔内の洗浄，炎症の原因物質のドレナージ，原因疾患の治療を同時に行う．穿孔例においては，腸管切除を原則とし，胃・十二指腸穿孔では，大網の充真

表9-4 腹膜炎の分類

		原因
急性腹膜炎	原発性腹膜炎	肺炎球菌　連鎖球菌　淋菌　クラミジア
	続発性腹膜炎	
	急性汎発性腹膜炎	消化器疾患: 消化管穿孔, 虫垂炎, 腸閉塞, 急性胆嚢炎 (穿孔), 急性膵炎
		外傷による穿孔や臓器損傷
		手術後: 腹腔内汚染, 縫合不全, ドレーン感染
	急性限局性腹膜炎	上記と同様の原因. 他組織の被覆により炎症が限局され, 膿瘍化
慢性腹膜炎	慢性癒着性腹膜炎	腹腔内炎症 (感染, 機械的, 化学的) の後遺症
	慢性被包性腹膜炎	結核性腹膜炎の治癒過程で形成
	結核性腹膜炎	結核菌

術も行われる. 絞扼性腸閉塞においては, 壊死部の切除を行う. 全身状態が不良である場合は, 再吻合せずに人工肛門を造設することもある. 同時に, 抗菌薬による抗菌療法, 栄養管理を併用する. 腹膜炎時は, SIRS (systemic inflammatory response syndrome) という, サイトカインを媒体とした全身の臓器不全状態にある. 全身臓器の評価をもとに, 呼吸循環管理をはじめとした重要臓器機能のサポートが必要である. 抗サイトカイン薬剤の使用や, 最重症例ではサイトカイン排除目的の血液浄化法も施行される.

C ヘルニア

　腹膜の異常による裂孔が腸間膜や大網に存在すると, それをヘルニア門として腸管が陥入し (内ヘルニア) イレウスを呈することがある, 稀な疾患である.

〈症状〉　腹痛, 嘔吐, 腹部膨満の腸閉塞症状を呈する. 絞扼性イレウスに進展し, 腹膜刺激症状を呈することが多い.

〈診断〉　イレウスの診断と, 腹膜刺激症状, 腸管虚血の評価にて開腹手術の選択が行われる. 内ヘルニアか否かについては一般に診断困難であるが, 近年のマルチスライス CT による 3D 画像再構築が臓器位置関係の把握に有用である.

〈治療〉　開腹手術により腸管を整復し, ヘルニア門 (腹膜欠損部) を縫合閉鎖する. 腸管壊死部があれば切除する.

D 腫　瘍

　腹膜は中皮組織であり, 原発性腫瘍は腹膜中皮腫とよばれる. 一般的に悪性であり, 容易に播種性に拡大するため, 予後不良である. 原因として, アスベスト被曝が証明されている. 続発性腫瘍としては, 腹腔内臓器悪性腫瘍の播種性転移が最も多い. 特に, 虫垂粘液腫 (粘液癌) や卵巣粘液嚢胞腺癌の播種によるものを, 腹膜偽粘液腫という.

〈症状〉 腹膜腫瘍により，腹水増加をきたす．また，腸管壁腫瘍の増大は，狭窄，閉塞に進展し，腸閉塞をきたす．

〈診断〉 腹水穿刺による細胞診を行い，中皮腫の是非，続発性（播種性転移性）腫瘍の是非を判定する．腫瘤を形成するに至れば，CTにて結節の存在診断が可能であり，さらにFDG-PETを用いた結節の質的診断も可能となっている．

〈治療〉 播種例には外科的治癒切除は不能である．抗がん剤の腹腔内注入が進行抑制目的に施行されている．腸閉塞をきたした場合には，外科的にバイパス術や人工肛門造設術を施行することがある．

III 後腹膜

A 解剖，生理

後腹膜臓器とは，一般に後腹膜腔にある組織のことを指し，体腔の背側の腹膜に被覆された組織の総称である．すなわち，壁側腹膜と後腹壁（背部腹壁）の筋・骨との間をなす疎な結合組織の腔が後腹膜腔とよばれ，十二指腸，膵，腎，副腎，腹部大動脈，下大静脈などの臓器が後腹膜臓器として存在する 図9-4．

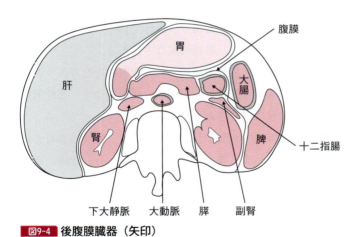

図9-4 後腹膜臓器（矢印）

B 損傷

背部腹壁の外傷や重度の腹部外傷により，後腹膜臓器が損傷される．出血が後腹膜腔に限局すれば血腫となり，壁側腹膜の破綻を生じ腹腔内に拡大すれば腹膜炎症状をきたす．

〈症状〉 損傷が後腹膜腔に限局している場合は血腫量により貧血をきたしたり，損傷臓器の機能障害を呈する．腎損傷時には血尿がみられ，膵損傷時は膵炎症状（腹痛，背部痛，麻痺性腸管，

腹胸水など）をきたす．後腹膜腔の出血は，側腹壁に拡大し，Grey-Turner sign とよばれる皮下出血斑を呈する．腹腔内に臓器が穿破した場合は腹膜炎症状を呈し，特に消化液による刺激は激烈な疼痛を伴う．

〈診断〉 損傷臓器の同定と出血の有無，腹水貯留の診断が必要となるが，造影 CT が最も有用である．同時に，血液検査などにて全身状態の評価を行う．

〈治療〉 臓器損傷が軽度であれば，保存的に治療する．活動性出血の場合や腹膜炎を呈している場合は緊急手術が選択される．損傷臓器の修復もしくは切除，摘出が状況に応じて選択される．

C 炎 症

後腹膜腔における炎症は，膵炎や結腸憩室炎などの臓器の炎症に随伴して生じ，膿瘍を形成する．

〈症状〉 後腹膜腔に膿瘍を形成すると，弛張熱を呈し，敗血症に進展する．

〈治療〉 抗菌薬治療と，膿瘍形成例においてはドレナージ術を手術的や IVR（放射線手技）的に施行する必要がある．

D 腫 瘍

後腹膜腔において，後腹膜臓器以外の組織（結合組織，脂肪組織など）から発生する腫瘍を後腹膜腫瘍とよぶ．一般に間葉系腫瘍（非上皮性腫瘍）であり，良性では脂肪腫，血管腫，線維腫などがあり，悪性ではそれぞれ脂肪肉腫，血管肉腫，線維肉腫などがある．

〈症状〉 局所進展による圧排症状が主体となる．尿管の圧排時には水腎症となり，リンパ管の圧排により浮腫症状となる．巨大例では腸管を圧迫し，腸閉塞症状をきたす．悪性例の転移形式は血行性転移が主で，肺転移，肝転移などをきたす．

〈診断〉 CT，MRI により存在診断が行われる．良性悪性の鑑別は，CT，血管造影などによる形態診断と FDG-PET（腫瘍糖代謝評価）による質的診断にて施行される．出血，播種などに留意したうえで組織生検を行うこともある．

〈治療〉 切除が原則であり，組織診断の結果により補助化学療法が検討される．被膜を有する腫瘍では，切除による根治率が高いが，被膜が明らかでない脂肪腫などの腫瘍では再発率が高い．後腹膜腫瘍は，一般に化学療法の効果が乏しいため，再発例では可能であれば再切除が施行される．

〈岡住慎一〉

各論

10 脾臓の疾患

A 解剖, 生理

〈解剖〉　脾臓は胃の後左方, 左肋下部の第9〜11肋骨前面, 左腎と横隔膜との間に位置し, 扁平な長楕円形で暗赤色を呈する. 大きさは長径10〜14 cm の手拳大で, 成人での平均重量は80〜120 g であるが, 個人差が大きい. 脾動脈は腹腔動脈より分枝し, 膵上縁後方に沿い, 脾門部近くで左胃大網動脈, 短胃動脈を分枝し脾に入る. 脾静脈は下および上腸間膜静脈と合流し門脈となる. 脾臓の実質は, 細網組織と毛細血管である脾洞からなる赤色髄およびリンパ組織の白色髄で構成される脾髄とそれを支える脾柱とよばれる結合織性索よりなる網内系臓器である 図10-1a , 10-1b .

〈生理〉　正常脾における血流は 300 mL/分で, その機能としては以下の4つがある.

　1）造血作用: 胎生初期では脾臓で赤血球や白血球の造血をはたすが, 胎生6カ月頃には造血機能は消失し, 骨髄へと造血の場は移っていく. 骨髄での造血が高度に障害されると肝臓とともに再び血球産生の場として造血能を有するようになる.

　2）血球の破壊および濾過: 老朽化したり形態異常のある赤血球や血小板を捕捉し, 貪食, 破壊する. 脾臓中のマクロファージは不溶性の粒状物質やオプソニン化された細菌を除去する.

　3）血球貯留: 健常人では骨髄で産生されて末梢血中に放出された血小板の約30％は脾内にプールされている. 脾腫が生じるとプールされる割合が増加し, 末梢血中の血小板減少の

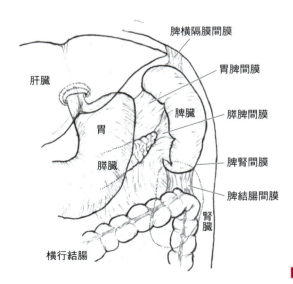

図10-1a　脾臓周囲の支持組織（間膜）

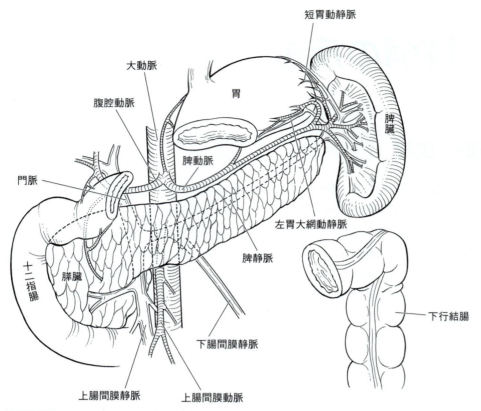

図10-1b 解剖（胃を上方に避けて）

原因となりうる.

　4）免疫，感染防御：脾臓は抗体や免疫グロブリンを産生し，特異的および非特異的免疫応答に関与している．IgMの主要な産生部位の一つである．脾臓が摘出されても，肝臓，リンパ節，骨髄など細網内皮系が脾機能を代償し，成人においては生命に支障をきたすことはないと考えられている．幼児では摘脾後の免疫力低下による易感染性，重症感染症が指摘されている．

B 検査，診断

1 理学的検査

　正常では脾臓は触知しないが，脾腫があると打診上トラウベ（Traube）三角で脾濁音界が拡大し，触診で左季肋下に**内側に特有の切痕を有する腫瘤**として触知される．脾動脈瘤では血管雑音が聴取される.

2 検査成績

　脾機能亢進時には末梢血中の赤血球，白血球，血小板の一部またはすべての減少があり，末梢血で減少している血球の母細胞の成熟抑制がみられ，幼若型が骨髄中に増加している．
　溶血性貧血では黄疸，血清鉄の低下，網状赤血球の増加，赤血球鉄利用率の亢進がみられる．

3 診　断

　腹部単純写真：腫大した脾臓は，均等な陰影として認められ，左横隔膜の挙上，胃大弯側の圧排，脾結腸曲の圧排として認められる．
　超音波検査，CT 検査，MRI 検査：脾の大きさ，形状，位置，脾内の局在性病変の診断に有用である．エコー上 spleen index（SI）を用いて大きさを表す　図10-2, 3　．
　シンチグラフィー：^{51}Cr 標識赤血球，^{99m}Tc を用いた脾シンチグラムでは大きさや取り込み状態がわかる　図10-4　．

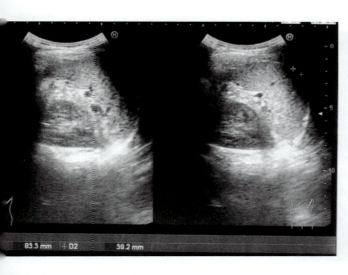
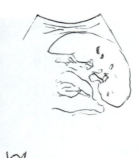
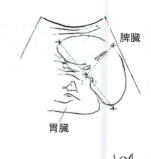

図10-2a　正常エコー

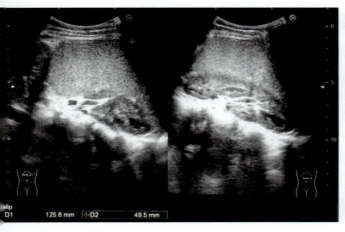
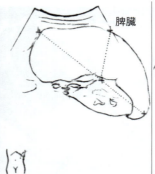
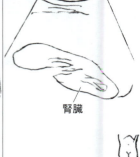

図10-2b　脾腫のエコー

血管造影：脾腫瘍の鑑別，脾動脈瘤や外傷時の出血状況がわかる．

脾機能亢進症（hypersplenism）は原発性，続発性の原因により脾臓が腫大し，血球成分の破壊亢進のために血球減少が起こる状態である．脾腫による腹部膨満，血球減少による症状（貧血，出血傾向，易感染性）を示す．これらの血液学的異常は，摘脾により改善される．

脾腫をきたす疾患を 表10-1 に示す．

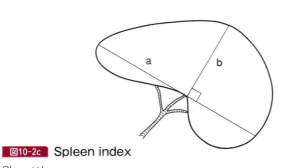

図10-2c Spleen index
SI＝a×b

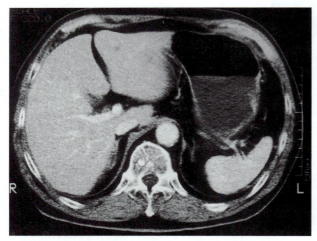

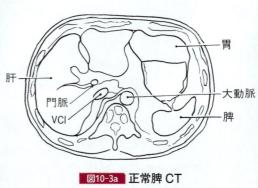

図10-3a 正常脾 CT

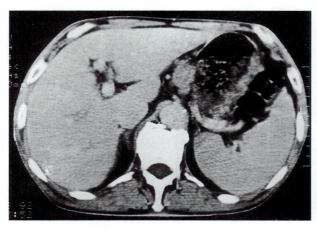

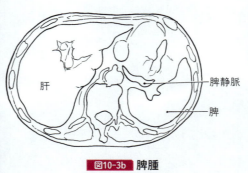

図10-3b 脾腫

10 脾臓の疾患

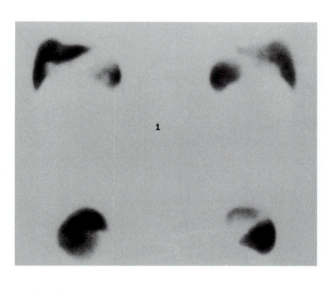

正面

背面

右

左

図10-4 脾臓シンチ（^{99m}Tc）

表10-1 脾腫をきたす疾患

- 脾下垂および遊走脾
- 炎症性脾腫
  1. 細菌性炎症性脾腫
     急性・慢性感染症
  2. 寄生虫性炎症性脾腫：マラリア，住血吸虫症
- 代謝性脾腫
     糖原病など
- うっ血性脾腫
  1. 中心性うっ血：慢性心機能不全
  2. 門脈圧亢進：肝硬変，バンチ Banti 症候群，バッド-キアリ Budd-Chiari 症候群
- 血液疾患に関した脾腫
     溶血性貧血，悪性貧血，骨髄性白血病，リンパ性白血病，真性多血症，骨髄線維症
- 腫瘍性脾腫
  1. 良性腫瘍：血管腫，囊胞，リンパ管腫
  2. 悪性腫瘍：悪性リンパ腫，悪性腫瘍転移

C 手術

脾臓に対する手術は摘脾術 splenectomy 図10-5 が主であるが，外傷の一部では脾縫合術や脾部分切除術が行われる 図10-6．脾囊胞に対して，囊胞開窓術，囊胞切除術などの手術も行われる．摘脾術の際の皮膚切開は正中切開が多い 図10-7．

近年腹腔鏡下脾摘術が広く行われるようになった．脾の一部を残す代わりに摘出した脾を1cm程度にスライスして大網に自家移植して戻すこともある．

摘脾の適応疾患には 表10-2 に示すように外傷，腫瘍，遺伝性球状赤血球症，自己免疫性溶血性貧血，特発性血小板減少性紫斑病などがある．門脈圧亢進での脾摘は血行郭清の一部として食

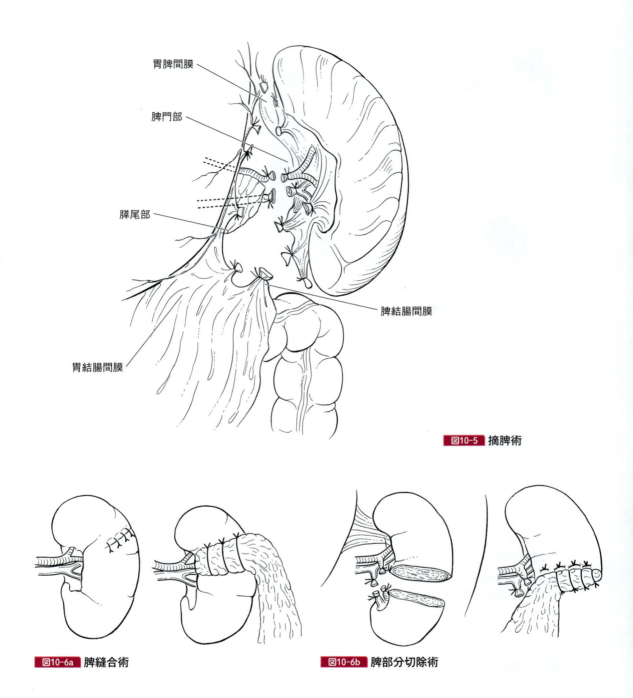

図10-5 摘脾術

図10-6a 脾縫合術

図10-6b 脾部分切除術

道・胃静脈瘤の治療で施行される．門脈圧亢進症例などでは，経カテーテル的に脾動脈を塞栓して摘脾と同じ効果が得られる部分脾臓塞栓術 partial splenic embolization（PSE）が選択されることがある．

　脾機能亢進症では，高度な血球減少（血小板5万/mm^{3}以下の低下，白血球数3000/mm^{3}以下，赤血球数300万/mm^{3}以下）で，出血傾向などの症状がある時に脾摘術の適応となる．

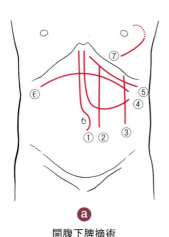
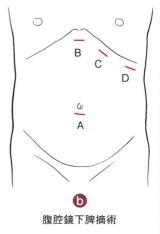

① 上腹部正中切開
② 左旁正中切開
③ 左旁腹直筋切開
④ 鉤状切開
⑤ 左肋弓下斜切開
⑥ 横切開
⑦ 経胸経横隔膜的切開

ⓐ 開腹下脾摘術

ⓑ 腹腔鏡下脾摘術

図10-7 脾臓手術における皮膚切開

表10-2 摘脾の適応

1) 脾原発
   先天性異常，外傷，膿瘍，腫瘍，嚢胞
2) 血液疾患
   遺伝性球状赤血球症（HS），自己免疫性溶血性貧血（AIHA），特発性血小板減少性紫斑病（ITP）
3) 続発性脾機能亢進症
   特発性門脈圧亢進症（バンチ症候群），肝硬変，門脈圧亢進症，白血病，ホジキン Hodgkin 病，Gaucher 病，Felty 症候群など
4) 腹部手術における合併切除
5) ABO 血液型不適合腎移植時の摘脾

D 術後合併症

摘脾の術後合併症としては，出血，血栓症，敗血症，膵炎，左横隔膜下膿瘍，左下肺無気肺，創感染などがある．

脾摘後は白血球増多がみられ，数週間続くことがある．赤血球の捕捉，濾過ができなくなるため，赤血球には標的赤血球や大小不同，Howell-Jolly 小体が出現する．

血栓症は摘脾により血小板の破壊が一時的に抑制されるために，血小板の増加とそれに伴う血小板機能亢進による血液過凝固によって起こる．血小板数が一過性でも急上昇する場合や 100 万/mm^3 を超える例では血小板機能抑制のためアスピリン剤投与が行われる．血小板数は通常数カ月後に正常化する．

摘脾後は免疫力低下による易感染性の状態にあり，重症感染症（overwhelming postsplenectomy infection: OPSI）を 2〜5% 起こすと報告されている．肺炎球菌などの感染に対する配慮が必要である．特に幼小児では脾摘後の重症感染症の発生が認められ，重篤化する率が高く，5歳以前の摘脾は禁忌と考えられている．感染症の起因菌の 50〜80% は肺炎球菌であり，小児脾摘例

では肺炎球菌，髄膜炎菌，インフルエンザ桿菌などのワクチン接種がなされる．成人例において
も肺炎球菌ワクチン接種が推奨されている．

E 脾臓の疾患

1 脾臓原発の疾患

▶（1）先天性疾患

A）遊走脾 wandering spleen

脾臓を固定する靱帯の欠陥，伸展により転位，可動状態となったもので，内臓下垂に伴うこと
が多い．稀に茎捻転を起こし緊急に摘脾を必要とすることがある．摘脾術より脾固定術が行われ
ることが多い．

B）副　脾 accessory spleen

脾臓とは別に副脾とよばれる大きさが0.5〜1.0 cm程度の小さな脾臓組織が脾臓周囲に存在し
ていることがある．剖検で10〜20％に脾周囲靱帯内，大網，腸間膜，後腹膜などに存在する．脾
機能亢進状態での摘脾術では副脾を摘出しないとその効果が減弱するので注意を要する．

C）無脾症候群 asplenic syndrome

先天的に脾欠損があり，胸部，腹部臓器の位置異常（左右対称肝や胃の錯位など），心大血管の
奇形を合併する．重度な心奇形や重度感染症を繰り返すため，予後は不良である．

D）多脾症候群 polysplenic syndrome

正常な大きさの脾臓は存在せず数個の小さな脾臓が集簇して認められる．腹部臓器の位置異
常，腸回転異常症などの消化管の合併奇形が多い．

▶（2）損傷，破裂

外傷によるもの，病的脾腫で突発的に脾破裂を起こすもの，術中偶発的に損傷するものがある．
脾臓は外力に弱く，鈍的損傷や左上腹部の穿通性損傷で損傷をきたしやすい．血液がプールされ
ているため大出血の危険性が高い．脾は胃，横隔膜，膵，結腸などと靱帯，間膜で固定されてい
るが **図10-1a**，大きな外力が加わると靱帯の固定部で移動が阻止され，脾内に断裂をまねく．
術中では過度の牽引が原因となる．脾損傷の中では，被膜下・被膜損傷のような軽症例で，受傷
後数日から数週間後に二次破裂が起こる可能性があり，注意を要する．

臨床症状は悪心・嘔吐を伴う上腹部痛，左上腹部の圧痛，筋性防御，腹膜刺激症状などがみら
れる．進行性の腹部膨満，ショック症状の有無，貧血などが開腹術の指標となるので，経時的変
化が大事となる．血液検査では時間の経過とともに貧血が進行しヘマトクリット値が低下してく
る．診断では超音波検査は無侵襲で反復検査が容易である．腹腔穿刺での血性腹水確認，CT，血
管造影が診断に有用である．

治療は保存的療法，選択的脾動脈塞栓術，手術などを行う．1,000 mL以上の貯留液があり，輸
血輸液にてもショックの改善が得られない場合は，外科的治療の適応となる．脾摘術が原則であ
るが損傷の程度によっては脾縫合術や部分切除など脾温存術式が行われる **図10-6a, 6b**．

10 脾臓の疾患

▶（3）脾嚢胞

脾嚢胞は比較的稀であるが，真性嚢胞と仮性嚢胞に分けられる．真性嚢胞では内皮細胞を有しており，類表皮嚢胞などの上皮性嚢胞とエキノコックスなどの寄生虫性嚢胞がある．仮性嚢胞の大部分は外傷後嚢腫である．一般的に経過観察されるが，圧迫症状があるもの，出血，破綻，感染の合併，悪性が疑われる場合手術適応となる．脾摘，脾部分切除，嚢腫切除が行われる．

▶（4）脾膿瘍

単発性，多発性膿瘍がみられる．単発性脾膿瘍は他の感染巣から血行転移したものや脾外傷，脾梗塞に続発する感染などが原因で発生する．後腹膜膿瘍や横隔膜下膿瘍が波及することもある．多発性膿瘍は，免疫力の低下した糖尿病や抗がん剤治療患者などにみられることが多い．起因菌はブドウ球菌や連鎖球菌が多く，大腸菌や嫌気性菌，真菌もみられる．発熱，左上腹部痛，脾腫が主な症状である．脾周囲への炎症の波及により左肩への放散痛，胸痛，胸水を認めることがある．診断はCTや超音波検査にて早期に診断可能である．治療は抗菌薬投与が必須であり，膿瘍の経皮的ドレナージが行われることがある．ドレナージ無効例や多発膿瘍では脾摘術の適応となる．

▶（5）脾腫瘍

脾原発腫瘍は良性悪性を問わず稀である．悪性腫瘍の中では，悪性リンパ腫が最も多い．悪性腫瘍の脾転移は非常に少ない．良性腫瘍ではリンパ管腫，血管腫などがある．

胃癌などの腹部悪性腫瘍手術で脾臓周囲への癌浸潤やリンパ節郭清のために脾臓が合併切除される場合がある．

▶（6）脾動脈瘤

動脈硬化や門脈圧亢進症に伴うもの，炎症などの原因による．無症状で偶然みつかることが多いが，腹痛，背部痛がみられることがある．破綻出血するとショック状態となる．直径2cm未満の小さなものは経過観察されるが，治療では経カテーテル的脾動脈塞栓術，脾動脈瘤切除術が行われる．

2 脾腫をきたす血液疾患

▶溶血性貧血 hemolytic anemia

A）遺伝性球状赤血球症 hereditary spherocytosis

常染色体顕性遺伝による溶血性貧血である．先天的赤血球膜の異常のため赤血球が球状となり，赤血球自体の脆弱性のために赤血球寿命が短縮し溶血を生じる．貧血，脾腫，黄疸，胆石をきたす．Coombs試験は陰性である．脾腫は70〜90％の症例で触知され，黄疸は約2/3の症例に認める．50％に胆石が合併する．最も効果的な治療は摘脾である．

B）自己免疫性溶血性貧血 autoimmune hemolytic anemia（AIHA）

赤血球自体には異常はないが，後天的に薬物または慢性白血病，骨髄硬化症などに合併し，赤血球に対する自己抗体によって起こる溶血性貧血である．貧血，脾腫，黄疸などの症状がある．Coombs試験は陽性である．脾腫は溶血の程度により大きさを変える．治療としては副腎皮質ホルモンの大量投与が奏効することがあるが，無効例に対しては免疫抑制療法や摘脾を行う．

▶（2）特発性血小板減少性紫斑病 idiopathic thrombocytopenic purpura（ITP）

　免疫学的機序による血小板減少に由来する出血症状を呈するもので，血小板自己抗体の発現によるものと考えられている．点状出血が特徴的で，皮下出血としての紫斑は四肢や締めつけられる場所，血流のうっ滞するところに多くみられる．鼻出血，歯肉出血，消化管出血，腎出血，月経過多などの他，脳内出血をきたすこともある．脾腫は著しくなく，血液所見では血小板の減少が著しいが，軽症では赤血球，血色素量，白血球は減少しない．ステロイド投与に反応しない症例に摘脾の適応がある．ヘリコバクター・ピロリ除菌療法やγグロブリン大量療法の有効例が報告されている．

▶（3）特発性門脈圧亢進症

　肝外門脈系には閉塞がなく，脾腫と脾機能亢進症を呈し，肝は線維症以下の病変で肝硬変を示さない門脈圧亢進症を特発性門脈圧亢進症と総称している（別名: バンチ症候群 Banti's syndrome）．成因としては自己抗体などが原因と考えられている．門脈圧亢進による食道，胃静脈瘤を形成し吐下血を呈する．治療は脾機能亢進症に対しては摘脾が主体で，これにより汎血球減少は改善される．

3 脾摘術の適応となるその他の疾患

▶（1）続発性脾機能亢進症

　肝硬変，門脈圧亢進症，白血病，悪性リンパ腫，糖原病（Gaucher 病），Felty 症候群などで，摘脾の適応となることがある．

　感染性疾患において脾の腫大がみられることが多いが，通常外科治療の対象にはならない．二次性脾機能亢進症がみられた場合，摘脾の適応となる．

▶（2）腎移植

　ABO 血液型不適合腎移植においては，抗体関連型拒絶反応の抑制のため術前の抗血液型抗体除去と脾臓摘出が必須とされていたが，リツキシマブ術前投与と血漿交換などにより脾摘を回避した ABO 血液型不適合移植が実施されるようになった．

〈酒井彩乃　藤井 努〉

各論

11 副腎の疾患

A 解剖，生理

　副腎は左右腎上極に位置した内分泌組織である．第11・12胸椎のあたりに位置し，右は半椎体ほど低いのが通常で，右はやや扁平な三角形で，左は半月状となっている．大きさはおよそ5×4×3 cm大で質量はおよそ5～7 g程で，血管支配について右側の動脈系が上・中・下副腎動脈で，静脈系は副腎静脈が下大静脈へ流入している．左側では動脈系が上・中・下副腎動脈で，静脈系は副腎静脈が左腎静脈へ流入する　図11-1．

　副腎周囲は脂肪組織に覆われており，副腎実質は皮質と髄質で形成されている．皮質と髄質は発生学的に異なり，皮質は中胚葉由来であり，髄質は交感神経節と同じ由来の外胚葉由来である．皮質は，組織学的に3層から構成される．球状帯は最外層で細胞が塊状または弓状に集合し，束状帯は中層で最も厚く，細胞は内外の方向にほぼ柱状に連なる．網状帯は最内層で細胞の集まりが網状に結合する．球状帯では水や電解質の代謝に関与する鉱質コルチコイド（アルドステロン），束状帯では糖質コルチコイド（コルチゾール），網状帯では性腺系ホルモン（アンドロゲン）が分泌される．髄質では，髄質細胞（クロム親和性細胞）や交感神経細胞から，ドーパミンおよびアドレナリン，ノルアドレナリンが分泌される．

　副腎腫瘍の種類は，ホルモン産生が過剰となっている機能性（内分泌活性）とホルモン産生のない非機能性（内分泌非活性）に分けられる．副腎腫瘍は良性であることが多いが，副腎皮質癌のような悪性腫瘍もある．また，非腫瘍性の副腎皮質結節などもある　表11-1．

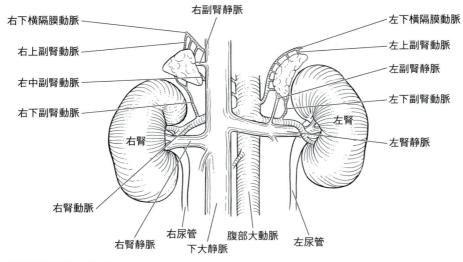

図11-1　副腎の解剖

表11-1 副腎腫瘍の種類

良性腫瘍	悪性腫瘍	非腫瘍性病変
腺腫（内分泌活性・非活性）	副腎皮質癌	副腎皮質結節
骨髄脂肪腫	悪性腫瘍の転移	感染症（結核，真菌症など）
オンコサイトーマ	悪性リンパ腫	嚢胞
神経節腫	神経節芽腫	血腫
	肉腫	

B 検査，診断

　副腎疾患の検査・診断は，ホルモン産生能を評価する内分泌機能検査と後述する画像診断法に分かれる．内分泌機能検査は，副腎皮質に関連するレニン-アンジオテンシン-アルドステロン系および CRH（副腎皮質刺激ホルモン放出ホルモン）-ACTH（副腎皮質刺激ホルモン）-コルチゾール系，副腎アンドロゲン，副腎髄質系の評価を行う **表11-2** ．内分泌機能検査の詳細は， **F** 代表的な副腎疾患で詳述する．

表11-2 代表的な内分泌スクリーニング検査

疾患	検査	陽性所見
原発性アルドステロン症	ARR＝PAC（pg/mL）/ PRA（ng/mL/h）	ARR≧200 かつ PAC≧60 pg/mL
クッシング症候群 サブクリニカルクッシング 症候群	1 mg DST	クッシング症候群≧5.0 μg/dL サブクリニカルクッシング症候群 ≧1.8 μg/dL
褐色細胞腫・ パラガングリオーマ	随時尿中 MN・NMN 血漿中遊離 MN・NMN	基準上限の 3 倍 血漿中遊離 MN≧130 pg/mL・ NMN≧506 pg/mL
副腎皮質癌 アンドロゲン産生副腎腫瘍	血中 DHEA-S	基準値は年齢や性別に よって異なる

ARR: アルドステロン・レニン比，PAC: 血漿アルドステロン濃度，PRA: 血漿レニン活性，DST: デキサメタゾン抑制試験，MN: メタネフリン，NMN: ノルメタネフリン，DHEA-S: デヒドロエピアンドロステロンサルフェート

C 画像診断法

　近年は健康診断や他疾患に対する精査過程で CT（computed tomography）や MRI（magnetic resonance imaging），超音波などにより偶然に副腎腫瘍が発見される機会が増えている．副腎疾患に関する各画像診断法の特徴を下記に挙げ，良性所見・悪性所見を **図11-2** に示す．

▶ **(1) 超音波検査**

　最も非侵襲的で簡便な検査法である．腫瘍径が 1 cm 以下では発見が難しいが，健康診断や他疾

11 副腎の疾患

```
         画像検査
         CT・MRI など
        ／         ＼
【良性所見】         【悪性所見】
・辺縁平滑、内部均一   ・辺縁不整，内部不均一
・CT値(単純)<10HU    ・周囲浸潤，内部の壊死
・MRI T2 低信号      ・石灰化(20～35%)
・化学シフトMRI信号低下 ・リンパ節腫大
                   ・他癌の存在
                    (乳癌・肺癌・消化器癌・腎癌など)
                   ・FDG-PETで強い集積
```

図11-2 画像診断による良性・悪性所見

副腎皮質腺腫　　　　　　副腎皮質癌

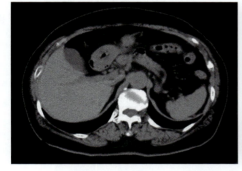
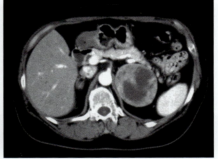

左副腎内にCT値10 HU未満の副腎皮質腺腫を認める　　内部の壊死を伴う6 cm大の副腎皮質癌を認める

図11-3 副腎皮質腺腫と副腎皮質癌のCT画像

患の精査中に副腎腫瘍が偶然見つかることが増えている．

▶(2) CT

　正常では，腎上内側に逆V字または逆Y字の副腎が見られる．一般に，副腎皮質腺腫は内部均一，副腎皮質癌や褐色細胞腫では内部不均一で壊死や出血を伴う 図11-3 ．単純CTで，副腎腫瘍が4 cm未満でCT値が10 HU未満の場合は，良性の副腎腺腫であることがほとんどである．また，副腎腫瘍が褐色細胞腫である場合はヨード造影剤が禁忌となるため，まずは単純CTを行い，内分泌機能検査で褐色細胞腫が否定された場合に，必要であれば造影CTを追加する．

▶(3) MRI

　MRIでは，T1強調画像やT2強調画像などの撮影条件で，副腎腫瘍内部からの信号を診断に役立てることができる．T2強調画像で高信号な場合は褐色細胞腫を疑う所見である．

▶(4) 核医学検査（シンチグラフィー）

　副腎皮質には^{131}I-アドステロールが使用され，褐色細胞腫では^{123}I-MIBG（meta-Iodobenzyl-guanidine）が使用される．腫瘍で取り込みが上昇し集積するため，病変を特定できる．

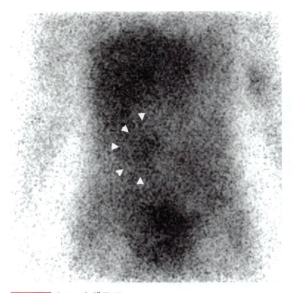

図11-4 シンチグラフィ
右の副腎に約3cm大の異常集積を認める（△）.

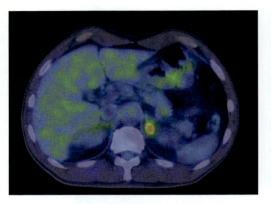

FDG-PETでの集積を認める副腎転移
図11-5 他癌の副腎転移のFDG-PET/CT画像

右側 　　　　　　　　　　　左側

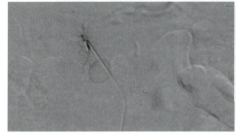
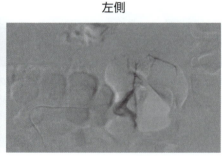

下大静脈から右副腎中心静脈へアプローチ　　下大静脈・左腎静脈から左副腎中心静脈へアプローチ

図11-6 副腎静脈サンプリング画像

▶ **(5) PET-CT（positron emission tomography-computed tomography）**
　　FDG（^{18}F-Fluorodeoxyglucose）を静注して撮影する．病変の検出や全身の転移検索に向いており，他癌の副腎転移の診断にも有用である 図11-5 ．

▶ **(6) 副腎静脈サンプリング**
　　原発性アルドステロン症の局在診断として，行われる静脈カテーテル検査である．ACTH負荷前後で下大静脈や左右副腎静脈のアルドステロンおよびコルチゾールの濃度・比を測定して過剰分泌と左右差を判別する 図11-6 ．原発性アルドステロン症の手術適応を決定するために必要な検査であり，静脈カテーテル検査に用いるヨード造影剤が禁忌でなければ通常行われる．

11 副腎の疾患

D 遺伝学的検査法

　ヒト遺伝子異常がDNAレベルで診断できるようになり，家族性アルドステロン症やMEN（多発性内分泌腺腫症）など副腎の疾患においても遺伝子診断が可能である．遺伝性腫瘍の有病率は低いが，副腎腫瘍が発生する疾患もあり，表11-3 に代表的なものを示す．遺伝性腫瘍の診療では，家族歴や既往歴の聴取が重要になり，必要に応じて遺伝カウンセリングを実施する．

表11-3 副腎腫瘍が発生する遺伝性腫瘍

症候群名	原因遺伝子	遺伝形式	主な腫瘍
VHL病	VHL	AD	腎癌，褐色細胞腫，血管芽腫など
MEN 1型	MEN1	AD	副甲状腺腫，膵消化管神経内分泌腫瘍，下垂体前葉腺腫，副腎皮質腫瘍，胸腺腫など
MEN 2型	RET	AD	甲状腺髄様癌，副甲状腺腫，褐色細胞腫など
HPPS	SDHB, SDHD, RET, VHL	AD	褐色細胞腫・パラガングリオーマ
Li Fraumeni症候群	TP53	AD	肉腫，乳癌，白血病，脳腫瘍，副腎皮質癌

AD: 常染色体顕性遺伝，HPPS: 遺伝性褐色細胞腫・パラガングリオーマ，MEN: 多発性内分泌腺腫症，VHL: Von Hippel Lindau

E 手術・生検

　副腎腫瘍に対する手術療法は，現在腹腔鏡下副腎摘除術が標準治療であるが，最近はロボット支援手術も保険適用となり行われている．腹腔鏡による到達法としては，経腹膜的到達法と経後腹膜的到達法に分けられ，体位は側臥位（＋ジャックナイフ位）になる．

　腹腔鏡手術は，ホルモン産生腫瘍や4〜6cm程度のホルモン非産生腫瘍が適応となり，悪性または悪性が疑われる症例やあまりに大きな腫瘍は，経験豊富な執刀医が望ましい．局所浸潤やリンパ節転移を認める悪性腫瘍に対しては，開腹副腎摘除術が望ましい．術式や周術期管理については，F 代表的な副腎疾患で詳述する．

　CTまたは超音波ガイド下での経皮的副腎生検は，感染や副腎外の悪性腫瘍からの転移を疑った場合に限定され，適応は慎重に検討すべきである．経皮的副腎生検の有用性が限られる理由として，病理学的に良悪性の診断を針生検検体のみで診断をつけることは困難であること，もし褐色細胞腫・パラガングリオーマであった場合に高血圧クライシスを引き起こす可能性があること，悪性腫瘍の播種の可能性が挙げられる．

F 代表的な副腎疾患

1 副腎偶発腫瘍

　健康診断や他疾患に対する画像検査の過程で偶然に副腎腫瘍が発見される機会が増えており，副腎偶発腫瘍と総称される．副腎偶発腫瘍の頻度は腹部 CT 施行例の 0.3〜5.0％に認め，性差はなく加齢と共に増加し 60〜70 歳代でピークとなる．

　副腎偶発腫瘍はホルモン非産生腺腫が約半数を占め，内分泌機能検査や画像検査の後に経過観察となることが多い 図11-7 ．しかしながら，ホルモン産生腫瘍や悪性腫瘍など治療対象となる副腎腫瘍も一定の割合で存在するため，十分な精査が必要である．

　内分泌非活性であっても画像所見に基づいて悪性所見が疑わしい場合 図11-2 や良性所見の場合でも腫瘍径が 4 cm 以上の場合は手術適応となり，腫瘍径が 4 cm 未満の場合は経過観察となる．経過観察となった場合のフォローアップについて，表11-4 に示す．

　悪性リンパ腫や悪性腫瘍の副腎転移，感染症が疑われる場合は，CT ガイド下生検を行い，各疾患に応じた治療を行う．

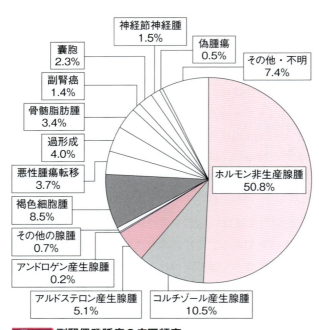

図11-7 副腎偶発腫瘍の病因頻度

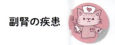

11 副腎の疾患

表11-4 副腎偶発腫瘍（内分泌非活性）のフォローアップ

	内分泌機能検査の種類	内分泌機能検査の頻度	画像検査の種類	画像検査の頻度
内分泌非活性副腎腫瘍診療ガイドライン（2022年）	1 mg DST，血漿中遊離MN，尿中MN K・PAC/PRA（高血圧患者）	6カ月～年1回 5年間	4 cm未満は経過観察 年1 cm以上の増大あれば手術	6カ月～年1回 5年間 副腎皮質癌の可能性を考慮した場合は1・3・6カ月後

DST: デキサメタゾン抑制試験，MN: メタネフリン，PAC: 血漿アルドステロン，PRA: 血漿レニン活性

2 内分泌活性副腎皮質疾患

▶（1）原発性アルドステロン症

　原発性アルドステロン症は，高血圧患者の5～10％を占め，日本では200～400万人程度の患者数と推定され，男女比は1：2で女性に多い．原発性アルドステロン症の可能性が高い高血圧患者 表11-5 にはPAC・PRAの測定を行い積極的なスクリーニングが推奨される．原発性アルドステロン症は高血圧が主であり，低K血症による四肢の脱力は少ない．高アルドステロン血症を長期間持続すると脳・心血管系や腎臓の障害を起こす 表11-6 ．

　内分泌機能検査として，PACとPRAの同時測定を行う．降圧薬はPAC・PRAの値に影響を及ぼすため，降圧薬を継続して測定する場合は検査前にCa拮抗薬やα1遮断薬に変更しておく．ARRおよびPACの値によって，スクリーニング陽性または境界域となった場合は，機能確認検査としてカプトプリル試験や生理食塩水負荷試験に移行する 図11-8 ．原発性アルドステロン症は，CTでは判別できない微小腺腫の可能性もあるため，手術適応または希望がある場合は，副腎静脈サンプリングで局在診断を行う 図11-8 ．

表11-5 原発性アルドステロン症の可能性が高い高血圧患者

① 低K血症（利尿薬投与例を含む）
② 治療抵抗性高血圧（降圧薬の多剤内服）
③ 40歳未満での高血圧発症
④ 未治療時 150/100 mmHg以上の高血圧
⑤ 副腎腫瘍合併
⑥ 若年での脳卒中発症
⑦ 睡眠時無呼吸症候群

表11-6 原発性アルドステロン症の病態

① 高アルドステロン血症
② 低レニン活性（腎機能障害があると上昇する）
③ 低K血症（正常Kの場合もある）
④ 代謝性アルカローシス
⑤ 脳・心血管系・腎臓の障害

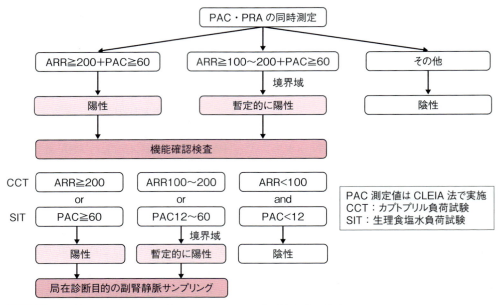

図11-8 原発性アルドステロン症のスクリーニング・機能確認検査

表11-7 原発性アルドステロン症の病型

① アルドステロン産生腺腫
② 両側性副腎皮質過形成
③ 片側性副腎皮質過形成
④ 片側性副腎多発微小結節
⑤ グルココルチコイド反応性アルドステロン症
⑥ 家族性アルドステロン症

　原発性アルドステロン症は，片側性のアルドステロン産生腺腫が70％を占め，両側性副腎過形成が20％を占める **表11-7**．片側病変は腹腔鏡下副腎摘除術を行い，微小腺腫が付随する可能性もあるため部分切除ではなく全摘が原則である．手術適応外の患者へは，ミネラルコルチコイド受容体遮断薬の内服またはラジオ波焼灼療法を行う．両側病変は，ミネラルコルチコイド受容体遮断薬を内服する．ミネラルコルチコイド受容体遮断薬のうち，スピロノラクトンは女性化乳房などの有害事象が多いため，最近は有害事象の少ないエプレレノンやエサキセレノンが選択される．

　術前は，降圧薬内服で血圧コントロール（140/90 mmHg 未満）を行い，低K血症があれば是正しておく．術後は，PAC・PRAの測定を行い，改善していることを確認する．術後6カ月の時点で高血圧が治癒するのは40％程度であり，降圧目標に達しない場合は降圧薬内服を速やかに再開する．また，術後腎機能障害の顕在化や血清K値の上昇が出現することがあるため，術後一定期間は1〜2カ月間隔で検査をする．

▶**(2) クッシング・サブクリニカルクッシング症候群**

　副腎性クッシング症候群は，副腎腺腫（86％），副腎結節性過形成（11％），副腎皮質癌（3％）

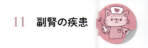

11 副腎の疾患

表11-8 クッシング症候群の症状と身体的な特徴

病態: 副腎皮質からコルチゾールが過剰に産生される	特徴的な身体徴候
① 高コルチゾール血症	① 満月様顔貌
② 低カリウム血症	② 水牛様脂肪沈着
③ 高血圧	③ 中心性肥満
④ 耐糖能異常・糖尿病	④ 皮膚線条（伸展性赤色）
⑤ 脂質異常症	⑤ 皮下溢血
⑥ 骨粗鬆症	⑥ ざ瘡
⑦ 易感染性	⑦ 多毛
⑧ 筋力低下	⑧ 色素沈着
⑨ 精神症状	

表11-9 クッシング症候群・サブクリニカルクッシング症候群の内分泌機能検査

内分泌機能検査	方法	陽性所見
1 mg DST	午後11時にデキサメタゾン1 mgを内服し，翌朝8〜9時に採血	コルチゾール5 μg/dLに抑制されなければ陽性
CRH試験	早朝空腹時に30分以上の安静臥位でCRH 100 μgを静注し30分・60分後に採血	ACTHが基礎値低値でCRH投与後は無〜低反応，コルチゾールは基礎値正常〜高値でCRH投与後は無〜低反応

DST: デキサメタゾン抑制試験，CRH: 副腎皮質刺激ホルモン放出ホルモン

からなり，男女比は1：4で特に中年女性に多い．また，クッシング症候群の身体的特徴を欠如するサブクリニカルクッシング症候群は，副腎偶発腫瘍の10％を占める．

クッシング症候群はコルチゾール過剰によって様々な症状や身体的特徴が引き起こされる 表11-8 ．クッシング症候群とサブクリニカルクッシング症候群の診断には，CRH-ACTH-コルチゾール系を評価することが必要である 表11-9 ．

身体的特徴からクッシング症候群の診断は付きやすいが，内分泌機能検査におけるクッシング症候群とサブクリニカルクッシング症候群の診断基準を 表11-10 ， 表11-11 に示す．

腹腔鏡下副腎摘除術を行い，副腎皮質癌の可能性も3％程度あるため全摘が原則である．周術期は，コルチゾール過剰に関連した様々な合併症・併存症に対する管理が重要である 表11-12 ．

クッシング症候群・サブクリニカルクッシング症候群は健側副腎のコルチゾール分泌が抑制されているため，術後は内因性コルチゾール産生が正常化するまでステロイド補充が必要になる．クッシング症候群は片側摘除術後6〜18カ月程度でステロイド補充は中止できることが多く，サブクリニカルクッシング症候群はそれよりも短い期間で中止できる．両側摘除術後は，永続的に補充療法が必要である．全身の合併症で手術適応とならない場合は，薬物療法の適応になり，コルチゾール合成阻害薬としてオペプリムやデソパン，メトロピンがある．

ステロイド補充中やコルチゾール合成阻害薬内服中は，副腎不全を発症するリスクがある．副腎不全は放置すれば最悪死亡する可能性があり，患者に対してはストレス負荷時（発熱や外傷，

F 代表的な副腎疾患

表11-10 クッシング症候群・サブクリニカルクッシング症候群の診断基準の比較

	測定項目	クッシング症候群	サブクリニカルクッシング症候群
基礎値	ACTH	低値	低値
	コルチゾール	高値	正常
日内変動	夜間コルチゾール	消失	消失
1 mg DST	コルチゾール	抑制されない	$1.8\,\mu g/dL$ 以上
[131]I-アドステロールシンチグラフィ		健側の集積抑制	症例によって異なる

ACTH: 副腎皮質刺激ホルモン, DST: デキサメタゾン抑制試験

表11-11 サブクリニカルクッシング症候群の診断基準

① 副腎偶発腫瘍の存在
② クッシング症候群の特徴的な身体特徴の欠如
③ 検査所見
   ⓐ 血中コルチゾールの早朝値が基準範囲内
   ⓑ コルチゾール分泌の自律性（1 mg DST でコルチゾール≧$1.8\,\mu g/dL$）
   ⓒ ACTH 基礎値の抑制（早朝 ACTH 基礎値＜10.0 pg/mL）
   ⓓ CRH 試験で ACTH の低反応
   ⓔ 血中コルチゾール日内リズムの消失（夜間コルチゾール≧$5\,\mu g/dL$）
   ⓕ 副腎摘除後の一過性副腎不全症状があった場合あるいは付属副腎皮質の萎縮を認めた場合
①, ②, ③のⓐⓑは必須項目
③のⓒ～ⓔのうち二つ以上あるいはⓕがあるときはサブクリニカルクッシング症候群と診断

ACTH: 副腎皮質刺激ホルモン, CRH: 副腎皮質刺激ホルモン放出ホルモン, DST: デキサメタゾン抑制試験

表11-12 クッシング症候群・サブクリニカルクッシング症候群の周術期管理

① 高血圧・低 K 血症: 降圧薬内服（血圧 140/90 mmHg 未満）・低 K 血症の是正
② 耐糖能異常・糖尿病: カロリー制限は緩めでインスリンによる血糖管理
③ 心血管疾患・深部静脈血栓症: 術前の心機能・深部静脈血栓症の評価，低心機能の場合は厳格な輸液管理
④ 呼吸機能の低下: 横隔膜挙上・筋力低下による呼吸機能低下に対しては呼吸訓練指導
⑤ 骨粗鬆症・病的骨折: 喉頭展開時の頸椎骨折や体位変換時の骨折に注意
⑥ 易感染性: 免疫力の低下・皮膚の非薄化脆弱化，術後の創傷遅延，尿路結石・結石性腎盂腎炎のリスクに注意
⑦ 精神症状: 罹患期間の長い症例では気分障害を併発するリスクに注意
⑧ 消化管潰瘍・出血: プロトンポンプ阻害薬や H_2 受容体拮抗薬の内服

歯科治療時など）の Sick day へのヒドロコルチゾンの追加内服や緊急時対応の指示も行っておく.

▶（3）副腎皮質癌

    副腎皮質癌は，発病率 100 万人に 1〜2 人程度と極めて稀な癌であり，ホルモン産生癌が 50〜

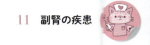

表11-13 副腎皮質癌の病期分類と予後

Stage	UICC/WHO	ENSAT	ENSAT Staging による5年生存率
I	T1N0M0	T1N0M0	84%
II	T2N0M0	T2N0M0	63%
III	T3N0M0 T1-2N1M0 T3N1M0	T3-4N0M0 T1-4N1M0	51%
IV	T4N0-1M0 AnyM1	AnyM1	15%

T1: 最大径≦5 cm，T2: 最大径＞5 cm，T3: 副腎を超えて浸潤，T4: 隣接臓器に浸潤
（ENSATでは下大静脈または腎静脈への腫瘍塞栓）
N0/1: リンパ節転移なし/あり，M0/1: 遠隔転移なし/あり
ENSAT: European Network for the Study of Adrenal Tumor

60％程度占める．ホルモン産生癌の中では，コルチゾール産生癌（クッシング症候群）が最も多く，ざ瘡や多毛，女性の無月経・男性化を起こすアンドロゲン産生癌が続く．年齢は5歳未満と40〜50歳代に多く，男女比は2：3と女性に多い．

画像検査の悪性所見 図11-2 とともに，腫瘍径が4 cm以上で疑い6 cm以上であれば強く疑う．副腎皮質癌は，急激に大きくなり，周辺臓器に浸潤し他臓器に転移を起こす．病期分類と予後を 表11-13 に示すが，発見時の腫瘍径10 cm（中央値）との報告もあり早期の段階での発見が難しい．

腹腔鏡下副腎摘除を行う場合は経験豊富な術者が望ましく，周囲臓器への浸潤やリンパ節転移，静脈浸潤がある場合は開腹副腎摘除術を選択した方が良い．いずれの術式でも被膜損傷は術後癌性腹膜炎のリスクとなるため，手術操作は慎重に行う．手術不能症例や術後再発予防，再発・転移症例にオペプリム単独療法かEDPM（エトポシド＋ドキソルビシン＋シスプラチン＋オペプリム）療法が行われる．ENSAT病期 I〜IIIの患者においては術後腫瘍床に対する放射線照射も局所再発予防のために考慮される．

3 褐色細胞腫・パラガングリオーマ

褐色細胞腫・パラガングリオーマは，年間3000症例で，男女比は1：1，発生頻度のピークは20〜40歳代である．かつては10％病と呼ばれたが，最近は副腎外および両側性，悪性は約10％であったが，家族歴のあるものは約5％と報告されている．

副腎髄質ないし交感神経系に属する細胞から発生したカテコールアミンを産生する腫瘍である．カテコールアミン過剰に基づく症状が起き 表11-14 ，特に褐色細胞腫クリーゼ（PMC: pheochromocytoma multisystem crisis）は高熱や重篤な血圧変動，脳症，多臓器不全を起こす．PMCの急性期の手術はリスクが高いため，内科的に集中治療管理を優先させる．また，メトクロプラミドやヨード造影剤はPMCを惹起する可能性があるため禁忌である．褐色細胞腫・パラ

表11-14 褐色細胞腫・パラガングリオーマの病態・症状

5H 病（1〜5）/Howard の 3 徴（1〜3）
① 高血圧（Hypertension）
② 高血糖（Hyperglycemia）
③ 代謝亢進（Hypermetabolism）
④ 頭痛（Headache）
⑤ 発汗過多（Hyperhidrosis）
⑥ 動悸
⑦ 体重減少
⑧ 便秘
⑨ 手指振戦
⑩ 顔面紅潮・蒼白の繰り返し
⑪ 嘔気・嘔吐
⑫ 精神不安定

表11-15 褐色細胞腫・パラガングリオーマの診断基準

必須項目
① 副腎髄質または傍神経節組織由来を示す腫瘍

副項目

① 病理所見: 褐色細胞腫の所見（腫瘍の大部分がクロモグラニン A 陽性であること）
② 検査所見
   ⓐ 尿中 A または NA の高値（基準値上限の 3 倍以上で複数回測定）
   ⓑ 尿中 MN または NMN の高値（基準値上限の 3 倍以上で複数回測定）
   ⓒ クロニジン試験陽性（NA 高値例のみ．クロニジン内服で NA が 50% 以下に抑制されない，または NA≧500 pg/mL）
   ⓐ〜ⓒのうち一つ以上の所見があるとき陽性とする
③ 画像所見
   ⓐ ^{131}I-MIBG（または^{121}I-MIBG）シンチグラフィで腫瘍に取り込み
   ⓑ MRI の T2 強調像で高信号強度
確実例: 1) 必須項目 1＋副項目 1
      2) 必須項目 1＋副項目 2＋副項目 3a
疑い例: 1) 必須項目 1＋副項目 2＋副項目 3b
      2) 必須項目 1＋副項目 3a
除外項目: 偽性褐色細胞腫

A: アドレナリン，NA: ノルアドレナリン，MN: メタネフリン，NMN: ノルメタネフリン

ガングリオーマの診断基準を **表11-15** に示す．悪性褐色細胞腫の診断は病理による確定診断は難しく，画像検査で転移・再発があった時点で診断できる．

　腹腔鏡下副腎摘除術（全摘）が第一選択であるが，両側性の場合は部分切除も選択肢となる．褐色細胞腫・パラガングリオーマは，PMC による死亡リスクもあるため，周術期管理が重要であり術後は集中治療室での管理が望ましい．術前薬物療法として，α1 遮断薬（ドキサゾシンやプ

ラゾシン，フェントラミン）投与を起立性低血圧が発生するまで漸増し2週間程度行う．β遮断薬は単独での使用は禁忌で，頻脈が出現した場合はα1遮断薬に追加する．また，術前は十分な水分・食塩経口摂取や細胞外液点滴を行うことが必要である．

　周術期は，挿管や気腹圧（8 mmHg程度の低めに設定），腫瘍操作による高血圧クリーゼが発生した場合は，手術操作は一旦中止して血圧コントロールを優先する．中心静脈結紮後から発生する低血圧に対しては，ノルアドレナリンの投与や輸液にて対処するが過剰輸液による心不全や肺水腫に注意する．術後低血圧が遷延しノルアドレナリン補充が長期間必要になることもある．また，術後2時間以内に重篤な低血糖が発生することがあるため，2～4時間おきの血糖測定および糖含有輸液を行う．カテコールアミン過剰による便秘が，術後も遷延する場合もある．

　転移を伴う悪性褐色細胞腫の場合は，CVD（シクロホスファミド＋ビンクリスチン＋ダカルバジン）療法が行われるが，腫瘍容積とカテコールアミン過剰の低減効果は40～50％程度である．また，MIBG集積陽性の治癒切除不能な褐色細胞腫・パラガングリオーマに対しては，^{131}I-MIBG内照射療法がある．

4　その他の副腎疾患

▶（1）骨髄脂肪腫
　脂肪組織と骨髄組織からなる良性腫瘍で，悪性転化はないと考えられている．サイズは，小さなものから巨大なものまで幅があり，巨大な腫瘍では周囲臓器の圧迫症状や腫瘍の出血による疼痛，腹部腫瘤で見つかることもある．CTやMRIで脂肪組織と診断できる．腫瘍の大きさや症状によっては手術適応となり，特に6 cm以上の場合は自然破裂の可能性が高まるため手術を行う．

▶（2）副腎悪性リンパ腫
　非ホジキンリンパ腫の二次性病変として副腎病変が認められることが多いが，副腎原発のリンパ腫もある．50～70％は両側性の病変であり，CTやMRIで境界明瞭・辺縁平滑な6 cm以上の比較的大きな腫瘤を形成することが多い．高齢男性に多く，血液検査で可溶性IL-2受容体が高値など悪性リンパ腫を疑わせる所見があれば，経皮的副腎生検で組織診断を付ける．

▶（3）悪性腫瘍の副腎転移
　乳癌や肺癌，腎癌，消化器癌からの転移が多く，50％以上は両側性の転移である．がんを有する患者に副腎腫瘤が認められた場合は，30～70％が副腎転移とされ，がんの既往歴についても聴取することが重要である．画像診断ではCTやMRI以外には，FDG-PETで強い集積を認める
図11-5 ．

〈内海孝信　鈴木啓悦〉

各論

12 | 老人外科（看護）

A 老人の概念

　老化は，生物学的レベルでは，時間の経過とともに様々な分子および細胞の損傷が蓄積された影響から生じる．その結果，身体的・精神的能力が徐々に低下し，病気のリスクが高まり，最終的には死に至る．これらの変化や転帰は時間の経過に付随しているが，年齢という括りでは言い切れないともいわれている[1]．この老化に伴い，老境に至った人が老人と呼ばれている．この老人と呼ばれる年代は幅広くなり，高齢者として年齢という階層で分けている．この階層は時代とともに見直され，日本老年学会・日本老年医学会の高齢者に関する定義検討ワーキンググループが，2017年1月に65〜74歳を准高齢者・准高齢期と呼び，75〜89歳を高齢者・高齢期，90歳以上を超高齢者・超高齢期と区分することを提言した[2]．

B 老人の身体機能

　高齢化社会の日本では，医療の進歩や国民の健康への意識等から，以前に比べて重篤な病気にかかりにくく，図12-1 死ににくくなっていると考えられている．

　また，東京都老人総合研究所（現東京都健康長寿医療センター研究所）が実施した中年からの老化予防総合的長期追跡研究では，秋田県の南外村における65歳以上の（農村型）在宅高齢者を対象とし，1992年から2002年まで縦断的に追跡調査を行った．その結果，握力は総じて2002年群で大きくなっていた 図12-2 ．通常歩行速度は，男性，女性ともにすべての年齢階級で2002年群が有意に早くなっていた 図12-3 ．

　このように，重篤な病気にかかりにくく，死ににくくなっている背景には，老人の身体機能における老化速度が変化し，昔の老人に比べ若返っているといえる．しかし，身体機能は，若年期から壮年期を経て低下していることは事実である．術前，術後の看護を担う看護師は，老人の身体機能の変化について抑えておく必要がある．

加齢に伴う主な身体機能の変化

▶（1）脳神経系
　加齢による脳萎縮に伴い認知機能が低下し，80歳以上で認知症の頻度が上がる．中枢神経系細胞の脱落，脳代謝の低下，神経伝達の低下，無症候性脳梗塞の潜在などを認める[3,4]．

▶（2）循環器系
　心筋拡張能や交感神経刺激に対する反応は加齢とともに低下する．末梢血管抵抗が増加し，1

12 老人外科（看護）

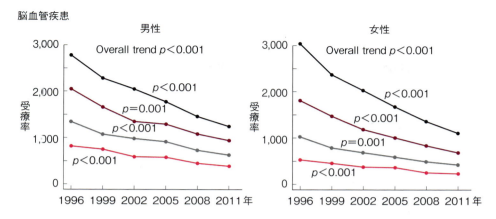

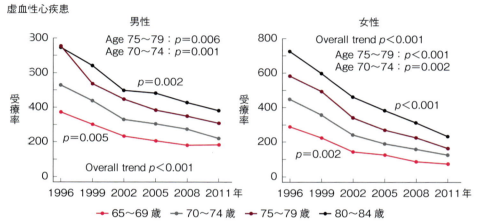

図12-1 性別ごとの年齢階級別受療率の推移
（日本老年学会，他．「高齢者に関する定義検討ワーキンググループ」報告書．2017[38]．p.25）

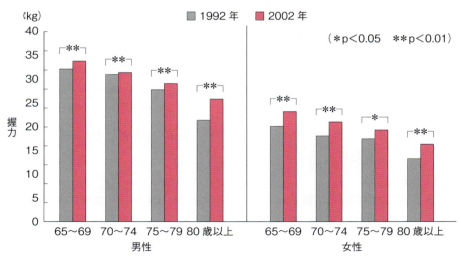

図12-2 握力の変化
（日本老年学会，他．「高齢者に関する定義検討ワーキンググループ」報告書．2017[38]．p.35）

B 老人の身体機能

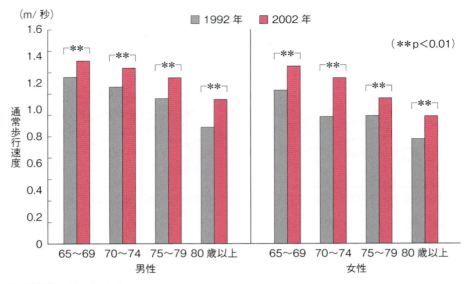

図12-3 通常歩行速度の変化
(日本老年学会, 他.「高齢者に関する定義検討ワーキンググループ」報告書. 2017[38]. p.35)

回の心拍出量や血管伸展性, 圧反射感受性は減少する. 運動負荷時の心拍出量増加は加齢とともに低下する. 動脈硬化, 冠動脈疾患の罹患率の増加などを認める[3,4].

▶(3) 呼吸器系

胸壁は加齢により硬化し, 胸郭のコンプライアンスは低下する. 80歳の肺活量は, 30歳と比べて約40〜50%に低下するが, 低下の程度は円背の程度, 胸椎圧迫骨折の罹患椎の数と相関がある. 線毛運動の低下, 嚥下反射の低下などを認める[3,4].

▶(4) 腎・膀胱機能

腎機能の指標である糸球体濾過量 (GFR) は1年間に平均 0.36 mL/分/1.73 m^2 ずつ低下し, 45歳以上ではその低下速度が速くなると報告されている. 高齢者では, 腎実質の減少, 糸球体の硬化, 濃縮力の低下, 膀胱容量の減少を認め, みかけよりも腎機能が低下している場合が多い[3,4].

▶(5) 消化器系

消化器系は多くの予備的な構造を備えているため, 加齢による機能への影響は他の器官系より比較的少ないが, 消化管粘膜の脆弱化, 消化管運動の低下などを認める[3,4].

▶(6) 内分泌系

インスリン感受性や追加分泌が低下し, 耐糖能異常や糖尿病が加齢とともに増える. また, ホルモン分泌の低下などを認める[3,4].

▶(7) 体内水分量

体内総体液量は, 加齢に伴って低下し, 発汗や下痢などによる体液の喪失によって容易に脱水症に陥る. また, 脂肪の構成割合の増加, 筋組織の構成割合の減少を認める[4,5].

▶(8) 皮　膚

皮膚の老化には, 生理的な老化と光 (紫外線) による老化 (光老化) がある. 老化によって発汗が低下し乾燥するため, バリア機能が低下する. 皮膚のすべての層は菲薄化し, 血管量も減少する. 真皮内の膠原繊維や弾性繊維の減少や変性によってしわが生じる. 知覚機能, 免疫機能,

12 老人外科（看護）

創治癒能力も低下する[6]．

▶（9）筋骨格系

骨形成は加齢に伴い低下し，破骨が亢進することで，微細構造の劣化が生じ，骨強度（骨密度と骨質）は低下する．そして，結合組織で構成される腱・靱帯および弾力性・柔軟性の低下，関節面を覆う軟骨の石灰化・硬化によって，関節の変形や関節可動域（range of motion: ROM）の低下が起こる．さらに，加齢に伴う筋繊維数の減少と筋繊維の萎縮によって筋肉量が減少し，筋力の低下を招く[5]．

▶（10）感覚器系

65歳以上の人は感覚器の機能障害の発生が高率であり，QOLの低下を引き起こす．聴覚障害は，コミュニケーションの低下を招き，社会生活からの孤立を引き起こす．平衡障害は，瞬発力や行動力が損なわれ，味覚・嗅覚障害は，生活における健康や安全の面からもリスクを生じやすく，QOLの低下に加えて重要な問題となる[7]．

▶（11）フレイルとサルコペニア

フレイルとは，ストレスに対する脆弱性が亢進した状態を示し，生活機能障害，要介護状態，死亡などの転帰に陥りやすい状態と定義されている[8]．サルコペニアは，高齢者にみられる骨格筋量の低下と，筋力もしくは身体機能（歩行速度など）の低下により定義されている[9]．このサルコペニアによって筋力や活動量が低下することで基礎代謝が低下し，それに続いて食事摂取量の低下から低栄養を招くといったように，増悪したサルコペニアによってフレイルも悪化していく増悪サイクルが引き起こされる[5]．

C 老人に対する手術療法

近年では，医療技術の進歩に伴い低侵襲手術の開発が進み，また麻酔学の進歩に伴い全身麻酔での手術が，超高齢者を含む高齢者へも行われるようになっている[5,10]．高齢者は，手術に関係する病気以外にも併存疾患を持ち合わせている．傷病別にみると，男女ともに「高血圧症」が多く，次いで男性では「糖尿病」，「脂質異常症（高コレステロール血症等）」となっており，女性は「脂質異常症（高コレステロール血症等）」，「眼の病気」となっている[11]．これらの併存疾患がある場合は，内服薬や外用薬などを使用してコントロールをしているため，加齢に伴う主な身体機能の変化とともに手術におけるリスクとして認識し術後に備える必要がある．

医師は，呼吸器，循環器，栄養・代謝，肝・腎機能等の術前検査を行い，多面的にリスク評価を行っている．それらは，手術を予定しているすべての患者を対象に行われているが，高齢者は前述したようにフレイル，サルコペニア，それに伴う低栄養，併存疾患と高齢者特有の問題も抱えている．しかし，そのリスクを抱えているだけでは手術適応外とはならないため，これらのリスクを抱えていることも看護師は知っておく必要がある．このようなリスクアセスメントを行う際，入院時に行っているリスクアセスメントは大いに役立つ．

看護師独自で行える評価では，患者が入院した際に行われる，アナムネーゼ（患者からの情報収集）において，自身の病気をどのように捉えているのか，今までかかった病気やその治療経過などを聞きながら，病気についての認識度を評価する．入院診療計画書からは，その人の栄養状

態を知ることができ，入院時嚥下スクリーニングシート作成時には，対象が義歯を使用しているのか，自宅ではどのような食形態であったのか，食物の飲み込みにくさや摂取時のむせこみの有無など，シートに沿って聞くことで咽頭の障害，口腔の障害，食道の障害とあらゆる角度から確認ができる．また，せん妄チェックや転倒・転落アセスメントを行うことで，リスクとともにその人本来の ADL を知ることができる．急性期病院では，DPC（Diagnosis Procedure Combination: 急性期入院医療を対象とした診療報酬の包括評価制度）に伴う在院日数短縮のため，たとえ高齢者といえども多くの患者は手術1〜2日前の入院となる．そのため，少ない時間の中でこれらのものをフル活用して患者を知る一助としていく．

　術前評価は，医師が行った高齢者の生理・生体機能の側面とともに，看護師が入院時に行っている日常生活援助を基盤としたリスクチェック等を活用し，高齢者の総合的リスク評価を行っていく．

D 手術前の看護

　前述したように，急性期病院では，DPC に伴う在院日数短縮のため，多くの患者が術前1〜2日前の入院となる．そのため多くの病院では，病状説明にはじまり手術前の検査や手術の説明，術前オリエンテーションは，外来で行われることがほとんどである．

1 病状説明や手術の説明

　病状説明および今後の治療の可能性については，医師から患者本人に説明される．その場合，高齢者一人で聞く場合もあれば家人が一緒に聞く場合もある．この病状説明は，今後の検査や治療に直結するため，患者には十分理解してもらう必要がある．患者の理解力をサポートできるような家人が一緒の時には，医師の説明が聞こえずらかったり，理解できていないような表情の場合，家人が患者に耳打ちをして理解を確かめるという場面を見かける．しかし，家人も高齢者であった場合は，双方ともに聞こえずらかったり，理解しづらかったりする場合がある．看護師は，患者や家人が理解できているのか，聞こえているのかということを表情から読み取り理解できるような支援が必要である．医師が説明をしている中で，「ここまで，大丈夫ですか？」「質問はありませんか？」と医師自身が患者や家人に確認しながら行っているが，平静さを失していたり，その質問すら聞こえていなかったりする場合もあるため，その場合は「先生の声，聞こえてますか？」「もう少しゆっくりしたスピードの方がいいですか？」といった，声かけが必要な場合もある．

　手術の説明は，手術という言葉の重さに加えて，可能性の高低はあっても起こりうる合併症の説明が不安を掻き立てるため，家人の有無にかかわらず，看護師が同席し理解度を確認する．医師からの説明を聞いているときには，わかっている気になるが，どういう説明をされたかを確認するとわかっていない場合も少なくない．そのため，医師から説明された後は，看護師は「手術の説明は，初めて聞くと驚きますよね」といったように，患者に寄りそった言葉かけを行い，そのうえで「手術は，どのようにするのか理解できましたか？」「ご自分の中では，どのようなイ

12 老人外科（看護）

メージをされましたか？」というように，理解度を確認する．平塚らの研究において，人工膝関節全置換術を受けた高齢者の手術決断において，手術を理解することは，手術を受ける自分を具体的に想像することとなり，手術の決断に至ることが明らかになっている[12]．そのため，手術説明に携わる看護師は，高齢者が手術の理解ができるよう支援をしていく必要がある．

2 手術前検査

手術前検査は，そのまま特段準備をしなくてもできる検査から，絶食や検査前準備が必要な検査がある．特段準備をしなくてもできる検査であっても，検査室への行き方や手続の仕方がわからない場合もある．各病院では，患者にわかりやすいよう検査室への経路が廊下に色分けして明示されていたり，大きな看板が掲げられていたりするが，高齢者にとってはそれを見つけることも困難な場合があるので，初診患者などは経路の説明をして検査に送り出す必要がある．このように，高齢者にとっては，手術に直接関係ないことでつまずくことで，不安を助長させてしまうため，丁寧な看護を心がける．また，絶食の必要な検査は，「朝食を抜きます」「昼食を抜きます」というだけではなく，何時から食事を控え，何時から水分を控えるといったように食事や水分摂取を控える時間を明確に伝えていく．前述したように，高齢者は併存疾患を抱えているため，併存疾患の薬を内服したいがために，例えば日常的に朝食を8時に摂取していたが，6時にあえて軽食として食物を胃に入れて内服を継続しようとする場合がある．そのため内服薬は，飲まない，飲むなら何時に飲むなど明確に伝え理解してもらえるよう，薬袋や検査説明書にわかりやすく明記するといった配慮が必要となる．そして，検査前準備において，下剤などを内服する場合は，絶食時間と合わせて何時からその下剤を内服するのか，併存疾患の薬はどのタイミングで内服するのかなどを細かに伝える必要がある．検査の説明をする看護師は，検査説明中に自宅での内服などが難しいとアセスメントした場合は，検査部門と相談して外来での内服が可能かを検討し，検査前処置が滞りなくできるよう調整することも必要である．

3 手術前オリエンテーション

多くの施設では，手術前オリエンテーションとして，「手術後に必要となる物品や書類」「手術前日から手術室入室までの予定」「手術後の経過」を説明している．特に高齢者は，諸臓器の予備能の低下や併存疾患の影響により術後合併症を起こしやすいため，術前から準備をしておく必要がある．

▶ (1) 呼吸管理

呼吸リハビリテーションは，術前に行うことで術後の肺合併症が減少することが明らかになっている[13]．そのため，喫煙をしている高齢者には禁煙を指導することが，第1位の術前指導となる[14]．そして，喫煙の有無に関係なく，口腔ケアを行うことは，術後の肺炎予防の一助になるといわれている[15,16]．そのため，入院前から食後の歯磨きや含嗽を習慣化するよう指導する．義歯使用者には，可能であれば歯科受診をして義歯や歯肉に問題ないことを確認しておくよう促す．

麻酔による影響については，他項を参照してほしい．その麻酔や疼痛の影響により，深呼吸や

有効な咳嗽ができなくなるため，自宅において深呼吸の練習を行うよう指導する．この際，術後は両側下肺野が広がりにくくなるため，肺への酸素量が減少しやすくなる．そのため，横隔膜を上下させる腹式呼吸を行うよう指導する．また，予定される創部を手や枕で抑えながら小刻みに咳嗽する練習を指導する[17,18]．そして，手術直後から酸素マスクを用いて酸素が投与されること，術後は無意識にこのマスクを嫌がることがあるが，必要なことであることを術前から伝えておき術後のイメージをしてもらう．

▶（2）疼痛管理

手術とは，身体に侵襲を加えて治療を行うことである．そのため，手術を受けることで痛みを伴うことは，容易に想像ができることから，多くの患者が術後疼痛に対して不安を抱いている[19]．術前オリエンテーションにおいては，術後の疼痛に対して，鎮痛薬が使えることを説明しておく．高齢者は，疼痛を訴えることや不安であることを表現しない場合もあるため，痛くなってからではなく「いやな感じがしたら」，「不快になったら」術後の鎮痛薬を使用することができるため，痛みが強くなるまで我慢しなくてよいことを説明し安心感を与える[20]．

▶（3）褥瘡予防

褥瘡とは，身体に加わった外力が骨と皮膚表面の間の軟部組織の血流の低下，あるいは停止させる．この状況が一定時間持続されると組織は不可逆的な阻血性障害に陥り褥瘡となるといわれている[21]．皮膚は加齢に伴い脆弱となるため，高齢者の手術後は，褥瘡発生の危険が高まる[22]．そのため，手術後は，ベッド上において可能な限り腰を動かしたり，体位を変換したりして，阻血性障害を防止する必要がある．高齢者においては，手術後は安静が必要ととらえている人もいる可能性があるため，手術翌日からは，むしろ鎮痛剤を使用してでも離床を図り血流の循環を図ることを指導する．自宅では，いきなり側臥位を向くのではなく，腰を上げてから左右を向く練習をしたり，側臥位を取りながら肘を梃にして起き上がる練習をして術後に備えるよう指導する．

▶（4）術後せん妄予防

せん妄とは，脳の一時的な機能失調の状態で，手術を契機に発症するものを術後せん妄という[23]．高齢者は，術後せん妄が高率に発症するといわれており，75歳以上の術後せん妄発症率は50％以上といわれている[24]．高齢者は，新たな環境に対して適応力が低下していることから，手術後の変化に加えて麻酔の影響，電解質のバランス変化など，多くの要因が考えられている．術後せん妄は，手術直後から発症までの間に清明期がある場合があり，症状は幻覚と興奮が多く，7〜10日で消退するといわれている[24]．そのため，患者だけではなく，家族にもそのリスクを伝えると同時に，過去に手術の経験がある患者は，その際術後せん妄が生じたか否かも確認しておく．過去に術後せん妄を生じた患者は，術前からそのリスクを医師と共有し，術後に備えておく．

以上のように，手術前オリエンテーションは，患者本人だけではなく家人にも行い，術前訓練が効果的に行えるよう協力を得ていく．

E 手術後の看護

高齢者の手術後の合併症は，非高齢者に比較し呼吸器疾患や循環器疾患，死亡が多い[25]．そのため高齢者の術後は，可能な限りナースステーションに近い部屋で観察を行い，異常時のみなら

ず頻回に訪室する必要がある.

高齢者における手術後の看護では,他項での術前術後の管理に加え,前述した術前オリエンテーションにおいてリスクとなる部分を支援していく必要がある.

1 術後の疼痛緩和

手術が終わり,術中の状況,麻酔医の指示において挿管したまま手術室を退室する場合を除けば,必ず麻酔覚醒を確認してから手術室を退室することとなる.

患者は,麻酔から覚醒すると同時に創部の痛みを自覚し,それと共に吐き気や挿管チューブ抜管後の咽頭部の違和感に襲われながら,動きたくても動けないといった苦痛を感じている.術後に携わる看護師は,このような心境であることを理解し看護にあたる必要がある.

術後の疼痛緩和におけるメリットは,第1に痛みや不快感からの解放であり,次に,早期離床,肺合併症予防,血圧や心拍の安定化,腸管の蠕動運動の改善とある[26].しかし,高齢者は痛み知覚の低下に伴い,実際の痛みの程度を実際に感じている痛みよりも小さく申告したり,自発的に痛みを訴えないこともある.さらに,認知機能やコミュニケーション能力の低下から,医療者も正しく評価することが難しいといわれている[27].そのため,術後の疼痛緩和を妨げないようにすることは,術後の合併症予防にも寄与しているといえる.

術後の痛みについては,術前のオリエンテーションと同様に「我慢できなくなるまで」ではなく,「変な感じ」と思った時点で教えてほしいことを伝えたり,血圧の変動や脈拍の変化などから総合的にアセスメントしていく.そして,何よりも大切なのは「痛みを訴えることができる環境」を整えておくことであることから,訪室時は「変な感じはしないですか」「眠れませんか」というように声をかけ,ナースコールが押せるようナースコールを手に握らせることや,目の前でナースコールを押す練習をするなどをして,痛みを訴えられる環境を整えていく.

2 肺合併症予防

全身麻酔後の手術直後は,酸素が投与されている.挿管チューブ抜管後は,麻酔中に使用されていた薬剤の残存や,行われていた陽圧換気が中止され有効な換気が不十分なため低酸素状態を補うものである[28].そのため,呼吸状態は,呼吸回数とともに舌根沈下をしていないか口腔内を確認し,舌根沈下が生じている場合は,すぐに医師に報告し処置を行う.また,酸素マスクが適切に着用できているかを確認し,聴診器で肺音を確認する際は,深呼吸を促しながら確認する.有効な深呼吸を促すためにも,術後の創痛によって妨げられていないかを確認し,必要時は鎮痛剤を投与し深呼吸を促していく.換気のための呼吸は,臥位よりも座位になったほうが効果的であるため,術後早期からファーラー位や座位,離床ができるよう鎮痛薬などを使用し環境を整えていく.

さらに,全身麻酔の影響により唾液分泌の抑制や経口気管内挿管などの影響,術後の酸素投与の影響により,口腔内は乾燥している.帰室後の意識レベルが清明になった際には,含嗽を促し口腔内の清浄化に努める.また,口腔内には1,000億の微生物が常在していることから,飲食が開

始されなくても，歯磨きを施行することで口腔内を清浄に保ち術後肺炎予防はもちろんのこと[29]，患者に快さを感じてもらう援助をしていく．

そして，術後は，咳嗽反射や嚥下機能が低下するため，無気肺や肺炎を生じやすいことから，含嗽により排痰を促したり，枕などを使用してハフィングを実施したり，有効な咳嗽を促す援助を行う[30]．

③ 早期離床

前述したように，術後は手術侵襲による創痛や吐き気など多くの症状が出現し離床を阻む要素が多い．しかし，臥床が続き身体活動が低下することで，心肺機能系，関節や筋肉の骨格系，精神・神経系，代謝系など様々な組織・器官の機能が低下することから，術後の長期臥床を避け離床支援を行っていく[31]．

早期離床は，呼吸運動の促進による呼吸器合併症の予防とともに，循環の促進，消化管運動を促進する．高齢者において，術後の肺合併症は重症化しやすく治療に難渋する．だからこそ，血行動態に問題がない場合は，1病日から離床を促していく[32]．離床を促すため，手術翌日の朝は，ベッドをファーラー位やセミファーラー位まで起こした状態で，ベッド上での洗面や歯磨きを実施し臥位での目線から座位の目線に慣れるような支援を行っていく．そして，初回離床時は，必ずバイタルサインを確認してから離床を図る．これは，手術中に生じた出血や不感蒸泄による全身の循環血流量が減少し，血圧低下や頻脈等のショック症状が出現することがあるためである．術後の初回歩行などは，不安が大きいため，バイタルサインに問題ないことを伝えることで安心感を与えていく．それと共に，看護師は，患者の創痛の程度を確認し，予防的に鎮痛薬を投与することで，離床を促していく．高齢者は，非高齢者に比べて筋力や支持力が低下していることから，ふらつきや転倒に注意しながら離床介助を行っていく．そして，腹部の手術後の場合は，臥床状態から端座位，起立をする際，側臥位をとってから，下方になった肘を梃にし，もう片方の手をベッド柵につかまりながら起き上がることで，腹部にかかる力が軽減されるため[33]，苦痛を最小限とした看護援助となる．

また，患者によっては，術式や術後経過のため離床の許可が出ない場合もある．そのような場合は，側臥位をとったりファーラー位をとったりと，仰臥位だけではない工夫をしてベッド上での動きや活動を拡大できる援助を行う．

高齢者の術後において，早期離床を促すことは，合併症減少に寄与するとともに，術後在院日数を短縮する一助となる．

④ 術後せん妄の予防

せん妄の有病率は，入院中の高齢者の間で最も高く，術後の高齢者の 11〜51% にみられるといわれている[34]．術後のせん妄は，通常術後 3 日以内に生じ，周囲に対する無関心や注意力の低下を特徴とし，昼夜逆転，見当識障害，記憶障害，幻覚，妄想を伴うことがあり，日内変動を示す[35]．

この術後せん妄の予防は，高齢者の認知機能にあわせて術前から手術の理解を深め，イメージ化をはかり，不安を緩和することが重要である[5]．また，昨今ではせん妄予防として，Hospital Elder Life Program（HELP）がある[36]．このプログラムは，以下の9つの基本プログラムから成り立っている．

① 毎日ベッドサイドにボランティアを派遣し，ごく普通の世間話をしたり患者の要望を聞いて実行するが，医療行為は行わない．
② 適度な刺激のある毎日の活動を行う．
③ 適度な運動療法を行う．
④ 薬に頼らない睡眠プロトコールを実施する．
⑤ 視覚・聴覚の評価を行う．
⑥ 食事のアシスト（直接の食事介助は行わない）．
⑦ 高齢者ケア専門チームの関与．
⑧ 介護者への教育を行う．
⑨ 地域との連携を図る．

とされている．これらは，組織的に行うことが効果的ではあるとされているが，まずは非日常的な入院，手術という環境から，夜に寝て朝起き，太陽光を浴び，洗顔し，挨拶をするという環境を整えることが必要と考える．そして，前述したように，早期離床を促し，尿道バルーンカテーテルなど，身体から外せるものは外せる準備や環境を整える．

小澤らは，周術期において苦痛や不快を感じている高齢者が，看護師にどのようなケアによって安楽（Comfort）と感じたのかを見出すことを目的に文献レビューを行った[37]．その結果，看護師から鎮痛剤を用いた対応，温罨法を用いたケアを受け【症状が緩和する】，十分なモニタリング，話しを聞くことなどから【思いを察してくれる】，看護師の頻回な訪室，丁寧な観察などから【そばにいてくれて心強い】，患者が欲するケアの提供，痛みを感じさせないケアなどから【ケアに心遣いを感じる】ということから安心を得ていた．綿棒を用いた口腔ケアや，現状認知を促すケアなどから【不快な思いから解放される】と緩和を感じ，リハビリテーションが促進することを期待した介入などを受け【回復に向かう力を得る】と超越を感じとっており，これらのことから安楽（Comfort）な状態を得ていたと述べている．このような周手術期のケアは，特別なことではなく，看護ケアとして基本的なことである．そのため，手術を受ける高齢者が，安楽を感じてもらえるような看護を提供することは決して難しいことではないといえる．

1) World Health Organization. 高齢化と健康に関するワールド・レポート 2015，WHO.
2) 日本老年学会・日本老年医学会 高齢者に関する定義検討ワーキンググループからの提言 75歳以上を「高齢者」，65〜74歳は「准高齢者」に〜高齢者問題を国民全体が議論するきっかけに．Geriatric Medicine（老年医学）．2017; 55: 125-8.
3) 渡邊一久，葛谷雅文．加齢に伴う身体・生理的機能の変化．腎と透析．2021; 90: 953-7.
4) 西山みどり．消化器外科手術後に気をつけなければいけない 高齢者の特徴．消化器外科．Nursing．2015; 20: 627.
5) 水谷信子，水野敏子，高山成子，他．最新老年看護学．第4版 ed．日本看護協会出版会; 2022.
6) 茂木精一郎．加齢に伴う皮膚の変化．MB Medical Rehabilitation．2022: 1-7.
7) 池田勝久．高齢者の感覚器疾患総論．Geriatric Medicine．2006; 44: 735-9.

8) 荒井秀典. (Q)フレイルの定義について教えてください. DEPRESSION JOURNAL. 2022; 10: 24-5.

9) 若林秀隆. [早わかり診療ガイドライン100-エッセンス＆リアルワールド]そのほか サルコペニア サルコペニア診療ガイドライン2017年版. Medicina. 2020; 57: 431-4.

10) 苦瓜洋子, 橋本なぎさ, 吉行伴子, 他. 超高齢者の麻酔管理. 日本臨床麻酔学会誌. 1988; 8: 187-91.

11) 厚生労働省. 世帯員の健康状況. 2024.3.23.

12) 平塚知子, 原 祥子. 人工膝関節全置換術を受けた高齢者の手術決定に関する意思決定プロセス. 日本運動器看護学会誌. 2013; 8: 24-38.

13) Yamana I, Takeno S, Hashimoto T, et al. Randomized Controlled Study to Evaluate the Efficacy of a Preoperative Respiratory Rehabilitation Program to Prevent Postoperative Pulmonary Complications after Esophagectomy. Dig Surg. 2015; 32: 331-7.

14) 小林 求. 術前の禁煙・禁酒による術前環境の適正化. 外科と代謝・栄養. 2021; 55: 175-8.

15) 関谷秀樹, 倉沢泰浩, 丸岡 豊, 他. 高齢者診療Up To Date（No. 16）. 高齢者における口腔衛生・機能管理の重要性と戦略的歯科検診 高齢手術患者の周術期口腔機能管理から隠れ口腔機能低下症を考える. 新薬と臨牀. 2022; 71: 938-45.

16) 米山武義. 口腔ケアと高齢者のQOL 誤嚥性肺炎予防における口腔ケアの効果. 日本老年医学会雑誌. 2001; 38: 476-7.

17) 岡田純也, 幸 史子, 上瀧健二, 他. 呼吸方法と体位変換時の横隔膜可動量の変化に関する検討. 呼吸器ケア. 2016; 14: 106-10.

18) 奥山広也. Theme 12 咳嗽の介助や排痰ケアの工夫. 呼吸器ケア. 2016; 14: 532-3.

19) Yoshinuma H, 吉沼裕美, 讃井將満, 他. 麻酔に関する患者アンケート調査より. Journal of Japan Society for Clinical Anesthesia. 2008; 28: 32-8.

20) 井上莊一郎. 術後の疼痛管理—鎮痛・鎮静のコツと注意点. 耳鼻咽喉科・頭頸部外科. 2018; 90: 550-7.

21) 日本褥瘡学会. 褥瘡ガイドブック第3版. 照林社; 2023.

22) Jaul E. Assessment and management of pressure ulcers in the elderly: current strategies. Drugs Aging. 2010; 27: 311-25.

23) 西山みどり. 消化器外科ナーシング. 2015; 20: 628-35.

24) 服部英幸. 高齢者の術後せん妄. 臨床精神医学. 2013; 42: 327-34.

25) 木村 理, 水谷雅臣, 布施 明. 腹部救急手術例における高齢者外科治療の問題点と対策: 非高齢者との比較から. 日本老年医学会雑誌. 2004; 41: 660-5.

26) 辛島裕士, 外須美夫, 他. 術後疼痛コントロール. 臨牀と研究. 2012; 89: 208-12.

27) 山本達郎. 術後疼痛コントロールにおける高齢者の特性. 臨床外科 2012; 67: 1152-5.

28) 佐藤暢一, 東邦大学医療センター大森病院麻酔科. 術後に酸素吸入を行う理由. Medical Gases. 2013; 15: 52-4.

29) 川端良平, 鄭 充善, 辻江正徳, 他. 外科医の立場からみた周術期口腔ケア. 日本手術医学会誌 2020; 41: 106-8.

30) 田村 宏. 4 ハフィング. 呼吸器ケア. 2017; 15: 1176-9.

31) 内村公亮. リハビリテーションから見た早期離床の注意点や工夫点. Japanese Journal of SURGICAL METABOLISM and NUTRITION. 2023; 57: 154-7.

32) 佐藤 弘. ERASプロトコールと早期離床. 栄養-評価と治療. 2012; 29: 135-6.

33) 西本勝夫, 小林 茂, 橋本 努, 他. 背臥位, 側臥位そして腹臥位からの起き上がり動作における表面筋電図的分析. 理学療法学. 1989; 16: 317-22.

34) Association AP, 染矢俊幸, 高橋三郎, 他. DSM-5-TR精神疾患の診断・統計マニュアル. 東京: 医学書院; 2023.

35) 澤村成史. [高齢者の救急医療—その病態特徴と基本管理—]高齢者外因性の救急疾患と処置 術後. 日本臨床. 2013; 71: 1060-4.

36) 本田美和子. せん妄は防げる HELPプログラム(Hospital Elder Life Program)の理論と実践 HELPの日本での実践応用. 日本老年医学会雑誌. 2013; 50: 641-3.
37) 小澤尚子, 及川けい子, 脇田泰章, 他. わが国における手術を受ける高齢患者の安楽（Comfort）に関する統合的文献レビュー. 常磐看護学研究雑誌. 2022; 4: 1-11.
38) 日本老年学会, 日本老年医学会.「高齢者に関する定義検討ワーキンググループ」報告書. 2017.

〈佐藤美和〉

各論

13 | 小児外科

　小児外科は新生児から15歳までの小児を対象とし，頸部・胸部・腹部・骨盤の臓器を扱う外科である．「こどもはおとなのミニチュアではない」とは小児外科を説明する際によく使われる言葉である．小児は単に体が小さいだけでなく，あらゆる臓器が発育の途上で構造的・機能的に未熟であり，発育に伴って変化していく．また，身体面だけでなく精神的にも発育途上である．これらの小児の特性を理解した上での看護が必要である．

　一方，近年では「成育医療」という概念が浸透しつつあり，妊娠，胎児，出産，新生児，小児，思春期，母性・父性・成人に至る一連の生殖と成長に関するライフサイクルにかかわる身体的，精神的問題を総合的に取り扱う医療として提唱されている．小児外科の診療においても，小児科，産婦人科，成人領域の各診療科と連携して胎児期から成長過程を経て成人に至り次の世代につないでいくまで，その疾患特性や社会的背景に見合った最適な医療を提供することが求められる．

A 小児外科の特徴

1 小児は発育途上にある

　小児は新生児期（生後4週まで），乳児期（1歳未満），幼児期（1〜6歳未満），学童期，思春期に分けられる．各年齢層により身体的特性やバイタルサインの基準値，治療対象となる疾患も異なる．小児の年齢別バイタルサインの基準値と各臓器機能の変化を表に示す　表13-1 ．

　小児外科疾患の術前・術後には栄養管理を必要とする疾患が多く，特に新生児・乳児期の栄養障害は児の発育・発達に重篤な障害を与える恐れがあるため，静脈・経腸栄養の知識が求められる．

表13-1 小児の正常バイタルサイン

	心拍数（回/分）	呼吸数（回/分）	収縮期血圧（mmHg）	拡張期血圧（mmHg）
新生児	100〜205	40〜60	60〜84	31〜53
乳児	100〜180	30〜53	72〜104	37〜56
幼児	80〜140	20〜37	86〜112	42〜72
学童	60〜118	12〜25	97〜120	57〜80

2 対象疾患・臓器の範囲が広い

　小児外科は小児の頸部から骨盤まで，呼吸器，消化器，泌尿生殖器，皮膚軟部組織などの外科疾患を扱い，対象疾患と臓器が多岐にわたる．

3 緊急手術が多い

　小児外科疾患は緊急手術の対象となるものが多い．新生児，乳幼児は自分の症状を正確に訴えることができないため，児の養育者が感じる違和感や変化を頼りに医療者は客観的所見を評価する必要がある．病態は成人と比較して急速に進行することがあり，些細な変化を見逃さず異常の早期発見に努める必要がある．

4 患児のみならず，養育者への支援が重要である

　患児の成長発達段階に応じた身体的・精神的サポートが必要であるのはもちろんであるが，小児医療においては両親・養育者への対応も重要である．先天性疾患や重篤な障害が避けられない疾患の場合，養育者がその現実を受容できない場合があり，養育者の気持ちに寄り添いつつも受容を促し援助することが求められる．経管栄養，ストーマ，自己導尿などの在宅管理を要する場合には，自宅での管理に向けて入院中から計画的に指導を行っていく．患児・家族をともに継続的に支援する必要がある．

B 小児の画像検査法

1 超音波検査　Ultrasonography

　非侵襲的な検査で簡便かつ繰り返し施行できるため，多くの小児外科疾患で first choice となる検査法である．腹痛，腹部腫瘤，体表病変のスクリーニングや精査に用いられ 図13-1，また胎児超音波検査では多くの先天性疾患が出生前に診断されるようになっている．一方，検査者の技量に検査結果が左右されやすく，また乳幼児では体動・啼泣などにより安定した画像が得に

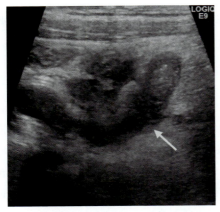

図13-1 壊疽性虫垂炎の超音波検査所見
虫垂は腫大し（矢印），内部の層構造が破壊されている．

い面もあり，常に客観的にも説得力のある画像を得るように努める必要がある．

2 X線検査

放射線を使った画像検査が小児の疾患の診断に有用であることは疑う余地がないが，**小児は放射線感受性が高い**ため不要な被曝は避ける必要がある．検査によってもたらされる利益が放射線被曝による潜在的なリスクを上回るか常に意識する必要があり，必要最小限の被曝で診断に十分な画像を得るよう努める．また，小児は検査に患者の協力を得ることが難しく，撮影に際して体動を防ぐ固定具を使用したり鎮静や麻酔を必要としたりする場合がある．新生児の検査では低体温に留意して検査室を保温する．

▶（1）単純 X 線検査
簡便で汎用性が高い．新生児の外科疾患では単純 X 線検査のみで診断できる疾患が多く存在する 図13-2 a～e ．

▶（2）造影検査
A）消化管造影
上部・下部消化管造影検査がある．上部では食道，胃・十二指腸，小腸を，下部では大腸の疾患を評価する．一般に成人と異なり腫瘍性病変や粘膜病変は少なく，消化管の通過障害の有無，形態，走行異常の有無を評価することが主体である 図13-3 a～c ．

B）尿路造影
排尿時膀胱造影 voiding cystourethrography（VCUG）は膀胱尿管逆流 vesicoureteral reflux（VUR）や，後部尿道弁，尿道狭窄，神経因性膀胱などの診断に用いられる 図13-4 ．

▶（3）CT（computed tomography）
空間分解能に優れ，精細な画像を得ることができ，短時間で広い範囲を撮影できる．造影剤を用いると血流の多寡により臓器や組織のコントラストが鮮明となり，炎症，腫瘍性病変のなどの局在，性状や周囲との境界が明瞭となる．近年は技術の進歩により，より短時間，低被曝での撮影が可能となり，任意の切断面の画像や 3D 画像も得られるため，スクリーニングにおいても汎用性は高い．しかし前述の通り小児は放射線感受性が高く，不要な被曝は最小限に抑える必要があるため，放射線被曝のない検査で代用可能かどうか留意する必要がある．

3 MRI（magnetic resonance imaging）

放射線被曝がなく，任意の切断面の画像が得られ，造影剤を用いなくとも血管の走行を描出できるなどの利点があるが，撮影に長時間を要し，撮影中の騒音があり，動きに弱いため**低年齢の小児では鎮静を要する**．先天性胆道拡張症の診断に用いられる MRCP（magnetic resonance cholangiopancreatography）や，水腎・水尿管の評価の MRU（magnetic resonance urography）などは造影剤を用いずとも胆道・尿路が描出でき，診断能が高い．

13 小児外科

B 小児の画像検査法

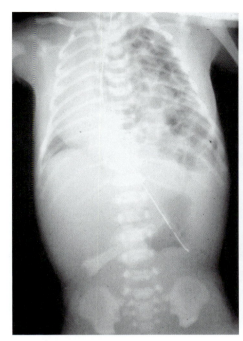

図13-2a 先天性左横隔膜ヘルニア
左胸腔内に消化管ガス像を認め，縦隔が右に偏位している．

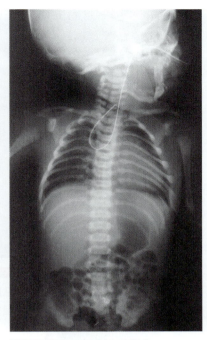

図13-2b 先天性食道閉鎖症
チューブが食道盲端で反転している（coil up sign）．腹部にガスを認めるので，C型食道閉鎖と診断できる．

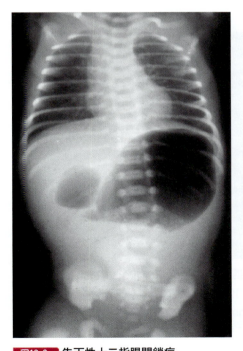

図13-2c 先天性十二指腸閉鎖症
胃と十二指腸ガスの2つの鏡面像を認める（double bubble sign）．

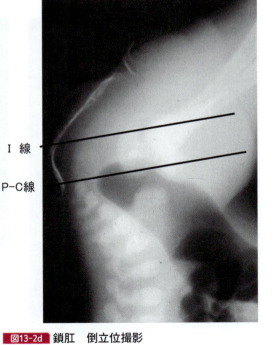

図13-2d 鎖肛　倒立位撮影
患児を3分間逆さにして直腸盲端にガスを移動させ，その高さから病型を診断する．2本の線（P-C線，I線）は病型分類のための基準線である．

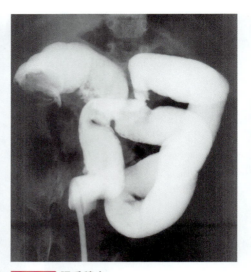

図13-3a 腸重積症
先進部で造影剤は停滞し，蟹爪様の陰影欠損を呈する．

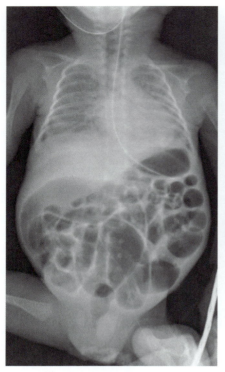

図13-2e 胎便関連性腸閉塞
腸管ガスの拡張像を認める．

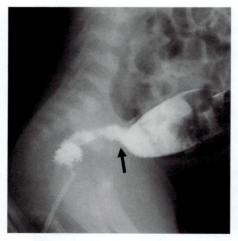

図13-3c ヒルシュスプルング病
肛門側の無神経節腸管は狭小腸管（narrow segment）として描出され，その口側の腸管は拡張する．この腸管口径の変化を caliber change という（矢印）．

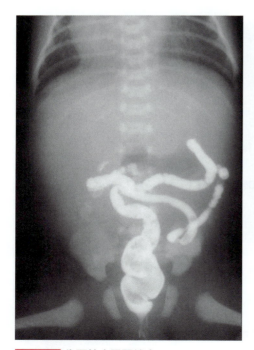

図13-3b 先天性小腸閉鎖症
注腸造影で通常より細い結腸像を認める（microcolon）．

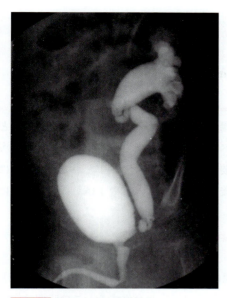

図13-4 排尿時膀胱尿道造影
排尿時に左腎盂まで造影剤の逆流を認める（左膀胱尿管逆流）.

4 RI（radioisotope）検査

　消化管の検査としてメッケルシンチグラフィー（異所性胃粘膜シンチグラフィー），消化管出血シンチグラフィー（消化管出血の検出），肝胆道シンチグラフィー（胆道系の通過障害の評価）など，腎核医学検査として腎シンチグラフィー（腎実質病変の評価），レノグラム（腎機能評価）など，腫瘍・炎症における核医学検査としてガリウムシンチグラフィー（全身検索），骨シンチグラフィー（骨転移，骨髄炎等の検索），神経芽腫に対する^{123}I-MIBGシンチグラフィーなどがある．核医学検査は検査時間が長いため，乳幼児では鎮静を要する．

5 内視鏡検査

　機器の細径化や画質の向上などの進歩により，小児でも成人同様の検査・処置が可能となってきたが施行に際しては鎮静や全身麻酔が必要である．

　消化管内視鏡検査では上下部内視鏡検査，内視鏡的逆行性胆管膵管造影 endoscopic retrograde cholangiopancreatography（ERCP），カプセル内視鏡やダブルバルーン内視鏡（小腸病変の検索）などが施行され，炎症，腫瘍，狭窄などの粘膜病変の評価や膵胆管合流異常の診断などに用いられる．食道狭窄に対する食道ブジーや，大腸ポリープに対するポリペクトミーなど，内視鏡的治療も行われる．また，気道病変の評価には硬性・軟性気管支鏡検査が行われる．

C 主な疾患

1 新生児疾患

　新生児に**胆汁性嘔吐**を認めた場合には腸閉鎖，腸回転異常症，ヒルシュスプルング病などの**先天性の外科疾患の可能性が高い**ことは知っておくべきである．近年では多くの先天性外科疾患が**出生前診断**されるようになり，出生前から生後必要な処置の準備をすることができるようになってきた．新生児の特に消化管手術では，術中・術後に**低体温**をきたしやすいため体温管理に注意する．

▶**(1) 先天性食道閉鎖症 congenital esophageal atresia**

〈概念〉
　食道と気管はともに前腸から発生する．発生過程において胎生4～7週ごろに起こる食道と気管の分離異常が原因であり，多くの場合気管食道瘻や気管の異常を合併する．この時期は様々な器官が形成される時期でもあるので，脊椎や四肢の形成異常，直腸肛門奇形，尿路系の奇形や心奇形を合併することがあり，一連の合併奇形群は V（vertebral）＝椎体異常，A（anal）＝肛門奇形，C（cardiac）＝心奇形，TE（tracheo-esophageal）＝気管食道瘻，R（radial or renal）＝橈骨奇形および腎奇形，L（limb）＝四肢奇形の頭文字をとって **VACTERL 連合**と称される．気管食道瘻の有無・位置により病態が異なるため，これに基づいた **Gross 分類**が汎用されている 図13-5．**C 型が最多**で全体の 85-90％を占める．

〈症状〉
　唾液を口や鼻から泡を吹くように流出（**泡沫状嘔吐**）し，哺乳を開始するとむせて口鼻からミルクを噴出してチアノーゼをきたすなどの症状で疑われる．

〈診断〉
　胃管が挿入できず，X 線では挿入した胃管が食道盲端で反転する **coil up sign** が見られ

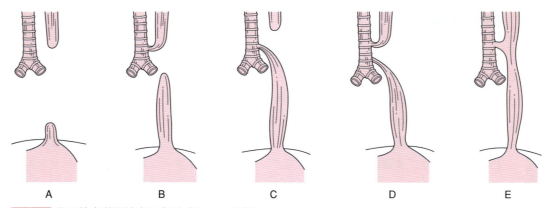

図13-5 先天性食道閉鎖症の病型（Gross 分類）
A 型: 上部・下部食道が盲端，B 型: 上部食道が気管に開口，C 型: 下部食道が気管に開口，
D 型: 上部・下部食道が気管に開口，E 型: 食道は連続しているが気管との間に瘻孔が存在

る 図13-2 b ．胃泡の有無で Gross C 型か A 型かの鑑別ができる．近年では多くの症例が出生前に診断されるようになった．胎児超音波検査で羊水過多を認め，胎児の胃泡が小さいかまたは同定できないことで疑われる．

〈治療〉

　C 型では多くの場合一期的に吻合可能であり，気管食道瘻を切離し上下食道を吻合する．近年では胸腔鏡下手術も行われている．重篤な合併症を伴う症例ではまず胃瘻造設のみを行い，のちに食道吻合を行う場合がある（多段階手術）．上下食道間の距離が長く（long gap），一期的吻合が困難な場合は食道延長術を行ったのちに食道吻合を行う．延長術を行っても食道吻合が不可能な場合には胃，空腸，結腸を代用食道として利用する．ほとんどの A 型食道閉鎖は long gap で食道延長術を必要とする．

〈予後〉

　重症心奇形や低出生体重などの合併がなければほとんどの症例が救命できる．術後合併症として肺炎，縫合不全，食道狭窄，気管食道瘻再開通，胃食道逆流などがある．

▶**(2) 先天性横隔膜ヘルニア** congenital diaphragmatic hernia

〈概念〉

　発生異常によって生じた横隔膜の欠損孔を通じて，腹腔内臓器が胸腔内に脱出する．欠損孔の部位によって分類されるが，後外側に生じる裂孔が最も多く，この部位のヘルニアを胸腹裂孔ヘルニア，または報告者の名を冠して Bochdaleck 孔ヘルニアという．以下，Bochdaleck 孔ヘルニアについて述べる．

　およそ 90％が**左側**に発生し，85％の症例はヘルニア嚢を欠損している（無嚢性）．脱出臓器に小腸，結腸，脾臓，胃，肝臓などが多い．

〈症状〉

　肺低形成や**新生児遷延性肺高血圧**を合併し，重症例では生直後よりチアノーゼ，徐脈，無呼吸などの重篤な呼吸不全を呈し，蘇生を要する．胸部の膨隆，腹部の陥凹（舟状）は外観上の特徴的な所見である．

〈診断〉

　本邦では 70％以上が出生前に診断される．出生後には胸腹部 X 線で診断できる．胸腔内に腸管ガスを認め，縦隔は健側へ偏位する 図13-2 a ．

〈治療〉

　出生前診断例は専門施設へ**母体搬送**する．出生後速やかに患児の呼吸・循環管理を行い状態の安定化をはかり，状態が安定してから手術を行う．手術は脱出臓器を腹腔内に還納し，横隔膜欠損孔を直接縫合閉鎖するか，欠損孔が大きい場合には人工布（パッチ）を用いて閉鎖する．軽症例では胸腔鏡下手術も行われる．

〈予後〉

　以前は生後 24 時間以内発症例，特に胎児診断例は予後不良であったが，近年の治療の進歩やその普及により治療成績は改善し，疾患全体の生存率は約 80％に達した．生後 24 時間以降の発症例はほぼ全例が救命される．しかし重篤な肺低形成を有する症例や重症奇形合併例など一部の重症例ではいまだ救命困難である．

▶（3）先天性腸閉鎖症/狭窄症

〈概念〉

胎児期に何らかの原因で腸（十二指腸，空腸，回腸，結腸）の一部が閉鎖または狭窄したものをいう．閉鎖症は十二指腸，回腸，空腸の順に多く，結腸閉鎖は稀である．狭窄症は十二指腸に多い．閉鎖の型は膜様型，索状型，離断型，多発型に分類される．**十二指腸閉鎖/狭窄ではダウン症候群やその他の奇形の合併率が高い**．

〈症状〉

近年では出生前診断が多く，胎児超音波検査で**羊水過多**と胎児腸管拡張を認める．出生後には腹部膨満，**胆汁性嘔吐**（一部の十二指腸閉鎖症では非胆汁性）を認める．

〈診断〉

腹部単純X線では，閉塞部より口側の拡張した腸管ループが見られ，下部腸管のガス像は見られない．そのため，十二指腸閉鎖症では胃と十二指腸の拡張したガス像（double bubble sign）が見られ 図13-2 c ，小腸閉鎖症では多数の拡張した腸管ループが見られる．注腸造影では通常 **microcolon** を呈する 図13-3 b ．

〈治療〉

十二指腸閉鎖では，一般に膜様閉鎖では膜切除を，離断型では十二指腸側々吻合（diamond 吻合）を行う．小腸閉鎖症では拡張腸管を切除し端々吻合を行う．

〈予後〉

合併奇形がなければ予後良好である．

▶（4）壊死性腸炎 necrotizing enterocolitis（NEC）

〈概念〉

主に極・超低出生体重児に発生する．未熟な腸管に細菌感染，経腸栄養などの負荷が加わり，粘膜の防御機構が破綻して腸管が壊死し発症すると考えられている．好発部位は回腸遠位側である．

〈症状〉

腸管麻痺による**腹部膨満**，哺乳不良，**残乳量の増加**，**胆汁性嘔吐**と感染兆候を示し，全身状態が悪化する．進行すれば腹壁の発赤，浮腫，**血便**などを認める．**きわめて短時間に症状が進行し**敗血症性ショックを呈する例もまれではない．

〈診断〉

上記の臨床症状に加えてX線検査が重要である．初期には腸管拡張などの腸管麻痺像，進行すれば高度腸管拡張を伴う腸閉塞像に加え固定化した腸管ループ，**腸管壁内ガス像**や門脈内ガス像を認める．門脈内ガスは腹部超音波検査でも検出可能である．X線検査で free air を認めれば腸管穿孔の合併を意味する．

〈治療〉

急速に症状が進行するため，診断が確定せずとも**疑いの段階から積極的な内科的治療を行う**．経腸栄養を中止して胃管より消化管を減圧する．補液，循環作動薬，人工呼吸管理により呼吸循環を補助し抗菌薬治療と免疫グロブリン投与などを行う．内科的治療に反応せず全身状態が悪化する場合や腸管穿孔を伴う場合には外科的治療が必要となる．手術は壊死腸管の切除と腸瘻造設

が基本であるが，病変が広範囲の場合は腸瘻造設に留める場合がある．腸管穿孔の場合，全身状態が極めて不良であればドレナージに留め，状態の回復を待って手術を行う場合がある．

〈予後〉

NEC の死亡率は 20〜30％と依然として高く，新生児外科疾患の中で最も予後不良な疾患の一つである．救命率は在胎週数，出生体重，病変の範囲によって大きく異なる．術後遠隔期の合併症として腸管の狭窄，短腸症候群がある．

極・超低出生体重児において NEC の所見を伴わない腸管穿孔は**特発性腸穿孔** focal intestinal perforation（FIP）と呼ばれ，NEC とは区別して扱う．FIP は早期に手術を行えば救命できる可能性が高い．

▶(5) 胎便関連性腸閉塞 meconium related ileus（MRI）

〈概念〉

主に極・超低出生体重児にみられる機能的腸閉塞である．遠位回腸に粘稠な胎便が詰まることにより腸閉塞症状を呈する．

〈症状〉

胎便排泄遅延と腹部膨満を特徴とし，胆汁性嘔吐，残胃量の増加を認める．腸管拡張が進行すると消化管穿孔をきたす．

〈診断〉

極・超低出生体重児で胎便排泄遅延をみたら本症を疑う．腹部 X 線検査では著明な腸管ガスの貯留を認める（ 図13-2 e ）．

〈治療〉

グリセリン浣腸により胎便排泄を促す．浣腸に反応が乏しい場合にはガストログラフィン®注腸や胃内投与が行われる．保存的に腸閉塞の改善が見られない場合や腸穿孔をきたした場合には腸瘻造設の適応となる．

〈予後〉

非手術例の予後は良好である．穿孔例の死亡率は 15〜40％と高い．

▶(6) ヒルシュスプルング病 Hirschsprung disease

〈概念〉

小児の排便障害を主とする機能的腸閉塞疾患の代表的なものであり，**腸管壁内神経節細胞の先天的な欠如**を原因とし，病変は肛門から連続性に広がる．無神経節腸管の範囲により，下部直腸無神経節症（病変が直腸まで），直腸 S 状結腸無神経節症（S 状結腸まで），長節無神経節症（上行結腸まで），全結腸無神経節症（全結腸），広範囲無神経節症（小腸広範囲に及ぶ）に分類される．無神経節腸管が S 状結腸より口側に及ぶものは約 20％である．

〈症状〉

無神経節腸管の長さにより症状や発症時期が異なるが，典型例では新生児期に**胎便排泄遅延**，胆汁性嘔吐，**腹部膨満**，排便障害などの腸閉塞症状を呈する．乳幼児期以降に便秘や腹部膨満で発見される例もある．

〈診断〉

腹部単純 X 線検査では腹部全体に拡張した腸管ガス像や結腸の著明な拡張像を認めるが，骨盤

内には腸管ガス像が欠如する．注腸造影検査では肛門側の無神経節腸管は拡張せず狭小腸管となり，その口側の正常腸管は拡張を示し，この腸管の口径差（caliber change）が特徴である．図13-3 c ．**直腸肛門内圧検査**では正常でみられる直腸伸展刺激に伴う肛門内圧の下降を認めず，直腸肛門反射が陰性である．**直腸粘膜生検**では無神経節腸管では外来神経線維由来の**アセチルコリンエステラーゼ陽性神経線維の増加**を認める．直腸全層生検では神経節細胞（Meissner 神経叢，Auerbach 神経叢）の欠如を認める．

〈治療〉

診断が確定すれば手術が必須である．浣腸，ガス抜きなどの保存的療法で排便がコントロールできない症例では一時的に人工肛門を造設し，生後3カ月ごろに根治術を行うが，保存的治療が可能であれば一期的に根治術を行う．治療する施設・症例によっては新生児期に根治術を行う場合もある．根治術は無神経節腸管を切除し，正常腸管を肛門に引き下ろす手術が行われ，基本的術式としては Swenson 法，Duhamel 法，Soave 法がある．近年は腹腔鏡手術や経肛門的手術が導入されている．

〈予後〉

一般に手術成績は良好である．広範囲無神経節症では排便や栄養管理に難渋することがある．

▶**(7) 直腸肛門奇形 anorectal malformation，鎖肛 atresia ani, imperforate anus**

〈概念〉

直腸肛門奇形（一般的には鎖肛と呼ばれることが多い）は胎生4週から12週に形成される直腸肛門管の発生異常により生じる．直腸肛門が盲端に終わるものと，膀胱，尿道，腟あるいは会陰部皮膚と交通し，瘻孔を形成するものがある．消化管の先天異常の中でも頻度が高い疾患である．直腸盲端の高さにより高位，中間位，低位に分類される．**泌尿生殖器疾患，心奇形，脊椎異常**などを合併することが多い．

〈症状〉

出生直後の全身視診で容易に診断できる 図13-6 ．時に見逃され，腹部膨満や嘔吐などの症状をきたし，浣腸しようとして初めて肛門がないことに気付かれることがある．

〈診断〉

病型により治療法や術後の排便機能が異なるため，正しい病型診断が重要である．外表に瘻孔

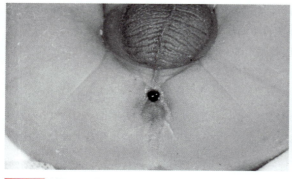 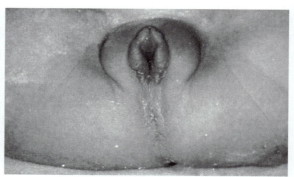

図13-6 鎖肛の外観
（左）男児　低位鎖肛（肛門皮膚瘻）　（右）女児　高位鎖肛（総排泄腔遺残）

がない場合には，生後12時間以降に**倒立位撮影**（invertography）で直腸盲端の位置を確認し病型を診断する 図13-2 d ．外瘻孔がある場合は瘻孔からバルーンカテーテルを挿入して造影し，直腸盲端の高さを判定する．中間位・高位では尿道造影を同時に行い，尿道と直腸の瘻孔の有無を確認する．

〈治療〉

無瘻孔型では新生児期に人工肛門造設を行う．根治術の術式や時期は病型によって異なるが，いずれの術式でも解剖学的に正しい位置，つまり直腸肛門周囲筋群の間に直腸を通すことが重要である．低位型では一期的に会陰式肛門形成術を行う．中間位・高位では乳児期に仙骨会陰式もしくは腹仙骨会陰式手術が行われる．近年，腹腔鏡補助下手術も導入されている．

〈予後〉

鎖肛の治療では術後排便機能を良好に保つことが目標となる．

低位型では術後排便機能は良好であるが，中間位以上では排便機能の確立に時間を要する場合が多い．高位型では神経支配異常や排便筋群の発育不良により排便機能の獲得が困難な場合もある．浣腸や下剤による排便管理や，排便機能訓練などによりQOLの向上を目指す．

▶**(8) 先天性腹壁異常**

〈概念〉

臍帯ヘルニア omphalocele と**腹壁破裂** gastroschisis に代表される．臍帯ヘルニアは腹壁中央部の欠損で，臍帯羊膜からなる半透明のヘルニア嚢内に腸，**肝臓**，脾臓などが脱出する．**染色体異常**や重症奇形を合併することが多い．腹壁破裂は臍の側方（右側が多い）に腹壁の欠損があり，ヘルニア嚢で覆われない内臓（胃，小腸など）が脱出する．低出生体重児に多く，臍帯ヘルニアに比べて合併奇形は少ないが，腸閉鎖を合併することがある．

〈症状〉

体外への臓器脱出の外観から診断は容易である．多くは胎児超音波検査で出生前診断される．

〈治療〉

出生前診断例は母体搬送され，出生直後から治療が開始される．体外に臓器が脱出しているため，低体温，脱水，感染への対策が必要である．脱出臓器の内容と容量，腹腔内容積，合併奇形の内容，全身状態などを総合的に判断し，一期的腹壁閉鎖術または多段階式手術が選択される．後者では人工膜を用いて**サイロ**を形成し，徐々にサイロを縫縮する 図13-7 ．ヘルニア嚢の破裂のない巨大臍帯ヘルニアでは，ヘルニア嚢の上皮化を促したのちに閉鎖術を行う遅延的閉鎖術も行われる．

〈予後〉

臍帯ヘルニアの予後は合併する染色体異常や重症心奇形・肺低形成などに左右される．全肝脱出例では治療に難渋する．腹壁破裂は臍帯ヘルニアに比べ予後良好である．

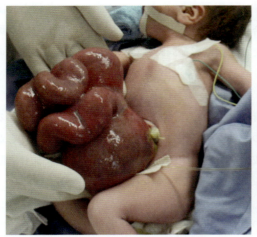
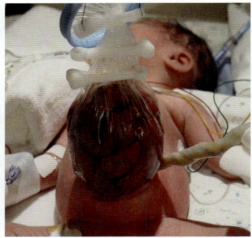
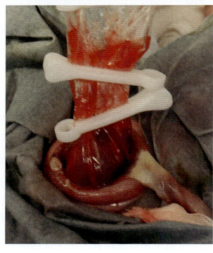

図13-7 腹壁破裂
ウーンドリトラクターを用いてサイロを形成し，連日少しずつ腸管を腹腔内に還納していく．

2 乳幼児疾患

▶（1）肥厚性幽門狭窄症 hypertrophic pyloric stenosis
〈概念〉
　新生児期から乳児期早期に発症する．胃の幽門筋が肥厚し，胃内容の通過障害をきたす．第1子，男児に多い．
〈症状〉
　非胆汁性の**噴水状嘔吐**を特徴とする．脱水，体重減少をきたす．頻回の嘔吐により低Cl性代謝性アルカローシスを呈する．
〈診断〉
　肥厚した幽門部が右上腹部に**オリーブ様腫瘤**として触知される．腹部超音波検査で幽門筋の肥厚と幽門管の延長を認める．
〈治療〉
　外科治療では脱水と電解質異常を補正した後に**粘膜外幽門筋切開術（Ramstedt手術）**を行う

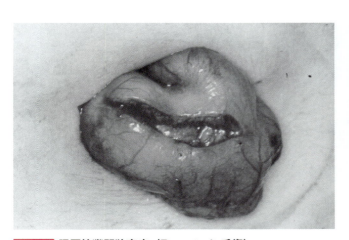

図13-8 肥厚性幽門狭窄症（Ramstedt手術）
肥厚した幽門筋を長軸方向に筋層のみを切開する．粘膜下層が露出している．

図13-8 ．保存的治療として硫酸アトロピンの静注または経口投与があり，奏効率は70〜80%である．

▶(2) 腸重積症 intussusception

〈概念〉
　乳児期〜2歳に好発する腹部救急疾患である．腸管の一部が肛門側腸管に嵌入して腸閉塞をきたす．胃腸炎などの先行感染を有することが多い．近年ではロタウイルスワクチン接種後の腸重積症が増えており，好発年齢が以前より若年化している．3歳以上の発症例では器質的疾患（ポリープ，メッケル憩室など）の存在を疑う必要がある．

〈症状〉
　腹痛，嘔吐，血便（**イチゴゼリー様**）が三徴とされ，**間歇的な腹痛**・不機嫌が特徴的である．

〈診断〉
　好発年齢と症状から比較的容易に診断される．触診で右下腹部が空虚に触れ（Dance徴候），腹部超音波検査では重積腸管が **target sign，pseudokidney sign** として描出される．注腸造影では先進部に**蟹爪様陰影欠損**を認める 図13-3 a ．

〈治療〉
　X線透視下または超音波ガイド下に肛門より逆行性に造影剤や空気を注入する**非観血的整復術**が行われる．整復率は80〜90%である．非観血的整復術不成功例や発症後長時間経過例，全身状態不良な例などには観血的整復術（手術）が行われる 図13-9 ．

▶(3) 胆道閉鎖症 biliary atresia

〈概念〉
　新生児期〜乳児期早期に発症する難治性の胆汁うっ滞性疾患である．肝内外胆管が炎症性・進行性に閉塞し，放置すれば胆汁性肝硬変をきたし2〜3歳までに死に至る．原因はいまだ不明である．

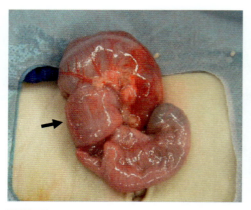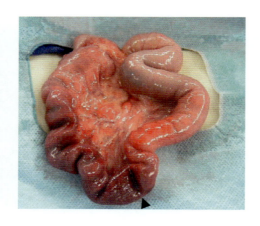

図13-9 腸重積症の手術所見
重積腸管（矢印）を用手的に整復すると，先進部に肥厚したパイエル板（矢頭）を認めた．

〈症状〉

　黄疸，灰白色便（淡黄色便），肝腫大が主症状である．黄疸は新生児黄疸に引き続きみられる場合と一旦消退してから再度出現する場合があるが，一旦出現したのちは持続性，増強性である．閉塞性黄疸によりビタミンKの吸収が阻害されるため，ビタミンK欠乏症による頭蓋内出血や吐下血で発症することがある．

〈診断〉

　触診で肝臓は硬く，辺縁が鈍なことが多い．血液検査で直接ビリルビン，肝トランスアミナーゼ，γ-GTPが高値となり，尿中ビリルビン陽性となる．腹部超音波検査では胆嚢が萎縮しているか，描出できない．その他，胆道シンチグラフィー，十二指腸液検査，肝生検などが行われる．胆道閉鎖症が否定できなければ確定診断のために試験開腹による直接胆道造影検査が必要となる．早期診断の重要性から母子健康手帳に便色カラーカードが掲載されており，便色異常に注意が促されている．

〈治療〉

　肝門部空腸吻合術（葛西手術）を行う．生後60日以内に手術を行うことが望ましい．肝硬変が進行すれば肝移植が必要となる．

〈予後〉

　術後も胆管炎や肝線維化の進行による門脈圧亢進症の予防と治療が必要となる．初回手術後1年で肝移植なしの黄疸消失率は約60%である．2019年の全国統計では10年自己肝生存率は約50%であり，適切な時期に肝移植が必要となる．

▶ **(4) 先天性胆道拡張症** congenital biliary dilatation

〈概念〉

　胆道の限局性拡張と，膵・胆管合流異常（膵管と胆管が十二指腸乳頭部から異常に離れた部位で合流する）を特徴とする先天性の胆管の形成異常である．

〈症状〉

　腹痛，黄疸，腹部腫瘤が主症状である．胎児超音波検査で胆道拡張による腫瘤を指摘され出生前診断される症例もある．

〈診断〉

有症状例では血液検査で**膵酵素の上昇**を認めることが多く，ビリルビン，肝トランスアミナーゼ，γ-GTP の上昇もみられる．腹部超音波検査，CT で拡張した総胆管を認める．MRCP や ERCP で膵・胆管合流異常を確認する．

〈治療〉

放置すれば腹痛発作を繰り返すのみならず，胆道癌発生のリスクが高まるため診断がつけば手術が必要となる．肝外拡張胆管を切除し胆汁と膵液の流出路を分離する分流手術（肝外胆管切除・肝管腸吻合術）が標準術式である．近年では腹腔鏡手術やロボット支援手術も行われる．

〈予後〉

一般的に予後は良好だが，術後長期合併症として肝内結石や胆道癌が問題となる．

▶ **(5) 鼠径ヘルニア inguinal hernia**

〈概念〉

小児外科手術疾患の中で最多である．小児の鼠径ヘルニアはほとんどが**外鼠径ヘルニア**である．腹膜鞘状突起が開存し，腸管などの腹腔内臓器が入り込む疾患で，小児の数％に見られる．

〈症状〉

腹圧がかかると鼠径部や陰嚢が膨隆する　図13-10 ．**嵌頓**（脱出した臓器が戻らなくなり，血行障害をきたす）を起こすと不機嫌，疼痛，嘔吐などの症状を呈する．

〈診断〉

鼠径部や陰嚢の膨隆が出現と消失を繰り返せば本症と診断できる．鼠径部の触診では肥厚したヘルニア嚢がこすれる感触がある（**silk sign**）．

〈治療〉

自然治癒の可能性は低く，診断がつけば手術が必要となる．小児鼠径ヘルニア手術の原則はヘルニア嚢の高位結紮であり，鼠径管後壁の補強は行わない．鼠径部切開による術式と，腹腔鏡下

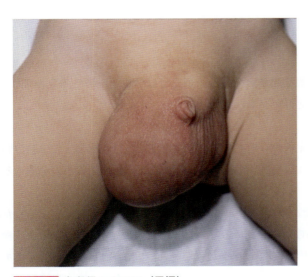

図13-10 **右鼠径ヘルニア（男児）**
右鼠径部に腸管脱出による膨隆を認める．

手術 laparoscopic percutaneous extraperitoneal closure（LPEC 法）がある.

▶(6) 悪性腫瘍

〈概念〉

　神経芽腫（neuroblastoma），腎芽腫（ウイルムス腫瘍: Wilms tumor），肝芽腫（hepatoblastoma）が小児 3 大悪性固形腫瘍である. 神経芽腫は副腎髄質および交感神経幹から発生し，頸部から骨盤まで交感神経幹が走行するところならどこからでも発生しうる. 腎芽腫，肝芽腫はそれぞれ腎臓，肝臓から発生する.

〈症状〉

　神経芽腫では発熱，食欲不振，貧血などが見られ，時に転移（骨・骨髄転移が多い）による下肢痛や歩行障害をきっかけに診断されることがある. 腎芽腫は腹部腫瘤や血尿で発見されることが多く，肝芽腫は上腹部腫瘤・腹部膨満を主訴とするものが多い.

〈診断〉

　神経芽腫では腫瘍マーカーである尿中 VMA，尿中 HVA，血清 NSE の上昇を認めることが多い. 腎芽腫には特異的な腫瘍マーカーがない. 肝芽腫は血清αフェトプロテイン（AFP）の上昇を認める. X 線検査，腹部超音波検査，CT，MRI，RI など各種画像検査を行い腫瘍の局在と大きさ，進展度，遠隔転移の有無を検索する.

〈治療〉

　化学療法，手術，放射線療法，造血幹細胞移植などを組み合わせた集学的治療を行う.

〈予後〉

　高リスク群の神経芽腫は依然予後不良であり，5 年生存率は 50％程度と推察される. 腎芽腫の 5 年生存率は 90％以上，肝芽腫の 5 年生存率は約 70％（標準リスク群は 90％以上）と推察される.

3 学童疾患

▶(1) 急性虫垂炎 appendicitis

〈概念〉

　小児の急性腹症のなかでは最も一般的な疾患である. 小児では学童期以降に多くみられ，5 歳以下は少ない. 成人に比べて症状の進行が早く，穿孔しやすい.

〈症状〉

　腹痛，嘔気・嘔吐などの胃腸炎様症状から始まり，腹痛は典型的には心窩部または臍周囲から右下腹部へ移行する. 炎症が進行すれば発熱，穿孔すれば腹膜刺激症状による下痢を認める.

〈診断〉

　右下腹部痛，嘔吐，発熱が主症状である. 反跳痛（Blumberg 徴候: 触診で腹部を圧迫した時より離したときに痛みが増強する），筋性防御を認める場合は腹膜炎の併発を示唆する. 血液検査で白血球増多，CRP 上昇を認める. 画像検査では小児では腹部超音波検査が first choice であり，きわめて診断率が高い 図13-1 . 虫垂の腫大や壁構造の変化，糞石の有無，腹水や膿瘍形成の有無を観察する.

13　小児外科

〈治療〉

　軽症例では抗菌薬投与で保存的に軽快することが多い．中等症以上の虫垂炎は手術適応となり，腹腔鏡下虫垂切除術が主に行われる．膿瘍形成性虫垂炎では，急性期手術の合併症を避けるため保存的治療で膿瘍を縮小・消失させたのち，間歇期（3カ月程度後）に虫垂切除術を行う間歇期手術（interval appendectomy）も行われる．

▶**(2) 炎症性腸疾患 inflammatory bowel disease（IBD）**

〈概念〉

　潰瘍性大腸炎 ulcerative colitis と**クローン病 Crohn's disease** が代表的な疾患である．慢性，持続性の腸炎を起こす難病であり，病因は不明である．潰瘍性大腸炎は大腸粘膜がびまん性，直腸から連続性にみられる．クローン病は全消化管に病変が生じ得る疾患で，炎症は腸管全層に及ぶ．

〈症状〉

　潰瘍性大腸炎では**下痢，粘血便・血便，腹痛**が持続・反復する．クローン病では腹痛，下痢，悪心・嘔吐，体重減少，発熱，**難治性痔瘻**がよくみられる．**腸管外症状**として関節炎，結節性紅斑などがみられることがある．

〈治療〉

　活動期には寛解導入療法を行い，寛解導入後は維持療法を行う．寛解を維持し QOL を高めることが目的となる．小児の潰瘍性大腸炎では全大腸炎型が多く，重症例が多い．活動期の治療は5-ASA 製剤とステロイドが主であるが，**ステロイドによる成長障害**には配慮する必要がある．再燃例や難治例には免疫調整薬や血球除去療法，生物学的製剤による治療が行われる．穿孔例や大量出血，中毒性巨大結腸症などは手術の適応となり，大腸全摘＋回腸嚢肛門（管）吻合術が行われる．クローン病は経腸栄養剤による**栄養療法**が中心となる．重度の場合には5-ASA 製剤，ステロイド，免疫調整薬や生物学的製剤が導入される．狭窄や瘻孔などをきたした場合には病変部切除や狭窄形成術などの手術適応となる．

〈予後〉

　小児の場合，栄養障害，成長障害が問題となるため治療上の配慮を要する．完治させる根本的治療はないため，寛解を維持し QOL を高めることが目標となる．

▶**(3) 急性陰嚢症 acute scrotum**

〈概念〉

　陰嚢に**急性の有痛性腫脹**を伴う疾患の総称である．代表的疾患は**精巣捻転**と**精巣上体炎**である．精巣捻転は診断・治療が遅れると精巣を失うため，最も注意すべき救急疾患の一つであり，新生児期，幼児期にも起こるが思春期の発症が多い．

〈症状〉

　急性に陰嚢痛，陰嚢の発赤・腫脹が生じ，精巣捻転では腹痛や嘔気・嘔吐を呈することもある．

〈診断〉

　精巣**ドップラー超音波検査**で精巣の血流を確認する．精巣捻転では捻転した精巣動静脈が腫瘤状に見え，精巣内部に血流の途絶または減弱を認める．精巣周囲に液体貯留を認めることが多い．精巣上体炎では通常精巣上体の腫大を認め，炎症により精巣上体の血流が亢進していることが多

い．しかし症状や検査から両者の鑑別が困難なこともあり，精巣捻転では発症から捻転解除までの時間が精巣温存にきわめて重要であるため（golden time は 6〜8 時間といわれる），いたずらに検査に時間をかけず，捻転が否定できない場合には手術を躊躇すべきではない．

〈治療〉

精巣捻転は緊急手術の適応であり，捻転解除と精巣固定を行う．精巣が既に壊死している場合には摘出する．発症早期には用手整復も有効であり，精巣血流の早期回復が望めるため試す価値がある．精巣上体炎は経過観察が可能であり，疼痛管理と局所の安静，必要に応じて抗菌薬投与を行う．

〈武之内史子〉

各論

14 麻酔学

麻酔とは手術や検査などの侵襲的な医療行為を行う際に痛みやストレスを取り除く手段であり，侵襲から生体を守り，全身の臓器や組織の機能を維持する役割を担っている．痛みは交感神経系を興奮させ，血管収縮や心拍数増加，ストレスホルモンの分泌増加など生体に悪影響を及ぼし，特に血管収縮により臓器や組織の血流が低下すると，その臓器や組織の機能不全に陥る可能性がある．日本麻酔科学会は周術期医療の質の向上のために麻酔科医・看護師・薬剤師・臨床工学士などの手術医療に関わるメンバーから成る「周術期管理チーム」の認定制度を設け，麻酔の専門知識を有する看護師の育成に努めている．麻酔の理解を深めることは，より安全で質の高い周術期医療を提供するために必要不可欠である．

A 麻酔の定義と種類

麻酔 anesthesia とは，ギリシャ語の感覚の喪失，無感覚（an＝no，esthesia＝feeling で no feeling）という言葉に由来する．日本では 1850 年頃にオランダ語の著書を翻訳した際に，麻酔という言葉が使われようになった．

麻酔の種類は全身麻酔と局所麻酔の 2 つに大別される．全身麻酔は鎮静・鎮痛・筋弛緩・有害反射の抑制という 4 つの要素からなる．特に鎮静と鎮痛が重要であり，意識のない状態を保ち，痛みを抑えることが全身麻酔では必須である．一方，局所麻酔は意識を保った状態で，体の一部の感覚を一時的になくす麻酔方法である．全身麻酔と大きく異なる点は意識の有無であり，局所麻酔は手術・検査中に患者との会話が可能だが，不安や恐怖などの心的ストレスが患者に負担となりうる．局所麻酔は局所麻酔薬を投与する部位や遮断する感覚神経により，脊髄くも膜下麻酔や硬膜外麻酔，伝達麻酔（神経ブロック），浸潤麻酔，表面麻酔などに分類される．

B 全身麻酔

日本では 1804 年に華岡青洲が世界で初めて全身麻酔下で乳癌手術を成功させたのが有名である．その際は通仙散という単独の麻酔薬を使用したが，現在は全身麻酔の要素である鎮静・鎮痛・筋弛緩を得るためにいくつかの薬剤を組み合わせるバランス麻酔が主流である．つまり，全身麻酔薬を用いて鎮静し，鎮痛薬や局所麻酔薬を用いて鎮痛し，筋弛緩薬を用いて筋弛緩状態を得るのが現代の麻酔方法である．

1 全身麻酔薬

鎮静を得るために用いる全身麻酔薬は吸入麻酔薬と静脈麻酔薬に大別される．吸入麻酔薬には

表15-1 代表的な吸入麻酔薬とその特徴

薬剤名	MAC	特徴	問題点
亜酸化窒素（笑気）	105%	鎮痛作用は強いが，鎮静作用は弱い（単独で全身麻酔は不可）	術後悪心・嘔吐，温室効果の原因
セボフルラン	1.71%	気道刺激性が少ない（小児のマスク導入に使用可）気管支拡張作用（喘息患者に有用）	術後悪心・嘔吐，悪性高熱症，痙攣の誘発
デスフルラン	6%	導入・覚醒が早い	術後悪心・嘔吐，悪性高熱症，気道刺激性あり，高濃度投与で交感神経刺激（血圧上昇・頻脈）

　デスフルラン，セボフルランなどの揮発性吸入麻酔薬やガス麻酔薬である亜酸化窒素（笑気）がある．揮発性麻酔薬は常温で液体であるため，麻酔器に組み込まれた特別な気化器でガスの状態で投与する．作用経路はガスの状態で気管を介して肺に到達し，肺胞で血液に移行し，血流に乗って効果部位である脳や脊髄などに作用すると考えられている．吸入麻酔薬では麻酔作用の強さを示す指標として，最小肺胞濃度 minimum alveolar concentration（MAC）という概念がある．これは皮膚切開を加えた時に50％のヒトで体動が認められない最小の吸入麻酔薬の肺胞濃度のことであり，投与濃度を管理する指標となる．成人でセボフルランの 1 MAC は 1.71％，デスフルランは 6％であり，年齢など患者の状態により MAC は変化する．また，オピオイドなどの鎮痛薬を併用すると MAC は低下する．つまり，通常 1 MAC の濃度で麻酔管理した場合には 50％のヒトが体動を認めるが，オピオイドを併用すると 1 MAC でも体動を認めずに麻酔管理できることを意味する **表15-1** ．

　静脈麻酔薬には全身麻酔の導入のみに使用する薬剤と，導入と維持の両方に使用する薬剤がある．全身麻酔の大きな流れは導入・維持・覚醒（抜管）であり，導入は全身麻酔の開始（酸素投与）から気道確保の完了まで，維持とは手術中の麻酔である．作用経路は経静脈的であるため，静脈路の確保が必要である．手術麻酔で用いる静脈麻酔薬にはいくつかあるが，プロポフォールが最も一般的であり，導入と維持の両方に使用できる．吸入麻酔薬を用いずに，全身麻酔の要素（鎮静・鎮痛・筋弛緩）を作り出す薬剤をすべて経静脈的に投与する麻酔方法を完全静脈麻酔 total intravenous anesthesia（TIVA）とよぶ．プロポフォールの特徴は調節性が良く，鎮痛作用はなく鎮静作用のみである．また吸入麻酔薬と比べて術後悪心嘔吐の頻度が低く，悪性高熱症の既往や疑いのある患者に使用できる．一方，静脈投与時に血管痛が起こりやすく，添加物として卵黄レシチンやダイズ油が含まれているので，卵・大豆アレルギー患者には使用できない **表15-2** ．

2 鎮痛薬

　鎮痛薬はオピオイド鎮痛薬と非オピオイド鎮痛薬に大別され，全身麻酔中は主にオピオイド鎮痛薬を用いる．オピオイドは非オピオイドよりも強力な鎮痛作用を有するが，呼吸抑制や悪心・

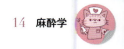

14 麻酔学

表15-2 代表的な静脈麻酔薬とその特徴

薬剤名	用途	特徴	問題点
プロポフォール	導入 維持	調節性が良い，鎮痛作用なし，術後の悪心嘔吐が少ない	血管痛あり，卵黄・大豆成分を含む（卵・大豆アレルギーに注意）
チオペンタール	導入	短時間作用性，血管痛なし 反復投与で作用持続時間の延長	強アルカリ性（血管外漏出で壊死），重症喘息患者には禁忌
ケタミン	導入 鎮静	鎮痛作用あり，呼吸抑制が少ない，交感神経刺激（血圧上昇・頻脈）	悪夢，頭蓋内圧亢進，眼圧上昇
ミダゾラム	導入 鎮静	循環動態への影響が少ない	作用持続時間やや長い（持続投与は不向き），拮抗薬あり
レミマゾラム	導入 維持	超短時間作用性，循環動態への影響が少ない	拮抗薬あり
デクスメデトミジン	鎮静	弱い鎮痛作用あり，呼吸抑制が少ない	血圧低下，徐脈

表15-3 代表的な鎮痛薬とその特徴

薬剤名	特徴	問題点
オピオイド		
レミフェンタニル	超短時間作用性で持続静脈投与	投与中止ですぐに効果消失→術後疼痛対策が必須，術後にシバリングや痛覚過敏の可能性
フェンタニル	静脈・脊髄くも膜下腔・硬膜外腔に投与，作用発現は早い，持続時間は短い	呼吸抑制に注意，反復投与で蓄積性あり
モルヒネ	静脈・脊髄くも膜下腔・硬膜外腔に投与，作用持続時間は長い	代謝物に活性あり（腎機能低下例で作用が遷延），硬膜外投与で遅発性呼吸抑制
ペチジン	鎮痛作用＋術後のシバリング抑制	中枢興奮症状を誘発
ペンタゾシン	強力な鎮痛作用（モルヒネの1/2～1/4）＋弱いオピオイド拮抗作用	天井効果，悪心・嘔吐，他のオピオイドと併用で拮抗する可能性
非オピオイド		
NSAIDs	COX阻害で解熱・鎮痛・抗炎症作用	消化管障害，腎障害，血小板凝集抑制
アセトアミノフェン	中枢性COX阻害などで解熱・鎮痛作用	肝障害

嘔吐，便秘，耐性・依存などの問題がある．オピオイドの作用機序は脳や脊髄，末梢神経に存在するオピオイド受容体に結合し作用すると考えられている．非オピオイド鎮痛薬には非ステロイド性抗炎症薬（NSAIDs）やアセトアミノフェンなどがあり，オピオイド鎮痛薬と併用することで，副作用の多いオピオイド鎮痛薬の使用量を減らすことができる 表15-3 ．

3 筋弛緩薬

全身麻酔中に筋弛緩薬を使用する主な目的は導入時に声門を開大させ気管挿管をし易くすることや，手術中の急な体動を防ぎ良好な手術野を得ることである．筋弛緩薬は脱分極性筋弛緩薬と非脱分極性筋弛緩薬に分類される．筋弛緩薬の作用部位は骨格筋の神経筋接合部のアセチルコリン（ACh）受容体である．通常，脳からの刺激が骨格筋まで到達すると神経終末から ACh が放出され，骨格筋の ACh 受容体に結合して筋収縮が生じる．脱分極性筋弛緩薬は ACh の代わりに ACh 受容体に結合すると脱分極により筋収縮が生じ，この脱分極が一定期間続くことで筋収縮できない状態となり，筋弛緩が得られる．脱分極性筋弛緩薬は血漿の偽コリンエステラーゼにより速やかに分解されるため，作用時間は短い．代表的な脱分極性筋弛緩薬はスキサメトニウムであり，副作用として筋弛緩が得られる直前に筋収縮（線維束性攣縮）が起こるため筋肉痛が術後に生じ，眼圧・胃内圧・頭蓋内圧の上昇や高カリウム血症，悪性高熱症の原因となる．非脱分極性筋弛緩薬は ACh 受容体に競合的に結合して，正常の筋収縮過程にある ACh の ACh 受容体への結合を遮断し筋弛緩が得られる．ロクロニウムやベクロニウムなどがあり，ロクロニウムは水溶性製剤のため使用時に溶解不要な点や効果発現時間が早く，代謝産物にほとんど活性がないこと，また特異的な拮抗薬（スガマデクス）があることから，全身麻酔中はロクロニウムを使用することが多い．

C 局所麻酔

局所麻酔は全身麻酔を回避した方が良い症例や意識を保つ方が良い症例など，術前の患者の状態や手術内容などを考慮して局所麻酔を選択する．局所麻酔薬は神経細胞のナトリウムチャンネルを遮断することで作用する．局所麻酔薬はエステル型とアミド型の 2 つに分類され，主に後者がよく使用され，リドカインやメピバカイン，ブピバカイン，ロピバカインなどがある．作用の強さや発現時間，持続時間がそれぞれの局所麻酔薬で異なる．

1 脊髄くも膜下麻酔 図15-1

脊髄くも膜下麻酔は腰から長い針を刺し，くも膜下腔に局所麻酔薬を投与して鎮痛を得る麻酔方法である．脊髄は外側から硬膜，くも膜，軟膜の 3 つに覆われ，くも膜下腔には脳脊髄液が存在する．脊椎は 7 個の頸椎，12 個の胸椎，5 個の腰椎，仙椎，尾骨から構成され，脊髄はその中心の脊柱管内にあり，第一腰椎で馬尾神経へと移行する．脊髄損傷のリスクを回避するために，脊髄くも膜下麻酔では第二腰椎以下で穿刺する．体位は側臥位または坐位で行い，くも膜下腔に針が到達すると髄液の逆流が認められ，そこで局所麻酔薬を注入すると脊髄神経根で神経が遮断され，効果が発現する．脊髄神経は頸髄から 8 対，胸髄から 12 対，腰椎から 5 対，仙髄から 5 対，尾髄から 1 対出ていて，どの脊髄神経がどこの皮膚の感覚を支配しているかは決まっている（デルマトーム：図15-2）．例えば，第一腰神経は鼠径部の感覚を支配している．遮断は通常，交感神経，冷覚，温覚，痛覚，触覚，運動神経の順に生じる．腰椎から投与した局所麻酔薬は髄

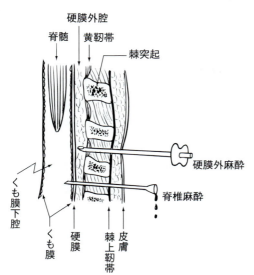
図15-1 脊髄くも膜下麻酔と硬膜外麻酔

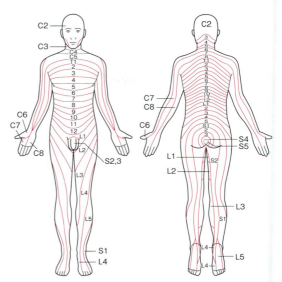
図15-2 デルマトーム（皮膚分節）

液中を頭尾側へ移動し，局所麻酔薬が到達した部位まで作用する．第10胸髄神経まで局所麻酔が到達すれば，臍以下で痛みを感じない状態となる．適応は下腹部以下で手術時間が2時間程度までの手術であり，下肢手術や帝王切開，鼠径部の手術，肛門・外陰部手術などである．主な合併症には麻酔直後に生じる血圧低下や徐脈，呼吸抑制があり，術後には硬膜穿刺後頭痛や神経損傷，硬膜外血腫・膿瘍などがある．

2 硬膜外麻酔

　硬膜外麻酔は背中から針を刺し，硬膜外腔に局所麻酔薬を投与して鎮痛を得る麻酔方法である．単独で使用することもあるが，主にカテーテルを留置して脊髄くも膜下麻酔や全身麻酔と併用し，手術中の鎮痛だけではなく術後にも使用する．穿刺部位は手術の切開創や臓器の神経支配を考慮して決定する．硬膜外に局所麻酔薬を投与すると，投与したレベルの周辺の脊髄神経にのみ作用するため，脊髄くも膜下麻酔と異なり，分節的に効果が得られる．例えば，上腹部正中切開の手術で第8胸椎あたりから硬膜外カテーテルを挿入して局所麻酔薬を投与すると，およそ第5から第12胸髄神経レベルで鎮痛効果が得られる．主な合併症には血圧低下や硬膜穿刺後頭痛，局所麻酔中毒，全脊髄くも膜下麻酔（全脊麻），硬膜外血腫・膿瘍などがある．硬膜外麻酔では脊髄くも膜下麻酔よりも局所麻酔薬の使用量が多いため，局所麻酔中毒を起こす可能性がある．誤って硬膜外カテーテルをくも膜下腔に留置した場合には広範な麻酔となり，局所麻酔薬の投与量が多くなると脳まで到達し全脊麻となり，意識消失や呼吸停止する．

　脊髄くも膜下麻酔後や硬膜外麻酔に伴う偶発的硬膜穿刺後には硬膜穿刺後頭痛（postdural puncture headache（PDPH））を生じる可能性がある．硬膜の穿刺孔から脳脊髄液が漏れ，脳脊髄圧が低下することが原因と考えられている．若年女性に多く，頭痛は座位で増強し仰臥位で軽減する．通常は安静や補液など保存的に軽快するが，自己血パッチが必要となる症例もある．

3 末梢神経ブロック

末梢神経ブロックとは，末梢神経の走行に沿って局所麻酔薬を注入し，その神経の支配領域の鎮痛を得る麻酔方法である．例えば大腿神経をブロックすると，その支配領域である大腿前面から膝関節部，下腿内側，足関節内側，足背内側で鎮痛が得られる．脊髄くも膜下麻酔や硬膜外麻酔は脊柱管近くに局所麻酔薬を投与するのに対し，末梢神経ブロックではより神経の末梢に投与するため，鎮痛の範囲は限局的であるが，血圧低下など循環動態に与える影響は少ない．末梢神経ブロックは単独で手術麻酔に使用する場合もあれば，全身麻酔と併用して使用する場合もあり，主に超音波ガイド下で行われる．上肢では腕神経叢ブロック，下肢では大腿神経ブロックや坐骨神経ブロック，胸部では肋間神経ブロック，腹部では腹横筋膜面ブロックや腹直筋鞘ブロックなど多くの種類があり，手術麻酔以外にもペインクリニックでも行われる．主な合併症は神経障害と局所麻酔中毒などがあり，末梢神経ブロックでは比較的多い量の局所麻酔薬を使用するため，特に局所麻酔薬中毒には注意が必要である．局所麻酔薬の血中濃度が上昇すると中枢神経や心筋に影響を及ぼし，患者の興奮，多弁，舌の痺れから始まり，視覚・聴覚の異常，意識障害・痙攣，循環虚脱が生じる．予防には局所麻酔薬の投与量を最小限にし，注入時に吸引確認をし，少量ずつ分割して投与する．局所麻酔中毒が生じた場合には，気道確保や痙攣の抑制，循環管理（不整脈治療や血圧維持）を行い，必要に応じて 20%脂肪乳剤を投与する．

D 全身麻酔の流れ

麻酔科医はまず患者の術前評価を行い，絶飲食時間や術前常用薬の継続や中止を決める．手術室入室後に血圧計や心電図，パルスオキシメーターなど標準的なモニターを装着し，静脈路の確保を行う．小児や協力の得られない患者の場合には，吸入麻酔薬によるマスク導入を考慮する．全身麻酔の導入は酸素の投与を開始した後，静脈路から静脈麻酔薬を投与し就眠させる．必要に応じて筋弛緩薬を投与し，気管チューブなどの気道確保器具を挿入して気道確保し，麻酔器を用いて呼吸管理を開始する．麻酔の維持は静脈麻酔薬や吸入麻酔薬の持続投与で鎮静し，鎮痛薬や筋弛緩薬を適宜投与する．手術終了後は麻酔薬の投与を中止して，必要に応じて筋弛緩薬の作用を拮抗し，十分な自発呼吸と従命反応が得られたのち，気道確保器具を抜去する（抜管）．呼吸・循環・意識状態などバイタルサインに問題ないことを確認し，手術室を退室する．

1 術前評価・準備

麻酔を安全に行う上で患者の術前評価は重要である．手術内容や患者情報の詳細（バイタルサイン・身体所見・検査所見・既往歴・家族歴・合併症・常用薬など）を把握し，総合的に判断して，患者に合った麻酔方法を選択する．術前検査は血液検査や心電図，呼吸機能検査，胸部 X 線写真を基本とし，既往歴や合併症の有無に応じて心エコーや CT，運動負荷試験などを追加で検査する．術前患者の健康状態の評価には，米国麻酔科学会の ASA-PS 分類が一般的に用いられる　表15-4 ．常用薬の把握は術前に中止がした方が望ましい薬剤があるので重要である．特に抗血

表15-4 米国麻酔科学会 ASA-PS 分類

Class 1	普通の健康な状態
Class 2	軽度の全身疾患を有する状態 （日常生活に支障をきたさない）
Class 3	重度の全身疾患を有する状態 （日常生活に制限がある）
Class 4	常に生命を脅かす全身疾患を有する状態
Class 5	手術をしなければ生存不能な瀕死状態
Class 6	臓器移植の予定のある脳死状態

　小板薬や抗凝固薬は出血のリスクや麻酔法の選択に影響し，最終内服日も確認して必要があれば休薬する．また近年はサプリメントを内服している患者も多く，術前に中止が望ましいサプリメントもあるため注意する．

　術前の絶飲食は誤嚥の予防が目的である．ただし，不必要に長い絶飲食は患者に不快感を与え，脱水になるリスクもあるので絶飲食時間は適切に決定する．日本麻酔科学会の「術前絶飲食ガイドライン」では，清澄水（水・茶，果肉を含まない果物ジュースなど）は麻酔導入 2 時間前，母乳は 4 時間前，人工乳・牛乳は 6 時間前までの摂取を推奨している．また固形物に関しては明確な絶食時間を示していないが，固形物の内容にもよるが 6〜8 時間以上空けた方が良い．

2 モニター

　手術中は手術侵襲や出血，麻酔などの影響により患者の状態は刻々と変化する．この患者状態の変化を素早く捉え，安全に全身管理を行うためにモニターは必須である．非侵襲的なモニターとして，マンシェットによる自動血圧測定や心電図，パルスオキシメーターがあり，どの手術でも装着する標準的なモニターである．日本麻酔科学会はすべての全身麻酔，硬膜外麻酔，脊髄くも膜下麻酔中の患者の安全を維持・確保するための指針を提唱している．この中で，酸素化のチェックとしてパルスオキシメーターの装着，換気のチェックとしてカプノメーターの装着，循環のチェックとして心電図や血圧測定，さらに体温測定，筋弛緩状態のモニタリング，脳波モニターの装着を推奨している．パルスオキシメーターとは経皮的に動脈に含まれる酸素飽和度を測定し，主に手指や足趾に装着し，容易に非侵襲的かつ連続的に測定可能である．各臓器に十分な酸素が供給されているか，肺でガス交換が十分にされているかの指標となる．カプノメーターとは，呼気中の二酸化炭素分圧を測定するモニターであり，呼吸数や換気状態の指標となる．侵襲的なモニターとして，観血的動脈圧や中心静脈圧，スワンガンツカテーテルによる肺動脈圧や心拍出量の測定などがあり，循環器系に問題のある患者や侵襲度の高い外科手術の際に用いられる場合がある．

3 気道確保

　人が意識を失うと，上気道が閉塞する可能性がある．上気道とは空気の通り道のうち，口や鼻，咽頭，喉頭までを指す．睡眠中のいびきは上気道が狭くなることで生じ，閉塞まで至ると無呼吸となる．ただし寝返りや覚醒することで，気道が閉塞し続けることはない．しかし，全身麻酔中は寝返りや覚醒することは難しく，気道を確保し呼吸を助ける必要がある．気道確保法にはフェイスマスクや声門上器具，気管挿管，気管切開などがあるが，全身麻酔中は主に声門上器具または気管挿管を用いる．また全身麻酔など意識のない患者で問題となるのは誤嚥である．胃の中の内容物が口まで逆流し，意識がないと誤って気管や肺に入る危険性がある．手術前に絶飲食が必要な理由はこのためであり，胃内に内容物がある場合には誤嚥させない気道確保法を選択する．

　気管挿管は喉頭鏡を用いてチューブを気管に挿入する気道確保法である．声門より奥にチューブを挿入して先端のカフを膨らませることで誤嚥のリスクを最小限にできる．食道と気管を分離できる確実な気道確保法であるが，声門より奥の気管にチューブを挿入するため侵襲性は高い．ラリンジアルマスクなどの声門上器具は口腔，咽頭あるいは食道上部に挿入して換気を可能にする気道確保法であり，最近はさまざま種類の声門上器具が開発されている．気管挿管と違ってチューブを気管に挿入しないため侵襲性は低いが，気管と食道を確実に分離しないため誤嚥の危険性はある 図15-3 ．

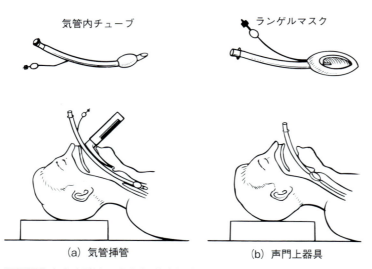

図15-3 全身麻酔中の主な気道確保法

4 麻酔器

　麻酔器はガス供給部と呼吸回路部の2つに大別され，ガス供給部は中央配管または付属のボンベから供給される酸素・亜酸化窒素・空気と，気化器から出るセボフルラン・デスフルランなどの揮発性麻酔薬を混合し，流量を調節して呼吸回路部に供給する．供給された混合ガスは，呼吸回路部で人工呼吸または用手的に呼吸バッグで患者を換気できる．呼気の一部は二酸化炭素吸収

装置を介して再利用され，一部は外気に余剰ガスとして排出される（半閉鎖式循環回路）．また，一方向弁によりガスの逆流を防ぎ，APL 弁は呼吸回路の呼気側にあり，用手的に患者を換気する際に回路内の圧調節を行う 図15-4．

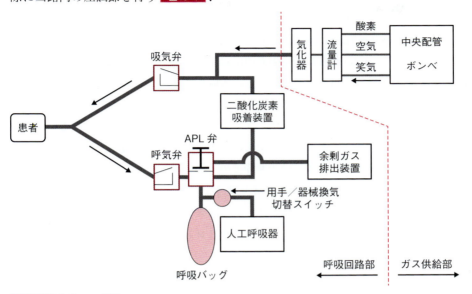

図15-4 麻酔器の構造

5 人工呼吸

　全身麻酔で筋弛緩薬を使用した場合には自発呼吸が消失し，人工呼吸器による換気（調節呼吸）が必要となる．代表的な調節呼吸の方法として，従量式調節呼吸 volume controlled ventilation（VCV）と従圧式調節呼吸 pressure controlled ventilation（PCV）がある．従量式調節呼吸は一回換気量と呼吸回数を決めて換気するモードであり，換気量は保証されるが，気道内圧が過度に上昇するリスクがある．従圧式調節呼吸は吸気圧と呼吸回数を決めて換気するモードであり，気道内圧が過度に上昇するリスクはないが，換気量が変動する可能性がある．

6 抜　管

　抜管とは全身麻酔の覚醒時に気道確保していた気管チューブや声門上器具を抜去する行為である．抜管の際には意識や呼吸状態，酸素化の程度，筋力の回復を確認する．全身麻酔中に筋弛緩薬を使用した場合には十分に筋力を回復させる必要があるため，筋弛緩薬の拮抗薬（スガマデクス）の投与を考慮する．筋力の回復をしないで抜管した場合には，呼吸不全から低酸素血症を引き起こす危険性があるため，十分な筋力の回復と呼吸状態の確認は重要である．

E 周術期の問題点

　周術期には様々な問題が起こりうるが，その診断や治療が遅れると重篤な後遺症を招く可能性

がある．そのため，予防するとともに問題が生じた場合には適切に対処する必要がある．

① 術後悪心・嘔吐

　術後悪心・嘔吐 postoperative nausea and vomiting（PONV）は術後患者に比較的多く発症し，軽微な合併症と考えられがちだが，患者の満足度は著しく低下する．また，食事の経口摂取の再開が遅れるため，術後回復に影響を及ぼし，入院期間を延長させる可能性がある．発症のメカニズムは延髄外側網様体背側にある嘔吐中枢が刺激されることによると考えられている．患者側のリスク因子として若年者，女性，PONV や乗り物酔いの既往，非喫煙者などがあり，麻酔のリスク因子として全身麻酔，吸入麻酔薬の使用，術後オピオイド使用，長時間麻酔などがある．対策は可能であれば全身麻酔を避けて局所麻酔での手術を選択し，全身麻酔薬は導入・維持ともにプロポフォールを使用し，術中・術後のオピオイドの使用量を最小限にするなどが挙げられる．PONV に用いられる薬剤には 5-HT3 受容体拮抗薬であるオンダンセトロンやグラニセトロン，ドロペリドール，メトクロプラミド，デキサメタゾンなどがある．

② アナフィラキシー

　アナフィラキシーとは重篤な全身性の過敏反応であり，通常は急速に発現し，皮膚・粘膜症状（全身の発疹，掻痒，紅潮など）や呼吸器症状（呼吸困難，気道狭窄，喘鳴など）を伴い，血圧低下や意識障害を伴う場合をアナフィラキシーショックと呼ぶ．周術期のアナフィラキシーの原因として多いのは，筋弛緩薬や抗菌薬，ラテックスなどである．全身麻酔中は患者が自覚症状を訴えられず，さらにドレープで体が覆われているので皮膚症状に気付きにくいため，昇圧薬が反応しない血圧低下や気管支痙攣があった場合にはアナフィラキシーを疑う．治療の第一選択はエピネフリンであり，ステロイドや抗ヒスタミン薬も考慮する．

③ 異常体温

　手術中の低体温は麻酔からの覚醒遅延や血液凝固障害，シバリング，創部感染の増加，心合併症の増加など，患者へ悪影響を及ぼす．シバリングとは，全身の筋肉が小刻みに震える現象であり，患者が不快に感じるだけでなく，酸素需要増大や眼圧上昇，頭蓋内圧亢進，創部緊張増大に伴う創部痛の増悪などをきたす．また，シバリングによりパルスオキシメーターや非観血的血圧測定，心電図などの測定値を正確に得ることができない点も問題となる．このため，体温低下を防ぐことは重要であり，体温管理方法には室温の維持，温風式加温装置による積極的加温，輸液・輸血製剤の加温などがある．また，シバリングの予防や治療にはペチジンが有効である．

　周術期に高体温をきたす危機的な合併症は悪性高熱症である．骨格筋筋小胞体のカルシウム放出チャネルの遺伝子変異が原因であり，この変異を有する患者が誘発薬剤（揮発性吸入麻酔薬，脱分極性筋弛緩薬）に曝露され発症する．進行が極めて早く，早期に診断・対処しないと死に至る可能性がある．対処法は原因薬剤を中止し，全身を冷却，ダントロレンを投与する．術前に本

人や血縁者の麻酔歴や悪性高熱症既往を確認することが予防のため重要であり，悪性高熱症の素因者の可能性がある場合には揮発性吸入麻酔薬や脱分極性筋弛緩薬の使用は禁忌であり，プロポフォールなどの静脈麻酔薬を用いて全身麻酔を管理する．

4 気道確保困難

　気道確保困難とは一般的にトレーニングを積んだ麻酔科医がマスク換気または気管挿管，あるいは両者とも困難である状況をいう．中でも挿管不能・換気不能（cannot intubation cannot ventilation: CICV）は気管挿管もマスク換気も不可能な状態であり，短時間で低酸素血症から心停止に至るため，気道確保困難について熟知しておく必要がある．対応として，まず問診や身体診察による術前の気道評価が重要である．問診では，過去の麻酔歴（気道確保困難の有無），いびきや睡眠時無呼吸症候群の有無，頸部の放射線治療歴，顔面・頸部疾患の有無などを聴取する．身体診察では外観の評価として，肥満，気道確保困難となりやすい先天性疾患の顔貌（Down 症候群や Pierre Robin 症候群，Treacher Collins 症候群，Klippel-Feil 症候群など），顔面変形，小顎症，短頸，頸部腫瘍などを確認する．また口腔内と頸部の診察では，Mallampati 分類，upper lip bite test，開口障害，動揺歯，歯牙欠損，巨舌，頸椎の可動域制限の有無などを確認する．Mallampati 分類とは座位で開口し，舌を突出させた時の口腔・咽頭所見で，口蓋垂が見えないと挿管困難が予想される．Upper lip bite test で下顎を突き出し，下の歯で上口唇を噛めない場合は挿管困難が予想される．このような術前の気道評価から気道確保困難が予想される場合には全身麻酔が本当に必要かどうかを再検討し，もし必要な場合には全身麻酔の導入法や気道確保法を事前に綿密に計画する．また，気道確保困難患者に直ちに適切な対処ができるよう器具を集めた気道確保困難セットを作成し，必要時に手術室スタッフ誰もがすぐに取りに行けるよう手術室内に設置すべきである．予期せぬ気道確保困難に遭遇することもあり，麻酔科医と看護師は協力して気道確保困難患者に対応する必要がある．

5 術後痛

　術後痛はさまざまな臓器に影響を与える．呼吸器系では疼痛により呼吸が障害され，浅い呼吸は排痰を妨げ，無気肺や低酸素血症の原因となる．循環器系では交感神経を刺激し，心収縮力の亢進，心拍数の増加，血圧上昇，心筋酸素消費量の増加，不整脈などをきたす．消化器系では消化管の平滑筋を弛緩させ蠕動運動を抑制し，イレウスの原因となる．その他，高血糖や尿量減少，凝固系亢進，免疫抑制，抑うつ・不安，睡眠障害などをもたらす．そのため，術後痛は早期から十分にコントロールした方が，患者の合併症を減少させ，予後を改善する．

　術後痛対策として，現在は複数の投与経路や異なる作用機序の薬剤を組み合わせて行う multimodal analgesia が主流であり，単独で鎮痛を得ようとするよりも鎮痛効果が得られ，副作用が軽減できる．特にオピオイドは強力な鎮痛効果をもつ一方で，悪心・嘔吐や消化管の蠕動運動抑制，過鎮静，呼吸抑制などにより離床や機能回復を妨げるので，使用量は最小限にすることが望ましい．投与方法として，経口薬や筋肉注射，静脈注射，硬膜外麻酔，末梢神経ブロック，創部

浸潤麻酔などがある．また，患者が必要に応じて鎮痛薬（オピオイドや局所麻酔薬）を自分で追加投与できる患者自己調節鎮痛 patient-controlled analgesia（PCA）もあり，専用の器材を用いて鎮痛薬が一定の速度で持続的に投与され，患者が疼痛を感じた時に自らボタンを押してあらかじめ決められた量を追加できる方法である．投与経路には静脈投与 intravenous-PCA（IV-PCA）や硬膜外投与 patient-controlled epidural analgesia（PCEA）などがある．看護師を呼ばずに追加投与できる利点はあるが，ナースコールと間違えるなどの操作ミスが生じる可能性があり，注意が必要である．

6 術後せん妄

　術後せん妄は手術を契機に生じる一過性の注意，意識，認知障害であり，術後数時間から数日までに発症し，脳内炎症が原因の一つと考えられている．せん妄の発症にはさまざまな要因が影響しており，高齢や認知症，脳血管障害などの背景因子があるところに，入院による環境の変化や不安などの誘発因子が加わり，さらに手術侵襲や麻酔薬などの直接因子が加わることで発症する．術後せん妄に特異的な治療方法はないが，その後の認知症の増加や回復・入院期間の延長とも関連しているため，予防に努めることが必要である．術後せん妄の発症に関係する誘発因子を可能な限り減らすために，術前の十分な説明や家族の面会などを通して不安を取り除き，昼と夜のメリハリをつけて生活のリズムや睡眠の質を改善させる．また早期に離床を促し，リハビリテーションを開始し，患者の入院環境をいかに日常生活に近づけるかが重要となる．

7 体位に伴う末梢神経障害

　手術の際には手術操作が容易になるようにさまざまな体位をとるが，患者の安全を最優先する．体位に伴う末梢神経障害は神経の圧迫や伸展により生じる．患者が覚醒していれば痺れや痛みを訴えることができるが，全身麻酔中はその症状を訴えることができないため，長時間の圧迫や伸展が続いた場合には回復不能な神経障害を残す可能性がある．そのため，予防が重要であり，それぞれの体位をとる際にはなるべく良肢位を保ち，過度の関節の屈曲や伸展がないか，神経が走行する関節部で神経が伸展されていないか，神経が骨や手術台に挟まれて圧迫されていないかを確認する．体位に伴う末梢神経障害には尺骨神経麻痺，腕神経叢麻痺，橈骨神経麻痺，腓骨神経麻痺などがある．尺骨神経麻痺は肘関節の過度な屈曲や肘内側部の圧迫により生じる．腕神経叢麻痺は仰臥位では上肢の90度以上の外転や万歳するような上肢の挙上で生じ，側臥位では頸部の過度の側屈や回旋で生じる．橈骨神経麻痺は肘より5〜10 cm 上の上腕側後面（橈骨神経溝）の圧迫により生じる．総腓骨神経麻痺は下肢の外旋や膝の外側部への圧迫により生じる．体位に伴う合併症には褥瘡などの組織障害や循環・呼吸器系への影響もあり，手術に関わるスタッフ全員で予防に努める必要がある．

〈甲田賢一郎〉

索　引

あ

アカラシア	389
アシネトバクター	82
アスベスト被曝	516
アドレナリン	54
アナフィラキシー	582
アラーミン	57
アルコール性脂肪肝 NAFLD/非アルコール性脂肪肝性 NASH に起因する肝細胞癌	471
アルドステロン	54
アルベルト–レンベルト吻合	430
亜区域	458
悪性胸膜中皮腫	307
悪性高熱症	582
インスリン	54,495
インターロイキン	56
インフォームド コンセント	137,205
易感染宿主	75
胃切除術	188
異化の亢進	61
移植看護	204
移植コーディネーター	204
意思決定支援	246
咽頭	285
エンピリックテラピー	88
壊死性筋膜炎	92
栄養アセスメント	107
栄養サポートチーム	106
液性因子	58
オピオイド・スイッチ	151
オピオイド鎮痛薬	148
オンコタイプ Dx	325

か

ガス壊疽	93
がん	124
がん遺伝子	71
がん遺伝子パネル検査	481
がんゲノム医療	481
がん検診	128
がん免疫逃避機構	69
がん薬物療法	154
がん抑制遺伝子	72
化学療法	154
過酸化水素低温ガスプラズマ滅菌法	13
牙関緊急	94
開胸	338
開口障害，痙笑	94
潰瘍性大腸炎	434
外傷	242
外傷性気管	341
外傷性気胸	300
外傷性血胸	300
外傷性肺損傷	341
外ヘルニア	513
褐色細胞腫・パラガングリオーマ	530
顎骨に発生する囊胞	265
顎骨の炎症	260
干潮相	61
肝外胆管切除を伴う拡大右肝切除術	483
肝硬変	165
肝障害度	461
肝切除術	189
肝切除の合併症と対策	465
肝不全	466
肝葉と肝区域	458
患者安全カリキュラムガイド	96
間接熱量測定	62
感染予防対策	239
環境要因	127
顔面神経麻痺	273
気管支鏡検査	335
気管支損傷	341
気胸	189,301
気道異物	341
気道確保困難	583
基質特異性拡張型 β-ラクタマーゼ産生菌	82
基礎代謝量	62
機能性ディスペプシア	414
機能的端々吻合	430
逆流性食道炎	392
逆流防止機構	387
吸引式連続的組織採取機器	313
吸入麻酔薬	573
急性期 DIC 診断基準	60
急性細胞性拒絶反応	193
急性膵炎	503
急性腸間膜血管閉塞症	436
急性腹症	241
救急看護	239
虚血性腸炎	436
共同意思決定	3,103
胸囲結核	305
胸腔	294
胸腔鏡手術	339
胸腔穿刺	295
胸腔ドレナージ	296
胸骨骨折	300
胸腺腫	38
胸部外傷	299
胸壁	294,305
胸壁腫瘍	305
胸膜	294,305
胸膜腫瘍	307
鏡視下手術	179
鏡視下手術器械	39
凝固 – 線溶系反応	60
局所麻酔	573,576
菌血症	76
筋力回復期	63
クッシング症候群	530
クリニカルパス	215
クローン病	435
グルカゴン	54,495
グレリン	405
外科領域感染症	75
経験の抗菌療法	88
経験的治療	88
経腸栄養法	109
経皮経肝的胆道ドレナージ	480
憩室	432
劇症型溶血性レンサ球菌感染症	92,93
血管外漏出	158
結腸癌	438
月経随伴性気胸	385

585

嫌気性菌	77
原発性アルドステロン症	530
原発性肝癌取扱い規約	458
コルチゾール	53
コンパニオン診断	311
コンプロマイズド ホスト	75
呼吸器疾患	165
孤立性（孤在性）線維性腫瘍	307
個別化医療	64
後区域切除	462
口蓋裂	274
口腔	285
口腔潜在的悪性疾患	264
口腔粘膜疾患	263
口腔扁平上皮癌	271
口唇裂	274
甲状腺	290
好気性菌	77
抗がん剤	156
抗体関連性拒絶反応	193
後弓反張	94
恒常性	52
降下性壊死性縦隔炎	379
高圧蒸気滅菌法	12
高血圧	165
高サイトカイン血症	58
高精度 3D 画像ソフト	333
高齢化	206
高齢者への対応	245
喉頭	288
硬膜外麻酔	573,577
骨折	255

さ

サイトカイン	56
サイトカインネットワーク	56
サイトメガロウイルス（CMV）感染症	196
サブクリニカルクッシング症候群	530
サルコペニア	545
鎖肛	557,564
再発スコア	325
細胞障害性	156
在宅栄養療法	122
殺細胞性	156

三叉神経痛	273
酸化エチレンガス滅菌法	13
シスター・マリー・ジョセフ結節	406
シバリング	582
ショック	220,240
死体移植（脳死移植, 心停止移植）	192
自然血気胸	304
自然免疫	64
自然免疫応答	66
脂肪回復期	63
視床下部-下垂体-副腎皮質（HPA）	53
歯原性腫瘍	268
自動吻合器	18
持続痛	146
痔核	446
痔瘻	447
縦隔腫瘍	189
手術安全チェックリスト	104
手術介助業務	48
手術器械	18
手術前手洗い法	45
手掌多汗症	308
腫瘍	124
周術期管理センターの役割	2
重症筋無力症	382
重症膵炎	326
宿主要因	127
術後悪心・嘔吐	582
術後合併症	219
術後高血糖	62
術後せん妄	8,584
術後早期回復プログラム	206
術後痛	583
術後のせん妄	550
術後補助化学療法	418
小腸	423
小児への対応	245
消化管穿孔	326
消毒	11
消毒薬	15
障害期	63
漿液性嚢胞腺腫	509
静脈栄養法	114
静脈麻酔薬	573
食道癌	395

食道静脈瘤	400
食道損傷	388
食道裂孔ヘルニア	390
職業性曝露	158
心疾患	165
心臓損傷	301
心肺停止	241
神経-内分泌系反応	52
神経障害	163
神経内分泌腫瘍	455
唇顎口蓋裂	274
浸潤性膵管癌	506
スタンフォード分類	370
スポルディングの分類	11
水分出納管理	7
膵外分泌	496
膵管空腸側々吻合術	500
膵管内乳頭状粘液性腫瘍	508
膵癌	506
膵全摘術	499
膵体尾部切除術	189
膵頭十二指腸切除術	483,498
膵内分泌	495
膵内分泌腫瘍	507
膵尾側切除術	498
セラチア	82
世界保健機関	96
生活習慣要因	127
生体移植	192
生体腎移植ドナー手術	189
生体反応	52
精神障害	165
脊髄くも膜下麻酔	573,576
先天性横隔膜ヘルニア	561
先天性小腸閉鎖症	443
先天性食道閉鎖症	557,560
先天性食道閉鎖症の病型	560
先天性胆道拡張症	568
先天性左横隔膜ヘルニア	557
尖圭コンジローマ	449
腺葉区域切除	317
全身性炎症反応症候群	57
全身麻酔	573
全人的苦痛	141
前区域切除	462
組織因子	60
相対的副腎機能不全	55

索引

「臓器の移植に関する法律」
　（臓器移植法）　192

た

ダンピング症候群	412
多臓器障害	228
多臓器不全	228
唾液腺	290
代謝性合併症	120
大血管損傷	301
大腸	423
大腸菌	82
大腸憩室	432
大腸切除術	188
代償性抗炎症反応症候群	58
脱肛	449
脱毛	163
胆管癌	482
胆管細胞癌	472
胆汁性嘔吐	560,562,563
胆汁瘻	465
胆道閉鎖症	567
胆嚢癌	482
胆嚢摘出術	183,482,485
致死的不整脈	241
中央2区域切除	462
中耳	277
中心静脈栄養	62
虫垂炎	436
超音波気管支鏡	336
超音波気管支鏡ガイド下 　針生検	378
超音波内視鏡	479
腸回転異常	443
腸管虚血	326
腸結核	436
腸重積症	441
腸閉塞症	440
腸瘻	437
直腸癌	450
直腸肛門	444
直腸脱	449
鎮痛補助薬	151
通常型膵癌	506
通性嫌気性菌	77
爪障害	162
デブリーフィング	99,100

手足症候群	162
摘脾	523
適応免疫	64
適応免疫応答	66
転移	125
転移性肺腫瘍	350
転換期	63
電気メス	18
トモシンセシス	311
ドベーキー分類	370
ドレナージ	478
疼痛緩和	7
糖尿病	165
突出痛	146

な

内視鏡的逆行性胆道膵管造影	479
内視鏡的経鼻胆道ドレナージ	480
内視鏡的胆道ドレナージ	479
内視鏡的乳頭括約筋切開術 　（EST）	486
内視鏡的乳頭切除術	484
内視鏡的粘膜下層剝離術（ESD）	408
内耳	278
内ヘルニア	513
難聴	278
肉腫	124
乳頭部癌	483
乳び胸	305
妊産婦への対応	246
粘液性嚢胞腫瘍	509
ノルアドレナリン	54
膿胸	307,343
膿瘍	92
嚢胞性肺疾患	343

は

ハフィング	550
バゾプレシン	54
パープ（PARP）	311
パフォーマンス ステイタス	207
破傷風	94
歯の外傷	255

播種性血管内凝固症候群	60
肺悪性腫瘍	345
肺炎桿菌	82
肺化膿症	342
肺癌	345
肺結核	342
肺腫瘍	189
肺真菌症	342
肺良性腫瘍	344
背側＋後区域切除	464
背側区域切除	463
胚細胞腫瘍	381
敗血症	76,227
敗血症性ショック	227
汎発性腹膜炎	232
ヒルシュスプルング病	442,558,560,563
皮膚障害	162
肥満	165
非定型抗酸菌症	342
脾腫	520
脾臓	519
脾臓摘出術	188
脾損傷	526
脾動脈瘤	527
脾嚢胞	527
フィブリン分解産物	60
フレイル	545
副腎	529
副腎偶発腫瘍	534
副腎静脈サンプリング	532
副腎皮質癌	530
副腎皮質刺激ホルモン 　放出ホルモン	53
副鼻腔	282
腹腔鏡・内視鏡合同胃局所 　切除術（LECS）	421
腹腔鏡下胆嚢摘出術	482,485,492
腹腔内膿瘍	466
腹水	465
腹側＋内側区域切除	463
腹側区域切除	463
腹痛	232
腹部救急疾患	232
腹部徴候	235
噴水状嘔吐	566
分子標的薬	156
ヘルニアの3要素	512

587

便潜血反応	426
ボホダレク孔ヘルニア	383
泡沫状嘔吐	560
蜂窩織炎	91
蜂巣炎	91
房室中隔欠損症	360

ま

マンモトーム	313
末梢神経障害	584
末梢神経ブロック	578
満潮相	61
慢性腎不全	165
慢性膵炎	504
メタロβ-ラクタマーゼ産生菌	82
メッケル憩室	432
メディエータ	58
めまい	278
滅菌	11
滅菌保証	14
免疫-炎症反応	52
免疫システム	134
免疫チェックポイント阻害薬	
	135,156,323,481
免疫麻痺	59
免疫抑制薬	192

やら

薬剤関連顎骨壊死	261
輸液	208
輸血	211
有害事象	159
陽電子放射断層撮影	333
リスク	95
リスク低減乳房切除術	318
リスク低減卵巣卵管切除術	318
レスキュー投与	150
裂肛	446
ロボット支援手術	18,340
漏斗胸	297
肋骨骨折	299

ABC

A群レンサ球菌	93
achalasia	389

acute respiratory distress syndrome（ARDS）	221
ADC薬	328
ankle brachial index（ABI）	369
antibody drug conjugate（ADC）	328
biliary atresia	567
BRCA1/2	310
C型肝炎に起因する肝細胞癌	471
Child-Pugh分類	461
coil up sign	560
compensated anti-inflammatory response syndrome（CARS）	58
congenital biliary dilatation	568
coronary artery bypass grafting（CABG）	365
Crohn's disease	435
CTガイド下肺生検	336

DE

disseminated intravascular coagulation（DIC）	60,226
distal pancreatectomy（DP）	498
Dor手術	365
double stapling technique（DST）	430
empiric antimicrobial therapy	88
empiric therapy	88
endobronchial ultrasonography	335
endobronchial ultrasound guided transbronchial needle aspiration（EBUS-TBNA）	378
endoscopic biliary drainage（EBD）	479
endoscopic nasobiliary drainage（ENBD）	480
endoscopic retrograde cholagiopan-creatography（ERCP）	479
endoscopic sphincterotomy（EST）	486
endoscopic ultrasonography（EUS）	479
esophageal carcinoma	395
esophageal injury, corrosion	388
esophageal varix	400
Extended-Spectrum β-Lactamase	

（ESBL）	82
extracorporeal membrane oxygen-ation（ECMO）	357

GHI

gas gangrene	93
gastrointestinal stromal tumor（GIST）	420
Glasgow Coma Scale（GCS）	244
Harris-Benedictの式	62
hiatus hernia	389
Hirschsprung disease	563
Hirschsprung's disease	442
homeostasis	52
Hospital Elder Life Program（HELP）	551
host（宿主）-parasite（病原菌）-drug（薬剤）relationship	76
ICU管理	230
immunoparalysis	59
IMPELLA	357
inflammatory reflex	61
intra aortic balloon pumping（IABP）	357
intraductal papillary mucinous neoplasm（IPMN）	508

JL

Japan Coma Scale（JCS）	243
Larrey孔ヘルニア	383

MNO

Medication-Related Osteonecrosis of the Jaw（MRONJ）	261
Metallo-β-lactamase（MBL）	82
microcolon	562
Morgani孔ヘルニア	383
mucinous cystic neoplasm（MCN）	509
national early warning score（NEWS）	105
neuroendocrine cell tumor（NET）	455

Non-alcoholic steatohepatitis（NASH）	471
nonalcoholic fatty liver disease（NAFLD）	471
numerical rating scale（NSR）	145
nutrition support team（NST）	106
opisthotonus	94
oral potentially malignant disorders（OPMDs）	264
overwhelming postsplenectomy infection（OPSI）	525

PQRS

pancreatic carcinoma	506
pancreatic neuroendocrine neoplasm（pNEN）	507
pancreatoduodenectomy（PD）	498
Partington 手術	500
Patient Journey	95
percutaneous cardio-pulmonary assist system（PCPS）	357
percutaneous coronary intervention（PCI）	365
percutaneous transhepatic biliary drainage（PTBD）	478,480
PET/CT 検査	314
positron emission tomography（PET）	333
precision medicine	64
preparation	245
primary survey	242
q-SOFA	240
recurrence score（RS）	325
reflux esophagitis	392
risus sardonicus	94
SAVE 手術	365
secondary survey	245
septal anterior ventricular exclusion（SAVE）	365
serous cystic neoplasm（SCN）	509
Shared Decision Making（SDM）	103
solid-pseudo papillary neoplasm（SPN）	510
surviving sepsis campaign guidelines（SSCG）	228
systemic inflammatory response syndrome（SIRS）	57

TVW

tetanus	94
the focused assessment with sonography for trauma（FAST）	243
total pancreatectomy（TP）	499
total parenteral nutrition（TPN）	62
totally extraperitoneal approach（TEP）法	513
trans-abdominal pre-peritoneal repair（TAPP）法	513
transbronchial lung biopsy（TBLB）	335
trismus	94
VAD	357
video-assisted thoracoscopic surgery（VATS）	339
visual analogue scale（VAS）	145
WHO	95

589

編者略歴

おか ずみ しん いち
岡 住 慎 一

1984年	千葉大学医学部卒業
	千葉大学医学部第二外科（佐藤外科）入局
1995年	千葉大学第二外科 助手
2002年	千葉大学第二外科 講師
2003年	文部科学省（ミュンヘン工科大学医学部付属病院・ドイツ癌センター）在外研究員
2005年	千葉大学大学院医学研究院 先端応用外科学助教授
2008年	東邦大学医療センター 佐倉病院 外科 教授
2012年	東邦大学医療センター 佐倉病院 副院長 医療安全担当
2023年	東邦大学名誉教授
	JCHO 千葉病院 院長
	千葉大学臨床教授

げ か がく
ナースの外科学　　　　　　　Ⓒ

発　行	1994 年 5 月 10 日　初版 1 刷
	1998 年 4 月 10 日　改訂 2 版
	2002 年 4 月 10 日　改訂 3 版
	2003 年 4 月 10 日　3 版 2 刷
	2005 年 3 月 10 日　4 版 1 刷
	2007 年 3 月 10 日　4 版 2 刷
	2008 年 3 月 25 日　4 版 3 刷
	2010 年 3 月 25 日　5 版 1 刷
	2011 年 2 月 25 日　5 版 2 刷
	2013 年 1 月 20 日　6 版 1 刷
	2014 年 4 月 10 日　6 版 2 刷
	2017 年 9 月 10 日　7 版 1 刷
	2025 年 3 月 1 日　8 版 1 刷

おかずみ　しんいち
編著者　　岡住　慎一

発行者　　株式会社　中外医学社

代表取締役　青木　滋

〒 162-0805　東京都新宿区矢来町 62
電　話　　（03）3268-2701（代）
振替口座　00190-1-98814 番

印刷・製本/三報社印刷㈱　　　　　　　　　　〈HI・YK〉
ISBN 978-4-498-07599-3　　　　　　　　　Printed in Japan

JCOPY　＜（社）出版者著作権管理機構委託出版物＞

本書の無断複製は著作権法上での例外を除き禁じられています．複製される場合は，そのつど事前に，（社）出版者著作権管理機構（電話 03-5244-5088，FAX 03-5244-5089，e-mail: info@jcopy. or.jp）の許諾を得てください．